全国高职高专药学类专业规划教材（第三轮）

药事管理与法规

第 3 版

（供药学类、中药学及相关专业用）

主　编　张琳琳　郝　强

副主编　尹　书　邓　媚　侯秋苑　梁永凯　杨怡君

编　者　（以姓氏笔画为序）

尹　书（楚雄医药高等专科学校）

邓　媚（湖南食品药品职业学院）

李顺兰（昆明卫生职业学院）

李祖仪（山东中医药高等专科学校）

杨怡君（山东医学高等专科学校）

张琳琳（山东中医药高等专科学校）

赵文姣（淄博职业学院）

郝　强（长春医学高等专科学校）

侯秋苑（惠州卫生职业技术学院）

陶艺文（长春医学高等专科学校）

梁永凯（邹平市中医院）

舒　阳（长沙卫生职业学院）

中国健康传媒集团

中国医药科技出版社

内 容 提 要

本教材是"全国高职高专药学类专业规划教材（第三轮）"之一。全书分为两个教学模块十个教学项目。模块一介绍药事管理基本知识与技能；模块二介绍药学职业专项法律法规，以药品生命周期为主线，贯穿药品质量链条的全过程监督管理，包括药品研发注册、生产、经营、医疗机构药事管理四大职业领域。各项目下列有实训内容，结合高职高专学生教育教学特点，提供背景材料和生动案例，供学生分析讨论。教材中还设定了部分实训场景，由学生通过模拟实训或社会实践来完成，增强学生对理论知识的理解，提高在实践中学法、用法的能力。本教材为书网融合教材，即纸质教材有机融合电子教材、教学配套资源（PPT、微课、视频、图片等）、题库系统进行数字化教学服务。

本教材供药学、中药学专业及药物制剂、制药工程、药品检验、化学制药、药品经营管理等相关专业师生教学使用，还可供医药工作者，尤其是药品监督管理工作者参阅。

图书在版编目（CIP）数据

药事管理与法规／张琳琳，郝强主编. -- 3 版.

北京：中国医药科技出版社，2024. 12. --（全国高职高专药学类专业规划教材）. -- ISBN 978-7-5214-5103-0

Ⅰ. R95

中国国家版本馆 CIP 数据核字第 2024LX4246 号

美术编辑　陈君杞

版式设计　友全图文

出版　**中国健康传媒集团** | 中国医药科技出版社

地址　北京市海淀区文慧园北路甲 22 号

邮编　100082

电话　发行：010 - 62227427　邮购：010 - 62236938

网址　www.cmstp.com

规格　889mm × 1194mm $^1/_{16}$

印张　23 $^3/_4$

字数　669 千字

初版　2015 年 8 月第 1 版

版次　2024 年 12 月第 3 版

印次　2024 年 12 月第 1 次印刷

印刷　天津市银博印刷集团有限公司

经销　全国各地新华书店

书号　ISBN 978-7-5214-5103-0

定价　85.00 元

版权所有　盗版必究

举报电话：010 - 62228771

本社图书如存在印装质量问题请与本社联系调换

获取新书信息、投稿、为图书纠错，请扫码联系我们。

数字化教材编委会

主　编　张琳琳　郝　强
副主编　尹　书　邓　媚　侯秋苑　李祖仪
编　者　（以姓氏笔画为序）

尹　书（楚雄医药高等专科学校）

邓　媚（湖南食品药品职业学院）

李顺兰（昆明卫生职业学院）

李祖仪（山东中医药高等专科学校）

杨怡君（山东医学高等专科学校）

张琳琳（山东中医药高等专科学校）

赵文姣（淄博职业学院）

郝　强（长春医学高等专科学校）

侯秋苑（惠州卫生职业技术学院）

陶艺文（长春医学高等专科学校）

梁永凯（邹平市中医院）

舒　阳（长沙卫生职业学院）

全国高职高专药学类专业规划教材，第一轮于2015年出版，第二轮于2019年出版，自出版以来受到各院校师生的欢迎和好评。为深入学习贯彻党的二十大精神，落实《国务院关于印发国家职业教育改革实施方案的通知》《关于深化现代职业教育体系建设改革的意见》《关于推动现代职业教育高质量发展的意见》等有关文件精神，适应学科发展和高等职业教育教学改革等新要求，对标国家健康战略、对接医药市场需求、服务健康产业转型升级，进一步提升教材质量、优化教材品种，支撑高质量现代职业教育体系发展的需要，使教材更好地服务于院校教学，中国健康传媒集团中国医药科技出版社在教育部、国家药品监督管理局的领导下，组织和规划了"全国高职高专药学类专业规划教材（第三轮）"的修订和编写工作。本轮教材共包含39门，其中32门为修订教材，7门为新增教材。本套教材定位清晰、特色鲜明，主要体现在以下方面。

1. 强化课程思政，辅助三全育人

贯彻党的教育方针，坚决把立德树人贯穿、落实到教材建设全过程的各方面、各环节。教材编写将价值塑造、知识传授和能力培养三者融为一体。深度挖掘提炼专业知识体系中所蕴含的思想价值和精神内涵，科学合理拓展课程的广度、深度和温度，多角度增加课程的知识性、人文性，提升引领性、时代性和开放性，辅助实现"三全育人"（全员育人、全程育人、全方位育人），培养新时代技能型创新人才。

2. 推进产教融合，体现职教特色

围绕"教随产出、产教同行"，引入行业人员参与到教材编写的各环节，为教材内容适应行业发展献言献策。教材内容体现行业最新、成熟的技术和标准，充分体现新技术、新工艺、新规范。

3. 创新教材模式，岗课赛证融通

教材紧密结合当前实际要求，教材内容与技术发展衔接、与生产过程对接、人才培养与现代产业需求融合。教材内容对标岗位职业能力，以学生为中心、成果为导向，持续改进，确立"真懂（知识目标）、真用（能力目标）、真爱（素质目标）"的教学目标，从知识、能力、素养三个方面培养学生的理想信念，提升学生的创新思维和意识；梳理技能竞赛、职业技能等级考证中的理论知识、实操技能、职业素养等内容，将其对应的知识点、技能点、竞赛点与教学内容深度衔接；调整和重构教材内容，推进与技能竞赛考核、职业技能等级证书考核的有机结合。

4. 建新型态教材，适应转型需求

适应职业教育数字化转型趋势和变革要求，依托"医药大学堂"在线学习平台，搭建与教材配套的数字化课程教学资源（数字教材、教学课件、视频及练习题等），丰富多样化、立体化教学资源，并提升教学手段，促进师生互动，满足教学管理需要，为提高教育教学水平和质量提供支撑。

PREFACE 前言

药事管理与法规是药学与法学、管理学等社会科学相互交叉、渗透而形成的一门重要的药学分支学科。随着药学事业的发展，特别是在全面推进依法治国、"三医"联动推进医疗卫生事业改革的社会大背景下，药事管理的科学化、法制化进程进一步加快。作为高等院校药学及相关专业必开的一门专业基础课或专业核心课程，药事管理与法规课程提供了药学生职业能力必备的核心知识与技能。药学生通过学习药事管理与法规课程，掌握和熟悉药事管理的基本知识和基本法律法规，具备在实践中学法、用法的基本技能，锻造知法、守法、诚信、奉献的职业素质，坚定做守牢药品安全底线的守卫者，既是健康中国目标下药学事业发展的需要，也是教育部对药学职业教育课程设置和培养目标的基本要求，更是药学生自身职业发展的需求。

本教材在对药学生职业领域充分调研的基础上，根据行业对药学生药事管理与法规知识与能力的需求构建课程体系。全书分为两个教学模块，分别为药事管理基本知识与技能模块、药学职业专项法律法规模块。基本知识与技能是药学生的通识模块，包括了药学技术人员管理、药品及药品管理、药品监督管理、特殊管理药品管理、中药管理、药品信息管理六个项目，内容涵盖药事管理与法规的基本概念、基本知识和基本法律法规。模块二药学职业专项法律法规是针对各院校设置的不同药学专业，存在专业定位、就业方向的差别而单列的模块，包括药品注册管理、药品生产管理、药品经营管理、医疗机构药事管理四个项目，面向药学生的四大职业领域，以药品生命周期为主线，涵盖药品质量链条的全过程监督管理，在教学中教师可根据学生的专业有侧重地选取教学。

本教材贯彻了"项目导向、任务驱动"的教学设计理念，以项目、任务划分教学单元。每个任务下以情境模拟设计"情境导入"、以典型案例设计"学法用法"案例导入栏目。全书选取和精加工近5年内新鲜典型案例49个，精心设计24个课后实训练习，供老师引领学生分析讨论、模拟实训或社会实践，增强学生对理论知识的理解，培养、训练学生运用法律法规分析和解决实践问题的能力。结合高职高专学生教育教学特点，以任务解决所必需的法律法规知识构建教材内容，并根据内容需要穿插"知识链接""考点提示"等助学模块，引导学有余力的学生深入学习药事管理与法规的理论，课后以项目小结思维导图、目标检测帮助学生梳理、练习、巩固知识点，提高学习效果。内容选取、考点提示紧密对接执业药师职业资格考试大纲要求，体现高职高专教育教学岗课赛证融通的要求。教材在编排体系上采用项目化教学设计，便于课堂教学和课堂课后实训的实施，有助于高职高专院校在专业建设、课程改革中的项目化教学的开展。

本教材自出版以来，得到了高职高专院校及部分本科院校师生的肯定和广泛使用。教材再版之后，国家又相继修订、颁布了《中华人民共和国药品管理法》（以下简称《药品管理法》）《中华人民共和国疫苗管理法》《药品注册管理办法》《药品网络销售监督管理办法》《药品经营和使用质量监督管理办法》《中药材生产质量管理规范》《药物警戒质量管理规范》《基本医疗保险用药管理暂行办法》等若干药事法律法规文件，党的二十大报告中关于"坚持全面依法治国，推进法治中国建设"的战略部署，以上这些内容都需要教材能及时跟进与更新，全面反映我国药品监督管理的最新法律法规和监督管理实践成果，以更好地服务于广大师生。为此，我们进行了此次教材第三版修订工作。

　　本次修订基本保留了第一版、第二版的篇章结构和项目任务设计，修订重点侧重于新颁药事法规、案例的充实、更新。修订分工如下（按姓氏笔画为序）：尹书（项目六　药品信息管理）、邓媚（项目八　药品生产管理）、李顺兰（项目一　药学技术人员管理）、李祖仪（项目十　医疗机构药事管理）、杨怡君（项目七　药品注册管理）、郝强（项目三　药品监督管理）、张琳琳（药事管理概述、中药管理、药品经营管理）、赵文姣（项目五　中药管理）、侯秋苑（项目二　药品及药品管理）、陶艺文（项目九　药品经营管理）、梁永凯（对医疗机构药事管理、药学技术人员管理等项目提供编写指导与调研支持）、舒阳（项目四　特殊管理药品管理）。

　　本教材在编写过程中，得到所有编者所在单位领导的关心和支持，在此表示衷心感谢。原山东东阿阿胶股份有限公司尤金花副总裁、质量部胡永水部长为教材编写前期调研提供了支持，并给予悉心指导，在此一并致谢。

　　药事管理与法规在我国正处于快速发展中，由于编者水平所限，不足之处在所难免，望广大师生和医药工作者批评指正，提出宝贵意见。

编　者
2024 年 8 月

CONTENTS 目录

模块一 药事管理基本知识与技能

模块二　药学职业专项法律法规

绪　论

PPT

药事管理概述

学习目标

知识目标： 通过本项目的学习，应能掌握药事、药事管理、药事法规的基本概念。熟悉管理的基本职能、全面质量管理的基本内容及实践意义，我国法的主要种类和效力。了解行政管理与药事法规之间的联系与区别。

能力目标： 能区分法规文件的效力大小，建立企业认知的正确顺序。能运用全面质量管理、PDCA的理论进行简单的管理。

素质目标： 通过本项目的学习，建立对药学职业的初步认知，培养学生对法的敬畏，对药品质量重要性的认识，为学法、守法、用法打下良好的基础。

情境导入

情境一： 同学们作为未来的药学专业人员，毕业后可能会在药品生产、经营企业、医疗机构药学部门等部门从事与药品有关的工作，如药品生产、销售、采购、验收、养护、质检、质量管理、调剂、制剂等岗位。在学历提高以后，也可能会从事药品研制、注册、药品监督管理、药学教育工作。在这些机构、部门、岗位上工作，除了需要具备扎实的药学、中药学专业知识和技能以外，还必须熟悉、掌握《药品管理法》《疫苗管理法》《药品经营和使用质量监督管理办法》《药品注册管理办法》《处方管理办法》等法律法规，以及GMP、GSP、GLP、GCP、GAP等药物（药品）质量管理规范。

情境二： 作为药学生，将来会从事药学职业，成为一名药学专业技术人员。在我们的职业生涯中，我们会面临职称晋升、执业药师考试等职业发展和晋升的机会。无论是职称考试中，还是执业药师考试中，药事管理与法规都是必考的内容。特别是执业药师的考试，四门考试科目：（中）药学专业知识一、（中）药学专业知识二、（中）药学综合知识与技能、药事管理与法规。药事管理与法规是其中的1/4考试科目。

思考： 1. 药事管理与法规是一门什么课程？和我们的职业有什么密切的关系？
　　　　2. 药学生为什么要学习这门课程？

一、药事管理

（一）药事

药学事业，简称药事。药学同其他科学一样，在发展过程中，逐渐形成若干社会群体。若干社会群体相互渗透、相互影响，形成完整的药学体系，即为药学事业。

药学自产生之日起，经历了漫长的发展过程。现代药学承担了研制新药、生产和供应药品、保证合理用药、规范药品管理、培养药学人才、组织药学力量等诸多社会任务，而创制新药、合理用药和药事管理（社会与管理药学）已成为现代药学发展的主要方向。药学的发展进一步促进了药学事业的发展壮大。

药学事业的各项工作都是围绕药品展开的，由于药品具有与人体健康和生命安全息息相关的特殊属性，对药品的管理日益受到社会和政府的重视。保证公众用药安全、有效、经济、合理，已成为药学事业的核心任务。由此，本教材将"药事"定义为"与药品研制、生产、经营、使用、价格、广告、监督、检验和教育等活动有关的事"。

考点提示：药事的范围

《中共中央　国务院关于深化医药卫生体制改革的意见》明确指出，我国医药卫生体制改革必须坚持以人为本，把维护人民健康权益放在第一位，坚持医药卫生事业为人民健康服务的宗旨。药学事业作为医药卫生事业的一部分，也必须坚持公益性质，不能以营利为目的。但是药事又不是纯粹的福利事业，在强化政府责任和投入的同时，还应注重发挥市场机制作用，动员社会力量参与，促进有序竞争机制的形成，提高药事运行效率、服务水平和质量，满足人民群众多层次、多样化的药品与药学服务需求。

知识链接

事业、企业和药企

事业单位与企业单位的划分管理是我国特有的模式。事业特指没有生产收入，由国家经费开支，以追求社会效益为目标的文化、教育、卫生等社会公共事务。

企业是以盈利为目的的实行自主经营、自负盈亏、独立核算的法人或非法人单位。从事生产、流通与服务等经济活动，通过生产、经营活动创造财富价值，提供满足社会公众物质和文化生活需要的产品服务。企业单位的登记在工商行政管理部门进行，从法律的角度看，凡是经合法登记注册、拥有固定地址而相对稳定的经营组织，都属于企业。

企业分类：以投资人的出资方式和责任形式分为个人独资企业、合伙企业、公司制企业。前两者也称非公司企业。按投资者的不同分：内资企业，外商投资企业和港、澳、台商投资企业。按所有制形式可分为：全民所有制企业、集体所有制企业和私营企业。

医药企业是指以营利为目的，专门从事药品生产、经营活动以及提供相关服务的企业。按生产经营环节可分为药品生产企业和药品经营企业，其中药品经营企业包括药品批发企业和药品零售企业。按经营范围可分为综合性医药集团公司、化学原料药（中间体）生产公司、化学药品制剂生产公司、中药材销售公司、中药提取物生产公司、中成药生产公司、生物制剂企业、药用辅料生产企业、医疗器械生产企业、医药科技公司、医药保健品生产（经营）公司、药品批发企业、药品零售企业、医药物流公司。按所有制性质可分为国有医药企业、集体所有制企业、私营医药企业和外资医药企业。

（二）药事管理

药事管理是指为保障公民用药的安全、有效、合理、经济、方便、及时，国家依据宪法通过制定并实施相关法律法规以及药事组织的相关管理措施，对药事活动实施必要的监督管理。

考点提示：药事管理的概念

药事管理的事项与活动涉及与药品安全、有效、经济、合理直接相关的，包括药品的研制、生产、流通、使用和监督管理等在内的药学事业各个领域。因此，药事管理的宗旨是保证药品质量，保障公众用药安全和合法权益，保护和促进公众健康。从这个意义上说，药品安全应是药事管理追求的终极目标之一。药品安全问题，药品安全管理已成为国家实施药事管理的重要方向。

考点提示：药事管理的宗旨

药事管理以宪法与法律为管理依据，通过政府制定相关法律，实行相关管理措施作为管理手段。药事管理分两个层面，即宏观药事管理和微观药事管理。宏观药事管理，指国家和政府的药事管理。包括药品监督管理、基本药物管理、药品储备管理、药品价格管理、医疗保险用药和定点药店管理；微观药事管理，指药事组织内部的药事管理。包括药品研发质量管理、药品生产质量管理、药品经营质量管理、药学服务质量管理、药物临床试验质量管理。宏观药事管理为药事组织的微观管理提供法律依据、标准和程序。宏观而言，药事管理的主体是政府及其相关行政部门，包括各级卫生行政部门、药品监督管理部门、中医药管理部门、国家医疗保障部门、人力资源和社会保障部门等。微观而言，药事管理的主体是担负药事各子系统功能的药品研制、生产、经营、使用、价格、广告、监督、检验和教育等具体部门。

考点提示：药事管理的依据、手段、内容

药事管理具有专业性、政策性和实践性的特点。专业性指药事管理是对药学事业的管理，药学事业的核心是药物，药物是防病治病、保障公众身体健康的物质基础和必要条件。政策性指药事管理是按照一定的国家法律、政策法令和行政规章，行使国家权力对药学事业的管理。实践性是指药事管理的法规、管理办法、行政规章的制定来自于药品生产、经营、使用的实践，经过总结、升华而成，反过来用于指导实践工作。

需要强调的是，尽管药品生产、经营企业是经济组织，以经济效益为导向，追求利润最大化，但是由于药品的特殊性，这些药事组织必须把药品和药品生产经营全过程的质量管理放在首位，把社会效益放在第一位。

考点提示：药事管理的特点

（三）全面质量管理

全面质量管理这个名称，最先是 20 世纪 60 年代初由美国的著名专家费根堡姆提出。它是在传统的质量管理基础上，随着科学技术的发展和经营管理上的需要发展起来的现代化质量管理，现已成为一门系统性很强的科学。我国自 1978 年以来推行 TQM（当时称为 TQC，total quality control，即全面质量控制）已近 50 年。从这 50 年的深入、持久、健康地推行全面质量管理的效果来看，它有利于提高企业素质，增强企业的市场竞争力。

1. 全面质量管理的含义　全面质量管理是以质量为中心，建立在全员参与基础上的一种管理方法，其目的在于长期获得顾客满意、组织成员和社会的利益。首先，质量的涵义是全面的。它不仅包括产品服务质量，而且包括工作质量，用工作质量保证产品或服务质量；其次，TQM 是全过程的质量管理，不仅要管理生产制造过程，而且要管理采购、设计直至储存、销售、售后服务的全过程。具体来说，全面质量管理包含以下含义。

考点提示：全面质量管理的概念、含义、英文名称

（1）强烈地关注顾客　全面质量管理注重顾客价值，其主导思想就是"顾客的满意和认同是长期赢得市场，创造价值的关键"。为此，全面质量管理要求必须把以顾客为中心的思想贯穿到企业业务流程的管理中，即从市场调查、产品设计、试制、生产、检验、仓储、销售、到售后服务的各个环节都应该牢固树立"顾客第一"的思想，不但要生产物美价廉的产品，而且要为顾客做好服务工作，最终让顾客放心满意。

（2）坚持不断地改进　TQM 是一种永远不能满足的承诺，"非常好"还是不够，质量总能得到改进，"没有最好，只有更好"。在这种观念的指导下，企业持续不断地改进产品或服务的质量和可靠性，确保企业获取对手难以模仿的竞争优势。

（3）改进组织中每项工作的质量　TQM 采用广义的质量定义。它不仅与最终产品有关，并且还

与组织如何交货、如何迅速地响应顾客的投诉、如何为客户提供更好的售后服务等都有关系。

（4）精确地度量　TQM采用统计度量组织作业中人的每一个关键变量，然后与标准和基准进行比较以发现问题，追踪问题的根源，从而达到消除问题、提高品质的目的。

（5）向员工授权　TQM吸收生产线上的工人加入改进过程，广泛地采用团队形式作为授权的载体，依靠团队发现和解决问题。

2. 全面质量管理的基本观点

（1）以顾客为中心，为用户服务的观点　在企业内部，凡接收上道工序的产品进行再生产的下道工序，就是上道工序的用户，"为用户服务"和"下道工序就是用户"是全面质量管理的一个基本观点。通过每道工序的质量控制，达到提高最终产品质量的目的。

（2）全面管理的观点　所谓全面管理，就是进行全过程的管理、全企业的管理和全员的管理。全过程的管理是指对产品生产过程进行全面控制。全企业管理的一个重要特点，是强调质量管理工作不局限于质量管理部门，要求企业所属各单位、各部门都要参与质量管理工作，共同对产品质量负责。全员管理要求把质量控制工作落实到每一名员工，让每一名员工都关心产品质量。

（3）以预防为主的观点　以预防为主，就是对产品质量进行事前控制，把事故消灭在发生之前，使每一道工序都处于控制状态。

（4）用数据说话的观点　科学的质量管理，必须依据正确的数据资料进行加工、分析和处理找出规律，再结合专业技术和实际情况，对存在问题作出正确判断并采取正确措施。

考点提示：全面质量管理的基本观点

·知识链接

质量管理八项原则

随着全球竞争的不断加剧，质量管理越来越成为所有组织管理工作的重点。一个组织应具有怎样的组织文化，以保证向顾客提供高质量的产品呢？ISO经过广泛的顾客调查制订的2000版ISO 9000标准中的八项基本原则包括：以顾客为关注焦点、领导作用、全员参与、过程方法、管理的系统方法、持续改进、基于事实的决策方法、与供方互利的关系。质量管理八项原则被认为是管理实践经验的基础上用高度概括的语言所表述的最基本、最通用的一般规律，可以指导一个组织在长期内通过关注顾客及其他相关方的需求和期望而改进其总体业绩。

3. 全面质量管理的基本工作程序　PDCA管理循环是全面质量管理最基本的工作程序，即计划—执行—检查—处理（plan - do - check - action）。这是美国统计学家戴明（W. E. Deming）发明的，因此也称之为戴明循环。见图绪 - 1。

这四个阶段大体可分为八个步骤：分析现状、找出原因、找主要原因、制定措施、实施计划与措施、实施结果与目标对比、对实施结果总结分析、未决问题转入下一循环。见图绪 - 2。PDCA循环管理的特点是：①PDCA循环工作程序的四个阶段，顺序进行，组成一个大圈；②每个部门、小组都有自己的PDCA循环，并都成为企业大循环中的小循环；③阶梯式上升，循环前进。图绪 - 3。

在质量管理理论上，"质量"一词并不具有绝对意义上的"最好"的一般含义。而是指"最适合于一定顾客的要求"。这些要求是：产品的实际用途；产品的售价。我们要形成一种这样的意识，好的质量是设计、制造出来的，不是检验出来的；质量管理的实施要求全员参与，并且要以数据为客观依据，要视顾客为上帝，以顾客需求为核心；在实现方法上，要一切按PDCA循环办事。

考点提示：质量管理的基本要求

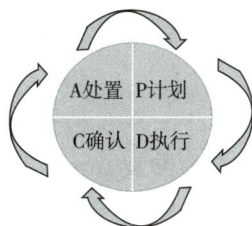

图绪 -1　戴明循环

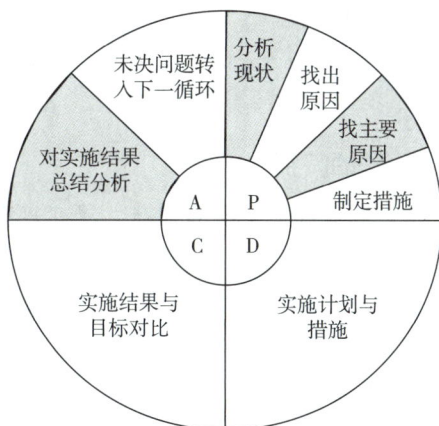

图绪 -2　PDCA 八个步骤

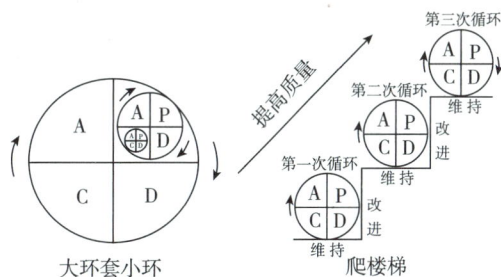

图绪 -3　PDCA 循环

二、药事法规

当前，全面依法治国已上升到国家战略层面。党的二十大报告中指出，全面依法治国是国家治理的一场深刻革命，关系党执政兴国，关系人民幸福安康，关系党和国家长治久安。法治固根本、稳预期、利长远，对全面建设社会主义现代化国家具有保障作用。我们要坚持走中国特色社会主义法治道路，建设中国特色社会主义法治体系、建设社会主义法治国家，围绕保障和促进社会公平正义，坚持依法治国、依法执政、依法行政共同推进，坚持法治国家、法治政府、法治社会一体建设，全面推进科学立法、严格执法、公正司法、全民守法，全面推进国家各方面工作法治化。

药事法规是国家关于药品管理工作的法律、法规、规章等规范性文件的总称；是从事药品研制、生产、经营、使用、检验、进出口和监督管理的单位、个人都必须严格遵守和认真执行的行为规范，是国家药品监督管理部门实施药品监督管理的依据。药事法规作为中国特色社会主义法治体系的组成部分，在社会主义法治国家的建设进程中，其科学立法、严格执法、公正司法、全民守法也必将得到全面加强。

考点提示：药事法规的概念

作为药学生，应加深对建设社会主义法治国家的理解领悟，树立法治观念，弘扬社会主义法治精神，传承中华优秀传统法律文化，做社会主义法治的忠实崇尚者、自觉遵守者、坚定捍卫者，主动尊法学法、自觉守法用法，既是新时代大学生的责任义务，更是为将来走好职业之路奠定坚实基础、为行稳致远进行的素质准备。

本教材将从法的概念、法的特征、法律渊源、法律效力、法律责任几个方面介绍法的基本知识。

（一）法的概念

法，是由国家制定或认可，体现统治阶级意志，并由国家强制力保证实施的具有普遍效力的行为规范的总称。

（二）法的特征

1. 法是调整社会关系的规范，具有规范性　法的规范性，是指法所具有的规定人们行为模式、指导人们行为的性质。法所规定的行为模式包括三种：①人们可以怎样行为（可为模式）；②人们不得怎样行为（勿为模式）；③人们应当或者必须怎样行为（应为模式）。

2. 法是由国家制定或认可的，体现了国家对人们行为的评价，具有国家意志性　国家的存在是法存在的前提条件。一切法的产生，大体上都是通过制定和认可这两种途径。法的制定，是指国家立法机关按照法定程序创制规范性文件的活动。法的认可，是指国家通过一定的方式承认其他社会规范（道德、宗教、风俗、习惯等）具有法律效力的活动。

3. 法是以国家强制力为最后保证手段的规范体系，具有国家强制性　法不同于其他社会规范，它具有特殊的强制性，即国家强制性。也就是说，不管人们的主观愿望如何，都必须遵守法，否则将招致国家强制力的干涉，受到相应的法律制裁。国家的强制力是法实施的最后保障手段。

4. 法在国家权力管辖范围内普遍有效，具有普遍性　法的普遍性，是指法作为一般的行为规范在国家权力管辖范围内具有普遍适用的效力和特征。具体包含两方面内容：一是法的效力对象的广泛性。在一国范围之内，任何人的合法行为都无一例外地受法的保护；任何人的违法行为，也都无一例外地受法的制裁。二是法的效力的重复性。这是指法对人们的行为有反复适用的效力。在同样的情况下，法可以反复适用，不仅适用一次。

5. 法是有严格程序规定的规范，具有程序性　法是强调程序、规定程序和实行程序的规范。也可以说，法是一个程序制度化的体系或者制度化解决问题的程序。程序是社会制度化的最重要的基石。

（三）法律渊源

法律渊源是法的外在表现形式，指法律由何种国家机关制定或认可，具有何种表现形式或效力等级，如法律、法令、条例、章程、决议、命令、习惯和判例等。历史上不同类型的法、同一类型的法在不同的国家，法律渊源也不同。在我国，法律渊源主要是宪法和法律，其次是规范性的决议和命令、地方性法规等。判例一般不是我国的社会主义法律渊源。药事法规的渊源是药事法律规范的具体表现形式。而这些形式的权威性质，渊源于这些形式的规范具有相应的法律效力。根据我国宪法和法律的规定，我国药事法规的渊源主要有以下几种。

考点提示：法律渊源的概念、种类

1. 宪法　宪法是由最高国家权力机关——全国人民代表大会依据特别程序制定的根本大法。它规定国家的根本制度和根本任务，是人们行为的基本法律准则。具有最高的法律地位和法律效力，其他任何法律、法规都不得与宪法相抵触。我国现行《中华人民共和国宪法》是 1982 年 12 月 4 日由第五届全国人大第五次会议通过的，此后又通过了五个宪法修正案。坚持依法治国首先要坚持依宪治国，坚持依法执政首先要坚持依宪执政。我们要完善以宪法为核心的中国特色社会主义法律体系。更好发挥宪法在治国理政中的重要作用，维护宪法权威。我国宪法第二十一条与药品有关的规定是：国家发展医疗卫生事业，发展现代医药和我国传统医药等。

2. 法律　法律系指全国人大及其常委会制定的规范性文件，由国家主席签署主席令公布。分为两大类：一类为基本法律，即由全国人大制定和修改的刑事、民事、国家机构和其他方面的规范性文件，例如全国人大制定的《中华人民共和国刑法》；另一类为基本法律以外的其他法律，即由全国人大常委会制定和修改的规范性文件，例如全国人大常委会制定的《中华人民共和国药品管理法》。在全国人大闭会期间，全国人大常委会也有权对全国人大制定的法律在不同该法律基本原则相抵触的条件下进行部分补充和修改。法律的解释权属于全国人大常委会。

知识链接

主席令与国务院令

主席令是国家主席根据全国人民代表大会及其常务委员会的决定签署的，具有次于宪法效力的命令。全国人大及常委会的决定和通过的法律在程序上需要国家主席的签署才能生效，但国家主席没有否决最高国家权力机关的权力，必须签署通过。"主席令"主要是全国通行的"专门法"。

国务院令是总理签发的行政法令、授权有关部门发布的国务院行政命令或下发的行政操作性文件。1988 年开始使用"国务院令"，以前称"国发"。

3. 行政法规　行政法规是指作为国家最高行政机关的国务院根据宪法和法律所制定的规范性文件，由总理签署国务院令公布。一般采用条例、规定、细则、办法等名称，例如，国务院令第 442 号发布的《麻醉药品和精神药品管理条例》，它的法律效力仅次于法律。

4. 地方性法规　地方性法规是一定的地方国家权力机关，根据本行政区域的具体情况和实际需要，依法制定的在本行政区域内具有法律效力的规范性文件。

根据《立法法》的规定，省、自治区、直辖市的人民代表大会及其常务委员会根据本行政区域的具体情况和实际需要，在不同宪法、法律、行政法规相抵触的前提下，可以制定地方性法规。较大的市的人民代表大会及其常务委员会根据本市的具体情况和实际需要，在不同宪法、法律、行政法规和本省、自治区的地方性法规相抵触的前提下，可以制定地方性法规。报省、自治区的人民代表大会常务委员会批准后实施。如《重庆市药品储备管理办法》《山东省药品使用条例》等。

2015 年 3 月 15 日，十二届全国人大三次会议修改通过的《立法法》赋予了设区的市享有地方立法权，并明确了设区的市地方立法权限边界。该法第七十二条第二款规定："设区的市的人民代表大会及其常务委员会根据本市的具体情况和实际需要，在不同宪法、法律、行政法规和本省、自治区的地方性法规相抵触的前提下，可以对城乡建设与管理、环境保护、历史文化保护等方面的事项制定地方性法规，法律对设区的市制定地方性法规的事项另有规定的，从其规定。"

5. 民族自治条例和单行条例　根据《立法法》规定，民族自治地方的人民代表大会有权依照当地民族的政治、经济和文化的特点，制定自治条例和单行条例。自治区的自治条例和单行条例，报全国人民代表大会常务委员会批准后生效。民族自治法规只在本自治区有效。自治条例和单行条例可以依照当地民族的特点，对法律和行政法规的规定作出变通规定，但不得违背法律或者行政法规的基本原则，不得对宪法和民族区域自治法的规定以及其他有关法律、行政法规专门就民族自治地方所做的规定作出变通规定。如西藏自治区人大常委会颁布的《西藏自治区实施＜中华人民共和国药品管理法＞的办法》。

6. 部门规章　国务院各部、委员会、中国人民银行、审计署和具有行政管理职能的直属机构，可以根据法律和国务院的行政法规、决定、命令，在本部门的权限范围内，制定规章。涉及两个以上国务院部门职权范围的事项，应当提请国务院制定行政法规或者由国务院有关部门联合制定规章。部门规章应当经部务会议或者委员会会议决定，由部门首长签署命令予以公布。如《药品注册管理办法》《国家药品监督管理局行政复议暂行办法》。

考点提示：法律、行政法规、部门规章的制定机关

7. 地方政府规章　省、自治区、直辖市和较大市的人民政府，可以根据法律、行政法规和本省、

自治区、直辖市的地方性法规，制定规章。地方政府规章应当经政府常务会议或者全体会议决定。由省长或者自治区主席或者市长签署命令予以公布。

8. 国际条约、国际惯例 国际条约是指我国作为国际法主体同外国缔结的双边、多边协议和其他具有条约、协定性质的文件。我国的缔约权由全国人大常委会、国家主席和国务院共同行使。如《麻醉药品单一公约》，这些条约或约定可以由全国人大常委会决定同外国缔结，或由国务院按照职权范围同外国缔结。国际条约不属国内法范畴，但我国作为权利主体之一所签署的国际条约，在我国同样具有约束力。

国际惯例是指以国际法院等各种国际裁决机构的判例所体现或者确认的国际法规则和国际交往中形成的共同遵守的不成文的习惯。国际惯例是国际条约的补充。

（四）法律效力

1. 法律效力的概念 法律效力是指法律的适用范围，即法律在什么领域、什么时期和对谁有效的问题，也就是法律规范在空间上、时间上和对人的效力问题。

（1）空间效力 空间效力是指法律在什么地方发生效力。由国家制定的法律和经中央机关制定的规范性文件，在全国范围内生效。地方性法规只在本地区内有效。

（2）时间效力 时间效力是指法律在何时生效和何时终止效力，以及新法律颁布生效之前发生的事或者行为是否适用该项法规的问题。时间效力一般有三个原则：不溯及既往原则；后法废止前法原则；法律条文到达时间的原则。

（3）对人的效力 对人的效力是指法律适用于什么样的人。对人的效力又分为属地主义、属人主义和保护主义。属地主义：即不论人的国籍如何，在哪国领域内就适用哪国法律。属人主义：即不论人在国内或国外，是哪国公民就适用哪国法律。保护主义：任何人只要损害了本国利益，不论损害者的国籍与所在地如何，都要受到该国法律的制裁。

2. 法律效力的层次 法律效力的层次是指规范性法律文件之间的效力等级关系（图绪－4）。法的效力层次可以概括为以下几条。

（1）上位法的效力高于下位法

①宪法 规定了国家的根本制度和根本任务，是国家的根本法，具有最高的行政法规、地方性法规、自治条例和单行条例、规章都不得同宪法相抵触。

②法律 效力高于行政法规、地方性法规、规章。

③行政法规 效力高于地方性法规、规章。

④地方性法规 效力高于本级和下级地方政府规章。经济特区法规根据授权对法律、行政法规、地方性法规作变通规定的，在本经济特区适用经济特区法规的规定。

⑤自治条例和单行条例 依法对法律、行政法规、地方性法规作变通规定的，在本自治地方适用自治条例和单行条例的规定。

⑥部门规章和地方政府规章 部门规章之间、部门规章与地方政府规章之间具有同等效力，在各自的权限范围内施行。省、自治区的人民政府制定的规章和效力高于本行政区域内的较大的市的人民政府制定的规章。部门规章之间、部门规章与地方政府规章之间对同一事项的规定不一致时，由国务院裁决。

地方性法规与部门规章之间对同一事项的规定不一致，不能确定如何适用时，由国务院提出意见。国务院认为应当适用地方性法规的，应当决定在该地方适用地方性法规的规定；认为应当适用部门规章的，应当提请全国人民代表大会常务委员会裁决。

根据授权制定的法规与法律规定不一致，不能确定如何适用时，由全国人民代表大会常务委员会裁决。

按《立法法》的规定，下位法违反上位法规定的，由有关机关依照该法规定的权限予以改变或者撤销。

（2）在同一位阶的法之间，特别规定优于一般规定，新的规定优于旧的规定《立法法》第八十三条规定："同一机关制定的法律、行政法规、地方性法规、自治条例和单行条例、规章、特别规定与一般规定不一致的，适用特别规定；新的规定与旧的规定不一致的，适用新的规定。"

特别规定优于一般规定，主要是指对同一事项规定不一致时，特别规定优于一般规定，或者特殊条款优于一般条款。

新的规定优于旧的规定，主要是指一种新法中的规定优于另一种旧法中的规定，常简称为"新法优于旧法"或者"后法优于前法"，如现行《药品管理法》（2019 年 12 月 1 日起施行）和《产品质量法》（2018 年 12 月 29 日施行）对同一事项的规定，现行《药品管理法》优于《产品质量法》。对于同一种法，一般修订之后，或者是旧法全部废止，以新法代替；或者是该法中新的规定取代旧的规定。

《立法法》规定，法律之间对同一事项的新的一般规定与旧的特别规定不一致，不能确定如何适用时，由全国人民代表大会常务委员会裁决。行政法规之间对同一事项的新的一般规定与旧的特别规定不一致，不能确定如何适用时，由国务院裁决。同一机关制定的新的一般规定与旧的特别规定不一致时，由制定机关裁决。

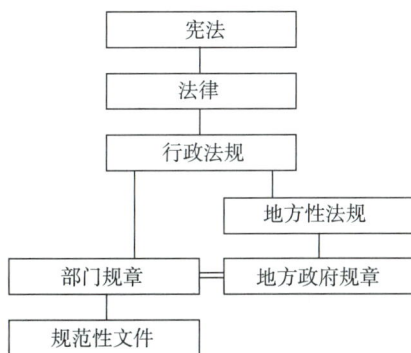

```
┌──────────┐
│   宪法   │
└────┬─────┘
┌────┴─────┐
│   法律   │
└────┬─────┘
┌────┴─────┐
│  行政法规 │
└────┬─────┘
     ├──────────────┐
     │         ┌────┴──────┐
     │         │  地方性法规 │
     │         └────┬──────┘
┌────┴─────┐   ┌────┴──────┐
│  部门规章 ├───┤ 地方政府规章 │
└────┬─────┘   └───────────┘
┌────┴─────┐
│ 规范性文件 │
└──────────┘
```

图绪 - 4　我国法律渊源及效力示意图

（五）法律责任

1. 违法　违法是指违反法律和其他法规的规定，给社会造成某种危害的有过错的行为。广义的违法包括违法和犯罪。

构成违法有四个要素：①必须是人的某种行为，而不是思想问题；②必须是侵犯了法律所保护的社会关系的行为，对社会造成了危害；③行为人必须是具有责任能力或行为能力的自然人或法人；④必须是行为者出于故意或过失。

考点提示：违法的构成要件

违法依其性质和危害程度可分为：①刑事违法：即违反刑事法规，构成犯罪；②民事违法：即违犯民事法规，给国家机关、社会组织或公民个人造成某种利益损失的行为；③行政违法：即违反行政管理法规的行为，包括公民、企事业单位违反国家行政管理法规的行为以及国家机关公职人员运用行政法规时的渎职行为。

2. 法律责任　法律责任是指人们对自己的违法行为所应承担的带有强制性的否定法律后果。法律责任的构成有两个部分：①法律责任的前提是人们的违法行为，包括侵权行为、不履行义务行为等等。法律责任总是基于一定的违法行为而产生的；②法律责任的内容是否定性的法律后果，包括法律制裁、法律负担、强制性法律义务、法律不予承认或者撤销、宣布行为无效等。法律责任的实质是国家对违反法定义务、超越法定权利界限或者滥用权力的违法行为所作的法律上的否定性评价和谴责，是国家施加于违法者或责任者的一种强制性负担，是补救受到侵害的合法权益的一种法律手段。法律责任有明确的、具体的法律规定，并以国家强制力作为保证，必须由司法机关或法律授权的国家机关来执行。法律责任分为3类：民事责任、行政责任、刑事责任。

（1）刑事责任　是指行为人因其犯罪行为必须承担的一种刑事惩罚性的责任。我国刑法定的刑罚的种类包括：主刑包括管制、拘役、有期徒刑、无期徒刑和死刑等5种；附加刑包括罚金、剥夺政治权利、没收财产、驱逐出境等4种。

（2）民事责任　是由于违反民法、违约或者由于民法规定所应承担的一类法律责任。民法典第一百七十九条规定承担民事责任的方式主要有如下几种。

①停止侵害：是指停止正在进行的违法行为，防止损害结果的发生或扩大。

②排除妨碍：是指排除已经发生的妨碍行为，恢复权利人对物的正常利用。

③消除危险：是指消除可能发生的危险，防止损害结果的发生。

④返还财产：是指将非法占有或管理的财产归还给权利人。

⑤恢复原状：是指将物恢复到原来的状态，通常适用于物受到损害但尚能修复的情况。

⑥修理、重做、更换：是指对损坏的物品进行修理，对不合格的工作进行重做，或者对无法修复或重做的物品进行更换。

⑦继续履行：是指合同一方不履行或不完全履行合同时，另一方有权要求其继续履行合同义务。

⑧赔偿损失：是指赔偿因违约或侵权行为给对方造成的经济损失。

⑨支付违约金：是指按照合同约定或法律规定，违约方应当向守约方支付一定数额的违约金。

⑩消除影响、恢复名誉：是指采取措施消除违法行为给被害人名誉造成的不良影响，恢复被害人的社会评价。

⑪赔礼道歉：是指向被害人公开承认错误，并表示歉意。

法律规定惩罚性赔偿的，依照其规定。

以上承担民事责任的方式，可以单独适用，也可以合并适用。在实际操作中，人民法院审理民事案件时，除了适用上述规定外，还可以根据案件具体情况，予以训诫、责令具结悔过、收缴进行非法活动的财物和非法所得，并可以依照法律规定处以罚款、拘留。

（3）行政责任　是指因违反行政法而承担的法律责任，包括行政处分和行政处罚。行政处分系指国家机关或企事业单位对其所属工作人员或职工违反规章制度时进行的处分。形式有警告、记过、记大过、降级、撤职、开除留用、开除等。行政处罚系指国家特定行政机关对单位或个人违反国家法规进行的处罚。如药品监督管理部门对违反《药品管理法》的单位和个人给予的处罚。2021年修订的《行政处罚法》第九条规定行政处罚的种类有：①警告、通报批评；②罚款、没收违法所得、没收非法财物；③暂扣许可证件、降低资质等级、吊销许可证件；④限制开展生产、经营活动，责令停产停业，责令关闭，限制从业；⑤行政拘留；⑥法律、行政法规规定的其他行政处罚，共6类。

法律责任必须由司法机关或者法律授权的国家机关予以追究。

考点提示：法律责任的种类、行政处罚的种类

（六）我国主要的药品管理法律法规

1. 法律

《中华人民共和国药品管理法》（2019修订）　　　　2019年12月1日正式施行

《中华人民共和国中医药法》　　　　　　　　2017 年 7 月 1 日施行

《疫苗管理法》　　　　　　　　　　　　　　2019 年 12 月 1 日施行

2. 国务院颁布实施的行政法规

《中华人民共和国药品管理法实施条例》　　　2002 年 9 月 15 日施行

《麻醉药品和精神药品管理条例》　　　　　　2005 年 11 月 1 日施行

《中药品种保护条例》　　　　　　　　　　　1993 年 1 月 1 日施行

《放射性药品管理办法》　　　　　　　　　　1989 年 1 月 13 日施行

《医疗用毒性药品管理办法》　　　　　　　　1988 年 12 月 27 日施行

《野生药材资源保护管理条例》　　　　　　　1987 年 12 月 1 日施行

《医疗器械监督管理条例》　　　　　　　　　2021 年 6 月 1 日施行

《化妆品监督管理条例》　　　　　　　　　　2021 年 1 月 1 日施行

3. 药品管理的规章

《药品经营和使用质量监督管理办法》　　　　2024 年 1 月 1 日施行

《药品网络销售监督管理办法》　　　　　　　2022 年 12 月 1 日施行

《中药材生产质量管理规范》　　　　　　　　2022 年 3 月 1 日施行

《药物警戒质量管理规范》　　　　　　　　　2021 年 12 月 1 日施行

《生物制品批签发管理办法》　　　　　　　　2021 年 3 月 1 日施行

《基本医疗保险用药管理暂行办法》　　　　　2020 年 9 月 1 日施行

《药品注册管理办法》　　　　　　　　　　　2020 年 7 月 1 日施行

《药品生产监督管理办法》　　　　　　　　　2020 年 7 月 1 日施行

《药物临床试验质量管理规范》　　　　　　　2020 年 7 月 1 日施行

《进口药材管理办法》　　　　　　　　　　　2020 年 1 月 1 日施行

《药物非临床研究质量管理规范》　　　　　　2017 年 9 月 1 日施行

《药品经营质量管理规范》　　　　　　　　　2016 年 6 月 30 日施行

《药品不良反应报告和监测管理办法》　　　　2011 年 7 月 1 日施行

《药品生产质量管理规范》　　　　　　　　　2011 年 3 月 1 日施行

《药品说明书和标签管理规定》　　　　　　　2006 年 6 月 1 日施行

《直接接触药品的包装材料和容器管理办法》　2004 年 7 月 20 日施行

《互联网药品信息服务管理办法》　　　　　　2004 年 7 月 8 日施行

《药品进口管理办法》（2012 年修正）　　　　2004 年 1 月 1 日施行

《处方药与非处方药分类管理办法（试行）》　2000 年 1 月 1 日施行

实训绪 - 1　药事法规查询与检索

【实训目的】

1. 熟悉国家药品监督管理局网站。

2. 能熟练进行药事法规查询。

【实训环境】

1. 《药事管理与法规》教材。

2. 电子阅览室或一体化教室。

【实训内容】

一、需要登录的网站网址：https：//www.nmpa.gov.cn/

通过 政务公开 下拉菜单–法规文件，进入法规文件页面，可通过搜索引擎、法规文件分类、法规速查等多种方式查阅、检索现行法规文件。

二、熟悉网站后，完成以下实训任务。

任务一：任意查阅、检索我国现行药事法规文件。

具体要求：

1. 以 3~5 人为小组，登录 NMPA 网站，查询、检索我国现行药事法规文件，任选 10 个，辨别其种类、制定机关、效力范围，比较其效力等级。

2. 以图表形式进行整理、说明。

任务二：在规定时间内完成查阅检索任务。

具体要求：

1. 以 3~5 人为小组，教师给出关键词，或学生自行选择有兴趣的关键词，在规定时间内查询出所有与选词有关的法规文件。

关键词示例：中药材种植、互联网售药、处方药与非处方药、执业药师、基本药物等。

2. 区分所查询法规文件的效力范围、效力等级，列出法规文件目录树。

三、各小组将实训成果上交，教师予以批阅，记为过程考核成绩。

•••• 项目小结

通过绪论部分的学习，主要学习药事、药事管理、药事法规三个概念，了解药事基本概念、法的基本知识，构建课程框架，区分法的文件的效力大小，初步借助网络认知法规文件的效力、对药事活动的意义。

（张琳琳）

书网融合……

重点小结　　　　　习题

项目一　药学技术人员管理

PPT

学习目标

知识目标：通过本项目的学习，应能掌握执业药师制度的内涵及考试、注册、继续教育、管理等有关规定；掌握执业药师主要职责及执业药师职业道德准则。熟悉药学技术人员配备依据、药学职称考试制度和管理。了解我国职业资格制度分类、职业资格完善情况及执业药师职业资格制度实施。

能力目标：能按照流程进行药师、执业药师网上报名。能运用相关网站模拟执业药师注册。

素质目标：通过本项目的学习，建立对药学职业的基本认知，养成良好的药师职业道德与行为准则，具备"有法必依，坚持原则"的职业道德和工作作风。树立始终把公众健康放在首位的道德品质和责任感。

任务一　药学技术人员认知

情境导入

情境：小李是某医药院校药学专业生，毕业后的5年里一直从事药品相关工作。随着创业热潮的到来，小李与朋友想一起创业开一家药店。

思考：1. 根据我国相关法律法规，小李必须要配备哪些人员？

　　　　2. 这些人员分别应具有什么资质？

学法用法

案例1-1　疫苗事件

2018年7月15日，国家药品监督管理局通告：近日，国家药监局根据线索组织检查组对长春某生物科技有限责任公司生产现场进行飞行检查。检查组发现，该公司在冻干人用狂犬病疫苗生产过程中存在记录造假等严重违反《药品生产质量管理规范》（GMP）行为。

2018年10月16日，国家药品监督管理局和吉林省食品药品监督管理局依法从严对长春长生公司法违规生产狂犬病疫苗作出行政处罚。行政处罚决定书载明，该公司存在以下八项违法事实：一是将不同批次的原液进行勾兑配制，再对勾兑合批后的原液重新编造生产批号；二是更改部分批次涉案产品的生产批号或实际生产日期；三是使用过期原液生产部分涉案产品；四是未按规定方法对成品制剂进行效价测定；五是生产药品使用的离心机变更未按规定备案；六是销毁生产原始记录，编造虚假的批生产记录；七是通过提交虚假资料骗取生物制品批签发合格证；八是为掩盖违法事实而销毁硬盘等证据。

问题：这起事件给我们哪些启示？作为一名从事药品生产活动的药学技术人员应该如何履行自己的职责？

一、药学技术人员

药学技术人员是指取得药学类专业学历，依法经过国家有关部门考试考核合格，取得专业技术职务证书或执业药师资格，遵循药事法规和职业道德规范，从事药品的生产、经营、使用、科研、检验和管理等有关实践活动的技术人员。包括药师、执业药师、临床药师等。

考点提示：药学技术人员的定义

二、药学技术人员配备的依据

（一）药品生产企业配备药学技术人员的依据

《药品管理法》规定，从事药品生产活动，应当具备依法经过资格认定的药学技术人员、工程技术人员及相应的技术工人。

《药品生产质量管理规范》规定，企业应当配备足够数量并具有适当资质（含学历、培训和实践经验）的管理和操作人员，应当明确规定每个部门和每个岗位的职责。关键人员应当为企业的全职人员，至少应当包括企业负责人、生产管理负责人、质量管理负责人和质量受权人。

生产管理负责人应当至少具有药学或相关专业本科学历（或中级专业技术职称或执业药师资格），具有至少3年从事药品生产和质量管理的实践经验，其中至少有1年的药品生产管理经验，接受过与所生产产品相关的专业知识培训。

质量管理负责人应当至少具有药学或相关专业本科学历（或中级专业技术职称或执业药师资格），具有至少5年从事药品生产和质量管理的实践经验，其中至少1年的药品质量管理经验，接受过与所生产产品相关的专业知识培训。

质量受权人应当至少具有药学或相关专业本科学历（或中级专业技术职称或执业药师资格），具有至少5年从事药品生产和质量管理的实践经验，从事过药品生产过程控制和质量检验工作。

企业负责人是药品质量的主要责任人，全面负责企业日常管理。质量管理负责人和生产管理负责人不得互相兼任。质量管理负责人和质量受权人可以兼任。应当制定操作规程确保质量受权人独立履行职责，不受企业负责人和其他人员的干扰。

考点提示：药品生产企业关键人员资质要求

（二）药品经营企业配备药品技术人员的依据

《药品管理法》规定，从事药品经营活动应当具备依法经过资格认定的药师或者其他药学技术人员。

《药品经营和使用质量监督管理办法》规定，从事药品批发活动，应当具备与其经营范围相适应的质量管理机构和人员。企业法定代表人、主要负责人、质量负责人、质量管理部门负责人等符合规定的条件；有依法经过资格认定的药师或者其他药学技术人员。

从事药品零售活动的，经营处方药、甲类非处方药的，应当按规定配备与经营范围和品种相适应的依法经过资格认定的药师或者其他药学技术人员，只经营乙类非处方药的，可以配备经设区的市级药品监督管理部门组织考核合格的药品销售业务人员。同时应具备与所经营药品相适应的质量管理机构或者人员，企业法定代表人、主要负责人、质量负责人等符合规定的条件。

《药品经营质量管理规范》规定，药品批发企业从事药品经营和质量管理工作的人员，应当符合有关法律法规及本规范规定的资格要求，不得有相关法律法规禁止从业的情形。

药品批发企业负责人应当具有大学专科以上学历或者中级以上专业技术职称，经过基本的药学专业知识培训，熟悉有关药品管理的法律法规及本规范。药品批发企业质量负责人应当具有大学本科以上学历、执业药师资格和3年以上药品经营质量管理工作经历，在质量管理工作中具备正确判断和保障实施的能力。药品批发企业质量管理部门负责人应当具有执业药师资格和3年以上药品经营质量管理工作经历，能独立解决经营过程中的质量问题。

企业应当配备符合以下资格要求的质量管理、验收及养护等岗位人员：药品批发企业从事质量管理工作的，应当具有药学中专或者医学、生物、化学等相关专业大学专科以上学历或者具有药学初级以上专业技术职称；从事验收、养护工作的，应当具有药学或者医学、生物、化学等相关专业中专以上学历或者具有药学初级以上专业技术职称；从事中药材、中药饮片验收工作的，应当具有中药学专业中专以上学历或者具有中药学中级以上专业技术职称；从事中药材、中药饮片养护工作的，应当具有中药学专业中专以上学历或者具有中药学初级以上专业技术职称；直接收购地产中药材的，验收人员应当具有中药学中级以上专业技术职称。从事疫苗配送的，还应当配备2名以上专业技术人员专门负责疫苗质量管理和验收工作，专业技术人员应当具有预防医学、药学、微生物学或者医学等专业本科以上学历及中级以上专业技术职称，并有3年以上从事疫苗管理或者技术工作经历。

药品批发企业从事采购工作的人员应当具有药学或者医学、生物、化学等相关专业中专以上学历，从事销售、储存等工作的人员应当具有高中以上文化程度。

考点提示：药品批发企业人员资质要求

《药品经营质量管理规范》规定，药品零售企业从事药品经营和质量管理工作的人员，应当符合有关法律法规及本规范规定的资格要求，不得有相关法律法规禁止从业的情形。

药品零售企业法定代表人或者企业负责人应当具备执业药师资格，应当按照国家有关规定配备执业药师，负责处方审核，指导合理用药。

药品零售企业质量管理、验收、采购人员应当具有药学或者医学、生物、化学等相关专业学历或者具有药学专业技术职称。从事中药饮片质量管理、验收、采购人员应当具有中药学中专以上学历或者具有中药学专业初级以上专业技术职称。营业员应当具有高中以上文化程度或者符合省级食品药品监督管理部门规定的条件。中药饮片调剂人员应当具有中药学中专以上学历或者具备中药调剂员资格。

考点提示：零售药店人员资质要求

（三）医疗机构配备药学技术人员的依据

《药品管理法》规定，医疗机构应当配备依法经过资格认定的药师或者其他药学技术人员，负责本单位的药品管理、处方审核和调配、合理用药指导等工作。非药学技术人员不得直接从事药剂技术工作。

《药品管理法实施条例》规定，医疗机构审核和调配处方的药剂人员必须是依法经资格认定的药学技术人员。

《医疗机构药事管理规定》规定，二级以上医院药学部门负责人应当具有高等学校药学专业或者临床药学专业本科以上学历，及本专业高级技术职务任职资格；除诊所、卫生所、医务室、卫生保健所、卫生站以外的其他医疗机构药学部门负责人应当具有高等学校药学专业专科以上或者中等学校药学专业毕业学历，及药师以上专业技术职务任职资格。

医疗机构药学专业技术人员应按照有关规定取得相应的药学专业技术职务任职资格。医疗机构药学专业技术人员不得少于本机构卫生专业技术人员的8%。建立静脉用药调配中心（室）的，医疗机构应当根据实际需要另行增加药学专业技术人员数量。

《处方管理办法》规定，取得药学专业技术职务任职资格的人员方可从事处方调剂工作。药师应在执业的医疗机构取得处方调剂资格。具有药师以上专业技术职务任职资格的人员负责处方审核、评估、核对、发药及安全用药指导；药士从事处方调配工作。

考点提示： 调剂处方人员资质要求

三、职业资格制度和药学职业

（一）职业资格制度

1. 职业资格概述　职业资格制度与现代社会的职业紧密联系，它既体现了现代职业高度分化的特点，也是国家经济社会发展到一定阶段的特定产物，职业资格制度作为人才评价制度，是世界各国普遍采用的人力资源开发管理的一项基本制度。

我国从 1994 年开始推行职业资格证书制度，《中华人民共和国劳动法》规定，国家确定职业分类，对规定的职业制定职业技能标准，实行职业资格证书制度。按照《中华人民共和国就业促进法》要求，对从事涉及公共安全、人身健康、生命财产安全等特定职业（工种）的劳动者必须取得相应的职业资格证书方可上岗就业。《中华人民共和国行政许可法》规定，提供公众服务并且直接关系公共利益的职业、行业，需要确定具备特殊信誉、特殊条件或者特殊技能等资格、资质的事项可以设定行政许可。《行政许可法释义》中明确，在这一领域设定许可，主要目的是提高从业水平或者某种技能、信誉。

2. 职业资格分类　目前我国的职业资格分为两类：一类是准入类职业资格，如律师资格证、教师资格证等；另一类是水平评价类职业资格，如全国计算机等级证等。准入类职业资格具有行政许可性质，国家根据有关法律、行政法规和国务院决定设置；这类资格面向涉及公共安全、人身健康、生命财产安全等特定职业设置，表现为保护公众生命健康安全、责任重大。水平评价类职业资格不具有行政许可性质，是面向社会提供的人才评价服务。

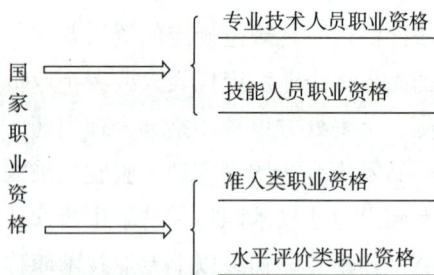

图 1-1　国家职业资格分类

（1）专业技术人员职业资格　专业技术人员职业资格是专业技术人员依法独立开业或独立从事某种专业技术工作学识、技术和能力的必备标准。区分为准入类、水平评价类。

经国务院同意，人力资源社会保障部 2021 年 12 月公布了《国家职业资格目录》（图 1-2），共计 72 项职业资格。执业药师被列入该目录准入类专业技术人员职业资格。

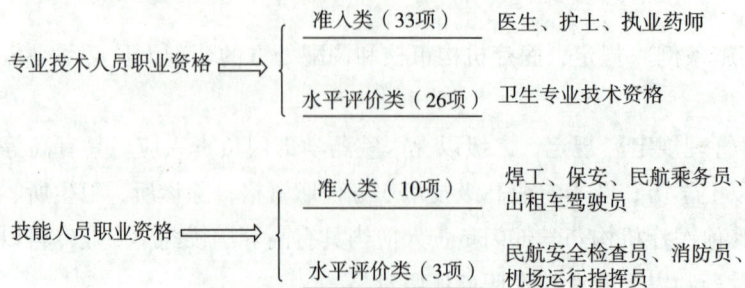

图 1-2　《国家职业资格目录》（2021 年版）部分职业资格

国务院高度重视建立国家职业资格目录工作。国家职业资格实行目录清单管理，目录之外一律不得许可和认定职业资格，目录之内除准入类职业资格外一律不得与就业创业挂钩。目录中准入类职业资格关系公共利益或涉及国家安全、公共安全、人身健康、生命财产安全，均有法律法规或国务院决定作为依据；水平评价类职业资格具有较强的专业性和社会通用性，技术技能要求较高，行业管理和人才队伍建设确实需要。

自 2013 年到 2017 年 9 月，国务院经过"七连清"共取消了 434 项职业资格许可认定事项，同时取消了地方设置的各类职业资格。《国家职业资格目录》（2021 年版）是在 2017 年公布的《目录》基础上，根据党中央、国务院转变政府职能，推进"放管服"改革要求，结合近年来国务院有关部门职责调整、行政审批事项改革等情况进行的优化。优化后的《目录》与 2017 年比，职业资格减少了 68 项，削减 49%。

表 1-1 医学相关的准入类职业资格

名称	设置依据	实施承办部门或机构
医师资格	医师法	国家卫健委
乡村医生资格	乡村医生从业管理条例	国家卫健委
护士资格	护士条例	国家卫健委
执业药师	药品管理法、执业药师职业资格制度规定	全国人大常委会、国家药品监督管理局

执业药师是 2012 年国家人力资源和社会保障部在对全国职业资格进行清理规范后予以核准并公告的第一批准入类职业资格，并于 2017 年 9 月国务院建立并公布《国家职业资格目录》时被正式列入其中（图 1-3）。

	准入类	水平评价类
专业技术职业资格	执业药师职业资格	药学职称职业资格
技能类职业资格	无	无

图 1-3 药学类职业资格一览表

（2）技能人员职业资格 技能人员职业资格是指对于从事各种技能性劳动的人员所需达到的专业技能水平和职业道德标准的官方认定，也区分为准入类和水平评价类。准入类职业资格是根据相关法律法规设置的。水平评价类由人社部根据《中华人民共和国职业分类大典》和相应国家职业标准以及有关规定设置的。

技能人员职业资格证书体系分为五个层次。其中，技能等级证书分为初、中、高三个等级，技师合格证书分为技师、高级技师两个级别。

表 1-2 技能人员职业资格等级

名称	等级	设置依据	证书封皮颜色
技术层	1 级	高级技师	暗红
	2 级	技师	棕色
技能层	3 级	高级工	红色
	4 级	中级工	蓝色
	5 级	初级工	绿色

2022 年 3 月，人力资源社会保障部《关于健全完善新时代技能人才职业技能等级制度的意见

（试行）》发布。提出到"十四五"期末，在以技能人员为主体的规模以上企业和其他用人单位中，全面推行职业技能等级认定，普遍建立与国家职业资格制度相衔接、与终身职业技能培训制度相适应，并与使用相结合、与待遇相匹配的新时代技能人才职业技能等级制度。涌现一大批高技能领军人才、大国工匠、能工巧匠，高端带动作用不断增强，引领集聚效应不断扩展，培养造就一支数量充足、结构合理、等级清晰、素质优良的产业工人队伍。

> **知识链接**
>
> ### "新八级工"制度
>
> 20世纪80年代后，我国技术工人职业发展评价主要是初级工、中级工、高级工、技师和高级技师"五级制"。对大部分工人来说，"高级技师"就是技能评价等级的尽头。近年来，随着我国制造业不断发展和产业工人队伍建设的需要，亟需打破高技能人才的晋升"天花板"。2022年，人社部在全国推行"新八级"职业技能等级制度，即在"五级"技能等级基础上，下补设学徒工，上增设特级技师和首席技师，进一步完善技能等级设置。
>
> 上述职业技能等级证书样式和编码按照有关规定确定。证书编码第16位为大写英文字母或阿拉伯数字，其中"X"表示"学徒工"，"T"表示"特级技师"，"S"表示"首席技师"，"5、4、3、2、1"分别表示"初级工、中级工、高级工、技师、高级技师"。

实行分类考核评价。由用人单位和社评组织根据不同类型技能人才的工作特点，实行分类评价。在统一的职业标准体系框架基础上，对技术技能型人才的评价，要突出实际操作能力和解决关键生产技术难题等要求。对知识技能型人才的评价，要突出掌握运用理论知识指导生产实践、创造性开展工作等要求。对复合技能型人才的评价，要突出掌握多项技能、从事多工种多岗位复杂工作等要求。

采取不同考核评价方式。学徒工的转正定级考核，由用人单位在其跟随师傅学习期满和试用期满后，依据本单位有关要求进行。参加中国特色企业新型学徒制的学员按照培养目标进行考核定级。初级工、中级工、高级工、技师、高级技师等级考核是技能考核评价的主体，由用人单位和社评组织按照职业标准和有关规定进行。鼓励支持采取以赛代评方式，依据职业标准举办的职业技能竞赛按照有关规定对获得优秀等次的选手晋升相应职业技能等级。

考点提示：国家职业资格制度

2022年10月，中办国办进一步印发《关于加强新时代高技能人才队伍建设的意见》，其中提出，到"十四五"时期末，技能人才占就业人员的比例达到30%以上，高技能人才占技能人才的比例达到三分之一，力争到2035年，技能人才规模持续壮大、素质大幅提高，高技能人才数量、结构与基本实现社会主义现代化的要求相适应。

（二）药学职业

人类在漫长的生存斗争中发现了防治疾病的药品，而药品的不断发现又促进了药学科学和药学职业的形成。药学职业是指经过系统学习药学科学的基础和专业理论知识，掌握药学技术，具有药学工作能力，并经国家考核合格，运用所掌握的药学知识和技术，遵循药学伦理准则，为人类健康事业服务，依靠这种服务的收入为生的工作和地位。从事这种工作的群体构成一种社会体系，统称为药学职业。药学职业涉及与药物相关的研究、开发、制造、质量控制、临床应用、药品监管、药事管理以及提供药物信息咨询等多个方面。专业人员可包括药剂师、药物研究员、药品生产工程师、药品检验师、药品注册专员、医药销售代表、临床药师、药物信息专家等。

1. 药师 广义上药师泛指具有药学职称、正规药学院校的学历，从事药学各种专业技术工作，并经行业主管部门及人事部门审查合格的人员。

考点提示： 药师的定义

药师是药学职业的主要群体。他们在医院、社区药店、生产企业、医药公司、政府药品监督管理机构等工作，负责审核处方、调剂药物、提供用药咨询、监测药物疗效与副作用、生产药品、管理药品库存和药品配送、参与临床路径的制定与实施等。

药师在我国作为一项独立职业得到法律上的承认，源于1928年国民政府颁布的《药师暂行条例》。该法从药师资格的取得、执业规范、药师惩戒等方面作出了详细规定。同时，由于受我国传统"医药不分"以及发展过程中"重医轻药"观念影响，药师职业始终滞后于药学技术的发展。为了人类的健康，保证用药的安全、有效、合理，药师在医疗、保健体系中发挥着重要作用。随着社会的进步、经济的发展，药师的职能作用面临着新的要求和发展。药师的工作重点，从过去的以分发调配、提供药品为中心的职能，转移到参与临床服务，以患者为中心，促使医生和患者经济合理地使用药品，提高药品使用的安全性、有效性以及经济性。因此，药师职业的重要性已逐渐被民众所认可，我国有关法规对配备药学专业技术人员也做了明确规定。

2. 执业药师　执业药师是指经全国统一考试合格，取得《中华人民共和国执业药师职业资格证书》并经注册，在药品生产、经营、使用和其他需要提供药学服务的单位中执业的药学技术人员。

执业药师在执业范围内负责对药品质量的监督和管理，参与制定和实施药品全面质量管理制度，参与单位对内部违反规定行为的处理工作。完成处方的审核及调配，对存在重复给药、超剂量给药、配伍禁忌等用药不适宜问题的，应当告知服务对象联系处方医师确认，发现严重不合理用药或者用药错误的处方应拒绝调剂。为公众提供药学服务，指导合理用药，开展治疗药物监测及药品疗效评价等临床药学工作，确保患者用药的安全性。

3. 临床药师　临床药师是经过高等临床药学专业教育，且有扎实的现代临床药学专业理论知识与技能，又具有医学以及与医学相关专业的基础知识与技能，参与临床药物治疗方案的设计与实践、研究与实施合理用药的知识与技能，并承担医疗机构临床药学技术工作的专业人才。临床药学的工作核心是合理用药。一个合格的临床药师应该能找出处方或医疗方案中存在的问题，并能指出问题的依据，然后提出解决问题的方案。

临床药师主要负责深入临床了解药物应用情况，直接参与临床药物治疗工作，审核用药医嘱或处方，与临床医师共同进行药物治疗方案设计、实施与监护。参与日常性医疗查房和会诊，参加危重患者的救治和病案讨论，协助临床医师做好药物鉴别遴选工作。在用药实践中发现、解决、预防潜在的或实际存在的用药问题。根据临床药物治疗的需要进行治疗药物的监测，并依据其临床诊断和药动学、药效学的特点设计个体化给药方案。掌握与临床用药有关的药物信息，为医务人员和患者提供及时、准确、完整的用药信息及咨询服务；开展合理用药教育，宣传用药知识，指导患者安全用药。协助临床医师共同做好各类药物临床观察，特别是新药上市后的安全性和有效性监测，结合临床药物治疗实践，进行用药调查，开展合理用药、药物评价和药物利用的研究。

（三）药学职业岗位

1. 药品生产岗位　主要按照法律法规的规定，承担药品生产过程中的质量控制和检验等技术工作，保证生产合格药品。对原材料、中间品、产品进行质量控制，对影响药品质量、生产全过程中易产生的人为差错和污物异物引入等问题进行严格管理，杜绝不合格产品流入下道工序，甚至进入药品市场。依据市场需求，制订生产计划，保证供应足够药品。追踪药品上市后的使用信息，及时、妥善处理不良事件。

2. 药品经营岗位　主要构建药品流通渠道，沟通药品供需环节。合理储运药品，保证药品在流通过程中的质量，保证药品流通渠道规范有序，杜绝假、劣药品进入市场，与医疗专业人员沟通、交流，传递药品信息，同时需要向消费者提供用药指导，并确保分发和使用的药品安全有效。

3. 药品使用岗位　主要完成调配处方，根据医师处方调配药品是医疗机构药房药师日常最常见的工作，是保证患者合理用药的关键环节。提供药物信息，向临床医护人员提供药学专业知识和技术方面的信息，向患者提供药品合理用药咨询或服务。科学管理药品，为医疗机构采购合适的药品，科学地贮存和保管药品，药品的质量检验与控制，特殊药品的监管，药品的使用统计和经济评价等。提供临床药学服务，提供药学保健，开展药物治疗监测以及药物的评价，进行药品不良反应监测等临床药学服务工作。

4. 药品研发岗位　主要包括科研机构、高等医药院校以及药品生产企业新药研发部门中从事新药、新工艺、新材料、新包装、新剂型、新给药途径等研究开发工作。科研部门药师一般都具有较高的学历，是推动医药科技水平进步的主要力量。

考点提示：各部门药师的功能

知识链接

药学服务

Mikeal 于 1975 年提出药学服务的概念，其内容界定为满足患者获得安全与合理用药需求的服务。此后 Brodie 等强调药学服务还应包括用药决策和提供患者所需药品与治疗前、治疗中、治疗后 3 个阶段的针对个体的药学服务内容。我国在 20 世纪 90 年代初，引入了药学服务的概念。目前也已经在各级医疗机构和社会药房逐步开展药学服务工作。

药学服务是指药学技术人员应用药学专业知识、技能和工具，向社会公众（包括医护人员、患者及家属、其他关心用药的群体等）提供直接的、负责任的、与药品使用相关的各类服务。药学服务的宗旨是提高药物治疗的安全性、有效性和经济性，改善和提高社会公众的健康水平和生活质量。

任务二　药师及药学职称制度

情境导入

情境：小张是一名高职药学专业大三学生，现在一家医院实习，本想报名参加药师职称考试，却被告知不具备报名的资格。

思考：1. 小张是否能参加药学专业技术资格考试？

2. 小张需要满足哪些条件才能参加药学专业技术资格考试？

一、药学职称的类别

职称制度是我国专业技术人员人事管理的基础制度，其中包括专业技术职务资格制度和专业技术职务聘任制度。职称制度是我国评价专业技术人员学术水平和职业素质能力的一项主要制度。专业技术人员拥有某种专业技术职称，表明其具有从事某一专业领域所必备的学识、技能水平及工作成就。按照国家相关政策规定，凡获得职称资格并被单位聘任的人员，可享受相应的工资福利等待遇。专业技术职称的专业范围领域基本覆盖关系国计民生的各个行业，如医疗卫生、教育科研、工程、会计等。以等级划分，专业技术职称可分为"三级五档"，即高级（包括正高级、副高级）、中级、初级

（包括助理级、员级）。

药学职称，即药学专业技术职务，是卫生系列（医、药、护、技）专业技术职务中的一个小类。药师和中药师是我国职称制度为药学专业技术人员设立的专业技术职称。

考点提示：药学职称的分级

表1-3 药学专业技术职务任职资格

等级		药学职称名称	资格取得方式
高级	正高级	主任（中）药师	考试+评审
	副高级	副主任（中）药师	
中级	中级	主管（中）药师	以考代评
初级	助理级	（中）药师	
	员级	（中）药士	

二、药学职称取得

药学专业技术职务任职资格实行考试制。根据原人事部、原卫生部《关于加强卫生专业技术职务评聘工作的通知》，药学技术人员要通过考试取得相应的药学专业技术资格，中、初级专业技术资格实行以考代评和与执业准入制度并轨的考试制度，高级专业技术资格采取考试和评审结合的办法取得。

2001年6月，原卫生部下发的《关于印发＜预防医学、全科医学、药学、护理、其他卫生技术等专业技术资格考试暂行规定＞及＜临床医学、预防医学、全科医学、药学、护理、其他卫生技术等专业技术资格考试实施办法＞的通知》（卫人发〔2001〕164号）进一步明确了卫生专业技术资格考试实行全国统一组织、统一考试时间、统一考试大纲、统一考试命题、统一合格标准的考试制度。

（一）药学专业技术资格考试组织

人力资源和社会保障部与国家卫生健康委员会共同负责卫生专业技术资格考试的政策制定、组织协调等工作，成立"卫生专业技术资格考试专家委员会"和"卫生专业技术资格考试办公室"。国家卫生健康委员会负责拟定考试大纲和命题，组建国家级题库，组织实施考试工作，管理考试用书，规划考前培训，研究考试办法，拟定合格标准等工作。人力资源和社会保障部负责审定考试大纲和试题，会同国家卫生健康委员会对考试工作进行指导、监督、检查和确定合格标准。

考点提示：药学专业技术资格考试管理部门分工职责

各省、自治区、直辖市为考区。省级卫生、人事行政部门按照规定设立考试管理机构，负责本地区考试考务工作。省辖市以上的中心城市或行政专员公署所在地为考点。考场一般设在具有计算机设备的高考定点学校或高等院校。

（二）药学专业技术资格考试管理

初、中级药学（中药学）专业技术资格考试实行全国统一组织、统一考试时间、统一考试大纲、统一考试命题、统一合格标准的考试制度，原则上每年进行一次。报名时间为每年的12月至次年的1月份，考试时间一般定在次年的5~6月份。考试合格者由省、自治区、直辖市人事行政部门颁发人力资源和社会保障部统一印制，人力资源和社会保障部、国家卫生健康委员会用印的专业技术资格证书。该证书在全国范围内有效。取得相应资格的人员表明其已具备担任卫生系列相应级别专业技术职务的水平和能力，用人单位根据工作需要，从获得资格证书的人员中择优聘任。

1. 报考条件 报名参加初、中级专业技术资格考试的人员，应遵守中华人民共和国宪法和法律，具备良好的医德医风和敬业精神。同时具备下列相应条件。

（1）参加（中）药士资格考试的条件：取得药学（中药学）专业中专或专科学历，从事本专业技术工作满1年。

（2）参加（中）药师资格考试的条件：

取得药学（中药学）专业中专学历，受聘担任（中）药士职务满5年；

取得药学（中药学）专业大专学历，从事本专业技术工作满3年；

取得药学（中药学）专业本科学历，从事本专业技术工作满1年。

（3）参加主管（中）药师资格考试的条件：

取得药学（中药学）专业中专学历，受聘担任（中）药师职务满7年；

取得药学（中药学）专业专科学历，受聘担任（中）药师职务满6年；

取得药学（中药学）专业本科学历，受聘担任（中）药师职务满4年；

取得药学（中药学）专业硕士学位，受聘担任（中）药师职务满2年；

取得药学（中药学）专业博士学位。

报名条件中有关学历的要求，是指经国家教育、卫生行政主管部门认可的正规全日制院校毕业的学历；有关工作年限的要求，是指取得正规学历前后从事本专业工作时间的总和。工作年限计算的截止日期为考试报名年度当年年底。

考点提示： 报名参加初、中级专业技术资格考试学历及工作年限要求

（4）有下列情形之一的，不得申请参加药学（中药学）专业技术资格的考试：

医疗事故责任者未满3年；医疗差错责任者未满1年；受到行政处分者在处分时期内；伪造学历或考试期间有违纪行为未满2年；省级卫生行政部门规定的其他情形。

2. 考试内容

表1-4 药学职称考试科目

类别	级别	考试科目			
		基础知识	专业知识	相关专业知识	专业实践能力
药学类	药士	生理学、生物化学、病原生物学与免疫基础、天然药物化学、药物化学、药物分析、医疗机构从业人员行为规范与医学伦理学	药理学、生物药剂与药代动力学	药剂学、医院药事管理	岗位技能、临床药物治疗学
	药师	生理学、生物化学、病理生理学、微生物学、天然药物化学、药物化学、药物分析、医疗机构从业人员行为规范与医学伦理学			岗位技能、临床药物治疗学、专业进展
	主管药师				
中药学类	中药士	中药学、药剂学	中药炮制学、中药鉴定学	中医学基础、药事管理	中药药剂学、中药调剂学
	中药师			中医学基础、中药药理学、药事管理	
	主管中药师	中药学、中药化学、方剂学			

3. 考试报名 符合报名条件的考生先登录国家卫生健康委人才交流服务中心网站进行网上预报名，再按要求进行现场确认和资格审查，凭准考证在指定的时间、地点参加考试。详细步骤如下。

（1）登录国家卫生健康委人才交流服务中心网站，点击"全国卫生专业技术资格考试"，进入网上报名系统完成注册。

（2）登录并填写报名信息、上传照片。

（3）提交报名信息并打印报名表。

（4）携带申报表至考生单位或档案所在地进行盖章。

（5）携带申报表及相关材料进行现场确认。

（6）考生核对信息后确认签字，完成缴费。

（7）考前打印准考证。

4. 考试周期　药学专业初、中级资格考试各科目成绩实行 2 年为一个周期的滚动管理办法，即在连续 2 个考试年度内通过同一专业 4 个科目的考试，可取得该专业资格证书。考试成绩以 100 为满分计算，每科目成绩达到 60 分为合格。

5. 资格证书的吊销　有下列情形之一的，由卫生行政管理部门吊销其相应专业技术资格，由发证机关收回其专业技术资格证书，2 年内不得参加卫生系列专业技术资格考试。

（1）伪造学历和专业技术工作资历证明；

（2）考试期间有违纪行为；

（3）国务院卫生、人事行政主管部门规定的其他情形。

考点提示：资格证书吊销处罚的情形

> **知识链接**
>
> ### 国外对药师资格的规定
>
> （1）法定年龄，如美国宾夕法尼亚州规定为 21 岁以上。
>
> （2）受过正式的高等药学专业教育，并取得毕业文凭者（大多数国家规定必须取得学士学位，有的规定大专毕业）。
>
> （3）具有良好的道德和职业情操，酗酒或吸毒者、身体或脑力障碍而不适合或不可能履行药房工作职责的人员不得申请。
>
> （4）未曾触犯法律，如美国宾夕法尼亚州《药房法》规定，须是从未违反过控制物质管理法，药品、药用器械和化妆品法者。
>
> （5）通过药师执照考试。
>
> （6）必须经过药学工作实践，具备一定工作资历和经验。

任务三　执业药师职业资格制度

> **情境导入**

情境：小王毕业于国内某知名药科大学药学专业本科，毕业 3 年后他就考取了执业药师资格，但由于当时工作暂时没有需要，小李并没有及时对执业药师资格证书进行注册，2 年后他决定自己创业开药店。

思考：1. 小王是否能以执业药师的身份执业？什么是执业药师？

　　　　2. 小王的执业药师资格证书是否还有效？

　　　　3. 如须注册，小王需要具备哪些条件？

💡 **学法用法**

案例 1－2　执业药师"挂证"专项整治

国家药监局发布《关于开展药品零售企业执业药师"挂证"行为整治工作的通知》。其表明，国家药监局为全面落实药品监管"四个最严"要求，严厉打击执业药师"挂证"行为，现决定在全国范围内开展为期 6 个月的药品零售企业执业药师"挂证"行为整治。

2022 年 7 月，海南省药品监督管理局根据其他部门线索通报，对海南康卫医药有限公司进行现场检查。经查，该公司存在虚开中药材采购发票和中药材中药饮片销售发票等违法行为，公司负责人未能履行相关管理职责，质量负责人为兼职并挂靠《执业药师注册证》。该公司违反了《药品经营质量管理规范》和《中华人民共和国药品管理法》第五十三条第一款规定。2023 年 9 月，海南省药品监督管理局依据《中华人民共和国药品管理法》第一百二十六条规定，对该公司处以责令停业整顿 1 个月、罚款 50 万元的行政处罚，对法定代表人陈某某和责任人员鲁某某处以十年禁止从事药品生产经营等活动；依据《执业药师注册管理办法》第三十四条规定，作出撤销该公司质量负责人郭某《执业药师注册证》、三年内不予注册的处罚。

问题： 1. 请尝试分析案例中执业药师"挂证"原因？

　　　　2. 在药品零售企业中，如何以执业药师的身份合法执业？

一、执业药师资格制度

（一）执业药师职业资格制度的建立与发展

执业药师资格制度是我国实施职业资格制度的重要内容。随着我国社会的快速发展，人民的健康需求越来越强，对药品质量和药学服务的要求也越来越高。为了加强对药学技术人员的职业准入控制，科学、公正、客观地评价和选拔人才，全面提高药学技术人员的素质，保障人民用药的安全有效，我国于 1994 年、1995 年分别开始实施执业药师、执业中药师资格制度。执业药师、执业中药师资格制度是国内最早建立的职业资格制度之一。1998 年，国务院机构改革，明确中药、西药领域的执业药师资格认证、注册和监管工作统一由国家药品监督管理局管理。

1994 年 4 月，原人事部与原国家药品监督管理局印发《执业药师资格制度暂行规定》以及《执业药师资格考试实施办法》（人发〔1999〕34 号）等配套制度，将执业药师与执业中药师合并统称为执业药师。2019 年 3 月 5 日，为更好地发挥执业药师社会服务职能，促进执业药师队伍建设和发展，国家药品监督管理局、人力资源和社会保障部修订并印发《执业药师职业资格制度规定》《执业药师职业资格考试实施办法》及《执业药师注册管理办法》，对执业药师职业资格考试、注册、职责、监督管理等进行新的调整。执业药师职业资格是《国家职业资格目录》的准入类国家职业资格，也是针对药学技术人员唯一的准入类国家职业资格。执业药师肩负着保障药品质量、指导患者合理用药、安全用药的神圣使命，发挥着保障和促进公众用药安全的重要作用。

考点提示： 执业药师职业资格制度

（二）执业药师概述

执业药师是指经全国统一考试合格，取得《中华人民共和国执业药师职业资格证书》（以下简称《执业药师职业资格证书》）并经注册，在药品生产、经营、使用和其他需要提供药学服务的单位中执业的药学技术人员。《执业药师职业资格制度规定》指出，在从事药品生产、经营、使用和其他需要提供药学服务的单位，应当按规定配备相应的执业药师。

考点提示： 执业药师概念

执业药师已成为药品销售、使用、生产领域保证药品和药学服务质量，保障人民用药安全、有效，保证人民健康必不可少的药学技术力量。根据国家药品监督管理局执业药师资格认证中心统计数据，截至 2023 年 12 月，全国通过执业药师职业资格考试的人员累计已达 155 万人。其中，累计在注册有效期内的执业药师 789313 人，每万人口执业药师为 5.6 人。注册在药品零售企业的执业药师 714067 人，占注册总数的 90.5%。注册在药品批发企业、药品生产企业、医疗机构和其他领域的执业药师分别为 46015 人、5441 人、23586 人、204 人。

《"十四五"国家药品安全及促进高质量发展规划》在专业素质提升工程专栏中专门提出加强执业药师队伍建设，包括完善执业药师职业资格制度，规范继续教育，持续实施执业药师能力与学历提升工程，完善全国执业药师管理信息系统。

二、执业药师资格考试与注册管理

（一）执业药师职业资格考试

1. 考试管理　国家药品监督管理局与人力资源和社会保障部共同负责全国执业药师职业资格制度的政策制定。并按照职责分工对该制度的实施进行指导、监督和检查。各省（区、市）药品监督管理部门与人力资源和社会保障行政主管部门，按照职责分工负责本行政区域内执业药师职业资格制度的实施与监督管理。

考点提示： 执业药师职业资格考试管理部门

在执业药师职业资格考试职责分工方面，国家药品监督管理局主要负责组织拟定考试科目和考试大纲、建立试题库、组织命审题工作，提出考试合格标准建议。人力资源和社会保障部负责组织审定考试科目、考试大纲，会同国家药品监督管理局对考试工作进行监督、指导并确定合格标准。考试实行全国统一大纲、统一命题、统一组织。一般每年 10 月举办一次。

考点提示： 执业药师职业资格考试职责分工

2. 报考条件　中华人民共和国公民和获准在我国境内就业的外籍人员，具备以下条件之一者，均可申请参加执业药师职业资格考试：

（1）取得药学类、中药学类专业大专学历，在药学或中药学岗位工作满 4 年；

（2）取得药学类、中药学类专业大学本科学历或学士学位，在药学或中药学岗位工作满 2 年；

（3）取得药学类、中药学类专业第二学士学位、研究生班毕业或硕士学位，在药学或中药学岗位工作满 1 年；

（4）取得药学类、中药学类专业博士学位；

（5）取得药学类、中药学类相关专业相应学历或学位的人员，在药学或中药学岗位工作的年限相应增加 1 年。

凡符合执业药师职业资格考试相应规定的香港、澳门、台湾居民，按照规定的程序和报名条件，可报名参加考试。

考点提示： 执业药师报考条件

3. 考试科目　执业药师职业资格考试分为药学、中药学两个专业类别。每一类别都包括四个考试科目。从事药学或中药学专业岗位工作的人员，可根据从事的专业工作情况选择参加药学或中药学专业知识科目的考试。

药学类考试科目为：药学专业知识（一）、药学专业知识（二）、药事管理与法规、药学综合知识与技能四个科目。

中药学类考试科目为：中药学专业知识（一）、中药学专业知识（二）、药事管理与法规、中药学综合知识与技能四个科目。

符合《执业药师职业资格制度规定》报考条件，按照国家有关规定取得药学或医学专业高级职称并在药学岗位工作的，可免试药学专业知识（一）、药学专业知识（二），只参加药事管理与法规、药学综合知识与技能两个科目的考试；取得中药学或中医学专业高级职称并在中药学岗位工作的，可免试中药学专业知识（一）、中药学专业知识（二），只参加药事管理与法规、中药学综合知识与技能两个科目的考试。

考点提示： 执业药师职业资格考试科目

4. 考试周期和成绩管理　考试以四年为一个周期，参加全部科目考试的人员须在连续四个考试年度内通过全部科目的考试。免试部分科目的人员须在连续两个考试年度内通过应试科目。

执业药师职业资格考试合格者，由各省（区、市）人力资源和社会保障部门颁发《执业药师职业资格证书》。该证书由人力资源和社会保障部统一印制，国家药品监督管理局与人力资源和社会保障部用印，在全国范围内有效。根据《人力资源社会保障部办公厅关于推行专业技术人员职业资格电子证书的通知》，自2021年12月17日起，推行执业药师职业资格电子证书，使用"中华人民共和国人力资源和社会保障部专业技术人员职业资格证书专用章"电子印章。电子证书可在中国人事考试网进行下载和查询验证，与纸质证书具有同等法律效力。推行电子证书后，纸质证书仍按照原方式制发。已制发的纸质证书遗失、损毁，或者逾期不领取的，不再办理补发。

考点提示： 执业药师职业资格考试周期和证书管理

5. 执业药师报名　执业药师资格考试使用网络报名，报考人员可直接登录中国人事考试网服务平台进行报名。

（二）执业药师注册管理

执业药师实行注册制度。取得《执业药师职业资格证书》者，应当通过全国执业药师注册管理信息系统向所在地注册管理机构申请注册。经注册后，方可从事相应的执业活动。未经注册者，不得以执业药师身份执业。

1. 注册管理部门　国家药品监督管理局负责执业药师注册的政策制定和组织实施，指导监督全国执业药师注册管理工作。国家药品监督管理局执业药师资格认证中心承担全国执业药师注册管理工作。各省、自治区、直辖市药品监督管理部门为注册机构，负责本行政区域内的执业药师注册及其相关监督管理工作。国家药品监督管理局建立完善全国执业药师注册管理信息系统，国家药品监督管理局执业药师资格认证中心承担全国执业药师注册管理信息系统的建设、管理和维护工作，收集报告相关信息。国家药品监督管理局加快推进执业药师电子注册管理，实现执业药师注册、信用信息资源共享和动态更新。

考点提示： 执业药师注册管理部门

2. 注册条件　申请注册者，必须同时具备下列条件：

（1）取得《执业药师职业资格证书》。

（2）遵纪守法，遵守执业药师职业道德。

（3）身体健康，能坚持在执业药师岗位工作。

（4）经执业单位同意。

（5）按规定参加继续教育学习。

考点提示： 执业药师注册条件

有下列情形之一的，药品监督管理部门不予注册：

（1）不具有完全民事行为能力的。

（2）甲类、乙类传染病传染期、精神疾病发病期等健康状况不适宜或者不能胜任相应业务工作的。

（3）受到刑事处罚，自刑罚执行完毕之日到申请注册之日不满三年的。

（4）未按规定完成继续教育学习的。

（5）近三年有新增不良信息记录的。

（6）国家规定不宜从事执业药师业务的其他情形。

考点提示：执业药师不予注册情形

3. 注册内容　执业药师注册内容包括：执业地区、执业类别、执业范围、执业单位。执业地区为省、自治区、直辖市；执业类别为药学类、中药学类、药学与中药学类；执业范围为药品生产、药品经营、药品使用；执业单位为药品生产、经营、使用及其他需要提供药学服务的单位。

药品监督管理部门根据申请人《执业药师职业资格证书》中注明的专业确定执业类别进行注册。获得药学和中药学两类专业《执业药师职业资格证书》的人员，可申请药学与中药学类执业类别注册。执业药师只能在一个执业单位按照注册的执业类别、执业范围执业。

考点提示：执业药师注册内容

4. 注册程序　申请人通过全国执业药师注册管理信息系统向执业所在地省、自治区、直辖市药品监督管理部门申请注册。申请人申请首次注册需要提交以下材料：执业药师首次注册申请表；执业药师职业资格证书；身份证明；执业单位开业证明；继续教育学分证明。

药品监督管理部门对申请人提交的材料进行形式审查，申请材料不齐全或者不符合规定形式的，应当当场或在五个工作日内一次性告知申请人需要补正的全部内容；逾期不告知的，自收到注册申请材料之日起即为受理。申请材料齐全、符合规定形式，或者申请人按要求提交全部补正申请材料的，药品监督管理部门应当受理注册申请。药品监督管理部门受理或者不予受理注册申请，应当向申请人出具加盖药品监督管理部门专用印章和注明日期的凭证。

考点提示：执业药师注册管理部门

申请人取得《执业药师职业资格证书》，非当年申请注册的，应当提供《执业药师职业资格证书》批准之日起第二年后的历年继续教育学分证明。申请人取得《执业药师职业资格证书》超过五年以上申请注册的，应至少提供近五年的连续继续教育学分证明。

5. 注册变更和延续注册　执业药师注册有效期为5年。需要延续注册的，申请人应当在注册有效期满之日三十日前，向执业所在地省、自治区、直辖市药品监督管理部门提出延续注册申请。

考点提示：执业药师注册期限

申请人要求变更执业地区、执业类别、执业范围、执业单位的，应当向拟申请执业所在地的省、自治区、直辖市药品监督管理部门申请办理变更注册手续。药品监督管理部门应当自受理变更注册申请之日起七个工作日内作出准予变更注册的决定。

药品监督管理部门准予延续注册的，注册有效期从期满之日次日起重新计算五年。药品监督管理部门准予变更注册的，注册有效期不变；但在有效期满之日前三十日内申请变更注册，符合要求的，注册有效期自旧证期满之日次日起重新计算五年。

6. 注销注册　有下列情形之一的，《执业药师注册证》由药品监督管理部门注销，并予以公告：

（1）注册有效期满未延续的；

（2）执业药师注册证被依法撤销或者吊销的；

（3）法律法规规定的应当注销注册的其他情形。

有下列情形之一的，执业药师本人或者其执业单位，应当自知晓或者应当知晓之日起三十个工作日内向药品监督管理部门申请办理注销注册，并填写执业药师注销注册申请表。药品监督管理部门经核实后依法注销注册。

考点提示：执业药师注销注册

（1）本人主动申请注销注册的；

（2）执业药师身体健康状况不适宜继续执业的；

（3）执业药师无正当理由不在执业单位执业，超过一个月的；

（4）执业药师死亡或者被宣告失踪的；

（5）执业药师丧失完全民事行为能力的；

（6）执业药师受刑事处罚的。

（三）执业药师继续教育管理

执业药师继续教育是针对取得执业药师资格的人员进行的有关法律法规、职业道德和专业知识与技能的继续教育。继续教育的目的是使执业药师保持良好的职业道德，以患者和消费者为中心，更新专业知识，提高业务水平，保障公众用药安全、有效、经济、合理。执业药师享有参加继续教育的权利和接受继续教育的义务。执业药师按照要求完成继续教育，是执业药师注册执业的必要条件。

执业药师继续教育工作遵循下列原则：

（1）服务大局，按需施教。紧紧围绕党和国家事业发展需要，以推进健康中国建设为导向，坚持人才引领驱动，遵循人才成长规律，加强执业药师职业道德教育，引导广大执业药师爱党报国、敬业奉献、服务人民。

（2）以人为本，学以致用。把握执业药师行业特点，坚持理论与实践相结合、培养与使用相结合，引导执业药师完善知识结构，提高专业能力，提升药学服务水平，保障公众用药安全，提升执业药师社会价值。

（3）破立并举，改革创新。坚持人才是第一资源，适应新时代新形势新任务发展变化，深化执业药师继续教育工作体制机制改革，破解发展瓶颈，营造执业药师继续教育体制顺、人才聚、质量高的发展环境。

考点提示：执业药师继续教育工作原则

国家药监局会同人力资源社会保障部负责全国执业药师继续教育工作的综合管理和统筹协调，制定全国执业药师继续教育工作政策，指导监督全国执业药师继续教育工作的组织实施，组织开展示范性继续教育活动。各省级药品监管部门和人力资源社会保障部门，共同负责本行政区域执业药师继续教育工作的综合管理和组织实施。

执业药师参加继续教育实行学时登记管理。登记内容主要包括继续教育时间、内容、方式、学时数、机构等信息。省级药品监管部门会同人力资源社会保障部门制定本行政区域执业药师继续教育学时认定和登记制度并组织实施。

执业药师继续教育内容包括公需科目和专业科目。公需科目包括执业药师应当普遍掌握的政治理论、法律法规、职业道德、技术信息等基本知识。专业科目包括从事药品质量管理和药学服务工作应当掌握的行业政策法规，药品管理、处方审核调配、合理用药指导等专业知识和专业技能，以及行业发展需要的新理论、新知识、新技术、新方法等。

执业药师应当自取得执业药师职业资格证书的次年起开始参加继续教育，执业药师每年应参加不少于90学时的继续教育培训，其中，专业科目学时一般不少于总学时的三分之二。鼓励执业药师参加实训培养。承担继续教育管理职责的机构应当将执业药师的继续教育学时记入全国执业药师注册管理信息系统，且全国范围内有效。

考点提示：执业药师继续教育学分管理

（四）执业药师监督管理

1. 监督检查内容　负责药品监督管理的部门按照有关法律、法规和规章的规定，对执业药师配备情况及其执业活动实施监督检查。监督检查时应当查验《执业药师注册证》、处方审核记录、执业药师挂牌明示、执业药师在岗服务等事项。执业单位和执业药师应当对负责药品监督管理的部门的监督检查予以协助、配合，不得拒绝、阻挠。

2. 执业药师监督管理　建立执业药师个人诚信记录，对其执业活动实行信用管理。执业药师的违法违规行为、接受表彰奖励及处分等，作为个人诚信信息由负责药品监督管理的部门及时记入全国执业药师注册管理信息系统；执业药师的继续教育学分，由继续教育管理机构及时记入全国执业药师注册管理信息系统。

执业药师有下列情形之一的，县级以上人力资源社会保障部门与负责药品监督管理的部门按规定对其给予表彰和奖励：

（1）在执业活动中，职业道德高尚，事迹突出的；

（2）对药学工作做出显著贡献的；

（3）向患者提供药学服务表现突出的；

（4）长期在边远贫困地区基层单位工作且表现突出的。

对以不正当手段取得《执业药师职业资格证书》的，按照国家专业技术人员资格考试违纪违规行为处理规定处理；构成犯罪的，依法追究刑事责任。以欺骗、贿赂等不正当手段取得《执业药师注册证》的，由发证部门撤销《执业药师注册证》，三年内不予执业药师注册；构成犯罪的，依法追究刑事责任。严禁《执业药师注册证》挂靠，持证人注册单位与实际工作单位不符的，由发证部门撤销《执业药师注册证》，并作为个人不良信息由负责药品监督管理的部门记入全国执业药师注册管理信息系统。买卖、租借《执业药师注册证》的单位，按照相关法律法规给予处罚。

考点提示： 执业药师监督管理

三、执业药师职业道德准则

（一）执业药师岗位职责

执业药师是经过国家职业资格认证的药学技术人员，是保障药品质量和用药安全、合理的重要技术力量，执业药师的执业行为直接关系到药品质量和药学服务质量，直接关系到药品监管政策实施效果。

《执业药师职业资格制度规定》明确执业药师的职责、权利和义务：

1. 执业药师应当遵守执业标准和业务规范，以保障和促进公众用药安全有效为基本准则。

2. 执业药师必须严格遵守《中华人民共和国药品管理法》及国家有关药品研制、生产、经营、使用的各项法规及政策。执业药师对违反《中华人民共和国药品管理法》及有关法规、规章的行为或决定，有责任提出劝告、制止、拒绝执行，并向当地负责药品监督管理的部门报告。

3. 执业药师在执业范围内负责对药品质量的监督和管理，参与制定和实施药品全面质量管理制度，参与单位对内部违反规定行为的处理工作。

4. 执业药师负责处方的审核及调配，提供用药咨询与信息，指导合理用药，开展治疗药物监测及药品疗效评价等临床药学工作。

5. 药品零售企业应当在醒目位置公示《执业药师注册证》，并对在岗执业的执业药师挂牌明示。执业药师不在岗时，应当以醒目方式公示，并停止销售处方药和甲类非处方药。

执业药师依法负责药品管理、处方审核和调配、合理用药指导等工作。执业药师在执业范围内应当对执业单位的药品质量和药学服务活动进行监督，保证药品管理过程持续符合法定要求，对执业单位违反有关法律、法规、部门规章和专业技术规范的行为或者决定，提出劝告、制止或者拒绝执行，并向药品监督管理部门报告。

考点提示：执业药师的职责

（二）中国执业药师道德准则

2006年10月18日，原中国执业药师协会发布了《中国执业药师职业道德准则》（简称《准则》），2009年6月5日又对《准则》进行了修订。

同时，为了指导全国广大执业药师更好地贯彻、实施《准则》，规范执业药师的执业行为，原中国执业药师协会又在《准则》的基础上，于2007年3月13日发布了《中国执业药师职业道德准则适用指导》，并在2009年6月5日进行了修订。

《准则》包含五条职业道德准则，适用于中国境内的执业药师，包括依法履行执业药师职责的其他药学技术人员。执业药师在执业过程中应当接受各级药品监督管理部门、执业药师协会和社会公众的监督。具体内容如下。

1. 救死扶伤，不辱使命　执业药师应当将患者及公众的身体健康和生命安全放在首位，以我们的专业知识、技能和良知，尽心、尽职、尽责为患者及公众提供药品和药学服务。

2. 尊重患者，平等相待　执业药师应当尊重患者或消费者的价值观、知情权、自主权、隐私权，对待患者或消费者应不分年龄、性别、民族、信仰、职业、地位、贫富，一视同仁。

3. 依法执业，质量第一　执业药师应当遵守药品管理法律、法规，恪守职业道德，依法独立执业，确保药品质量和药学服务质量，科学指导用药，保证公众用药安全、有效、经济、适当。

4. 进德修业，珍视声誉　执业药师应当不断学习新知识、新技术，加强道德修养，提高专业水平和执业能力；知荣明耻，正直清廉，自觉抵制不道德行为和违法行为，努力维护职业声誉。

5. 尊重同仁，密切协作　执业药师应当与同仁和医护人员相互理解，相互信任，以诚相待，密切配合，建立和谐的工作关系，共同为药学事业的发展和人类的健康奉献力量。

考点提示：执业药师道德准则

> **知识链接**
>
> **国外执业药师制度**
>
> 据报道，美国执业药师总数约为249400人，约有58%的执业药师工作于社会药房，美国约有56000家药店，据此推算每家药店配备2.5个执业药师。美国各州的州药房委员会负责执业药师的注册工作。在注册条件方面，美国执业药师必须满足准入资格的所有要求，同时还需完成注册前培训。已经注册的执业药师，其注册证书只有两年的有效期，有效期内必须完成30学时的继续教育才可以在注册证失效前再次注册。对于因为失业等原因中断执业工作的人员，申请注册的"静止状态"可免除参加继续教育的要求，到复执业时再申请取消"静止状态"。美国通过制定相关政策来监管继续教育的工作，其药学教育认证委员会按照统一认证标准对开展继续教育的机构进行认证。

四、执业药师业务规范

执业药师业务规范是指执业药师在运用药学等相关专业知识和技能从事业务活动时，应当遵守的行为准则。

为全面推进执业药师制度建设和队伍发展，增强执业药师和所在执业单位的自律意识，引导执业药师践行优良药学服务，保障公众合理用药，原国家食品药品监督管理总局执业药师资格认证中心联合中国药学会、中国医药物资协会、中国非处方药物协会和中国医药商业协会联合制定《执业药师业务规范》，于 2017 年 1 月 1 日起施行。

根据《执业药师业务规范》，执业药师的业务活动包括处方调剂、用药指导、药物治疗管理、药品不良反应监测、健康宣教等。

（一）处方调剂

处方调剂包括处方审核、处方调配、复核交付和用药交代。执业药师应当凭医师处方调剂药品，无医师处方不得调剂。处方调剂应当遵守国家有关法律、法规与规章，以及基本医疗保险制度等各项规定。

1. 处方审核　处方审核包括处方的合法性审核、规范性审核和适宜性审核。对于存在用药不适宜情形的处方，应当告知处方医师，要求确认或者重新开具处方；不得擅自更改或者自行配发代用药品。

（1）处方的合法性审核：包括处方来源、医师执业资格、处方类别。

执业药师对于不能判定其合法性的处方，不得调剂。

（2）处方的规范性审核：包括逐项检查处方前记、正文和后记是否完整，书写或印制是否清晰，处方是否有效，医师签字或签章与备案字样是否一致等。

执业药师对于不规范处方，不得调剂。

（3）处方的适宜性审核：应当包括如下内容：①处方医师对规定皮试的药品是否注明过敏试验，试验结果是否阴性；②处方用药与临床诊断是否相符；③剂量、用法和疗程是否正确；④选用剂型与给药途径是否合理；⑤是否重复给药，尤其是同一患者持二张以上处方；⑥是否存在潜在临床意义的药物相互作用、配伍禁忌；⑦是否存在特殊人群用药禁忌，如：妊娠及哺乳期妇女、婴幼儿及儿童、老年人等；⑧其他不适宜用药的情况。

考点提示： 执业药师处方"三性"审核要求

执业药师审核处方时，对存在重复给药、超剂量给药、配伍禁忌等用药不适宜问题的，应当告知服务对象联系处方医师确认，发现严重不合理用药或者用药错误的处方应拒绝调剂。

2. 处方调配　处方审核合格后，执业药师依据处方内容调配药品。调配中药饮片时，分剂量应当按"等量递减""逐剂复戥"的方法。有先煎、后下、包煎、冲服、烊化、另煎等要求的，应当另行单包并注明用法。调配好的中药饮片包装均应当注明患者姓名、剂数、煎煮方法、注意事项等内容。

3. 复核交付　药品交付前，执业药师应当核对调配的药品是否与处方所开药品一致、数量相符，有无错配、漏配、多配。

4. 用药交待　药品交付时，执业药师应当核实交付，按处方顺序将药品逐个交予患者、患者家属或看护人，并按照处方或者医嘱进行用药交待与指导。

考点提示： 执业药师处方调剂步骤与要求

（二）用药指导

执业药师应当主动对患者提供个性化的合理用药指导。运用医药学知识，用简洁明了、通俗易懂的语言向患者或家属说明药品名称及数量、用药适应证、用药剂量（首次剂量和维持剂量。必要时需解释剂量如何折算、如何量取等，对于"必要时"使用的药品应当特别交待一日最大限量）、用药方法（日服次数或间隔时间、疗程，特别是药品说明书上有特殊使用要求的，应当特别交待或演示，必要时在用药标签中标注）、预期药品产生药效的时间及药效维持的时间、忘服或漏服药品的处理办法，关注患者的用药依从性、药品常见的不良反应，如何避免及应对方法、自我监测药品疗效的方法、提示不能同时使用的其他药品或饮食等。科学指导患者正确、合理地使用药物，正确对待用药后出现的不良反应，避免和减少用药差错、药物不良反应的发生，从而促进药物合理应用，提高患者用药的依从性。

执业药师有责任和义务对患者提供用药咨询，通过直接与患者、家属交流，解答其用药疑问，介绍药品和疾病的常识。对购买非处方药的患者或消费者，执业药师有责任和义务提供专业指导。

（三）药物治疗管理

1. 药物治疗管理内容　执业药师应当主动参与患者的药物治疗管理，为患者合理用药、优化药物疗效提供专业服务。

2. 药物治疗管理的对象　药物治疗管理的重点对象包括：①就医或变更治疗方案频繁者；②多科就诊或多名医师处方者；③患有 2 种以上慢性疾病者；④服用 5 种以上药品者；⑤正在服用高危药品或依从性差者；⑥药品治疗费用较高者。

（四）药品不良反应监测

执业药师应当承担药品不良反应监测的责任，对使用药品进行跟踪，特别关注处于药品监测期和特殊人群使用的药品。发现药品不良反应时，应当及时记录、填写报表并按《药品不良反应报告和监测管理办法》的规定上报。执业药师在日常用药咨询和药物治疗管理中，应当特别关注患者新发生的疾病，仔细观察患者的临床症状和不良反应，判断患者新发生的疾病是否与药品的使用有关，一旦发现，应当及时纠正和上报。

考点提示： 执业药师药品不良反应监测要求

（五）健康宣教

执业药师有责任和义务对公众宣传疾病预防和药品使用的知识，积极倡导健康生活方式，促进合理用药；执业药师在社区中应当是健康信息的提供者，协助居民了解慢性疾病的危害性以及预防慢性疾病的重要性。

执业药师应当遵纪守法、爱岗敬业、遵从伦理、服务健康、自觉学习、提升能力，达到《执业药师业务规范》的基本要求。执业药师应当佩戴执业药师徽章上岗，以示身份；执业药师应当掌握获取医药卫生信息资源的技能，通过各种方式与工具收集、整理、归纳分析各类有价值的信息，用于开展各项业务活动；执业药师所在单位应当为执业药师履行本规范提供必要的条件，支持并保障执业药师开展药学服务。

知识链接

药品零售企业执业药师药学服务指南

为指导帮助药品零售企业执业药师开展药学服务，不断提升服务能力和水平，保障公众安全合理用药，根据《中华人民共和国药品管理法》及执业药师职业资格制度，国家药品监督管理局执业药师资格认证中心于 2024 年 3 月制定了《药品零售企业执业药师药学服务指南》。

《药品零售企业执业药师药学服务指南》对执业药师在药品零售企业提供药学服务做了基本要求，也明确执业药师提供药学服务包括处方调剂、用药指导、药品不良反应监测、健康宣教等。

五、国际药师制度发展及药师职业道德简介

（一）国际药师制度的发展概况

1. 国际药师职业发展　国际上，药师作为一项独立职业得到法律上的承认，源于 1240 年意大利弗雷德里克二世颁布的医药分业法。该法要求药师职业完全从医师职业中独立出来，实行药师许可证制度。此后，欧洲各国走上医药分业的道路，药师与医师逐渐成为两个既合作又制约的独立职业。国际药师职业自产生之后，角色大致经过以下三个阶段。

第一阶段，以药品为中心的传统药学时期（20 世纪 50 年代以前）。早期药师职责在于为医师和患者调配药品，并保证药品的质量。由于早期药师基本依靠师带徒的方式进行培养，药师水平参差不齐并处于短缺状态，于是各国建立专门的药学院校，培养药学人才。19 世纪末，随着工业化生产逐步取代手工业的小作坊生产，药师在药房和药厂中的配药功能逐渐弱化，主要职责从调配处方转为审核处方。

第二阶段，以安全用药为中心的临床药学时期（20 世纪 60 年代～90 年代）。20 世纪中期，随着新药品种和用药复杂性不断提高，医师专注于疾病诊疗而难于掌握日益剧增的药物知识，经常出现用药差错情形。药师意识到，仅依靠传统的审核处方已无法满足临床安全用药的需求，药师必须深入临床，为医师在药物选择和使用上提供更多的帮助。

第三阶段，以患者用药安全为中心的药学服务时期（20 世纪 90 年代至今）。由于临床药学关注的依然是药品，而非患者。有研究表明，药品不良反应、患者住院率以及因不合理用药所导致的死亡人数依然呈上升趋势。由此，又提出药学服务的全新理念，并将其界定为：负责地提供药物治疗，以达到明确的治疗目标而能改善患者的生命质量为目标。药师必须改变过去只关注药品的行为，而将重心转移到患者身上。

2. 国际药师制度的发展　一些国家和地区药师制度的主要特点为：其一，药师普遍具有较高的社会认可度和地位，深受公众信任与尊敬。根据美国盖洛普机构（The Gallup Organization）针对美国职业所作的"诚实与职业道德"美誉度的民意调查结果显示，美国药师在 1983～1998 年五次调查结果中都高居全国所有职业排名第一位，在 1999～2011 年期间药师排名维持在总排名第二位，仅次于护士。国际上绝大多数国家对药师有很好的职业保障和社会福利。其二，普遍重视立法，规范药师管理。国际上绝大多数国家和地区都制定颁布《药师法》《药房法》或者相应的药师管理法律，并形成一套比较完备的规范药师准入、注册、继续教育和执业行为的法律法规体系。如英国早在 1874 年通过立法确定了药师制度，日本、美国早在 19 世纪 70 年代也都制定了相应的药师法。其三，执业门槛准入标准普遍较高。由于药师的执业与公众健康息息相关，所以绝大多数国家和地区对药师的执业准入提出了较高要求，准入要求几乎全部为本科以上学历，且仅限于药学专业，不允许相关专业报考药师。英国从 2000 年开始设立 M. Pharm（药学硕士）作为专业的药学学位，只有获得 M. Pharm 学位的学生才能报考执业药师。其四，普遍重视实践技能培养，强调注册前实习和培训。国际上对药师准入要求中，一般都是毕业后可以申请报考，不要求具体工作年限，但对注册的药师都非常强调执业注册前的实习培训。几乎所有国家都要求药师注册前应在具有一定资质的执业药师指导下完成一定学时的实习。其五，药师一般都被强制要求参加继续教育，以保持和不断提高其业务水平。同时，注重继续教育方式的多样化和内容的实用化。

考点提示：国际药师制度发展

目前，国际药师制度正处于快速发展阶段。以经济合作与发展组织（OECD）所属国家的药师人力资源发展情况为例，近 20 年来，几乎所有的 OECD 国家人均拥有药师数量都发生了较大幅度的增

长。药师的分布情况，可以反映一个国家医药卫生事业的发展水平。除数量上的增长，药师专业能力也日益受到重视，医药协作不断显现优势。近些年，国际上在提升药师职业形象、药学服务能力以及价值认同等方面做了许多建设性工作。药师参与为公众提供多元化和专业化的药学服务，其作用不断被公众所认可，以患者为中心的药学服务理念已深入人心，并成为全球药师共同追求的目标，实现全程化的药学服务是全体药师共同的责任。欧美发达国家传统上就实施医药分业，药师在安全、合理用药和提升健康生活品质方面都表现出专业优势，受到公众信赖和支持，使社会药房专业功能逐渐增强。在英国超过70%的药师在社区药房，社区药房在社会健康体系中被确定为是提供健康服务的区域，而不是简单的销售药品的地方。药师工作内容也不断得以发展，专业化的深度和广度不断增强，药学服务作用日益突出。

（二）主要国家药师制度的简介

1. 英国药师管理制度 英国具有完善的国民医疗保健体系（National Health Service，NHS），NHS体系面向全体英国公民免费提供医疗卫生服务，并拥有"世界上最好的医疗体系之一"的药师，以及较为完备的药师管理制度和管理理念，现行的《药房法》对药师的注册条件、注册程序、注册前培训、药品的管理与调配、药师职业标准和伦理等方面做出相应规定。英国所有药学院基本上都采用统一的学制，即四年本硕连读，英国的本科一般是3年，硕士是1年，实习1年才有资格去申请注册药师，此制度即俗称的"4+1"。药师与药房技术员执业必须注册，而且执行"滚动式注册"。在注册前，申请注册者应当完成为期52周的预注册培训计划。每个药师或药房技术人员必须参加继续教育，不管其在什么岗位上工作，接受继续教育都是一致的。药师的主要职能是临床检查，处方药未经药师审核不能发药。英国药师分为社区药师、医院药师、基础保健药师、工业领域药师、学术领域药师、其他领域（比如军事领域等）六个方面药师。

英国无论是药师还是药房技术员均需面向患者，提供药学服务。目前，91%的药师以及80%的药房技术员认为其几乎工作的所有时间都需要面向患者。其中药师主要职责在于向医师或者患者提供用药建议或相关药物信息；药房技术员的主要职责在于提供药品和医疗器械或适当向患者提供用药建议或相关药物信息。

2. 日本药师管理制度 日本将药师称为"药剂师"，相关的法律规范主要是《药剂师法》。该法共五章三十三条，主要对药师的许可、考试、业务、罚则等进行规制。此外，日本1957年实施《医药分业法》对于促进医药分开、降低药品费用、提高药师地位等提供了有利的法律保障。1993年日本《医疗法》第二次修订时明确药师作为医疗责任人之一，确保药师在医药护等专业技术人员组成的医疗服务团队中充分发挥作用。

日本《药剂师法》关于药师职责更多体现为药品调剂，如药师主要责任在于通过从事调剂、提供医药品以及其他医药卫生服务，推进公共卫生事业发展，保障民众健康水平的提高。非药剂师不得以销售或者授予为目的进行药品调剂（个别情况下，医师或牙科医师、兽医可凭自己的处方自行调剂）。药剂师不凭医师、牙科医师或者兽医的处方，不能以销售或授予为目的进行调剂。关于处方上所载医药品，药剂师未经交付处方的医师、牙科医师或兽医的同意，不得变更内容进行调剂。

3. 美国药师管理制度 美国药师相关的法律规范主要是《标准州药房法》（Model State Pharmacy Act），该法由《标准州药房法》及附录《示范法规》（Model Rules）组成。前者主要规定美国药房理事会（理事会的成员、任命、职能等）、注册（药师的违法行为、资格考试、执照管理、注册条件等）、纪律（处罚及程序等）、药房许可（药房申请及处罚行为等）内容；后者主要包括实习药师标准法规、药房实践培训标准法规、医疗机构药房标准法规、药房实践标准法规等具体实践内容。美国并不限制药师注册领域，药师可以任意选择执业地点，如政府部门、科研机构、药房等。

美国药师需要与其他卫生技术人员一起组成医疗团队，提供以患者为中心、基于团队协作的药学服务。《药房实践示范法规》详细规定了药师的具体业务，包括：（1）解释和调配处方；（2）对处方所列药物进行用药前评估；（3）临时调配处方中所涉及的调配和计算能力；（4）与患者和其他医疗从业人员进行咨询与沟通；（5）药物治疗监测。此外，美国药师对药品拥有一定的自由选择权，对医师处方中开具的商品名药品，药师在调配时可以选择疗效等同的药品予以替换，只要该药品的厂商或经销商持有经审核的新药申请书或仿制药申请书；但医师口头或书面指定处方上的药品，药师不得替换。

4. 新加坡药师管理制度　新加坡的医疗保健系统在亚洲处于领先地位。新加坡近些年非常重视药师制度建设，在高等药学教育、药师实践能力和药师精英培养方面进行了诸多探索。为了规范药师注册行为和执业行为，新加坡为药师制度制定了一套较完备的法律法规。最主要的是《药师注册条例2007》，另外与药师制度相关的法律还有《药品法》等。

在立法之外，新加坡药师理事会（Singapore Pharmacy Council，SPC）还制订了药师道德规范。新加坡国立大学（National University of Singapore，NUS）理学院药学部是目前新加坡唯一的一所培养专业药师的高等药学院校。NUS 提出要将学生通过学院的教育成为"八星药师"，即健康看护者（caregiver）、交流者（communicator）、决策制定者（decision maker）、领导者（leader）、终身学习者（life long learner）、管理企业家（manager entrepreneur）、教学者（teacher）以及团队合作者（team player）。NUS 的药学毕业生，在申请药师注册之前，还必须接受 12 个月（包括在校期间 3 个月的实践）的注册前培训。经过培训之后再通过 SPC 组织的适任考试，才可以申请药师注册并执业。药师必须参加继续教育（continuing professional education，CPE），继续教育以每两年为一周期，如果注册药师仅注册而没有执业，处于静止状态，也必须参加继续教育。药师的主要职责有：对医师处方进行审核、调剂调配药品、药物治疗管理及使用评估等。药师的执业内容已经从原先的"以药品为中心"逐步转变为"以患者为中心"，新加坡药师管理部门提出"尽量让药师去有病人的地方，而不是去有药品的地方"。

为了适应社会发展的需求，新加坡卫生部一直致力于药师制度的完善与更新。除继续教育、道德规范外，还制定各种框架规定药师的能力，例如《药师能力标准（入门级）》，它制定了从业药师的最低能力标准。为推进医疗保健的转型，药师扮演比初级执业范围更加广泛和专业的角色，为此首席药师办公室和公共医疗保健机构于 2016 年共同制定了《高级药学实践能力标准》。新加坡药师制度不仅仅是对药师进行监督管理，确保药师胜任自己的职责，实现高标准的专业服务，维持社会信任，保障公众利益，除此之外，也为药师的发展提供指导和创造空间。《药师发展框架》允许药师设计和构建个人的发展计划，在满足能力标准的同时发展他们的职业生涯，有效地激发药师的工作热情，发挥潜能。

考点提示：主要国家药师制度发展

（三）国际药师职业道德准则

1. 国际药学联合会的《药师道德准则的职业标准》　2004 年 9 月，国际药学联合会（International Pharmaceutical Federation，FIP）在新奥尔良举行会议，批准发布了《药师道德准则的职业标准》，明确提出了药师的作用、责任和基本义务，使各国药师协会通过制定自己的职业道德准则，指导药师与患者、与其他相关职业的人员、与社会的关系。具体内容如下。

考点提示：药师道德准则的职业标准

（1）在每个国家，药师协会应当制定药师道德准则，规定其职业义务，并制定相应措施保证药师遵守准则。

（2）在各国制定的药师道德准则中，药师的义务应包括：①合理、公平地分配现有的健康资源；②保证服务对象的安全、健康和最大利益，并以诚相待；③与其他卫生工作人员合作，确保向患者和社会提供可能的最佳卫生保健质量；④鼓励并尊重患者参与决定所用药品的权利；⑤承认和尊重文化差异、患者信仰和价值，尤其在其可能影响到患者对治疗的态度时；⑥尊重和保护在提供专业服务中获得信息的保密性，保证患者的个人资料不外泄，除非有患者的知情同意或在例外的情况下；⑦行为要符合职业标准和科学原则；⑧诚实、正直地与其他卫生专业人员协作，包括药学同行，不做出任何可能损坏职业名誉或破坏公众对本职业信任的事情；⑨通过继续教育，保证知识和技术的更新；在提供专业服务和药品时，遵守法律、认可的实践条例和标准，仅从有信誉的来源购买药品，确保药品供应链的可靠；⑩确保所委托的协助人员具备能有效充分地承担该工作的能力；⑪保证向患者、其他公众和卫生工作人员提供正确、客观的信息，并确保其被理解；⑫以礼貌、尊重的态度对待寻求服务的人；⑬在与个人道德信仰发生冲突或药房停业时，保证继续提供专业服务。在发生劳动纠纷时，也要尽力保证公众能继续获得药学相关服务。

2. 美国药学会制定的《药师职业道德规范》 为规范药师的职业道德和行为，1848 年美国费城药学院就制定了美国第一个关于药师的职业道德规范。为适应 20 世纪 90 年代以后药学事业发展的新形势，1993 年，美国药学会颁布了全新的《药师职业道德规范》，新规范中淡化了药师在调剂制剂方面的职责和要求，进一步强调了药师与患者的契约关系和对社会的责任。在美国，药师除必须遵守由美国药学会制定的药师职业道德规范外，在进入药学领域执业之前还应按照《药师誓言》进行宣誓。1983 年，由美国药学院校协会制定了《药师誓言》，要求全美药师依此自愿立誓，以保证其今后具有良好的职业行为。药师以宣誓的形式明确自身责任，建立职业道德信念。

《药师誓言》内容如下：此时此刻，我庄严宣誓，加入药学职业，将我的职业生涯奉献给为人类服务。我将以减轻人类痛苦、维护社会安宁为首任。我将以我的知识和经验，尽我最大能力，为公众和其他卫生专业人员服务。在我的药学职业生涯中，我将尽最大努力与发展同步，保持专业能力。我将遵守药学实践的法律法规，并促进其实施。我将保持道德和伦理操行的最高标准。我已充分认识公众赋予我的信任和责任，谨此自愿立誓。

> **知识链接**
>
> **中国药师协会**
>
> 经中华人民共和国民政部批准，2003 年 2 月 22 日，中国执业药师协会正式成立；2014 年 5 月，正式更名为中国药师协会。中国药师协会是由具有药学专业技术职务或执业药师职业资格的药学技术人员及相关企事业单位自愿结成的全国性、行业性社会团体，是非营利性社会组织。协会于 2021 年 4 月 18 日，召开了第四届第一次全国会员代表大会，选举产生了新一届理事会和领导机构。
>
> 协会宗旨：自律、维权、协调、服务。致力于加强药师队伍建设与管理，维护药师的合法权益；增强药师的法律、道德和专业素质，提高药师的执业能力；保证药品质量和药学服务质量，促进公众合理用药，保障人民身体健康。

实训 1-1　熟练运用互联网进入药师、执业药师报名流程

【实训目的】

1. 熟悉药师、执业药师考试报名网站。

2. 学会运用相关网站进行药师、执业药师考试网上报名。

【实训环境】

1.《药事管理与法规》教材。

2. 电脑、手机、网络。

【实训内容】

一、药师资格考试网上报名

1. 登录国家卫生健康委人才交流服务中心（原中国卫生人才网），查找本年度卫生考试安排通知，根据通知查阅网上预报名时间。

2. 登录国家卫生健康委人才交流服务中心，进入"全国卫生专业技术资格考试"专区查阅报考指南。

3. 熟悉网上报名系统。登录国家卫生健康委人才交流服务中心网站，点击"全国卫生专业技术资格考试"，进入网上报名系统完成注册。在报名通道开启情况下，登录并录入相应报名信息、上传照片。提交报名信息并打印报名表。

4. 返回国家卫生健康委人才交流服务中心首页，查阅考场规则。

5. 教师根据学生学习的态度、网上报名的完成情况实施评价。

二、执业药师资格考试网上报名

1. 登录中国人事考试网报名服务平台进行注册。

2. 进入中国人事考试网，下载"照片处理工具"。

3. 准备一张1寸标准证件照片，按照要求，对照片进行审核。

4. 在报名通道开启的情况下，进入报名系统，录入、检查并保存报名信息。

5. 教师根据学生学习的态度、网上报名的完成情况实施评价。

实训 1－2　执业药师现状及地位调研

【实训目的】

通过对执业药师现状及地位的调研，进一步了解我国执业药师资格制度的实施情况，锻炼学生分析、解决问题的能力和团队合作精神，强化执业药师的服务意识，为今后依法执业打下基础。

【实训环境】

1.《药事管理与法规》教材。

2. 电脑、手机、网络。

【实训内容】

一、调研准备

1. 班级分组　每组4～5人，并确定小组长。

2. 根据调研的内容，各小组提前查阅、熟悉执业药师管理的相关规定。

3. 确定调研对象　每组抽签决定调研对象（药品生产企业、药品批发企业、药品零售企业、医疗机构药学部门），然后通过教师帮助或自行联系当地的调研对象。

4. 调研设计　根据调研对象确定调研形式拟出调研提纲，设计调查问卷，主要从执业药师年龄、学历层次、工作年限、专业背景、执业药师的岗位、岗位职责及待遇地位、药学服务等情况进行调研。

5. 准备好身份证明、介绍信、笔记本、调查问卷等。在单位允许的情况下，必要时可准备录像、录音、照相设备。

二、调研内容

1. 通过问卷、实地考察或网络、报刊、书籍等分别调查药品生产企业、药品经营企业及医疗机构中执业药师的现状及地位。

2. 调研的内容包括各类单位对执业药师需求情况、实际配备执业药师的情况、执业药师岗位设置、执业药师的素质、执业药师作用的发挥情况，执业药师自我满意度、社会认可度及参加继续教育情况等。

三、调研报告

1. 学生进行组内交流讨论，对完善我国执业药师制度及如何更好地发挥执业药师的作用提出看法。

2. 根据调研的对象，每位同学撰写调研报告一份，注明调研时间、调研单位名称和企业基本情况，对被调研执业药师的年龄、学历层次、工作年限、专业背景、岗位职责、地位、药学服务等情况进行分析。

3. 制作 PPT，每组派代表汇报。

4. 教师根据学生调研工作态度，调研报告撰写的质量及 PPT 制作、汇报情况实施评价。

四、注意事项

1. 实训前小组成员认真检索，查阅国家药品监督管理局、中国药学会、中国执业药师协会、《中国药事》《中国药师》《中国执业药师》等相关网站、报纸杂志，了解当地执业药师的报考情况、通过率、注册率以及在岗执业药师的岗位职责等，进一步明确本组调研目的。

2. 调研过程中，不能影响被参观、调研单位的工作秩序及商业活动。同时注意保护被调查对象的个人隐私相关信息。

项目小结

通过三个任务的设定，介绍了药学技术人员，药学职业、药学职称、执业药师制度、药学职业道德等内容。重点要求学生掌握药学技术人员、执业药师的概念及执业药师职业资格考试管理；熟悉药学职称、执业药师职责、业务要求及职业发展；能够进行药学专业技术资格考试、执业药师考试的网上报名及网上注册申报。使学生对未来职业的定位更加准确，为今后职业发展奠定基础。

目标检测

答案解析

一、名词解释

1. 药学技术人员
2. 药师
3. 执业药师

二、A 型题（最佳选择题）

1. 药师的职责不包括
   A. 调配处方
   B. 修改处方
   C. 提供合理用药咨询
   D. 提供要学保健

2. 根据《执业药师资格制度暂行规定》《执业药师资格证书》的有效范围是
   A. 全国范围内有效
   B. 在颁发机关所在省份内有效
   C. 在取得者就业所在地有效
   D. 在取得者居住地省份内有效

3. 根据专业技术职称，可将药师分为
   A. 药士、药师、主管药师、副主任药师、主任药师
   B. 药师、主管药师、执业药师
   C. 药师、主管药师、主任药师
   D. 药师、临床药师、执业药师

4. 执业药师继续教育实行
   A. 学分制
   B. 考试制
   C. 备案制
   D. 许可制

5. 执业药师注册有效期
   A. 5 年
   B. 2 年
   C. 3 年
   D. 4 年

6. 执业药师继续教育实行学分制，有执业药师资格的人员每年必须修继续教育学分不少于
   A. 5 分
   B. 10 分
   C. 15 分
   D. 30 分

7. 以下不属于执业药师执业范围的是
   A. 药品生产单位
   B. 药品经营单位
   C. 药品使用单位
   D. 药品检验单位

三、B 型题（配伍选择题）

(8 – 10)
   A. 救死扶伤，不辱使命
   B. 尊重患者，平等相待
   C. 依法执业，质量第一
   D. 进德修业，珍视声誉
   E. 尊重同仁，密切协作

根据中国执业药师道德准则，

8. 执业药师应当保护患者的个人隐私，体现了

9. 执业药师应当向患者准确解释药品说明书，体现了

10. 执业药师将患者及公众的身体健康和生命安全放在首位，体现了

四、X 型题（多项选择题）

11. 申请参加执业药师资格考试的人员必须满足的条件是
    A. 中华人民共和国公民和获准在我国境内就业的其他国籍人员
    B. 具有药学、中药学或相关专业中专以上（含中专）学历
    C. 有一定的专业工作实践经历（工作年限）
    D. 具有药学、中药学或相关专业大专以上（含大专）学历

12. 下列关于执业药师说法正确的是
    A. 《执业药师职业资格证书》有效期 5 年
    B. 执业药师每年都应当参加继续教育
    C. 大专及以上的学历方能参加执业药师考试

D. 执业药师注册需要提供相应的继续教育学分

13. 以下单位必须配备执业药师的是

A. 药品生产企业　　　　　　　　　B. 药品零售企业

C. 医院药房　　　　　　　　　　　D. 药品批发企业

五、思考题

1. 简述我国执业药师资格制度的性质，执业药师的职责、权利和义务。

2. 参加药学职称、执业药师考试分别需要具备哪些条件？

3. 请简述中国执业药师道德准则。

（李顺兰）

书网融合……

重点小结　　　　　　习题

项目二 药品和药品管理

学习目标

知识目标： 通过本项目的学习，应能掌握药品的概念及基本特征，假药、劣药的界定范围，药品不良反应的概念及分类；熟悉处方药和非处方药（OTC）的相关规定，药品不良反应报告和监测的相关规定；了解国家基本药物、基本医疗保险药品、药品召回等制度的相关规定。

能力目标： 能运用药品的概念、特征、法律规定正确辨识合格药品和假劣药品；具备区别处方药和非处方药，甲类非处方药和乙类非处方药的能力。

素质目标： 通过本项目的学习，树立始终把公众健康放在首位的道德品质和责任感。

任务一　药品辨识

情境导入

情境： 小李一个女同学想减肥，通过上网，查到了轻身丸、消胖胶囊、减肥片，以及宣传药物专业减肥产品排毒养颜胶囊、奥利司他胶囊等等。

思考： 该怎样正确认识、辨识这些五花八门的减肥产品呢？

一、药品的概念

《药品管理法》第二条：药品是指用于预防、治疗、诊断人的疾病，有目的地调节人的生理机能并规定有适应症或者功能主治、用法和用量的物质，包括中药、化学药和生物制品等。

这一药品定义包含了以下主要含义：①使用目的和使用方法是区别药品和食品、毒品、保健食品、化妆品等其他物质的基本点。当人们为了防治疾病，遵照医嘱或说明书，按照一定方法使用某种物质，达到预防、治疗和诊断人的某种疾病的目的，或能有目的地调节某些生理机能时，称该物质为药品。而食品、毒品、保健品、化妆品等物质的使用目的显然与药品不同，使用方法也不完全相同。②明确了《药品管理法》所管理的是人用药品，而农药和兽药等不在《药品管理法》的管理范围之内。③该定义确定了药品包括传统药（中药材、中药饮片、中成药）和现代药（化学药品等），其中化学原料药、中药材等物质虽然没有规定用于治疗疾病的用法、用量，但也作为药品管理。

考点提示： 药品的法定范围

二、药品的特殊性

药品作为商品，具有一般商品的特征。但同时，药品还具有专属性、两重性、质量的重要性、时限性等特殊性质，是特殊的商品。药品的特殊性决定了药品在质量的判别上只有合格品与不合格品（即假药、劣药）的区分。依据药品有关法律的规定，只有质量合格的药品才会被允许生产、流通和使用。药品主要具有以下四个特殊性。

考点提示： 药品的特殊性

（一）专属性

药品的专属性表现在对症治疗，患什么病用什么药，不像一般商品那样，彼此之间可互相替代。

（二）两重性

药品的两重性是指药品在防病治病的同时，也会发生不良反应，如：毒性反应、继发性反应、后遗症反应、特异反应、耐受与成瘾性、致畸作用等。

药品管理有方，使用得当，可以治病；反之，则可致病，甚至致命。例如盐酸吗啡，使用合理时是镇痛良药；管理不善或滥用，则会成为使健康人成瘾的毒品。

药品要求安全有效，安全是前提。对药品宣传应实事求是，科学严谨，不能言过其实，要指出副作用和不良反应，用药过量会发生危险，所以为了安全，药品必须规定剂量、杂质限量。

（三）质量的重要性

药品直接关系到人们的身体健康甚至生命存亡，是治病救人的特殊商品，因此，其质量不得有半点马虎，只有符合法定质量标准的药品才能保证疗效。因此药品只能是合格品，不能像其他商品一样有等级品、等外品和次品等。为此，国家制订了严格的药事管理法律法规，对药品实行严格监督管理，并制订和颁布了国家药品标准，规定了严格的检验制度。

《药品管理法》规定，不符合国药家品药标准的，不得出厂、销售。

（四）时限性

人们只有防病治病或诊断疾病时才需用药，但药品生产、经营企业平时就应有适当储备。只能药等病，不能病等药；另外，药品均有有效期，一旦过了有效期，即报废销毁；有些药品用量少，效期短，宁可到期报废，也要有所储备；有些药品即使无利可图，也必须保证生产、供应。

在以上特性中，最重要的是质量的重要性。作为药品，质量出不得任何差错，一旦出现质量问题，就可能危害到我们的生命。因此在生产过程中，要严格控制药品质量，把可能影响产品质量的因素在生产过程中一一消除。

三、药品的质量特性

药品的质量特性是指药品与满足预防、治疗、诊断人的疾病，有目的地调节人的生理机能的要求有关的固有特性。一般指药品的有效性、安全性、均一性和稳定性。

考点提示：药品的质量特性

（一）有效性

指在规定的适应症、用法和用量的条件下能满足预防、治疗、诊断人的疾病，有目的地调节人的生理机能的要求。疗效确切，适应症肯定，是药品质量根本的要求，是药品的基本特征。若对防治疾病没有效，则不能成为药品。有效性也必须在一定的前提条件下，即有一定的适应症（或功能主治）和用法、用量。我国对药品的有效性按在人体能达到所规定的效应程度分为"痊愈""显效""有效"。

（二）安全性

指按规定的适应症和用法、用量使用药品后，人体产生毒副反应的程度。大多数药品均有不同程度的毒副反应，因此，只有在衡量有效性大于毒副反应，或可解除、缓解毒副作用的情况下才可使用某种药品。假如某物质对防治、诊断疾病有效，但是对人体有致癌、致畸、致突变，甚至致死，则该物质不能作为药品。

（三）均一性

指药物制剂的每一单位产品都符合有效性、安全性的规定要求，主要表现为物理分布方面的特性，是制剂过程中形成的固有特性。因人们的用药剂量一般与药品的单位产品（如一片药、一包冲剂、一粒胶囊等）有密切关系，特别是有效成分在单位产品中含量很少的药品，若含量不均一，则患者可能没有用药，或用量过大而中毒甚至致死。

（四）稳定性

指药品在规定的条件下保持其有效性和安全性的能力。这里所说的规定的条件是指在规定的有效期内，以及生产、贮存、运输和使用的条件。如某些物质虽具有预防、治疗、诊断疾病的有效性和安全性，但极易变质、不稳定，也不便于运输、贮存，则该物质不能作为药品流入医药市场。

保证药品的质量即保证药品的安全、有效、均一、稳定。这样方可部分有效地防止药源性疾病的发生。

四、药品标准

药品标准，也称药品质量标准，是指对药品的质量指标、生产工艺和检验方法所作的技术要求和规范，内容包括药品的通用名称、成分或处方的组成；含量及其检查方法；制剂的辅料规格；允许的杂质及其限量；药品的作用、用法、用量；注意事项；贮藏方法等。

考点提示：药品标准定义

其他商品可以从外观、性能来判断质量好坏，而药品外观难以反映其内在质量。如想知道药品是否合格只能依靠药品标准，药品标准是衡量、检验、确定某个药品是否合格的法律依据，在药品质量管理中具有重要的作用。

药品标准分为法定标准和非法定标准两种。法定标准属于强制性标准，是药品质量的最低标准，无法定标准和达不到法定标准的药品意味着其质量不能符合国家对其安全性、有效性和质量可控性的认可，即被称为不符合法定要求的药品，因而不得作为药品生产、销售和使用。非法定标准有行业标准、团体标准及企业标准等。

（一）国家药品标准

国家药品标准是国家对药品质量和检验方法所作的技术规定，是药品生产、供应、使用、检验和管理部门共同遵循的法定依据。

凡正式批准生产的药品、辅料和基质以及商品经营的中药材，都要制定标准。

国务院药品监督管理部门颁布的《中华人民共和国药典》和药品标准为国家药品标准。

考点提示：国家药品标准的界定

国务院药品监督管理部门会同国务院卫生健康主管部门组织药典委员会，负责国家药品标准的制定和修订。

国务院药品监督管理部门设置或者指定的药品检验机构负责标定国家药品标准品、对照品。

1. 《中华人民共和国药典》简称《中国药典》　由国家药典委员会编纂，国家药品监督管理部门批准并颁布。《中国药典》是国家为保证药品质量、保护人民用药安全而制定的法典，是国家药品标准的核心，具有法律地位，拥有最高的权威性。

2. 药品注册标准　是指国家药品监督管理部门核准给申请人特定药品的质量标准，生产该药品的药品生产企业必须执行该注册标准。药品注册标准应当符合《中国药典》通用技术要求，不得低于中国药典的规定。

3. 国家药品监督管理局颁布的药品标准　是指未列入《中国药典》而由国家药品监督管理局颁布的药品标准，以及与药品质量指标、生产工艺和检验方法相关的技术指导原则和规范。

考点提示：国家药品标准的范围

（二）地方药品标准

法定标准主要指国家药品标准。《药品管理法》规定：药品应当符合国家药品标准。经国务院药品监督管理部门核准的药品质量标准高于国家药品标准的，按照经核准的药品质量标准执行；没有国家药品标准的，应当符合经核准的药品质量标准。

《药品管理法》第四十四条第二款：中药饮片应当按照国家药品标准炮制；国家药品标准没有规定的，应当按照省、自治区、直辖市人民政府药品监督管理部门制定的炮制规范炮制。省、自治区、直辖市人民政府药品监督管理部门制定的炮制规范应当报国务院药品监督管理部门备案。不符合国家药品标准或者不按照省、自治区、直辖市人民政府药品监督管理部门制定的炮制规范炮制的，不得出厂、销售。

考点提示： 中药饮片炮制标准

（三）企业标准

制药企业为确保本企业生产的药品每一批都能保证质量稳定均一并能达到国家药品标准的要求，均制定出本企业内控的药品质量标准，即企业标准。企业标准往往是在国家药品标准基础上建立的更为严格的质量控制指标。

好的药品质量标准应能控制药品的内在质量。药品标准受到技术水平的限制，因此需要根据技术发展情况不断进行修改。

五、假劣药品的法律规定

（一）假、劣药品的界定

《药品管理法》第九十八条对什么是假、劣药品作出了具体规定。

《药品管理法》第九十八条：禁止生产（包括配制，下同）、销售、使用假药、劣药。

有下列情形之一的，为假药。

考点提示： 假药的情形

（1）药品所含成分与国家药品标准规定的成分不符；

（2）以非药品冒充药品或者以他种药品冒充此种药品；

（3）变质的药品；

（4）药品所标明的适应症或者功能主治超出规定范围。

有下列情形之一的，为劣药。

考点提示： 劣药的情形

（1）药品成份的含量不符合国家药品标准；

（2）被污染的药品；

（3）未标明或者更改有效期的药品；

（4）未注明或者更改产品批号的药品；

（5）超过有效期的药品；

（6）擅自添加防腐剂、辅料的药品；

（7）其他不符合药品标准的药品。

禁止未取得药品批准证明文件生产、进口药品；禁止使用未按照规定审评、审批的原料药、包装材料和容器生产药品。

考点提示： 禁止的两种情形

知识链接

《药品管理法》生产、销售假、劣药的法律责任

第一百一十六条　生产、销售假药的，没收违法生产、销售的药品和违法所得，责令停产停业整顿，吊销药品批准证明文件，并处违法生产、销售的药品货值金额十五倍以上三十倍以下的罚款；货值金额不足十万元的，按十万元计算；情节严重的，吊销药品生产许可证、药品经营许可证或者医疗机构制剂许可证，十年内不受理其相应申请；药品上市许可持有人为境外企业的，十年内禁止其药品进口。

第一百一十七条 生产、销售劣药的，没收违法生产、销售的药品和违法所得，并处违法生产、销售的药品货值金额十倍以上二十倍以下的罚款；违法生产、批发的药品货值金额不足十万元的，按十万元计算，违法零售的药品货值金额不足一万元的，按一万元计算；情节严重的，责令停产停业整顿直至吊销药品批准证明文件、药品生产许可证、药品经营许可证或者医疗机构制剂许可证。

生产、销售的中药饮片不符合药品标准，尚不影响安全性、有效性的，责令限期改正，给予警告；可以处十万元以上五十万元以下的罚款。

第一百一十八条 生产、销售假药，或者生产、销售劣药且情节严重的，对法定代表人、主要负责人、直接负责的主管人员和其他责任人员，没收违法行为发生期间自本单位所获收入，并处所获收入百分之三十以上三倍以下的罚款，终身禁止从事药品生产经营活动，并可以由公安机关处五日以上十五日以下的拘留。

对生产者专门用于生产假药、劣药的原料、辅料、包装材料、生产设备予以没收。

第一百一十九条 药品使用单位使用假药、劣药的，按照销售假药、零售劣药的规定处罚；情节严重的，法定代表人、主要负责人、直接负责的主管人员和其他责任人员有医疗卫生人员执业证书的，还应当吊销执业证书。

第一百二十条 知道或者应当知道属于假药、劣药或者本法第一百二十四条第一款第一项至第五项规定的药品，而为其提供储存、运输等便利条件的，没收全部储存、运输收入，并处违法收入一倍以上五倍以下的罚款；情节严重的，并处违法收入五倍以上十五倍以下的罚款；违法收入不足五万元的，按五万元计算。

（二）中药材采用硫磺熏蒸问题的定性

《关于对中药材采用硫磺熏蒸问题的函复》（食药监市函〔2004〕137号）规定"对于在市场流通领域的部分中药材和中药饮片（山药除外），通过采用硫磺熏蒸或浸泡达到外观漂白的行为，应按违反《药品管理法》第四十九条、第七十五条的规定进行查处"。

六、药品与假劣药品辨识

判别合格药品和假劣药品，必须清楚什么是假药和劣药，因为药品不存在等级之分，合格药品和假劣药品必居其一。

假药和劣药的认定根据《药品管理法》第九十八条规定，熟悉这条法律的规定，就可以据此判定一个药品是不是假药或劣药，从而判别是合格药品还是假劣药品。

需要特别注意的是，在药品监督管理实践中，非药品冒充药品的现象因其普遍多见、易混难辨成为药品监督管理的难点领域，也严重影响着消费者的用药安全。因此，认识市场中常见的非药品，并能正确进行与药品的辨识，就显得非常重要。

（一）区分药品与非药品

非药品冒充药品出售、非药品被消费者当成药品购买、使用是药品市场的乱象之一。所谓非药品，是指在法律上没有被批准为药品，但却在产品的标签、说明书中宣称具有功能主治、适应症或者明示暗示预防疾病、治疗功能、药用疗效或者采用与药品名称相同或名称类似的产品。这些非药品虽然外观、宣传与药品类似，却不是药品，不能当成药品使用。非药品的范围比较广，如医疗器械、食品、保健品、化妆品、消毒品等。正确区分药品与非药品，可以从以下三个方面加以识别。

1. 看标签、说明书　药品的概念决定了药品是一种能够针对疾病发挥特定的预防、治疗、诊断功能，而且必须是明确标明功能主治或适应症、用法和用量的物质。药品的标签、说明书上标明的所有事项，是按照国家药品标准的规定且须经国家药品监管部门批准后才能进行标注的。而食品、保健食品、化妆品、消毒品等产品，不得在标签、说明书中宣称具有功能主治、适应症或者明示预防疾病、治疗功能或药用疗效等。

2. 看药品批准文号　根据《药品管理法》的规定，除部分中药材和中药饮片外，在中国境内上市的药品，应当经国务院药品监督管理部门批准，取得《药品注册证书》及药品批准文号。因此，除未实施批准文号管理的部分中药材、中药饮片外，商品上如果有合法的药品批准文号，就可以确定是药品，否则就是非药品。事实上，部分非药品也实施文号管理，格式繁多，因此要区分药品与非药品，最重要的是知道如何确定药品。表 2-1 是药品及部分非药品的文号格式。

考点提示：药品批准文号的格式

表 2-1　药品与部分非药品的文号格式列表

药品	境内生产药品批准文号			国药准字 H（Z、S）+4 位年号 +4 位顺序号
	港、澳、台生产药品批准文号			国药准字 H（Z、S）C+4 位年号 +4 位顺序号
	境外生产药品批准文号			国药准字 H（Z、S）J+4 位年号 +4 位顺序号
非药品	保健食品	2003 年及以前		卫食健字（XXXX）第 XXXX 号
		2003～2016 年		国食健字 GXXXXXXXX 或国食健字 JXXXXXXXX
		2016 年 7 月后		国食健注 GXXXXXXXX 或国食健注 JXXXXXXXX 食健备 G+4 位年号 +2 位省级行政区域代码 +6 位顺序号或食健备 J+4 位年号 +2 位省级行政区域代码 +6 位顺序号
	医疗器械	2014 年 6 月以后		×1 械注 ×2××× 3×4×× 5×××× 6[1]
		2014 年 6 月后第一类器械		×1 械备 ×××× 2×××× 3 号[2]
	化妆品	特殊化妆品	国产	国妆特字 +4 位年号 +本年度注册产品顺序数
			进口	国妆特进字 +4 位年号 +本年度注册产品顺序数
			台港澳	国妆特制字 +4 位年号 +本年度注册产品顺序数
		普通化妆品	国产	省、自治区、直辖市简称 +G 妆网备字 +4 位年份数 +本年度行政区域内备案产品顺序数
			进口	国妆网备进字（境内责任人所在省、自治区、直辖市简称）+四位年份数 +本年度全国备案产品顺序数
			台港澳	国妆网备制字（境内责任人所在省、自治区、直辖市简称）+四位年份数 +本年度全国备案产品顺序数
	消毒产品[3]			消毒剂、消毒器械批准文号的格式为：卫消证字（年份）第 ××× × 号，卫消进字（年份）第 ×××× 号
	生产包装的食品			食品生产许可证号：SC+14 位阿拉伯数字

注 [1]：×1 为注册审批部门所在地的简称：境内第三类医疗器械、进口第二类、第三类医疗器械为"国"字；境内第二类医疗器械为注册审批部门所在地省、自治区、直辖市简称；×2 为注册形式："准"字适用于境内医疗器械；"进"字适用于进口医疗器械；"许"字适用于香港、澳门、台湾地区的医疗器械；×××3 为首次注册年份；×4 为产品管理类别；××5 为产品分类编码；×××6 为首次注册流水号。延续注册的，×××3 和 ×××6 数字不变。产品管理类别调整的，应当重新编号。

注 [2]：×1 为备案部门所在地的简称：进口第一类医疗器械为"国"字；境内第一类医疗器械为备案部门所在地省、自治区、直辖市简称加所在地设区的市级行政区域的简称（无相应设区的市级行政区域时，仅为省、自治区、直辖市的简称）；×××2 为备案年份；×××3 为备案流水号。

注 [3]：消毒产品包括消毒剂、消毒器械、卫生用品和一次性使用医疗用品。卫生用品和一次性使用医用用品不需要取得批准文号，在投放市场前应当向省级卫生行政部门备案，备案文号格式为：（省、自治区、直辖市简称）卫消备字（发证年份）第 XXXX 号。

知识链接

非药品冒充药品的定性依据

在药品监督实践中，非药品冒充药品的情形非常多见。非药品的监管、特别是非药品冒充药品的定性问题，一直是药品监督中的难点问题。原国家食品药品监督管理总局《关于开展非药品冒充药品整治行动的公告》第1条规定："凡是在标签、说明书中宣称具有功能主治、适应症或者明示预防疾病、治疗功能或药用疗效等，以及产品名称与药品名称相同或类似的食品、保健用品、保健食品、化妆品、消毒产品，未标示产品批准文号产品，均为非药品冒充药品"。

3. 进行数据查询 国家药品监督管理局网站提供了强大的数据查询功能。所有在市场上销售的药品，都应是获得国务院国家药品监督管理部门正式上市许可的药品，数据库会及时更新，因此可以认为，在该数据库药品栏查询到的，且药品名称、批准文号、规格、生产单位等相关信息都正确无误的，可以确认是药品。反之，在该数据库药品栏查不到的，则属非药品。查到了但信息不正确的，则属于假药。另外，其他属于国家药品监督管理部门监管的产品，如医疗器械、化妆品也可以通过该功能查询。

要正确区分药品与非药品，可采取以下步骤，具体见图2-1。

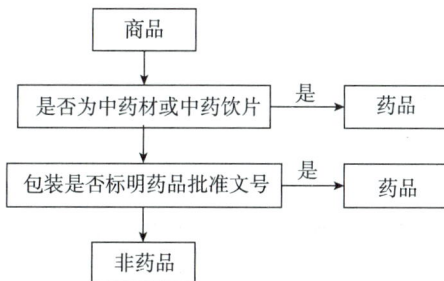

图 2-1 药品与非药品区分步骤图

知识链接

药食同源等物品名单

"药食同源"是中医药学传统理论之一，意指中药与食物是同时起源的。许多食物即药物，两者之间很难严格区分。古代医学家将中药的"四性""五味"理论运用到食物之中，认为每种食物也具有"四性""五味"，食物和药物一样同样能够防治疾病。这就是"药食同源"理论的基础，也是食物疗法的基础。

卫生部2002年公布的《关于进一步规范保健食品原料管理的通知》中，对药食同源物品、可用于保健食品的物品和保健食品禁用物品做出具体规定。其中既是食品又是药品的物品有87种，可用于保健食品的物品有114种，保健食品禁用物品有59种。

（二）区分合格药品和假劣药品

1. 外在质量甄别 药品标签或者说明书应当注明药品的通用名称、成份、规格、上市许可持有人及其地址、生产企业及其地址、批准文号、产品批号、生产日期、有效期、适应症或者功能主治、用法、用量、禁忌、不良反应和注意事项。如没有药品批准文号又冒充药品，则为假药；有效期没有标明或者更改，显示已经过期，找不到生产批号或明显有涂改，则为劣药。

2. 信息查询 到国家药品监督管理局的数据库（https：//www.nmpa.gov.cn/datasearch/homeindex. html）查询核对该药品的信息。通过比对，如与数据库中关于药品信息、生产厂家信息不符则为假药或劣药。亦可搜索药品监督管理部门发布的假劣药品信息公告，看是否为公布的假劣药品。

3. 内在质量甄别　通过肉眼很难观察药品所含成份是否与国家药品标准相符，含量是否符合国家药品标准，需要送到药品检验部门进行分析，以判定是否为假劣药品。特别是发现白色片剂出现发霉、发黄，或者大小不一，口服液出现浑浊，或有絮状物等现象，更应该将该药品送检。根据《药品管理法》第一百二十一条：对假劣药品的处罚决定，应当依法载明药品检验机构的质量检验结论。

任务二　处方药与 OTC 分类管理

▶情境导入

情境：小李到药店购买头孢拉定胶囊，药师询问小李是否有处方？小李答复说没有后被告知该药为处方药，无处方不能销售不卖。小李后来又到另外的药店却顺利买到了药品。

思考：1. 什么是处方药？

　　　　2. 处方药应该怎样销售？

　　　　3. 应怎样看待这两家药店的行为？

💡学法用法

案例 2-1　开出违反《药品经营和使用质量监督管理办法》罚单

2024 年 1 月，某市市场监督管理局对 2023 年有违法行为、不规范经营的经营企业开展"回头看"专项检查，在检查过程中，执法人员发现某药店在执业药师不在岗的情况下，向患者销售了处方药"头孢克肟分散片"3 板、"硫酸沙丁胺醇片"8 瓶，销售金额共计 114 元，该店在销售上述处方药时没有查看并保留上述药品的处方。经执法人员进一步核实，该药店无处方销售处方药违法行为属于再犯，依据《药品经营和使用质量监督管理办法》规定，该市市场监管局向该药店下发行政处罚决定书。

问题：处方药为什么要凭处方销售？违规销售处方药要承担什么法律责任？

一、处方药与非处方药的定义

处方药和非处方药不是药品本质的属性，而是管理上的界定。《药品管理法》第五十四条规定：国家对药品实行处方药与非处方药分类管理制度。无论是处方药，还是非处方药都是经过国家药品监督管理部门批准的，其安全性和有效性是有保障的。

处方药是必须凭执业医师或执业助理医师处方才可调配、购买和使用的药品（简写为"R_x"）。

非处方药是指不需要凭执业医师或执业助理医师处方即可自行判断、购买和使用的药品。在国外又称之为"可在柜台上买到的药物"（over the counter）简称 OTC，此已成为全球通用的俗称。

考点提示：处方药、非处方药的定义

二、药品分类管理的目的

实施药品分类管理符合我国现阶段社会和经济发展的实际需要，是保障人民用药安全有效的监管

措施之一，通过制定相应的法律法规，逐步遏制过去不合理的行为，改变药品自由销售状况，引导广大消费者正确合理使用药品。通过实施药品分类管理，可有效加强处方药的监督管理，防止消费者因自我行为不当导致药物滥用甚至危及健康。另一方面，通过规范对非处方药的管理，引导消费者科学、合理地进行自我保健。

药品分类管理的核心是要加强处方药的管理，规范非处方药的管理，减少不合理用药的发生，切实保证人民用药的安全有效。

三、处方药与非处方药分类管理的管理要点

我国《药品管理法》《药品管理法实施条例》《处方药与非处方药分类管理办法》《非处方药专有标识管理规定》《处方药与非处方药流通管理暂行规定》《药品经营质量管理规范》《药品经营和使用质量监督管理办法》等法律法规规章对处方药与非处方药分类管理制度作出了规定。

（一）我国实行处方药与非处方药分类管理制度

2000 年 1 月 1 日起实施的《处方药与非处方药分类管理办法（试行）》是我国实行处方药与非处方药分类管理的标志性文件。自办法实施之日起，我国正式实行了这一制度，并在 2000 年 12 月 1 日实施的《药品管理法》第三十七条作出明确规定"国家对药品实行处方药与非处方药分类管理制度"。自此，这一药品管理制度以法律形式确立下来。

（二）处方药与非处方药的分类依据

《处方药与非处方药分类管理办法》规定："根据药品品种、规格、适应症、剂量及给药途径不同，对药品分别按处方药与非处方药进行管理"。《药品管理法实施条例》规定，国家根据非处方药品的安全性，将非处方药分为甲类非处方药和乙类非处方药。

考点提示：分类依据

（三）非处方药的目录遴选

国家药品监督管理局负责非处方药目录的遴选、审批、发布和调整工作。

考点提示：遴选部门

自 1999 年首批非处方药目录根据"应用安全、疗效确切、质量稳定、使用方便"的遴选原则，由医药学专家从我国已上市药品中遴选出，由国家药品监督管理局公布以来，国家药品监督管理部门多次组织专家进行非处方药品遴选筛查，截止到 2004 年，相继公布了六批非处方药目录，被列入目录品种总计有 4462 个，其中化学药品 954 个，中成药 3484 个，基本完成了对上市药物进行了处方药与非处方药的分类。

从 2004 年起，我国实施处方药与非处方药转换评价工作，并对非处方药目录的遴选实行动态管理。至 2023 年，已有约 800 多种处方药转换为非处方药，同时，也将不符合非处方药分类标准的药品重新确定为处方药，如盐酸麻黄碱滴鼻液在 2001 年被遴选为非处方药，在 2008 年根据《反兴奋剂条例》和《关于开展处方药与非处方药转换评价工作的通知》又被转换回处方药。

考点提示：非处方药遴选原则

（四）非处方药的标签、说明书、包装、警示语、标识规定

非处方药标签和说明书除符合规定外，用语应当科学、易懂，便于消费者自行判断、选择和使用。非处方药的标签和说明书必须经国家药品监督管理局批准。进入药品流通领域的处方药和非处方药，其相应的警示语或忠告语应由生产企业醒目地印制在药品包装或药品使用说明书上。相应的警示语或忠告语如下：

处方药：凭医师处方销售、购买和使用！

非处方药：请仔细阅读药品使用说明书并按说明使用或在药师指导下购买和使用！

非处方药的包装必须印有国家指定的非处方药专有标识，必须符合质量要求，方便储存、运输和使用。非处方药专有标识由国家药品监督管理局公布，经营非处方药药品的企业在使用非处方药专有标识时，须按国家药品监督管理局公布的坐标比例和色标要求使用。

考点提示：非处方药专有标识用途

非处方药专有标识图案分为红色和绿色，红色专有标识用于甲类非处方药药品，绿色专有标识用于乙类非处方药药品和用作指南性标志。（图2-4，图2-5）

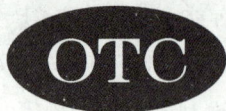

图2-4 甲类非处方药标识
（红底白字）

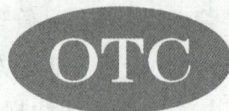

图2-5 乙类非处方药标识
（绿底白字）

使用非处方药专有标识时，药品的使用说明书和大包装可以单色印刷，标签和其他包装必须按照国家药品监督管理局公布的色标要求印刷。单色印刷时，非处方药专有标识下方必须标示"甲类"或"乙类"字样。

非处方药专有标识应与药品标签、使用说明书、内包装、外包装一体化印刷，其大小可根据实际需要设定，但必须醒目、清晰，并按照国家药品监督管理局公布的坐标比例使用。

考点提示：非处方药专有标识印刷大小

非处方药药品标签、使用说明书和每个销售基本单元包装印有中文药品通用名称（商品名称）的一面（侧），其右上角是非处方药专有标识的固定位置。

（五）非处方药零售的管理规定

1. 乙类非处方药可在普通商业企业零售的规定 经营处方药、甲类非处方药的零售企业必须具有《药品经营许可证》。经省级药品监督管理部门或其授权的药品监督管理部门批准的其他商业企业可以零售乙类非处方药。交通不便的边远地区城乡集市贸易市场没有药品零售企业的，当地药品零售企业经所在地县（市）药品监督管理机构批准并到市场监督管理部门办理登记注册后，可以在该城乡集市贸易市场内设点并在批准经营的药品范围内销售非处方药品。

考点提示：乙类非处方药可在普通商业企业零售

2. 零售乙类非处方药人员配备的要求 经营处方药、甲类非处方药的，应当按规定配备与经营范围和品种相适应的依法经过资格认定的药师或者其他药学技术人员。只经营乙类非处方药的，可以配备经设区的市级药品监督管理部门组织考核合格的药品销售业务人员。

考点提示：零售乙类非处方药人员配备要求

零售乙类非处方药的商业企业必须配备专职的具有高中以上文化程度，经专业培训后，由省级药品监督管理部门或其授权的药品监督管理部门考核合格并取得上岗证的人员。

3. 分区陈列要求 处方药、非处方药应分区陈列、分柜摆放，并有处方药、非处方药专用标识。处方药不得开架销售。

考点提示：分区陈列、处方药不得开架销售

4. 处方药处方审核与保存 处方药必须凭医师处方销售、购买和使用。执业药师或药师必须对医师处方进行审核、签字后依据处方正确调配、销售药品。对处方不得擅自更改或代用。对有配伍禁

忌或超剂量的处方，应当拒绝调配、销售，必要时，经处方医师更正或重新签字，方可调配、销售。零售药店对处方保留不少于5年。

　　考点提示：执业药师或药师责任

　　5. 处方药、甲类非处方药不得赠药、不得在药师不在岗时销售处方药　药品零售企业不得以买药品赠药品或者买商品赠药品等方式向公众赠送处方药、甲类非处方药。

　　药品零售企业营业时间内，依法经过资格认定的药师或者其他药学技术人员不在岗时，应当挂牌告知。未经依法经过资格认定的药师或者其他药学技术人员审核，不得销售处方药。

　　考点提示：药学技术人员不在岗不得销售处方药的规定

　　药品零售企业如违反上两项规定，由药品监督管理部门责令限期改正；逾期不改正的，处五千元以上五万元以下罚款；造成危害后果的，处五万元以上二十万元以下罚款。

　　考点提示：法律责任

　　6. 药品零售企业不得经营的药品种类和凭处方销售的药品种类　根据2005年12月及2006年6月原国家食品药品监督管理局公布的《药品零售企业不得经营的药品名单和凭处方销售的药品名单》，药品零售企业不得经营的药品种类有麻醉药品、第一类精神药品、终止妊娠药品、蛋白同化制剂、肽类激素品种、药品类易制毒化学品、放射性药品和疫苗八种。

　　凭处方销售的药品种类有注射剂、医疗用毒性药品、第二类精神药品、其他按兴奋剂管理的药品、精神障碍治疗药、抗病毒药、肿瘤治疗药、含麻醉药品的复方口服液、曲马多制剂、未列入非处方药目录的激素及其有关药物、未列入非处方药目录的抗菌药和国家药品监督管理部门公布的其他凭处方销售的药品。

　　考点提示：零售药店限、禁售药种类

　　7. 网络销售药品规定　药品网络零售企业不得违反规定以买药品赠药品、买商品赠药品等方式向个人赠送处方药、甲类非处方药。

　　通过网络向个人销售处方药的，应当确保处方来源真实、可靠，并实行实名制。药品网络零售企业应当与电子处方提供单位签订协议，并严格按照有关规定进行处方审核调配，对已经使用的电子处方进行标记，避免处方重复使用。药品网络零售企业接收的处方为纸质处方影印版本的，应当采取有效措施避免处方重复使用。

　　药品网络销售企业展示的药品相关信息应当真实、准确、合法。从事处方药销售的药品网络零售企业，应当在每个药品展示页面下突出显示"处方药须凭处方在药师指导下购买和使用"等风险警示信息。处方药销售前，应当向消费者充分告知相关风险警示信息，并经消费者确认知情。药品网络零售企业应当将处方药与非处方药区分展示，并在相关网页上显著标示处方药、非处方药。药品网络零售企业在处方药销售主页面、首页面不得直接公开展示处方药包装、标签等信息。通过处方审核前，不得展示说明书等信息，不得提供处方药购买的相关服务。

　　考点提示：药品网络销售相关规定

　　销售处方药的药品网络零售企业还应当保存处方、在线药学服务等记录。相关记录保存期限不少于5年，且不少于药品有效期满后1年。

　　8. 零售药店购药渠道应合法　必须从具有《药品经营许可证》《药品生产许可证》的药品批发企业、药品生产企业采购处方药和非处方药，并按有关药品监督管理规定保存采购记录备查。

　　（六）处方药与非处方药广告的规定

　　处方药只能在国务院卫生行政部门和国家药品监督管理部门共同指定的医学、药学专业刊物上发布广告，非处方药经审批可以在大众传播媒介上进行广告宣传。

考点提示： 处方药与非处方药广告规定

表 2-2　处方药与非处方药的区别

区别	处方药	OTC
购药凭证	须凭处方才能购买、调配和使用	消费者可以自行判断、购买和使用
警示语	凭医师处方销售、购买和使用！	请仔细阅读药品使用说明书并按说明使用或在药师指导下购买和使用！
标识	无	红色或绿色底的 OTC 标志
广告	只能在医学、药学专业刊物上进行广告宣传	经审批可在大众传播媒介进行广告宣传

表 2-3　甲类非处方药与乙类非处方药的区别

区别	甲类非处方药	乙类非处方药
标识	红色底的 OTC 标志	绿色底的 OTC 标志
人员	配备与经营范围和品种相适应的依法经过资格认定的药师或者其他药学技术人员	配备经设区的市级药品监督管理部门组织考核合格的药品销售业务人员
经营资格	必须具有《药品经营许可证》	1. 经省级药品监督管理部门或其授权的药品监督管理部门批准的其他商业企业可以零售乙类非处方药。 2. 交通不便的边远地区城乡集市贸易市场没有药品零售企业的，当地药品零售企业经所在地县（市）药品监督管理机构批准并到市场监督管理部门办理登记注册后，可以在该城乡集市贸易市场内设点并在批准经营的药品范围内销售非处方药品
专业人员不在岗	执业药师或者其他依法经资格认定的药学技术人员不在岗时，应当挂牌告知，并停止销售处方药和甲类非处方药	无相关要求

任务三　国家基本药物管理

> **情境导入**

　　情境： 王老伯患高血压多年，今天去社区医院就诊，就诊医生诊断后为王老伯开具处方，开好后拿给王老伯去缴费，老伯接过处方看到医生开的是苯磺酸氨氯地平片，和医生反馈说之前他服用的是门冬氨酸氨氯地平片，问医生能不能开，医生回复说："老伯，这两种药品的疗效差不多，但苯磺酸氨氯地平片是国家基本药物，实行零差率销售。"并为老伯介绍了基本药物的基本情况，老伯听了后高兴地拿着处方去缴费了。

　　思考： 1. 什么是国家基本药物？

　　　　　　2. 国家基本药物对老百姓有什么好处？

一、国家基本药物的概念

　　基本药物的理念是世界卫生组织在 1977 年首次提出的，我国从 1979 年开始引入"基本药物"的概念。2009 年，国务院发布《关于建立国家基本药物制度的实施意见》（被业内称为"78 号文"），建立基本药物制度被列为深化医改的五项重点改革任务之一。2018 年 9 月，《国务院办公厅关于完善国家基本药物制度的意见》（国办发〔2018〕88 号）正式印发，对 2009 年基本药物制度建立以来存在的问题进一步加以完善。

我国基本药物的概念是指"适应基本医疗卫生需求，剂型适宜，价格合理，能够保障供应，公众可公平获得的药品"。

考点提示：基本药物的概念

具体来说，"适应基本医疗卫生需求"是指优先满足群众的基本医疗卫生需求，避免贪新求贵；"剂型适宜"是指药品剂型易于生产保存，适合大多数患者。"价格合理"是指个人承受得起，国家负担得起，生产经营企业有合理的利润空间。"能够保障供应"是指生产和配送企业有足够的数量满足群众用药需要；"公众可公平获得"是指人人都有平等获得的权利。

二、国家基本药物制度的主要内容

国家基本药物制度是为维护人民群众健康、保障公众基本用药权益而确立的一项重大国家医药卫生政策，是国家药品政策的核心和药品供应保障体系的基础，涉及基本药物遴选、生产、流通、使用、定价、报销、监测评价等环节。国家基本药物制度主要内容包括国家基本药物目录的遴选调整、生产供应保障、集中招标采购和统一配送、零差率销售、全部配备使用、医保报销、财政补偿、质量安全监管以及绩效评估等相关政策办法。

考点提示：基本药物制度的主要内容

作为普通公众或患者，使用基本药物，能得到的实惠如下。

1. 节省费用 基本药物实行统一招标采购、统一配送、统一价格，在政府办基层医疗卫生机构零差率销售，价格比较低廉，而且报销比例高于非基本药物，能够明显降低群众负担。

2. 用药合理 国家要求基层医疗卫生机构全部配备和使用基本药物，以省为单位明确其他公立医疗机构基本药物配备使用比例，不断提高医疗机构基本药物使用量。鼓励其他医疗机构配备使用基本药物。国家还印发基本药物临床应用指南和基本药物处方集，以规范医生的处方，避免过度用药。

3. 安全有效 基本药物是经过长期临床实践检验证明安全有效的首选药物。国家对基本药物实行全品种覆盖抽验，保证群众基本用药更安全。

4. 方便可及 群众在基层医疗卫生服务机构就能获得，使用方便。

┏知识链接┓

国家基本药物制度功能定位

实施基本药物制度是党中央、国务院在卫生健康领域作出的重要战略部署。完善国家基本药物制度是深化医改、强化医疗卫生基本公共服务的重要举措。《国务院办公厅关于完善国家基本药物制度的意见》明确了基本药物"突出基本、防治必需、保障供应、优先使用、保证质量、降低负担"的功能定位。

三、我国现阶段主要的基本药物政策

我国《关于加强基本药物质量监督管理的规定》《改革药品和医疗服务价格的形成机制的意见》《关于深化医药卫生体制改革的意见》《医药卫生体制改革近期重点实施方案（2009－2011）》《关于建立国家基本药物制度的实施意见》《国家基本药物目录管理办法》《国家基本药物目录（2018年版）》《国务院办公厅关于完善国家基本药物制度的意见》等法规和规章对国家基本药物

管理制度及政策作出了具体规定。涉及基本药物的遴选、生产、流通、使用、支付、监测等环节。我国现阶段主要的基本药物政策涉及基本药物的遴选、生产、流通、使用、支付、监测等环节。针对基本药物容易出现供应短缺、配送不及时、医院不使用等情况，制定了动态调整优化目录、保障生产配送供应、全面配备优先使用、降低群众药费负担、提升质量安全水平、与医保目录衔接等六个方面的政策措施。

（一）动态调整优化目录

对基本药物目录定期评估、动态调整，以满足疾病防治基本用药需求为导向，突出药品临床价值，坚持中西药并重，满足常见病、慢性病、应急抢救等主要临床需求，兼顾儿童等特殊人群和公共卫生防治用药需求。

考点提示： 基本药物目录调整优化原则

基本药物目录在保持数量相对稳定的基础上，实行动态管理，原则上3年调整一次。

考点提示： 目录调整周期

对新审批上市、疗效较已上市药品有显著改善且价格合理的药品，可适时启动调入程序。坚持调入和调出并重，优先调入有效性和安全性证据明确、成本效益比显著的药品品种；重点调出已退市的，发生严重不良反应较多、经评估不宜再作为基本药物的，以及有风险效益比或成本效益比更优的品种替代的药品。

国家基本药物遴选应当按照防治必需、安全有效、价格合理、使用方便、中西药并重、基本保障、临床首选和基层能够配备的原则，结合我国用药特点，参照国际经验，合理确定品种（剂型）和数量。

考点提示： 基本药物的遴选原则

国家基本药物目录中的化学药品和生物制品、中成药、中药饮片，应当是《中华人民共和国药典》收载的，国家药品监管部门、原卫生部公布药品标准的品种。除急救、抢救用药外，独家生产品种纳入国家基本药物目录应当经过单独论证。

考点提示： 列入国家基本药物目录药品条件

知识链接

国家基本药物目录分类

国家基本药物目录中的药品包括化学药品、生物制品、中成药和中药饮片。化学药品和生物制品主要依据临床药理学分类，中成药主要依据功能分类。

以下药品不能纳入国家基本药物目录遴选范围：一是含有国家濒危野生动植物的；二是主要用于滋补保健的；三是非临床治疗首选的；四是因严重不良反应，国家食品药品监督管理部门明确规定暂停生产、销售或使用的；五是违背国家法律法规或不符合医学伦理要求的。此外，国家基本药物工作委员会还可以规定不能纳入遴选范围的其他情况。

考点提示： 不能纳入基本药物目录范围的药品

属于下列情形之一的品种，应当从国家基本药物目录中调出：一是药品标准被取消的；二是国家食品药品监督管理部门撤销其药品批准证明文件的；三是发生严重不良反应的；四是根据药物经济学评价，可被风险效益比或成本效益比更优的品种所替代的；五是国家基本药物工作委员会认为应当调出的其他情形。

考点提示： 应调出目录的情形

知识链接

国家基本药物工作委员会职责和组成

国家基本药物工作委员会负责协调解决制定和实施国家基本药物制度过程中各个环节的相关政策问题，确定国家基本药物制度框架，确定国家基本药物目录遴选和调整的原则、范围、程序和工作方案，审核国家基本药物目录，各有关部门在职责范围内做好国家基本药物遴选调整工作。委员会由国家卫生健康委、国家发展改革委、工业和信息化部、财政部、人力资源社会保障部、商务部、国家药品监管局、国家中医药局、总后勤部卫生部组成。办公室设在国家卫生健康委，承担国家基本药物工作委员会的日常工作。

　　2018年版国家基本药物目录共调入药品187种，调出22种，目录总品种数量由原来的520种增加到685种。其中西药417种、中成药268种（含民族药）。覆盖面更广，品种数量在覆盖临床主要病种的基础上，不仅满足常见病、慢性病、应急抢救等临床需求，而且重点聚焦癌症、儿童、慢性病等病种，为不同疾病患者提供多种用药的选择。新增品种包括了抗肿瘤用药12种、临床急需儿童用药22种以及世界卫生组织推荐的全球首个全口服、泛基因型、单一片剂的丙肝治疗新药。索磷布韦维帕他韦片是全球首个也是国内唯一一个全口服、泛基因型、单一片剂的丙肝治疗新药，理论上可以使国内约80%的丙肝病毒感染者达到治愈的效果，在我国临床治疗的需求非常高。此外，包括吉非替尼、伊马替尼、埃克替尼、利妥昔单抗、曲妥珠单抗、培美曲塞、卡培他滨等，也成为此次的新增抗肿瘤药品种。抗肿瘤用药的数量，在2009版基药目录为零，2012版基药目录调整至26种，此次又增加了12种，调整力度显而易见。

　　调出目录的品种主要是临床已有可替代的药品，或者不良反应多、疗效不确切、临床已被逐步淘汰的品种等。

表 2-4　2009 年以来基本药物目录的品种数量情况

	2009 年版	2012 年版	2018 年版
化学药品和生物制品	205	317	417
中成药	102	203	268
总数	307	520	685
抗肿瘤药	0	26	35
有无增补目录	有	有	无

　　2018年版目录具有以下特点：一是增加了品种数量，能够更好地服务各级各类医疗卫生机构，推动全面配备、优先使用基本药物。二是优化了结构，突出常见病、慢性病以及负担重、危害大疾病和公共卫生等方面的基本用药需求，注重儿童等特殊人群用药。三是进一步规范剂型、规格，685种药品涉及剂型1110余个、规格1810余个，这对于指导基本药物生产流通、招标采购、合理用药、支付报销、全程监管等将具有重要意义。四是继续坚持中西药并重，增加了功能主治范围，覆盖更多中医临床症候。五是强化了临床必需，这次目录调整新增的药品品种中，有11个药品为非医保药品，主要是临床必需、疗效确切的药品，比如直接抗病毒药物索磷布韦维帕他韦，专家一致认为可以治愈丙肝，疗效确切。

（二）保障生产配送供应

1. 采购保障　坚持集中采购方向，落实药品分类采购。做好上下级医疗机构用药衔接，推进市（县）域内公立医疗机构集中带量采购，推动药价降低。规范基本药物采购的品种、剂型、规格，满足群众需求，鼓励肿瘤等专科医院开展跨区域联合采购。对于国家和省级短缺药品清单中的品种，允许企业在省级药品集中采购平台上自主报价、直接挂网，医疗机构自主采购。

政府举办的医疗卫生机构使用的基本药物，由省级人民政府指定以政府为主导的药品集中采购相关机构按《招标投标法》和《政府采购法》的有关规定，实行省级集中网上公开招标采购。

考点提示：基本药物采购方式

2. 生产保障　注重发挥好政府和市场两个方面的作用。鼓励药品生产企业技术进步和技术改造，推动优势企业建设与国际先进水平接轨的生产质量体系，增强基本药物生产供应能力。开展生产企业现状调查，对于临床必需、用量小或交易价格偏低、企业生产动力不足等因素造成市场供应易短缺的基本药物，可由政府搭建平台，通过市场竞争确定合理采购价格、定点生产、统一配送、纳入储备等措施保证供应。提前预防药品短缺，通过监测预警及早应对药品易短缺问题，多渠道、多方式保障基本药物不断档、不缺货。

3. 配送保障　由招标选择的药品生产企业、具有现代物流能力的药品经营企业或具备条件的其他企业统一配送。药品配送费用经招标确定。国家鼓励和推动基本药物配送企业兼并重组、整合配送资源，发展现代物流，提高药品配送能力。基本药物配送企业应当严格按照 GSP 的要求，加强对基本药物进货、验收、储存、出库、运输等环节的管理；对农村边远地区的药品配送，必须根据药品包装及道路、天气状况等采取相应措施，防止运输过程中不良因素对药品质量造成影响。省级药品监督管理部门应当加强对基本药物配送企业的监督管理，对在监督检查中发现的违法行为，依法予以查处，并将查处结果通报本省基本药物招标采购机构。

考点提示：基本药物配送企业选择

（三）全面配备优先使用

坚持基本药物主导地位，强化医疗机构基本药物使用管理，不断提高医疗机构基本药物使用量。公立医疗机构根据功能定位和诊疗范围，合理配备基本药物，保障临床基本用药需求。药品集中采购平台和医疗机构信息系统应对基本药物进行标注，提示医疗机构优先采购，医师优先使用。实施临床使用监测，开展药品临床综合评价。深化医保支付方式改革，制定药品医保支付标准，引导合理诊疗、合理用药。

在配备使用方面更加注重基层和二级以上的医疗机构用药的衔接，助力推进分级诊疗。强调各级医疗机构全面配备、优先使用基本药物，规范上下级医疗机构用药的品种、剂型、规格，强调各级医疗机构统一执行集中采购确定品种、剂型、规格、厂家、价格，实现上下联动，解决上下级医疗机构用药不衔接的问题，为基层首诊、双向转诊、小病在基层、康复回社区提供用药保障。推动各级医疗机构形成以基本药物为主导的"1＋X"（"1"为国家基本药物目录，"X"为非基本药物，由各地实际确定）用药模式，优化和规范用药结构。为患者在基层就近就医提供更多的便利，让患者少跑路、少花钱。同时通过医保支付方式改革和财政补助等方式建立医疗机构和医务人员合理诊疗、合理用药的激励约束机制。

2009 年，我国基本药物制度开始实施。2011 年，我国所有政府办的基层医疗机构全部配备使用基本药物，并实行药品零差价销售，随后几年基药制度又覆盖了村卫生室。基本药物制度的初衷是切断基层医疗机构以药补医收入的链条，让群众享受公平可及的药品，在实施的过程中也确实对合理用药及减少药品灰色收入方面发挥了一定的积极作用。但与此同时，基药制度的实施也出现了一些不足需要完善，主要存在问题有：部分药品由于垄断导致药价高；药品短缺；药品配送不及时等。

基本药物制度实施 10 年来，随着分级诊疗制度的推行，及各地城乡医保合二为一的大背景下，基层用药基本已经放开。特别是 2014 年国家卫健委印发了《关于进一步加强基层医疗卫生机构药品配备使用管理工作的意见》后，各省陆续出台相关政策，支持基层医疗机构采购非基药。如浙江、重庆准许采购非基药比例提升至50%，甘肃卫生院非基药比例提升至45%，社区卫生服务中心提升至50%，广东省是40%，山东省是30%，四川、安徽、陕西等共计10余个省对基层医疗机构用药采取部分放开的态度。总体上，全国基层医疗机构用药在坚持基药为主导的前提下，通过制定公立医疗机构基本药物使用比例、允许基层医疗机构使用非基药的比例，引导合理诊疗、合理用药。

（四）降低群众药费负担

完善医保支付政策，按程序优先将基本药物纳入医保目录范围，对于国家免疫规划疫苗和抗艾滋病、结核病、寄生虫病等重大公共卫生防治的基本药物，加大政府投入，逐步提高实际保障水平。鼓励地方探索降低患者负担的有效方式，最大程度减少患者药费支出。

通过集中带量采购降低药价、合理用药降低费用，在医保和财政提供支撑保障的同时，将基本药物制度与分级诊疗、家庭医生签约服务、慢性病健康管理等有机结合，鼓励各地在高血压、糖尿病、严重精神障碍等慢性疾病管理中，在保证药效前提下优先使用基本药物，逐步提高基本药物的实际保障水平，最大程度减少患者药费支出，让患者愿意使用基本药物。

（五）提升质量安全水平

对基本药物实施全品种覆盖抽检，向社会及时公布抽检结果。加强基本药物不良反应监测，强化药品安全预警和应急处置机制。加强对基本药物生产环节的监督检查，强化质量安全监管。注重与仿制药质量和疗效一致性评价联动，对已纳入基本药物目录的仿制药，鼓励企业开展一致性评价，未通过一致性评价的基本药物品种，逐步调出目录。鼓励医疗机构优先采购和使用通过一致性评价、价格适宜的基本药物。

省级药品监督管理部门应当根据生产企业的诚信记录、既往监督检查的情况，合理安排监管资源，提高监管效率，加强对本辖区内基本药物生产企业的监督检查，每年组织常规检查不得少于两次。对检查中发现的问题，及时督促企业整改。对存在违法行为的，依法予以查处，并将查处结果通报本省基本药物招标采购机构。

通过以上措施，确保药品的质量放心，基本药物的质量更有保证。进一步强化基本药物是"安全药""放心药"。

国家基本药物制度坚持以人民健康为中心，强化基本药物"突出基本、防治必需、保障供应、优先使用、保证质量、降低负担"的功能定位，从基本药物的遴选、生产、流通、使用、支付、监测等环节完善政策，全面带动药品供应保障体系建设，着力保障药品安全有效、价格合理、供应充分，缓解"看病贵"问题。促进上下级医疗机构用药衔接，助力分级诊疗制度建设，推动医药产业转型升级和供给侧结构性改革。

任务四　基本医疗保险药品管理

》 情境导入 /////

情境：小红由于暴发性心肌炎，被家人送往医院住院治疗，通过近一个月治疗，小红病情明显好转，但家人都开心不起来，医药费共计21.8万元！一家人因背负上巨额债务心情都十分沉重。谁知出院一结算，个人仅需支付2.67万元，其余费用通过基本医疗保险报销、大病保险报销和医疗救助报销合计报销19万元，累计报销比例高达88%。小红的爸爸哽咽着说："感谢党和政府的好政策，救了我的孩子，也救了我的家庭，医保帮了我家的大忙，以后一定及时把医保缴上，不然到需要用到时就迟了。"

　　思考：1. 什么是基本医疗保险？
　　　　　　2. 基本医疗保险报销对老百姓有什么好处？

💡 学法用法

案例 2 - 2　医保药品超范围支付

　　李女士因为"小细胞肺癌"的诊断住院治疗，其中使用"贝伐珠单抗注射液"并进行了医保报销。经医保部门核查：医保药品"贝伐珠单抗注射液"，其医保临床使用是有"限晚期转移性结直肠癌或晚期非鳞非小细胞肺癌"的限定支付范围。"小细胞肺癌"不属于支付范围内，属于超范围支付。

　　问题：什么是医保药品？什么情况下可以使用医保报销？

一、我国基本医疗保障与医疗保险制度安排

　　医疗保障制度是依据《社会保险法》和《社会救助暂行办法》等国家法律法规和党中央、国务院决策部署要求设立的，是保障群众基本医疗需求，减轻群众就医负担、增进民生福祉、维护社会和谐稳定的重大制度安排。

　　基本医疗保障制度是指当人们生病或受到伤害后，为了确保其获得必要的医疗服务，而由国家（地区）或社会给予物质帮助以保障或恢复其健康的费用保障制度。

　　基本医疗保险是社会保险制度中最重要的险种之一，它与基本养老保险、工伤保险、失业保险、生育保险等共同构成现代社会保险制度，保障公民在年老、疾病、工伤、失业、生育等情况下依法从国家和社会获得物质帮助的权利。

　　国家医疗保障基本制度包括基本医疗保险、补充医疗保险和医疗救助制度。各地在基本制度框架以外不得新设制度，地方现有的其他形式制度需逐步清理过渡到基本制度框架内。基本医疗保险覆盖城乡全体就业和非就业人口，公平普惠保障人民群众基本医疗需求。补充医疗保险保障参保群众基本医疗保险之外个人负担的符合社会保险相关规定的医疗费用。医疗救助帮助困难群众获得基本医疗保险服务并减轻其医疗费用负担。

　　2020 年 6 月 1 日起施行的《基本医疗卫生与健康促进法》提出国家建立以基本医疗保险为主体，商业健康保险、医疗救助、职工互助医疗和医疗慈善服务等为补充的、多层次的医疗保障体系。目前我国以基本医疗保险为主体，医疗救助为托底，补充医疗保险、商业健康保险、慈善捐赠、医疗互助等共同发展的多层次医疗保障制度框架基本形成，能更好地满足人民群众多元化医疗保障需求。统一的城乡居民基本医疗保险和大病保险制度全面建成。基本医疗保险统筹层次稳步提高。生育保险与职工基本医疗保险合并实施。长期护理保险制度试点顺利推进。我国的基本医疗保险参保率十年来持续稳定在 95%，真正建立起覆盖全体社会居民的"全民医保"体系，人民群众"病有所医"，获得感、幸福感、安全感持续增强。

　　2020 年发布的《中共中央国务院关于深化医疗保障制度改革的意见》中提出了到 2025 年，医疗保障制度更加成熟定型，基本完成待遇保障、筹资运行、医保支付、基金监管等重要机制和医药服务供给、医保管理服务等关键领域的改革任务。到 2030 年，全面建成以基本医疗保险为主体，医疗救助为托底，补充医疗保险、商业健康保险、慈善捐赠、医疗互助共同发展的医疗保障制度体系，待遇

保障公平适度，基金运行稳健持续，管理服务优化便捷，医保治理现代化水平显著提升，实现更好保障病有所医的目标。

（一）基本医疗保险制度

基本医疗保险覆盖城乡全体就业和非就业人口，公平普惠保障人民群众基本医疗需求，包括职工基本医疗保险和城乡居民基本医疗保险，前者为职工提供基本医疗保障的制度安排，后者为未参加职工医保或其他医疗保障制度的全体城乡居民提供基本医疗保障的制度安排。职工和城乡居民分类保障，待遇与缴费挂钩，基金分别建账，分账核算。

2001年起实施的城镇职工基本医疗保险制度，覆盖所有党政群机关、企事业单位，实行由用人单位和职工按照国家规定共同缴纳基本医疗保险费用，建立医疗保险基金，参保人员患病就诊发生医疗费用后，按规定报销的办法。

2005年起实施的新型农村合作医疗制度，2007年起实施的城镇居民基本医疗保险制度，分别覆盖农业人口（含外出务工人员）以及未纳入城镇职工基本医疗保险的非农业户口城镇居民。以上两项保险制度根据《国务院关于整合城乡居民基本医疗保险制度的意见》（国发〔2016〕3号）自2017年开始整合为一项，即城乡居民基本医疗保险制度。实行个人缴费和政府补贴相结合，报销标准按国家规定执行。

随着覆盖全民、统筹城乡、公平统一、安全规范、可持续的多层次社会保障体系进一步健全，我国的医疗保障体系将按照党的二十大确定的方向，促进多层次医疗保障有序衔接，完善大病保险、医疗救助制度，发挥基本医疗保险、大病保险、医疗救助三重保障作用，健全基本医疗保险筹资和待遇调整机制，推动基本医疗保险、失业保险、工伤保险省级统筹，落实异地就医结算，更好地解决人民群众看病就医的保障问题，真正让社会保障体系成为人民生活的安全网和社会运行的稳定器。

1. 城镇职工基本医疗保险制度　1998年国务院发布《关于建立城镇职工基本医疗保险制度的决定》（国发〔1998〕44号），在全国范围全面进行职工医疗保障制度改革。

（1）覆盖范围　城镇职工基本医疗保险覆盖所有用人单位职工，无雇工的个体工商户、未在用人单位参加职工医保的非全日制从业人员以及其他灵活就业人员可以参加职工医保。2023年全国医疗保障事业发展统计公报显示，至2023年底职工医保参保人数37095万人，比上年增加852万人，增长2.3%。其中，在职职工27099万人，比上年增长1.9%；退休职工9996万人，比上年增长3.7%，在职退休比为2.71。

（2）筹资渠道　医疗保险费由用人单位和职工共同缴纳。无雇工的个体工商户、未在用人单位参加职工医保的非全日制从业人员以及其他灵活就业人员由个人按照国家规定缴纳基本医疗保险费。用人单位缴费基数为职工工资总额，缴费率控制在职工工资总额的6%左右，个人缴费基数为本人工资收入，缴费率为本人工资收入的2%，退休人员个人不缴费。城镇职工以本年7月1日至次年6月30日为一个保险年度（社保年度）。

（3）统筹层次　目前，在全国基本实现基本医保地市级统筹，住院和门诊费用跨省直接结算。跨省异地就医直接结算的住院、普通门诊和门诊慢特病医疗费用，原则上执行就医地规定的支付范围及有关规定（基本医疗保险药品、医疗服务项目和医用耗材等支付范围），执行参保地规定的基本医疗保险基金起付标准、支付比例、最高支付限额、门诊慢特病病种范围等有关政策。

（4）待遇支付　城镇职工基本医疗保险基金由统筹基金和个人账户构成。在职职工个人账户由个人缴纳的基本医疗保险费计入，计入标准原则上控制在本人参保缴费基数的2%，单位缴纳的基本医疗保险费全部计入统筹基金；退休人员个人账户原则上由统筹基金按定额划入，划入额度逐步调整到统筹地区根据本意见实施改革当年基本养老金平均水平的2%左右。

个人账户主要用于支付参保人员在定点医疗机构或定点零售药店发生的政策范围内自付费用。可以用于支付参保人员本人及其近亲属参加居民医保的个人缴费及已参保的近亲属在定点医药机构就医购药发生的个人自付医药费用。

符合基本医疗保险药品目录、诊疗项目、医疗服务设施标准以及急诊、抢救的医疗费用，按照国家规定从基本医疗保险基金中支付。职工医保的起付标准原则上不高于统筹地区年职工平均工资的10%，职工医保叠加职工大额医疗费用补助的最高支付限额原则上达到当地职工年平均工资和居民人均可支配收入的6倍左右。

2021年4月发布的《国务院办公厅关于建立健全职工基本医疗保险门诊共济保障机制的指导意见》提出建立完善职工医保普通门诊费用统筹保障机制，在做好高血压、糖尿病等群众负担较重的门诊慢性病、特殊疾病（以下统称门诊慢特病）医疗保障工作的基础上，逐步将多发病、常见病的普通门诊费用纳入统筹基金支付范围。普通门诊统筹覆盖职工医保全体参保人员，政策范围内支付比例从50%起步，随着医保基金承受能力增强逐步提高保障水平，待遇支付可适当向退休人员倾斜。根据医保基金承受能力，逐步扩大由统筹基金支付的门诊慢特病病种范围，将部分治疗周期长、对健康损害大、费用负担重的疾病门诊费用纳入共济保障，对部分适合在门诊开展、比住院更经济方便的特殊治疗，可参照住院待遇进行管理。

2023年职工参保人员待遇享受达25.3亿人次，比上年增长20.2%。其中，普通门急诊21.8亿人次，门诊慢特病2.7亿人次，住院0.8亿人次。此外，享受药店购药23亿人次。基金收支方面，2023年，全国基本医疗保险（含生育保险）基金总收入33501.36亿元，全国基本医疗保险（含生育保险）基金总支出28208.38亿元，2023年统筹基金当期结存5039.59亿元，累计结存33979.75亿元。其中，职工医保基金（含生育保险）收入22931.65亿元，比上年增长10.3%。基金（含生育保险）支出17750.73亿元，比上年增长16.4%。

2. 城乡居民基本医疗保险　城乡居民医保制度覆盖除职工基本医疗保险应参保人员以外的其他所有城乡居民。农民工和灵活就业人员依法参加职工基本医疗保险，有困难的可按照当地规定参加城乡居民医保。各地要完善参保方式，促进应保尽保，避免重复参保。

（1）统一筹资政策　坚持多渠道筹资，继续实行个人缴费与政府补助相结合为主的筹资方式，鼓励集体、单位或其他社会经济组织给予扶持或资助。在精算平衡的基础上，逐步建立与经济社会发展水平、各方承受能力相适应的稳定筹资机制。逐步建立个人缴费标准与城乡居民人均可支配收入相衔接的机制。

▪ 知识链接

2024年城乡居民基本医疗保险筹资标准

统筹考虑经济社会发展、医药技术进步、医疗费用增长和居民基本医疗保障需求等因素，合理确定城乡居民基本医疗保险筹资标准。2024年居民医保筹资标准为1020元，其中人均财政补助标准达到每人每年不低于640元，个人缴费标准达到每人每年380元。各级财政部门要按规定落实财政补助政策，将财政补助资金及时足额拨付到位。中央财政继续按规定对地方实施分档补助，对西部、中部地区省份分别按照人均财政补助标准80%、60%的比例给予补助，对东部地区省份分别按照一定比例补助。统筹居民医保和城乡居民大病保险资金安排和使用，确保大病保险待遇水平不降低，稳步提升保障绩效。

（2）统一保障待遇　遵循保障适度、收支平衡的原则，均衡城乡保障待遇，逐步统一保障范围和支付标准，为参保人员提供公平的基本医疗保障。城乡居民医保基金主要用于支付参保人员发生的住院和门诊医药费用。继续巩固居民医保住院待遇水平，确保政策范围内基金支付比例稳定在70%左右。在重点保障居民住院医疗费用的基础上，进一步完善门诊统筹，逐步提高门诊保障水平。继续向基层医疗机构倾斜，引导群众基层就医。健全门诊保障机制，统筹普通门诊统筹、门诊慢特病保障、高血压糖尿病门诊用药保障等现有门诊保障措施，加强保障能力。完善门诊慢性病用药保障机制，有条件的地区可逐步将门诊用药保障机制覆盖范围从高血压、糖尿病扩大到心脑血管疾病。

（3）统一医保目录 统一城乡居民医保药品目录和医疗服务项目目录，明确药品和医疗服务支付范围。各省（区、市）要按照国家基本医疗保险用药管理和基本药物制度有关规定，遵循临床必需、安全有效、价格合理、技术适宜、基金可承受的原则，在现有目录的基础上，适当考虑参保人员需求变化进行调整，有增有减、有控有扩，做到种类基本齐全、结构总体合理。

（4）统一定点管理 统一城乡居民医保定点机构管理办法，强化定点服务协议管理，建立健全考核评价机制和动态的准入退出机制。对非公立医疗机构与公立医疗机构实行同等的定点管理政策。

（5）统一基金管理 城乡居民医保执行国家统一的基金财务制度、会计制度和基金预决算管理制度。城乡居民医保基金纳入财政专户，实行"收支两条线"管理。基金独立核算、专户管理，任何单位和个人不得挤占挪用。

（6）建立连续参保激励机制 2024年8月1日国务院办公厅发布《关于健全基本医疗保参保长效机制的指导意见》。提出建立对居民医保连续参保人员和零报销人员的大病保险待遇激励机制。自2025年起，对断保人员再参保的，可降低大病保险最高支付限额；对连续参加居民医保满4年的参保人员，之后每连续参保1年，可适当提高大病保险最高支付限额。对当年基金零报销的居民医保参保人员，次年可提高大病保险最高支付限额。连续参保激励和零报销激励，原则上每次提高限额均不低于1000元，累计提高总额不超过所在统筹地区大病保险原封顶线的20%。居民发生大病报销并使用奖励额度后，前期积累的零报销激励额度清零。断保之后再次参保的，连续参保年数重新计算。具体政策标准由各省份根据医保基金承受能力等实际情况确定。

自2025年起，除新生儿等特殊群体外，对未在居民医保集中参保期内参保或未连续参保的人员，设置参保后固定待遇等待期3个月；其中，未连续参保的，每多断保1年，原则上在固定待遇等待期基础上增加变动待遇等待期1个月，参保人员可通过缴费修复变动待遇等待期，每多缴纳1年可减少1个月变动待遇等待期，连续断缴4年及以上的，修复后固定待遇等待期和变动待遇等待期之和原则上不少于6个月。缴费参照当年参保地的个人缴费标准。等待期具体标准由各省份根据自身情况确定。

据公报显示，2023年，城乡居民医保参保96294万人。参保人员享受待遇26.1亿人次，比上年增长21.1%。其中，普通门急诊20.8亿人次，门诊慢特病3.4亿人次，住院2亿人次。次均住院费用7674元，居民医保参保人员住院率为20.7%，次均住院床日8.8天。2023年，居民医保参保人员医药费用19581.56亿元，比上年增长19.4%。居民医保住院费用目录内基金支付比例68.1%。2023年，居民医保基金收入10569.71亿元，支出10457.65亿元，当期结存112.06亿元，累计结存7663.70亿元。

（二）补充医疗保险制度

补充医疗保险保障参保群众基本医疗保险之外个人负担的符合社会保险相关规定的医疗费用。制度安排有三种：①对居民医保参保患者发生的符合规定的高额医疗费用给予进一步保障的城乡居民大病保险；②对参保职工发生的符合规定的高额医疗费用给予进一步保障的职工大额医疗费用补助；③公务员医疗补助。

（三）医疗救助制度

医疗救助是帮助困难群众获得基本医疗保险服务并减轻其医疗费用负担的制度安排。主要包括对救助对象参加居民医保的个人缴费部分给予资助，以及对救助对象经基本医疗保险、补充医疗保险支付后，个人及家庭难以承受的符合规定的自付医疗费用给予救助。

医疗救助公平覆盖医疗费用负担较重的困难职工和城乡居民，根据救助对象类别实施分类救助。对低保对象、特困人员、低保边缘家庭成员和纳入监测范围的农村易返贫致贫人口，按规定给予救助。对不符合低保、特困人员救助供养或低保边缘家庭条件，但因高额医疗费用支出导致家庭基本生活出现严重困难的大病患者（以下称因病致贫重病患者），根据实际给予一定救助。

救助费用主要覆盖救助对象在定点医药机构发生的住院费用、因慢性病需长期服药或患重特大疾病需长期门诊治疗的费用。由医疗救助基金支付的药品、医用耗材、诊疗项目原则上应符合国家有关基本医保支付范围的规定。基本医保、大病保险起付线以下的政策范围内个人自付费用，按规定纳入救助保障。

按救助对象家庭困难情况，分类设定年度救助起付标准（以下简称起付标准）。对低保对象、特困人员原则上取消起付标准，暂不具备条件的地区，其起付标准不得高于所在统筹地区上年居民人均可支配收入的 5%，并逐步探索取消起付标准。低保边缘家庭成员起付标准按所在统筹地区上年居民人均可支配收入的 10% 左右确定，因病致贫重病患者按 25% 左右确定。对低保对象、特困人员符合规定的医疗费用可按不低于 70% 的比例救助，其他救助对象救助比例原则上略低于低保对象。

（四）医保支付方式改革

医保支付是基本医疗管理和深化医改的重要环节，是调节医疗服务行为、引导医疗资源配置的重要杠杆，是保障群众获得优质医药服务、提高基金使用效率的关键环节，是深化医疗保障改革、推动医保高质量发展的必然要求。

2017 年 6 月发布的《国务院办公厅关于进一步深化基本医疗保险支付方式改革的指导意见》提出，自 2017 年起，进一步加强医保基金预算管理，全面推行以按病种付费为主的多元复合式医保支付方式。对住院医疗服务，主要按病种、按疾病诊断相关分组付费，长期、慢性病住院医疗服务可按床日付费；对基层医疗服务，可按人头付费，积极探索将按人头付费与慢性病管理相结合；对不宜打包付费的复杂病例和门诊费用，可按项目付费。探索符合中医药服务特点的支付方式，鼓励提供和使用适宜的中医药服务。各地要选择一定数量的病种实施按病种付费，国家选择部分地区开展按疾病诊断相关分组（DRGs）付费试点。

2020 年 3 月发布的《中共中央 国务院关于深化医疗保障制度改革的意见》提出持续推进医保支付方式改革。大力推进大数据应用，推行以按病种付费为主的多元复合式医保支付方式，推广按疾病诊断相关分组付费，医疗康复、慢性精神疾病等长期住院按床日付费，门诊特殊慢性病按人头付费。探索医疗服务与药品分开支付。适应医疗服务模式发展创新，完善医保基金支付方式和结算管理机制。

2020 年 10 月发布的《国家医疗保障局办公室关于印发区域点数法总额预算和按病种分值付费试点工作方案的通知》提出将统筹地区医保总额预算与点数法相结合，住院以按病种分值付费为主的多元复合支付方式，以地级市统筹区为单位遴选统筹地区开展试点工作。按病种分值付费（Diagnosis-Intervention Packet，DIP）是利用大数据优势所建立的完整管理体系，发掘"疾病诊断＋治疗方式"的共性特征对病案数据进行客观分类，在一定区域范围的全样本病例数据中形成每一个疾病与治疗方式组合的标化定位，客观反映疾病严重程度、治疗复杂状态、资源消耗水平与临床行为规范，可应用于医保支付、基金监管、医院管理等领域。在总额预算机制下，根据年度医保支付总额、医保支付比例及各医疗机构病例的总分值计算分值点值。医保部门基于病种分值和分值点值形成支付标准，对医疗机构每一病例实现标准化支付，不再以医疗服务项目费用支付。

2021 年 11 月发布的《国家医疗保障局关于印发 DRG/DIP 支付方式改革三年行动计划的通知》提出从 2022 到 2024 年，全面完成 DRG/DIP 付费方式改革任务，推动医保高质量发展。到 2024 年底，全国所有统筹地区全部开展 DRG/DIP 付费方式改革工作，先期启动试点地区不断巩固改革成果；到 2025 年底，DRG/DIP 支付方式覆盖所有符合条件的开展住院服务的医疗机构，基本实现病种、医保基金全覆盖。

截至 2022 年底，全国 30 个按疾病诊断相关分组（DRG）付费国家试点城市和 71 个区域点数法总额预算和按病种分值（DIP）付费原国家试点城市平稳运行。各地积极行动，完成 DRG/DIP 支付方式改革三年行动计划覆盖 40% 统筹地区的目标。全国 206 个统筹地区实现 DRG/DIP 实际付费。

二、基本医疗保险药品的管理

2020 年 7 月 30 日国家医疗保障局发布 1 号局令《基本医疗保险用药管理暂行办法》，该办法自 2020 年 9 月 1 日起施行。各级医疗保障部门对基本医疗保险用药范围的确定、调整，以及基本医疗保险用药的支付、管理和监督等，适用本办法。

（一）《基本医疗保险药品目录》确定

1. 基本医疗保险用药范围 通过制定《基本医疗保险药品目录》（以下简称《药品目录》）进行管理，符合《药品目录》的药品费用，按照国家规定由基本医疗保险基金支付。《药品目录》实行通用名管理，《药品目录》内药品的同通用名药品自动属于基本医疗保险基金支付范围。

考点提示：《药品目录》支付范围

2. 基本医疗保险用药管理原则 基本医疗保险用药管理坚持以人民为中心的发展思想，切实保障参保人员合理的用药需求；坚持"保基本"的功能定位，既尽力而为，又量力而行，用药保障水平与基本医疗保险基金和参保人承受能力相适应；坚持分级管理，明确各层级职责和权限；坚持专家评审，适应临床技术进步，实现科学、规范、精细、动态管理；坚持中西药并重，充分发挥中药和西药各自优势。

知识链接

基本医疗保险用药管理机构

国务院医疗保障行政部门负责建立基本医疗保险用药管理体系，制定和调整全国范围内基本医疗保险用药范围，使用和支付的原则、条件、标准及程序等，组织制定、调整和发布国家《药品目录》并编制统一的医保代码，对全国基本医疗保险用药工作进行管理和监督。国家医疗保障经办机构受国务院医疗保障行政部门委托承担国家《药品目录》调整的具体组织实施工作。

省级医疗保障行政部门负责本行政区域内的基本医疗保险用药管理，制定本地区基本医疗保险用药管理政策措施，负责《药品目录》的监督实施等工作。

统筹地区医疗保障部门负责《药品目录》及相关政策的实施，按照医保协议对定点医药机构医保用药行为进行审核、监督和管理，按规定及时结算和支付医保费用，并承担相关的统计监测、信息报送等工作。

3.《药品目录》组成 《药品目录》由凡例、西药、中成药、协议期内谈判药品和中药饮片五部分组成。凡例是对《药品目录》的编排格式、名称剂型规范、备注等内容的解释和说明。西药部分，收载化学药品和生物制品。中成药部分，收载中成药和民族药。协议期内谈判药品部分，收载谈判协议有效期内的药品。中药饮片部分，收载基本医疗保险基金予以支付的饮片，并规定不得纳入基本医疗保险基金支付的饮片。

考点提示：《药品目录》组成

省级医疗保障行政部门按国家规定增补的药品单列。各省（自治区、直辖市）以国家《药品目录》为基础，按照国家规定的调整权限和程序将符合条件的民族药、医疗机构制剂、中药饮片纳入省级医保支付范围，按规定向国务院医疗保障行政部门备案后实施。

为维护临床用药安全和提高基本医疗保险基金使用效益，《药品目录》对部分药品的医保支付条件进行限定。

4. 《药品目录》的制定和调整　《药品目录》的制定和调整包括纳入、不纳入、直接调出、可以调出等情况。

（1）《药品目录》确定条件　纳入国家《药品目录》的药品应当是经国家药品监管部门批准，取得药品注册证书的化学药、生物制品、中成药（民族药），以及按国家标准炮制的中药饮片，并符合临床必需、安全有效、价格合理等基本条件。支持符合条件的基本药物按规定纳入《药品目录》。

考点提示：《药品目录》确定条件

（2）不纳入《药品目录》情况　以下药品不纳入《药品目录》：①主要起滋补作用的药品；②含国家珍贵、濒危野生动植物药材的药品；③保健药品；④预防性疫苗和避孕药品；⑤主要起增强性功能、治疗脱发、减肥、美容、戒烟、戒酒等作用的药品；⑥因被纳入诊疗项目等原因，无法单独收费的药品；⑦酒制剂、茶制剂，各类果味制剂（特别情况下的儿童用药除外），口腔含服剂和口服泡腾剂（特别规定情形的除外）等；⑧其他不符合基本医疗保险用药规定的药品。

考点提示：《药品目录》不纳入情况

（3）直接调出《药品目录》情况　《药品目录》内的药品，有下列情况之一的，经专家评审后，直接调出《药品目录》：①被药品监管部门撤销、吊销或者注销药品批准证明文件的药品；②被有关部门列入负面清单的药品；③综合考虑临床价值、不良反应、药物经济性等因素，经评估认为风险大于收益的药品；④通过弄虚作假等违规手段进入《药品目录》的药品；⑤国家规定的应当直接调出的其他情形。

考点提示：《药品目录》直接调出情况

（4）可以调出《药品目录》情况　《药品目录》内的药品，符合以下情况之一的，经专家评审等规定程序后，可以调出《药品目录》：①在同治疗领域中，价格或费用明显偏高且没有合理理由的药品；②临床价值不确切，可以被更好替代的药品；③其他不符合安全性、有效性、经济性等条件的药品。

考点提示：《药品目录》可以调出情况

（5）动态调整　国务院医疗保障行政部门建立完善动态调整机制，原则上每年调整一次。国务院医疗保障行政部门根据医保药品保障需求、基本医疗保险基金的收支情况、承受能力、目录管理重点等因素，确定当年《药品目录》调整的范围和具体条件，研究制定调整工作方案，依法征求相关部门和有关方面的意见并向社会公布。对企业申报且符合当年《药品目录》调整条件的药品纳入该年度调整范围。

国家医保局成立以来，在坚持"保基本"的前提下，建立了适应新药准入的医保目录动态调整机制，通过及时将创新药以合理价格纳入医保目录，并支持加快临床应用等方式，大力支持创新药发展。5 年内新上市药品在当年新增品种中的占比从 2019 年的 32% 提高至 2023 年的 97.6%。2023 年有 57 个品种实现了"当年获批、当年纳入目录"。新药从获批上市到纳入目录获得报销的时间，已从原来的 5 年左右降至 1 年多，80% 以上的创新药能在上市后 2 年内进入医保。

（6）调整方式与程序　中药饮片采用专家评审方式进行调整，其他药品的调整程序主要包括企业申报、专家评审、谈判或准入竞价、公布结果。

考点提示：《药品目录》调整方式

1）企业申报　建立企业（药品上市许可持有人，以下统称企业）申报制度。根据当年调整的范围，符合条件的企业按规定向国家医疗保障经办机构提交必要的资料。

2）专家评审　国家医疗保障经办机构按规定组织医学、药学、药物经济学、医保管理等方面专家，对符合当年《药品目录》调整条件的全部药品进行评审，并提出如下药品名单：①建议新增纳入《药品目录》的药品：经专家评审后，符合条件的国家组织集中采购中选药品或政府定价药品，可直接纳入《药品目录》；其他药品按规定提交药物经济学等资料。②原《药品目录》内建议直接调出的药品。该类药品直接从《药品目录》中调出。③原《药品目录》内建议可以调出的药品。该类药品按规定提交药物经济学等资料。④原《药品目录》内药品建议调整限定支付范围的。其中缩小限定支付范围或者扩大限定支付范围但对基本医疗保险基金影响较小的，可以直接调整；扩大限定支付范围且对基本医疗保险基金影响较大的，按规定提交药物经济学等资料。

3）谈判或准入竞价　国家医疗保障经办机构按规定组织药物经济学、医保管理等方面专家开展谈判或准入竞价。其中独家药品进入谈判环节，非独家药品进入企业准入竞价环节。谈判或者准入竞价成功的，纳入《药品目录》或调整限定支付范围；谈判或者准入竞价不成功的，不纳入或调出《药品目录》，或者不予调整限定支付范围。

4）公布结果　国务院医疗保障行政部门负责确定并印发《药品目录》，公布调整结果。

（二）《药品目录》使用

协议期内谈判药品原则上按照支付标准直接挂网采购。协议期内，谈判药品的同通用名药品在价格不高于谈判支付标准的情况下，按规定挂网采购。其他药品按照药品招采有关政策执行。

在满足临床需要的前提下，医保定点医疗机构须优先配备和使用《药品目录》内药品。逐步建立《药品目录》与定点医疗机构药品配备联动机制，定点医疗机构根据《药品目录》调整结果及时对本医疗机构用药目录进行调整和优化。

（三）医保用药支付

参保人使用《药品目录》内药品发生的费用，符合以下条件的，可由基本医疗保险基金支付：①以疾病诊断或治疗为目的；②诊断、治疗与病情相符，符合药品法定适应症及医保限定支付范围；③由符合规定的定点医药机构提供，急救、抢救的除外；④由统筹基金支付的药品费用，应当凭医生处方或住院医嘱；⑤按规定程序经过药师或执业药师的审查。

考点提示：基金支付的条件

发生严重危害群众健康的公共卫生事件或紧急情况时，国务院医疗保障行政部门可临时调整或授权省级医疗保障行政部门临时调整医保药品支付范围。

1. 分类　国家《药品目录》中的西药和中成药分为"甲类药品"和"乙类药品"。"甲类药品"是临床治疗必需、使用广泛、疗效确切、同类药品中价格或治疗费用较低的药品。"乙类药品"是可供临床治疗选择使用，疗效确切、同类药品中比"甲类药品"价格或治疗费用略高的药品。协议期内谈判药品纳入"乙类药品"管理。

考点提示：两类药品特点和不同支付方法

各省级医疗保障部门按国家规定纳入《药品目录》的民族药、医疗机构制剂纳入"乙类药品"管理。中药饮片的"甲乙分类"由省级医疗保障行政部门确定。

医保药品目录列出了基本医疗保险、工伤保险和生育保险基金准予支付的中药饮片，同时列出了不得纳入基金支付的饮片范围。同时，目录还包括限工伤保险基金准予支付费用的品种，限生育保险基金准予支付费用的品种。

表 2 – 5　2020～2024 年医保药品目录药品数量情况

实施年份	西药	中成药	总数	其中：协议期内谈判药品	中药饮片
2020	1322	1321	2643	97	892
2021	1426	1374	2800	221（162 + 59）	892
2022	1486	1374	2860	275（213 + 62）	892
2023	1586	1381	2967		892
2024	1698	1390	3088	430（363 + 67）	892

2. 支付方式　参保人使用"甲类药品"按基本医疗保险规定的支付标准及分担办法支付；使用"乙类药品"按基本医疗保险规定的支付标准，先由参保人自付一定比例后，再按基本医疗保险规定的分担办法支付。"乙类药品"个人先行自付的比例由省级或统筹地区医疗保障行政部门确定。工伤保险和生育保险支付药品费用时不区分甲乙类。

3. 医保药品支付标准　医保药品支付标准（以下简称支付标准）是基本医疗保险参保人员使用《药品目录》内药品时，基本医疗保险基金支付药品费用的基准。建立《药品目录》准入与支付标准衔接机制。除中药饮片外，原则上新纳入《药品目录》的药品同步确定支付标准。

基本医疗保险基金依据药品的支付标准以及医保支付规定向定点医疗机构和定点零售药店支付药品费用。独家药品通过准入谈判的方式确定支付标准。非独家药品中，国家组织药品集中采购（以下简称集中采购）中选药品，按照集中采购有关规定确定支付标准；其他非独家药品根据准入竞价等方式确定支付标准。执行政府定价的麻醉药品和第一类精神药品，支付标准按照政府定价确定。

原则上谈判药品协议有效期为两年。协议期内，如有谈判药品的同通用名药物（仿制药）上市，医保部门可根据仿制药价格水平调整该药品的支付标准，也可以将该通用名纳入集中采购范围。协议期满后，如谈判药品仍为独家，周边国家及地区的价格等市场环境未发生重大变化且未调整限定支付范围或虽然调整了限定支付范围但对基本医疗保险基金影响较小的，根据协议期内基本医疗保险基金实际支出（以医保部门统计为准）与谈判前企业提交的预算影响分析进行对比，按相关规则调整支付标准，并续签协议。

知识链接

限定支付范围

《药品目录》中"备注"栏中对部分药品规定了限定支付范围，是指符合规定情况下参保人员发生的药品费用，可按规定由基本医疗保险或生育保险基金支付。工伤保险支付药品费用时不受限定支付范围限制。经办机构在支付费用前，应核查相关证据。

1. "备注"一栏标注了适应症的药品，是指参保人员出现适应症限定范围情况并有相应的临床体征及症状、实验室和辅助检查证据以及相应的临床诊断依据，使用该药品所发生的费用可按规定支付。适应症限定不是对药品法定说明书的修改，临床医师应根据病情和药品说明书合理用药。

2. "备注"一栏标注了二线用药的药品，支付时应有使用一线药品无效或不能耐受的证据。

3. "备注"一栏标为"限工伤保险"的药品，是仅限于工伤保险基金支付的药品，不属于基本医疗保险、生育保险基金支付范围。

4. "备注"一栏标为"限生育保险"的药品，是生育保险基金可以支付的药品，城乡居民参保人员发生的与生育有关的费用时也可支付。

（四）医保用药的管理与监督

综合运用协议、行政、司法等手段，加强《药品目录》及用药政策落实情况的监管，提升医保用药安全性、有效性、经济性。

定点医药机构应健全组织机构，完善内部制度规范，建立健全药品"进、销、存"全流程记录和管理制度，提高医保用药管理能力，确保医保用药安全合理。将《药品目录》和相关政策落实责任纳入定点医药机构协议内容，强化用药合理性和费用审核，定期开展监督检查。将医保药品备药率、非医保药品使用率等与定点医疗机构的基金支付挂钩。加强定点医药机构落实医保用药管理政策，履行药品配备、使用、支付、管理等方面职责的监督检查。

建立目录内药品企业监督机制，引导企业遵守相关规定。将企业在药品推广使用、协议遵守、信息报送等方面的行为与《药品目录》管理挂钩。

基本医疗保险用药管理工作主动接受纪检监察部门和社会各界监督。加强专家管理，完善专家产生、利益回避、责任追究等机制。加强内控制度建设，完善投诉举报处理、利益回避、保密等内部管理制度，落实合法性和公平竞争审查制度。对于调入或调出《药品目录》的药品，专家应当提交评审结论和报告。逐步建立评审报告公开机制，接受社会监督。

（五）医保谈判药品

国家医保药品谈判是党中央、国务院的重大决策部署。国家医保谈判药品（以下简称谈判药品）落地涉及广大参保患者切身利益，对更好满足临床需求，提升医保基金使用效能具有重要意义。

1. 医疗机构配备使用　医疗机构是谈判药品临床合理使用的第一责任人。各定点医疗机构要落实合理用药主体责任，建立院内药品配备与医保药品目录调整联动机制，自新版目录正式公布后，要根据临床用药需求，及时统筹召开药事会，"应配尽配"。对于暂时无法纳入本医疗机构供应目录，但临床确有需求的谈判药品，可纳入临时采购范围，建立绿色通道，简化程序、缩短周期、及时采购。对于暂时无法配备的药品，要建立健全处方流转机制，通过"双通道"等渠道提升药品可及性。要健全内部管理制度，加强临床用药行为监管，规范医疗服务行为，确保谈判药品合理使用。

2. 双通道管理　"双通道"是指通过定点医疗机构和定点零售药店两个渠道，满足谈判药品供应保障、临床使用等方面的合理需求，并同步纳入医保支付的机制。为加强和规范"双通道"管理，进一步提升谈判药品供应保障水平，维护医保基金安全，保障参保患者利益，提升药品可及性，提出以下要求：①对谈判药品进行分类管理，重点将临床价值高、需求迫切、费用高的药品纳入"双通道"管理；②明确定点零售药店遴选的原则和程序，将资质合规、管理规范、信誉良好、布局合理，并且满足对所售药品已实现电子追溯等条件的定点零售药店纳入"双通道"管理，建立健全"双通道"定点零售药店退出机制，适度竞争、有进有出、动态调整；③建立药品质量安全全程监管和追溯机制，落实存储、配送、使用等环节安全责任，确保"双通道"谈判药品质量安全；④完善支付政策，确保"双通道"谈判药品得到合理支付，减轻患者负担；⑤坚持便民利民原则，鼓励具备条件的定点医药机构开展预约就诊、送药上门等服务。让信息多跑路，患者少跑路，整合基本医保、大病保险、医疗救助服务，大力推进"双通道"一站式结算；⑥加强用药全过程监管，完善细化医保用药审核规则，引入智能监控，防范基金风险，确保基金安全；⑦加强领导，扎实推进。"双通道"是一项全新的政策安排，涉及报销渠道和政策的调整，需要加强组织领导，并做好与相关政策的衔接。

截至 2023 年 10 月底，2022 年版药品目录协议期内谈判药品在全国 23.92 万家定点医疗机构配备，其中定点医疗机构和定点零售药店分别为 6.67 万家和 17.25 万家。

任务五　药品不良反应报告和监测管理

▶ 情境导入

情境：小张在药店实习期间，遇到一顾客因服阿莫西林胶囊引发的过敏反应，症状与该药品说明书中不良反应项下描述的过敏反应表现相吻合。顾客以店员没有事先告知、药品质量有问题等为由，要求药店负责其检查、治疗费用。

思考：1. 什么是药品不良反应？

2. 药店对药品不良反应有责任吗？

3. 应怎样看待这两家药店的行为？

一、药品不良反应及相关术语

药品不良反应（Adverse Drug Reaction，缩写 ADR），是指合格药品在正常用法用量下出现的与用药目的无关的有害反应。

考点提示：药品不良反应的概念

严重药品不良反应，是指因使用药品引起以下损害情形之一的反应：①导致死亡；②危及生命；③致癌、致畸、致出生缺陷；④导致显著的或者永久的人体伤残或者器官功能的损伤；⑤导致住院或者住院时间延长；⑥导致其他重要医学事件，如不进行治疗可能出现上述所列情况的。

新的药品不良反应，是指药品说明书中未载明的不良反应。说明书中已有描述，但不良反应发生的性质、程度、后果或者频率与说明书描述不一致或者更严重的，按照新的药品不良反应处理。

药品不良反应是药品固有特性所引起的，任何药品都有可能引起不良反应。

药品不良反应报告和监测，是指药品不良反应的发现、报告、评价和控制的过程。

药品不良事件（ADE）是指药物治疗期间所发生的任何不利的医学事件，但该事件并非一定与用药有因果关系。

药品群体不良事件，是指同一药品在使用过程中，在相对集中的时间、区域内，对一定数量人群的身体健康或者生命安全造成损害或者威胁，需要予以紧急处置的事件。

同一药品：指同一生产企业生产的同一药品名称、同一剂型、同一规格的药品。

药品重点监测，是指为进一步了解药品的临床使用和不良反应发生情况，研究不良反应的发生特征、严重程度、发生率等，开展的药品安全性监测活动。

药物警戒：是指对药品不良反应和其他与药品有关的安全问题进行收集、监测、评价和控制的活动。

二、建立药品不良反应报告制度的目的

有些药品不良反应是难预测的。而且新药上市前临床试验的样本量有限（500～3000 人），病种单一，多数情况下排除特殊人群（老人、孕妇和儿童），因此一些罕见不良反应、迟发性反应、发生于特殊人群的不良反应难于发现。有些问题必须在大量人群使用后方能发现。因此，应警惕药品的不良反应，尤其应警惕新上市药品的不良反应。

目前，我国药品安全监管的工作重点正在从药品上市前严格审批到上市前严格把关与上市后安全性监测、再评价两者并重转移，药品不良反应（ADR）监测与再评价逐渐成为药品安全监管、促进

公众合理用药、保护公众用药安全的重要技术保障。

自 2006 年以来，亮菌甲素（齐二药事件）、鱼腥草注射剂、盐酸克林霉素磷酸酯（欣弗事件）、静丙（广州佰易事件）、甲氨蝶呤、阿糖胞苷（上海华联事件）以及康泰克、万络、关木通、肝素钠、茵栀黄、双黄连、糖脂宁、痔血胶囊等药品因为不良反应事件严重而被停用。回溯全部事件，在每起事件的发现、报告、评价、控制等环节，建设中的 ADR 监测体系和药品严重不良事件应急处理机制发挥了至关重要的作用。

建立报告制度的主要目的就是为了进一步了解药品的不良反应情况，及时发现新的、严重的药品不良反应，以便国家药品监督管理部门及时对有关药品加强管理，避免同样药品、同样不良反应的重复发生，保护更多人的用药安全和身体健康。

《药品管理法》明确规定国家建立药物警戒制度，对 ADR 进行监测、识别、评估和控制，ADR 监测是全社会的共同义务，是所有涉药单位的法律职责，是各级政府主管部门的法定职能。卫生部《药品不良反应报告和监测管理办法》已于 2011 年 5 月发布，自 2011 年 7 月 1 日起施行。2021 年 5 月 7 日，国家药品监督管理局 2021 年第 65 号公告发布《药物警戒质量管理规范》，自 2021 年 12 月 1 日起施行。对督促药品上市许可持有人和药品注册申请人按要求建立并持续完善药物警戒体系，规范开展药物警戒活动进行了规范。

表 2-6 药品不良反应监测与药物警戒的不同点

	药品不良反应监测	药物警戒
监测对象及内容	质量合格药品、正常用法用量使用、出现与治疗目的无关的有害反应	1. 增加监测对象：低于法定标准的药品、药物与化合物、相互作用等 2. 增加监测内容：药物治疗错误、药物滥用等所有与药物相关的安全问题
时间范围	药品上市后阶段	贯穿于药品上市前和上市后的全过程
工作本质	被动地收集、分析和监测药品不良信息	积极主动地开展药物安全性评价的各项相关工作
方法手段	自发报告体系、集中监测、处方事件监测、数据库链接等	除自发报告体系、集中监测、处方事件监测、数据库链接外，还包括药物流行病学和实验室研究
目的	主要是诊断和治疗个体患者时识别具体药物可能导致的有害效果，目的在于改进个体患者的治疗方案，减少不良反应的发生	目的在于保护公众健康，通过识别和分析药物相关的数据来提高药物整体的安全性。这包括评估药物的风险管理策略，以及在必要时采取行动，如修改用药指导或市场撤回

三、药品不良反应的分类

目前，药品不良反应分类有很多种，这里仅介绍一种最简单的药理学分类。这种分类是根据药品不良反应与药理作用的关系将药品不良反应分为三类：A 型反应、B 型反应和 C 型反应。

A 型反应是由药物的药理作用增强所致，其特点是可以预测，常与剂量有关，停药或减量后症状很快减轻或消失，发生率高，但死亡率低。通常包括副作用、毒性作用、后遗效应、继发反应等。

B 型反应是与正常药理作用完全无关的一种异常反应，一般很难以预测，常规毒理学筛选不能发现，发生率低，但死亡率高。包括特异性遗传素质反应、药物过敏反应等。

C 型反应是指 A 型和 B 型反应之外的异常反应。一般在长期用药后出现，潜伏期较长，没有明确的时间关系，难以预测。

考点提示：不良反应分类

四、药品不良反应评价标准

临床发生的不良反应，可根据以下五个要点判断是否与药物有关以及是否某种药物引起的药物不良反应。

1. 用药与不良反应/事件的出现有无合理的时间关系。

2. 反应是否符合该药已知的不良反应类型。

3. 停药或减量后，反应是否消失或减轻。

4. 再次使用可疑药品是否再次出现同样反应/事件。

5. 反应/事件是否可用并用药的作用、患者病情的进展、其他治疗的影响来解释。

在进行药品不良反应评价时，可根据以上五个原则对关联性作出评价。例如，在不良反应分析的五个原则选项中，前四个选项都选择"是"，则关联性评价应选"肯定"；前四个选项中有三个选择"是"，则关联性评价应选"很可能"；前四个选项中有两个选择"是"，则关联性评价应选"可能"。

五、药品不良反应的报告和监测管理

（一）管理机构

1. 行政管理机构 国家药品监督管理部门负责全国药品不良反应报告和监测的管理工作，省、自治区、直辖市药品监督管理部门，设区的市级、县级药品监督管理部门负责本行政区域内药品不良反应报告和监测的管理工作。

2. 技术管理机构 国家药品不良反应监测中心负责全国药品不良反应报告和监测的技术工作。省级药品不良反应监测机构、设区的市级、县级药品不良反应监测机构负责本行政区域内的药品不良反应报告和监测的技术工作。

（二）报告主体

药品上市许可持有人为药品安全责任的主体，应当开展药品上市后不良反应监测，主动收集、跟踪分析疑似药品不良反应信息，对已识别风险的药品及时采取风险控制措施。药品上市许可持有人、药品生产企业、药品经营企业和医疗机构应当经常考察本单位所生产、经营、使用的药品质量、疗效和不良反应。发现疑似不良反应的，应当及时向药品监督管理部门和卫生健康主管部门报告。

考点提示：责任报告单位

药品上市许可持有人、药品生产企业、药品经营企业和医疗机构应当建立药品不良反应报告和监测管理制度。药品上市许可持有人、药品生产企业应当设立专门机构并配备专职人员，药品经营企业和医疗机构应当设立或者指定机构并配备专（兼）职人员，承担本单位的药品不良反应报告和监测工作。

考点提示：机构及人员的设置

从事药品不良反应报告和监测的工作人员应当具有医学、药学、流行病学或者统计学等相关专业知识，具备科学分析评价药品不良反应的能力。

（三）药品不良反应的报告时限和要求

药品上市许可持有人、药品生产企业、药品经营企业和医疗机构获知或者发现可能与用药有关的不良反应，应当通过国家药品不良反应监测信息网络报告；不具备在线报告条件的，应当通过纸质报表报所在地药品不良反应监测机构，由所在地药品不良反应监测机构代为在线报告。报告内容应当真实、完整、准确。

药品上市许可持有人、药品生产企业、药品经营企业和医疗机构发现或者获知新的、严重的药品不良反应应当在 15 日内报告，其中死亡病例须立即报告；其他药品不良反应应当在 30 日内报告。有随访信息的，应当及时报告。

药品上市许可持有人、药品生产企业应当对获知的死亡病例进行调查，详细了解死亡病例的基本信息、药品使用情况、不良反应发生及诊治情况等，并在 15 日内完成调查报告，报药品生产企业所在地的省级药品不良反应监测机构。

考点提示：责任报告单位的报告时限及要求

个人发现新的或者严重的药品不良反应，可以向经治医师报告，也可以向药品上市许可持有人、药品生产企业、药品经营企业或者当地的药品不良反应监测机构报告，必要时提供相关的病历资料。

考点提示：个人报告要求

新药监测期内的国产药品应当报告该药品的所有不良反应；其他国产药品，报告新的和严重的不良反应。

考点提示：报告范围

进口药品自首次获准进口之日起 5 年内，报告该进口药品的所有不良反应；满 5 年的，报告新的和严重的不良反应。

（四）药品群体不良事件的报告和要求

药品上市许可持有人、药品生产企业、药品经营企业和医疗机构获知或者发现药品群体不良事件后，应当立即通过电话或者传真等方式报所在地的县级药品监督管理部门、卫生行政部门和药品不良反应监测机构，必要时可以越级报告；同时填写《药品群体不良事件基本信息表》，对每一病例还应当及时填写《药品不良反应/事件报告表》，通过国家药品不良反应监测信息网络报告。

考点提示：群体不良事件的报告要求

药品上市许可持有人、药品生产企业获知药品群体不良事件后应当立即开展调查，详细了解药品群体不良事件的发生、药品使用、患者诊治以及药品生产、储存、流通、既往类似不良事件等情况，在 7 日内完成调查报告，报所在地省级药品监督管理部门和药品不良反应监测机构；同时迅速开展自查，分析事件发生的原因，必要时应当暂停生产、销售、使用和召回相关药品，并报所在地省级药品监督管理部门。

药品经营企业发现药品群体不良事件应当立即告知药品上市许可持有人、药品生产企业，同时迅速开展自查，必要时应当暂停药品的销售，并协助药品生产企业采取相关控制措施。

医疗机构发现药品群体不良事件后应当积极救治患者，迅速开展临床调查，分析事件发生的原因，必要时可采取暂停药品的使用等紧急措施。

药品监督管理部门可以采取暂停生产、销售、使用或者召回药品等控制措施。卫生行政部门应当采取措施积极组织救治患者。

卫生健康主管部门特别要求，医疗机构要严格执行《药品不良反应报告和监测管理办法》的有关规定，指定专、兼职人员负责本单位使用药品的 ADR 报告和监测工作，发现可能与用药有关的 ADR 要详细记录、调查、分析、评价、处理，并在规定期限内向所在地的省级 ADR 监测中心报告，必要时可以按规定越级报告。各级卫生主管部门在职责范围内，依法对已确认的 ADR 采取相关的紧急措施。

考点提示：医疗机构不良反应监测的工作内容

（五）境外发生的严重药品不良反应

进口药品和国产药品在境外发生的严重药品不良反应（包括自发报告系统收集的、上市后临床研究发现的、文献报道的），药品上市许可持有人、药品生产企业应当填写《境外发生的药品不良反应/事件报告表》，自获知之日起 30 日内报送国家药品不良反应监测中心。

进口药品和国产药品在境外因药品不良反应被暂停销售、使用或者撤市的，药品上市许可持有人、药品生产企业应当在获知后 24 小时内书面报国家药品监督管理局和国家药品不良反应监测中心。

（六）管理机构在不良反应（事件）监测中的职责

1. 个例药品不良反应 设区的市级、县级药品不良反应监测机构应当对收到的药品不良反应报告的真实性、完整性和准确性进行审核。严重药品不良反应报告的审核和评价应当自收到报告之日起 3 个工作日内完成，其他报告的审核和评价应当在 15 个工作日内完成。

设区的市级、县级药品不良反应监测机构应当对死亡病例进行调查，详细了解死亡病例的基本信息、药品使用情况、不良反应发生及诊治情况等，自收到报告之日起 15 个工作日内完成调查报告，报同级药品监督管理部门和卫生行政部门，以及上一级药品不良反应监测机构。

省级药品不良反应监测机构应当在收到下一级药品不良反应监测机构提交的严重药品不良反应评价意见之日起 7 个工作日内完成评价工作。对死亡病例，事件发生地和药品生产企业所在地的省级药品不良反应监测机构均应当及时根据调查报告进行分析、评价，必要时进行现场调查，并将评价结果报省级药品监督管理部门和卫生行政部门，以及国家药品不良反应监测中心。

国家药品不良反应监测中心应当及时对死亡病例进行分析、评价，并将评价结果报国家药品监督管理局和卫生健康主管理部门。

2. 药品群体不良事件 设区的市级、县级药品监督管理部门获知药品群体不良事件后，应当立即与同级卫生行政部门联合组织开展现场调查，并及时将调查结果逐级报至省级药品监督管理部门和卫生行政部门。

省级药品监督管理部门与同级卫生行政部门联合对设区的市级、县级的调查进行督促、指导，对药品群体不良事件进行分析、评价，对本行政区域内发生的影响较大的药品群体不良事件，还应当组织现场调查，评价和调查结果应当及时报国家药品监督管理局和卫生健康主管理部门。

对全国范围内影响较大并造成严重后果的药品群体不良事件，国家药品监督管理局应当与卫生健康主管理部门联合开展相关调查工作。

3. 境外发生的严重药品不良反应 国家药品不良反应监测中心应当对收到的药品不良反应报告进行分析、评价，每半年向国家药品监督管理局和卫生健康主管理部门报告，发现提示药品可能存在安全隐患的信息应当及时报告。

（七）药品重点监测

药品上市许可持有人、药品生产企业应当经常考察本企业生产药品的安全性，对新药监测期内的药品和首次进口 5 年内的药品，应当开展重点监测，并按要求对监测数据进行汇总、分析、评价和报告；对本企业生产的其他药品，应当根据安全性情况主动开展重点监测。

省级以上药品监督管理部门根据药品临床使用和不良反应监测情况，可以要求药品上市许可持有人、药品生产企业对特定药品进行重点监测；必要时，也可以直接组织药品不良反应监测机构、医疗机构和科研单位开展药品重点监测。

（八）评价与控制

1. 药品上市许可持有人、药品生产企业、经营企业和医疗机构 药品上市许可持有人、药品生产企业应当对收集到的药品不良反应报告和监测资料进行分析、评价，并主动开展药品安全性研究。药品上市许可持有人、药品生产企业对已确认发生严重不良反应的药品，应当通过各种有效途径将药品不良反应、合理用药信息及时告知医务人员、患者和公众；采取修改标签和说明书，暂停生产、销售、使用和召回等措施，减少和防止药品不良反应的重复发生。对不良反应大的药品，应当主动申请注销其批准证明文件。

药品上市许可持有人、药品生产企业应当将药品安全性信息及采取的措施报所在地省级药品监督管理部门和国家药品监督管理局。

药品经营企业和医疗机构应当对收集到的药品不良反应报告和监测资料进行分析和评价，并采取有效措施减少和防止药品不良反应的重复发生。

考点提示：控制措施

2. 管理部门 省级药品不良反应监测机构应当每季度对收到的药品不良反应报告进行综合分析，提取需要关注的安全性信息，并进行评价，提出风险管理建议，及时报省级药品监督管理部门、卫生行政部门和国家药品不良反应监测中心。省级药品监督管理部门根据分析评价结果，可以采取暂停生产、销售、使用和召回药品等措施，并监督检查，同时将采取的措施通报同级卫生行政部门。

国家药品不良反应监测中心应当每季度对收到的严重药品不良反应报告进行综合分析，提取需要关注的安全性信息，并进行评价，提出风险管理建议，及时报国家药品监督管理局和卫生健康主管理部门。

国家药品监督管理局根据药品分析评价结果，可以要求药品上市许可持有人、药品生产企业开展药品安全性、有效性相关研究。必要时，应当采取责令修改药品说明书，暂停生产、销售、使用和召回药品等措施，对不良反应大的药品，应当撤销药品批准证明文件，并将有关措施及时通报卫生健康主管理部门。

考点提示：各级管理部门可采取的控制措施

省级以上药品不良反应监测机构根据分析评价工作需要，可以要求药品上市许可持有人、药品生产企业、药品经营企业和医疗机构提供相关资料，相关单位应当积极配合。

知识拓展

2023 年我国药品不良反应监测年度报告

2024 年 3 月 26 日《国家药品不良反应监测年度报告（2023 年）》发布。2023 年，国家药品不良反应监测网络共收到药品不良反应/事件报告 241.9 万份。其中，新的和严重的药品不良反应/事件报告 83.3 万份，占同期报告总数的 34.5%。药品不良反应报告县级覆盖率达到 98.5%，全国每百万人口平均报告数量达到 1716 份。统计分析显示，按药品类别统计，2023 年药品不良反应/事件报告涉及的怀疑药品，化学药占 81.2%、中药占 12.6%、生物制品占 3.8%、无法分类占 2.4%。抗感染药报告数量仍居首位，按给药途径统计，2023 年药品不良反应/事件报告中，注射给药占 56.3%、口服给药占 34.4%、其他给药途径占 8.9%。

拓展任务 药品召回

》情境导入

情境：小王是某药店员工，有一天，该店质量负责人通知其将店内正在销售的扶正散结合剂下架，打包好送回给生产企业，该药品存在安全隐患，厂家需要将药品召回。

思考：1. 什么是药品召回？

2. 什么情况下需要实施药品召回？

一、药品召回和药品安全隐患

药品召回，是指药品上市许可持有人（以下称持有人）按照规定的程序收回已上市的存在质量问题或者其他安全隐患药品，并采取相应措施，及时控制风险、消除隐患的活动。

考点提示：概念

质量问题或者其他安全隐患，是指由于研制、生产、储运、标识等原因导致药品不符合法定要求，或者其他可能使药品具有的危及人体健康和生命安全的不合理危险。

二、药品召回的分类分级

药品召回分两类、三级，有利于风险控制。

考点提示：药品召回的分级

两类即主动召回和责令召回。主动召回是持有人经调查评估后，确定药品存在质量问题或者其他安全隐患的，决定并实施召回，同时通过企业官方网站或者药品相关行业媒体向社会发布召回信息。责令召回是指药品监督管理部门经过调查评估，认为持有人应当召回药品而未召回的或药品监督管理部门经对持有人主动召回结果审查，认为持有人召回药品不彻底的，责令持有人召回药品。

三级是根据药品质量问题或者其他安全隐患的严重程度来区分的。一级召回是使用该药品可能或者已经引起严重健康危害的；二级召回是使用该药品可能或者已经引起严重健康危害的；三级召回是使用该药品一般不会引起健康危害，但由于其他原因需要收回的。

三、持有人、药品生产、经营企业和使用单位有关药品召回的义务

1. 持有人的义务　持有人是控制风险和消除隐患的责任主体，应当建立并完善药品召回制度，收集药品质量和安全的相关信息，对可能存在的质量问题或者其他安全隐患进行调查、评估，及时召回存在质量问题或者其他安全隐患的药品。

持有人应当按规定建立并实施药品追溯制度，保存完整的购销记录，保证上市药品的可溯源。

2. 药品生产企业、药品经营企业和使用单位的义务　药品生产企业、药品经营企业、药品使用单位应当积极协助持有人对可能存在质量问题或者其他安全隐患的药品进行调查、评估，主动配合持有人履行召回义务，按照召回计划及时传达、反馈药品召回信息，控制和收回存在质量问题或者其他安全隐患的药品。

药品生产企业、药品经营企业、药品使用单位发现其生产、销售或者使用的药品可能存在质量问题或者其他安全隐患的，应当及时通知持有人，必要时应当暂停生产、放行、销售、使用，并向所在地省、自治区、直辖市人民政府药品监督管理部门报告，通知和报告的信息应当真实。

药品生产企业、药品经营企业、药品使用单位应当按规定建立并实施药品追溯制度，保存完整的购销记录，保证上市药品的可溯源。药品生产企业、药品经营企业、药品使用单位应当配合持有人对有关药品质量问题或者其他安全隐患进行调查，并提供有关资料。

考点提示：义务

四、主动召回与责令召回的相关规定

1. 调查评估　持有人对可能存在质量问题或者其他安全隐患的药品进行调查，应当根据实际情况确定调查内容，可以包括：①已发生药品不良反应/事件的种类、范围及原因；②药品处方、生产

工艺等是否符合相应药品标准、核准的生产工艺要求；③药品生产过程是否符合药品生产质量管理规范；生产过程中的变更是否符合药品注册管理和相关变更技术指导原则等规定；④药品储存、运输等是否符合药品经营质量管理规范；⑤药品使用是否符合药品临床应用指导原则、临床诊疗指南和药品说明书、标签规定等；⑥药品主要使用人群的构成及比例；⑦可能存在质量问题或者其他安全隐患的药品批次、数量及流通区域和范围；⑧其他可能影响药品质量和安全的因素。

持有人对存在质量问题或者其他安全隐患药品评估的主要内容包括：①该药品引发危害的可能性，以及是否已经对人体健康造成了危害；②对主要使用人群的危害影响；③对特殊人群，尤其是高危人群的危害影响，如老年人、儿童、孕妇、肝肾功能不全者、外科手术病人等；④危害的严重与紧急程度；⑤危害导致的后果。

2. 调查评估报告　持有人应当根据调查和评估结果和药品召回等级，形成调查评估报告，科学制定召回计划。

调查评估报告应当包括以下内容：①召回药品的具体情况，包括名称、规格、批次等基本信息；②实施召回的原因；③调查评估结果；④召回等级。

召回计划应当包括以下内容：①药品生产销售情况及拟召回的数量；②召回措施具体内容，包括实施的组织、范围和时限等；③召回信息的公布途径和范围；④召回的预期效果；⑤药品召回后的处理措施；⑥联系人的姓名及联系方式。

3. 召回通知与备案　持有人作出药品召回决定的，一级召回在 1 日内，二级召回在 3 日内，三级召回在 7 日内，应当发出召回通知，通知到药品生产企业、药品经营企业、药品使用单位等，同时向所在地省、自治区、直辖市人民政府药品监督管理部门备案调查评估报告、召回计划和召回通知。召回通知应当包括以下内容：①召回药品的具体情况，包括名称、规格、批次等基本信息；②召回的原因；③召回等级；④召回要求，如立即暂停生产、放行、销售、使用；转发召回通知等；⑤召回处理措施，如召回药品外包装标识、隔离存放措施、储运条件、监督销毁等。

4. 召回计划变更　召回过程中，持有人应当及时评估召回效果，发现召回不彻底的，应当变更召回计划，扩大召回范围或者重新召回。变更召回计划的，应当及时向所在地省、自治区、直辖市人民政府药品监督管理部门备案。

5. 召回进展情况、完成情况报告　持有人在实施召回过程中，一级召回每日，二级召回每 3 日，三级召回每 7 日，向所在地省、自治区、直辖市人民政府药品监督管理部门报告药品召回进展情况。

持有人应当按照《药品管理法》第八十二条规定，在召回完成后 10 个工作日内，将药品召回和处理情况向所在地省、自治区、直辖市人民政府药品监督管理部门和卫生健康主管部门报告。持有人应当在药品年度报告中说明报告期内药品召回情况。

6. 召回药品处理　持有人应当明确召回药品的标识及存放要求，召回药品的外包装标识、隔离存放措施等，应当与正常药品明显区别，防止差错、混淆。对需要特殊储存条件的，在其储存和转运过程中，应当保证储存条件符合规定。

召回药品需要销毁的，应当在持有人、药品生产企业或者储存召回药品所在地县级以上人民政府药品监督管理部门或者公证机构监督下销毁。

对通过更换标签、修改并完善说明书、重新外包装等方式能够消除隐患的，或者对不符合药品标准但尚不影响安全性、有效性的中药饮片，且能够通过返工等方式解决该问题的，可以适当处理后再上市。相关处理操作应当符合相应药品质量管理规范等要求，不得延长药品有效期或者保质期。

持有人对召回药品的处理应当有详细的记录，记录应当保存 5 年且不得少于药品有效期后

1 年。

7. 境外药品召回　境外生产药品涉及在境内实施召回的，境外持有人指定的在中国境内履行持有人义务的企业法人（以下称境内代理人）应当按照本办法组织实施召回，并向其所在地省、自治区、直辖市人民政府药品监督管理部门和卫生健康主管部门报告药品召回和处理情况。

境外持有人在境外实施药品召回，经综合评估认为属于下列情形的，其境内代理人应当于境外召回启动后 10 个工作日内，向所在地省、自治区、直辖市人民政府药品监督管理部门报告召回药品的名称、规格、批次、召回原因等信息：①与境内上市药品为同一品种，但不涉及境内药品规格、批次或者剂型的；②与境内上市药品共用生产线的；③其他需要向药品监督管理部门报告的。

8. 责令召回　省、自治区、直辖市人民政府药品监督管理部门作出责令召回决定，应当将责令召回通知书送达持有人。责令召回通知书应当包括以下内容：①召回药品的具体情况，包括名称、规格、批次等基本信息；②实施召回的原因；③审查评价和/或调查评估结果；④召回等级；⑤召回要求，包括范围和时限等。

考点提示： 主动召回及责令召回的规定

9. 召回后的审查与评价　省、自治区、直辖市人民政府药品监督管理部门应当自收到总结报告之日起 10 个工作日内进行审查，并对召回效果进行评价，必要时组织专家进行审查和评价。认为召回尚未有效控制风险或者消除隐患的，应当书面要求持有人重新召回。

实训 2-1　药品与非药品药店实地调查

【实训目的】

1. 了解药店非药品销售的情况，增加感性认识。
2. 能快速正确判断、识别药品与非药品，具备药品辨识的基本技能。

【实训环境】

1. 社会零售药店。
2. 电脑、手机、网络。

【实训内容】

一、调研当地零售药店的非药品销售情况

1. 全班学生分组，每组 4~6 人。小组可进行内部分工、合作。
2. 小组任选一个调研方向：
（1）零售药店非药品销售情况
（2）零售药店药品销售情况（非处方药销售情况、处方药销售情况）
3. 选择第 1 个调研方向的小组提前收集药品、外包装与药品类似产品、食品、化妆品等产品包装，对照正确的文号格式，进行对比。做到能正确书写药品批准文号、能正确识别非药品、借助文号正确判断医疗器械、保健食品、化妆品、普通食品、消毒产品等产品的大类类别。

选择第 2 个调研方向的小组提前收集药店药品分类标识、处方药与非处方药的说明书和标签，熟悉甲、乙类非处方药的标识。

4. 选择第 1 个调研方向的小组提前上网查阅阅读有关零售药店多元化经营的报道、文章。选择第 2 个调研方向的小组对照教材中有关药品管理、处方药、非处方药分类管理的法律规定进行学习、

并上网查阅阅读相关文章。

5. 各自拟出调研提纲、设计好调查问卷。

6. 通过老师或自行联系当地零售药店，调研药店数量在 5～10 家。尽量涵盖不同规模、包含单体店、连锁门店。

7. 准备好身份证明、介绍信、笔记本、调查问卷等。在药店允许的情况下，必要时可准备录音、照相设备。

二、调研后完成以下实训任务

任务一：掌握药品、非药品辨识的方法、具备快速、正确辨识药品、非药品大类的基本技能；掌握处方药、非处方药辨识的方法、具备快速、正确辨识处方药、非处方药大类的基本技能。

具体要求：列出在调研中收集的代表产品的名称、文号，尽量大类齐全。

任务二：药店多元化经营情况

具体要求：

1. 调研零售药店中，非药品所涉及的类别、品种、销售占比、摆放面积占比等总体情况。

2. 对零售药店多元化经营原因、存在问题、发展方向等问题进行思考、分析、探讨，形成 1000 字的调研报告

任务三：药店分类管理情况

具体要求：

1. 调研零售药店中，执业药师或者其他依法经资格认定的药学技术人员在职、在岗、履行职责情况。

2. 调研零售药店中，药品与非药品分区经营、分柜摆放；处方药与非处方药分区经营、分柜摆放、处方药凭处方销售等规定的执行情况。

3. 针对调研中发现的问题，形成 1000 字的调研报告。

实训 2 - 2　国家及当地基药目录、 医保目录查询

【实训目的】

1. 了解国家基本药物、基本医疗保险药品，增加感性认识。

2. 熟悉两个目录药品的范围。

3. 理解基药制度、医保政策的作用及意义。

【实训环境】

1.《药事管理与法规》教材。

2. 电脑、手机、网络。

【实训内容】

需要登录的网站网址

国家药品监督管理局 https：//www. nmpa. gov. cn/

国家卫生健康委药物政策与基本药物制度司

http：//www. nhc. gov. cn/yaozs/new_ index. shtml

中华人民共和国人力资源和社会保障部 http：//www. mohrss. gov. cn/

国家医疗保障局 http：//www.nhsa.gov.cn/

一、查阅国家基本药物目录

1. 登录国家药品监督管理局网站，在站内药品栏目下拉菜单点击药品查询，进入查询界面，选择国家基本药物（2018年版），在搜索框内输入一级目录（如中成药或化学药品和生物制品）或二级目录（如神经系统用药、妇产科用药等）或三级目录（如抗痛风、解表药等）可查询该目录项下的基本药物有哪些，在搜索框内输入药品名称可查询该药品是否属于国家基本药物。

2. 登录国家卫生健康委药物政策与基本药物制度司网站，点击"政策文件"浏览文件，找到"关于印发国家基本药物目录（2018年版）的通知"点击进去查看附件可查阅所有国家基本药物。

二、查阅国家基本医疗保险药品目录

1. 登录中华人民共和国人力资源和社会保障部网站首面，点击"政务公开"中的"公开指南"，选择"法定主动公开内容"项下"社会保险"的"工伤保险"中的有关文件查询阅读。

2. 登录国家医疗保障局网站首页，选择"政策法规"栏目，查阅相关文件阅读。

三、查阅目录后，完成以下实训任务

任务一：熟悉两种目录中的药品分类

具体要求：列表比较目录中的各部分药品分类。

任务二：熟悉2~3类目录内药品

具体要求：任选自己感兴趣的2~3类（药学类专业可选化学药品、中药学类专业可选中成药），列表统计入选药品，可统计基本药物在医保同类药品中的占比。

任务三：加深对国家基本药物制度及政策、医疗保障制度及政策的理解

具体要求：阅读相关文章，梳理整理国家基本药物政策、基本医疗保险政策。

实训 2-3　药品标准查询

【实训目的】

1. 了解《中国药典》各组成部分的主要内容和体例格式。

2. 熟悉药品标准的格式及分类。

3. 能快速查阅要求的相关项目。

【实训环境】

1. 《中国药典》电子版。

2. 电脑、网络。

【实训内容】

需要登录的网站网址

药品标准查询数据库 http：//www.drugfuture.com/standard/

一、查询《中国药典》

在电脑上打开《中国药典》电子版，根据实验结果表中所列查阅项目，查阅《中国药典》（2020年版），并记录所在位置（凡例、正文、通则等）、页码及括号中具体项目的查阅结果。

二、查询药品查询数据库

1. 登录药品标准查询数据库，在搜索栏输入实验结果表中所列药品通用名称，记录查询结果。

三、查询后，完成以下实训任务

任务一：能快速查询《中国药典》。

具体要求：完成以下表格。

表 2-7　中国药典查询结果

序号	查阅内容	药典中位置			查阅结果
		第几部	哪部分	页数	
1	溶解度（易溶）				
2	贮藏（阴凉处）				
3	温度（冷水）				
4	丙酸氯倍他索（熔点）				
5	葡萄糖（比旋度）				
6	尼索地平（干燥失重）				
7	维生素 B_{12} 注射液（性状）				
8	如意金黄散（鉴别方法）				
9	山药（水分）				
10	双黄连口服液（性状）				
11	银翘解毒片（含量测定方法）				
12	纯化水（类别）				
13	清开灵口服液（pH 值）				
14	热原检查法（检查方法）				
15	伤寒疫苗（保存）				
16	抗五步蛇毒血清（有效期）				
17	硫代硫酸钠滴定液（标定的基准物质）				
18	崩解时限检查法（检查温度）				
19	重金属检查法（标准铅溶液的浓度）				
20	旋光度测定法（测定温度）				

任务二：能快速查询药品标准所在书籍及页码。

具体要求：完成以下表格。

表 2-8　药品标准所在位置查询

序号	查阅药品	查阅结果
1	众生丸	
2	阿莫西林胶囊	
3	小金片	
4	诺氟沙星片	

续表

序号	查阅药品	查阅结果
5	柴黄口服液	
6	拉米夫定片	
7	左氧氟沙星滴眼液	
8	齐多夫定片	
9	小儿七星茶口服液	
10	珍珠胃安丸	
11	银翘解毒合剂	
12	复合维生素 B 片	
13	拉克替醇	
14	茴拉西坦分散片	
15	氟马西尼注射液	

实训 2-4 药品不良反应调查及报表填写

【实训目的】

1. 了解药品不良反应的概念。
2. 熟悉药品不良反应的类型。
3. 能快速判断是否发生药品不良反应。

【实训环境】

1. 药品不良反应/事件报告表、药品群体不良事件基本信息表。
2. 校园、电脑、网络。

【实训内容】

一、查询近几年国内外发生的重大药害事件

在电脑上搜索近几年国内外发生的重大药害事件。

二、调研校园内学生发生药品不良反应的情况

1. 全班学生分组，每组 4~6 人。小组可进行内部分工、合作。
2. 在班上收集同学曾发生的药品不良反应信息，填写个人药品不良反应/事件报告表或药品群体不良事件基本信息表（表 2-9）
3. 拟出调研提纲、设计好调查问卷。
4. 在校园内随机挑选同学填写调查问卷，调研同学数量越多越好。

三、查询后，完成以下实训任务

任务一：熟悉药品不良反应的类型，具备快速、正确药品不良反应类型的基本技能。

具体要求：列出在调研中收集的发生药品不良反应的药品名称及其症状，并将其分类。

表 2 - 9　药品不良反应/事件报告表

首次报告□　　　跟踪报告□　　　　　　　　　　　　　　　编码：

报告类型：新的□　严重□　一般□　报告单位类别：医疗机构□　经营企业□　生产企业□　个人□　其他□＿＿＿＿

患者姓名：	性别：男□　女□	出生日期：年 月 日或年龄：	民族：	体重（kg）：	联系方式：

原患疾病：	医院名称：病历号/门诊号：	既往药品不良反应/事件：有□＿＿＿＿　无□ 不详□家族药品不良反应/事件：有□＿＿＿＿　无□ 不详□

相关重要信息：吸烟史□　饮酒史□　妊娠期□　肝病史□　肾病史□　过敏史□＿＿＿＿　其他□＿＿＿＿

药品	批准文号	商品名称	通用名称（含剂型）	生产厂家	生产批号	用法用量（次剂量、途径、日次数）	用药起止时间	用药原因
怀疑药品								
并用药品								

不良反应/事件名称：	不良反应/事件发生时间：　年　月　日

不良反应/事件过程描述（包括症状、体征、临床检验等）及处理情况（可附页）：

不良反应/事件的结果：痊愈□　好转□　未好转□　不详□　有后遗症□　表现：＿＿＿＿＿
　　　　　　　　　　死亡□　　直接死因：＿＿＿＿＿　　死亡时间：　年　月　日

停药或减量后，反应/事件是否消失或减轻？　　　是□　否□　不明□　未停药或未减量□
再次使用可疑药品后是否再次出现同样反应/事件？　是□　否□　不明□　未再使用□

对原患疾病的影响：不明显□　病程延长□　病情加重□　导致后遗症□　导致死亡□

关联性评价	报告人评价：肯定□ 很可能□ 可能□ 可能无关□ 待评价□　无法评价□　签名：报告单位评价：肯定□ 很可能□ 可能□ 可能无关□ 待评价□　无法评价□　签名：
报告人信息	联系电话：　　　　　　　　　　　　　职业：医生□　药师□　护士□　其他□＿＿＿＿电子邮箱：　　　　　　　　　　　　　签名：
报告单位信息	单位名称：　　　　联系人：　　　　电话：　　　　报告日期：　年 月 日
生产企业请填写信息来源	医疗机构□　　经营企业□　　个人□　　文献报道□　　上市后研究□　　其他□＿＿＿＿
备注	

注：①使用药品情况：怀疑药品-报告人认为可能与不良反应/事件发生有关的药品。

并用药品-不良反应/事件发生时，患者同时使用的其他药品（不包括治疗不良事件的药品），而且报告人认为这些药品与不良反应/事件的发生无直接相关性。

药品名称：填写商品名称和通用名称。如果商品名称没有或不详，统一填写"不详"。通用名称要填写完整，不可用简称，如"氨苄""先 V"等。商品名称和通用名称不要混淆。

生产批号：填写药品包装上的生产批号，请勿填写批准文号。

用法用量：填写用药剂量和给药途径。例如：包括每次用药剂量、给药途径、每日给药次数，例如，5mg，口服，每日 2 次。注意药品的剂型与用法是否相对应，药品的用量是否符合常规。

用药起止时间：a、是指同一剂量药品开始和停止使用的时间。如果用药过程中改变剂量应另行填写该剂量的用药起止时间，并予以注明。b、应按 X 年 X 月 X 日 - X 年 X 月 X 日格式填写，如果使用某种药品不足一天，应在不良反应过程中说明用药持续时间。例如：静脉注射一小时。

用药原因：填写使用该药品的具体原因。例如"肺部感染"。

常见问题 ①将原患疾病作为用药原因填写，例如：术后预防感染填写为胆囊炎术后，②将用药原因填写为用药目的，例如："抗感染""抗病毒"。

不良反应发生与转归

不良反应/事件名称：对明确为药源性疾病的填写疾病名称，不明确的填写 ADR 中最主要、最明显的症状。

不良反应/事件过程描述及处理情况：不良反应过程描述填写应体现"3 个时间 3 个项目和 2 个尽可能"

3 个时间：①不良反应发生的时间；②采取措施干预不良反应的时间；③发生药品不良反应终结的时间。

3 个项目：①第一次药品不良反应出现的相关症状、体征和相关检查；②药品不良反应动态变化的相关症状、体征、相关检查；③发生药品不良反应后采取的干预措施及结果。

2 个尽可能：①不良反应/事件的表现填写时要尽可能明确、具体。如为过敏性皮疹，要填写皮疹的类型、性质、部位、面积大小等，严重病例应注意生命体征指标（体温、血压、脉搏、呼吸）的记录。②与可疑不良反应/事件有关的辅助检查结果要尽可能明确填写，如怀疑某药引起药物性肝损害，应填写用药前后的肝功变化，同时要填写肝炎病毒学检验结果，所有检查要注明检查日期。

参考案例：

患者因败血症静滴万古霉素 1g Bid，6 月 5 日（发生 ADR 时间）患者尿量明显减少 300ml/d。急查肾功 Cr 440μmol/L，BUN21.6mmol/L（第一次 ADR 出现时的相关症状、体征和相关检查）。患者用药前肾功能及尿量均正常。随即（干预时间）停用万古霉素（采取的干预措施）。停药后患者尿量逐渐增多，至 6 月 10 日（终结时间）尿量恢复正常。6 月 11 日复查肾功能：Cr 138μmol/L，BUN 7.2mmol/L（采取干预措施之后的结果）。

如何进行关联性评价：药品与患者所出现的不良反应之间的关联性是很复杂的问题，涉及很多影响因素，因此医务人员在上报药品不良反应时，应该充分利用自己的医药学知识、临床经验来综合分析。报告人员在评价时应首先弄清病人的治疗情况和各种检查资料，询问病人的用药史，防止遗漏可疑药品，初步得出不良反应与怀疑药品的关联性。（可依据药品不良反应评价标准）

•••• 项目小结

本项目通过五个任务的设定，介绍了药品、假药、劣药、处方药、非处方药、国家基本药物、医保药品、药品不良反应、药品不良事件、药品召回等药品相关概念，以药品为线索，以药品的正确辨识为基础，对国家的药品管理制度、药物政策等内容进行了梳理整合。药学类或中药学类学生通过本项目学习，应做到相关概念清晰、熟知法律法规规定，并能运用法律法规知识指导药学岗位工作。

•••• 目标检测

答案解析

一、名词解释

1. 药品

2. 非处方药

3. 国家基本药物

二、A 型题（最佳选择题）

1. 擅自添加防腐剂、辅料的属于
   A. 国家基本药物　　　　B. 特殊管理药品　　　　C. 劣药
   D. 假药　　　　　　　　E. 新药

2. 所标明的适应证或者功能主治超出规定范围的，属于
   A. 国家基本药物　　　　B. 特殊管理药品　　　　C. 劣药
   D. 假药　　　　　　　　E. 新药

3. 药品质量特性不包括
   A. 有效性　　　　　　　B. 安全性　　　　　　　C. 均一性
   D. 稳定性　　　　　　　E. 实用性

4. 根据《中华人民共和国药品管理法》，以下属于假药的是
   A. 超过有效期的药品　　　　　　　　　　B. 变质的药品
   C. 被污染的药品　　　　　　　　　　　　D. 不注明或者更改生产批号的药品
   E. 直接接触药品的包装材料未经批准的

5. 根据《处方药与非处方药分类管理办法（试行）》，关于药品按处方药和非处方药分类管理的说法，正确的是

    A. 按照药品品种、规格、给药途径及疗效的不同进行分类

    B. 按照药品类别、规格、适应症、成本效益比的不同进行分类

    C. 按照药物经济学评价指标中的风险效益比或成本效益比的不同进行分类

    D. 按照药品品种、包装规格、适应症、剂量和给药途径的不同进行分类

    E. 按照药品品种、规格、适应症、剂量和给药途径的不同进行分类

三、B 型题（配伍选择题）

（6 - 7）

    A. 中成药   B. 疫苗   C. 生物制品

    D. 非临床治疗首选的药品   E. 发生严重不良反应的药品

根据《国家基本药物目录管理办法》

6. 不纳入基本药物目录遴选范围的药品是

7. 应当从国家基本药物目录中调出的药品是

四、X 型题（多项选择题）

8. 我国国家药品标准包括

    A.《中国药典》

    B. 国务院药品监督管理部门颁布的药品标准

    C.《药品注册标准》

    D.《中国药典》增补本

    E. 企业标准

9. 根据《中华人民共和国药品管理法》，劣药的情形包括

    A. 变质的药品   B. 超过有效期的药品

    C. 擅自添加辅料的药品   D. 不注明生产批号的药品

    E. 国家药品监督管理部门规定禁止使用的药品

五、思考题

国家出台的基本药物配套政策有哪些？

（侯秋苑）

书网融合……

重点小结   微课1   微课2   微课3

微课4   微课5   习题

项目三　药品监督管理

PPT

学习目标

知识目标：

1. 掌握国家药品监督管理局的主要职责。
2. 熟悉国家药品监督管理局直属机构的职能。
3. 了解药品行政执法的相关规定。

能力目标： 能通过查阅国家药品监督管理局与省级食品药品监督管理部门的职能，指导自己的药学实践工作；能依据相关行政法律法规，通过有效合法途径维护企业及自身的利益和权益，解决药学实际问题。

素质目标： 通过本项目的学习，具备知法懂法、遵纪守法、按章办事、爱岗敬业的职业道德，在自己工作岗位上以身作则。

任务一　药品行政监督和技术监督

情境导入

情境： 在我们日常的消费活动中，消费者最痛恨的就是购买到假冒伪劣的产品，如假劣药品、餐饮单位的假冒酒水、市场的假冒保健食品、超市过期的食品，不仅浪费了钱财，而且可能对消费者的健康有一定的影响。

思考： 对于假冒伪劣产品，应该由哪些部门来进行监督管理呢？

学法用法

案例 3-1　山东某制药公司生产销售劣药乳酶生片案

2022 年 8 月，山东省药品监督管理局根据投诉举报线索，对山东某制药公司进行现场检查，并对该公司库存的两个批次乳酶生片进行现场抽样，经山东省食品药品检验研究院检验，抽样药品"含量测定"项不符合规定。经查，上述两批次乳酶生片货值金额 12.29 万元，已销售产品金额 3.75 万元。该公司生产销售劣药乳酶生片的行为违反了《中华人民共和国药品管理法》第九十八条第三款规定。2023 年 1 月，山东省药品监督管理局依据《中华人民共和国药品管理法》第一百一十七条第一款规定，对该公司处以没收涉案药品、没收违法所得 3.75 万元、罚款 135.22 万元的行政处罚。

问题： 1. 该案例中提到了哪些药品监督管理机构？

　　　　2. 药品监督管理的行政处罚有哪些？

一、药品监督管理的性质及作用

药品监督管理是指药品监督管理行政机关依照法律法规的授权，依据相关法律法规的规定，对药品的研制、生产、流通和使用环节进行管理的过程。

考点提示：药品监督管理的概念

（一）我国药品监督管理的组成与性质

1. 药品监督管理的组成　在我国，药品监督管理分为行政监督和技术监督。

考点提示：我国药品监督的两个方面

行政机关对药品所进行的监督管理称为行政监督。为行政监督提供检验、检测、技术评审等与药学专业技术密切相关的监督管理则为技术监督。二者既有区别，又有联系，共同构成我国药品监管体系。首先，行政监督离不开技术监督，否则，监督将缺乏科学性；其次，技术监督离不开行政监督，否则，监督将失去存在的必要性。技术监督为行政监督提供技术支撑和信息服务，而行政监督根据技术提供信息进行监管科学决策，实行科学监管。

2. 药品监督管理的性质

（1）药品监督管理属于国家行政管理　药品监督管理是国家药品行政管理的重要组成部分，是国家对药品领域实施的监督管理。国家对药品的监督管理主要是通过行政的管理制度和行政强制手段来实施的，目的是维护药品管理的有效性。如违反国家行政管理，会受到相应的行政处罚。

（2）药品监督管理还具有法律性　药品监督管理的法律依据是《中华人民共和国药品管理法》等法律法规，药品监督管理主体依法对药事活动实施管理，体现的是国家意志，具有强制性。如有违法，会受到相关的处罚。

（3）药品监督管理的双重性　药品监督管理的双重性是指具有行政权力的行政机关依法实施行政管理活动，及监督主体对行政权的监督。这种双重性是同时存在、相互联系和作用的，目的是既保障监督管理的有效性，又防止行政权的滥用。

考点提示：我国药品监督管理的性质：药品监督管理的行政性、法律性和双重性

3. 药品监督管理的目的　药品监督管理的目的是实现国家对药学事业的管理，一是保证药品的质量，保障人体用药的安全，维护公众身体健康和用药的合法权益；二是保证药品使用的合理性，加强药品的使用管理，防止药害事件的发生；三是保证药品市场的法制化和科学化，规范药品研制、生产、经营等环节的行为与秩序，保障企业、单位和个人从事药品领域的合法权益，促进药品行业的健康发展，打击各种违法行为，维护国家药事法制管理的权威。

考点提示：药品监督管理的目的

4. 药品监督管理的内容　我国药品监督管理包括药品管理、药事组织管理和执业药师管理三个方面的内容。

考点提示：药品监督管理的内容

（1）药品管理　主要包括药品市场进入管理、生产、流通和使用的管理；药品广告管理；药品质量监督、非法药品查处及退出管理；药品注册管理等。

（2）药事组织管理　主要包括药事组织的市场进入或条件、行为及退出管理；药事组织许可证管理；研发规范管理；药事组织监督查处。

（3）执业药师管理　主要包括药学技术人员的职业进入、行为及退出管理；执业药师资格认证；执业药师注册管理；执业药师继续教育；执业药师监督查处。

（二）药品监督管理的作用

1. 保证药品质量　药品的质量具有有效性、安全性、稳定性和均一性等特性，是防病治病的必需物质，但是药品区别于其他商品，其质量多数情况下不能用肉眼感官判断。在日常生活中，为了谋取经济利益，常有不法分子以非药品替代药品，把变质的、过期的药品以次充好卖给消费者；或者任

意降低药品的质量标准、随意改动生产工艺及生产参数生产药品或配置制剂，甚至是无证生产、无证经营药品，以牟取暴利，严重损害消费者的利益。加强对药品的监督管理，是保证大众用药安全的重要举措，只有严惩生产或销售假药、劣药的行为，规范药品生产及药品流通、使用等环节，才能保证药品的质量，从而保障大众的用药安全。

2. 促进新药研究开发　新药研发经历的时间长，在研发的不同环节和阶段要求也不同，需要全面质量管理。我国上市药品以仿制药居多，创新药是疾病防治和医药产业发展的趋势。加强药品研制全过程的监管，确定科学的新药的审评标准，严格药品的临床试验，尽可能地降低新药潜在的危害，是保证新药产业健康、有序发展的需要。

3. 提高制药工业的竞争力　制药企业的竞争力是以药品的质量水平作为支撑的。很多药害事件的发生，药品的质量因素是主要原因。与此同时，企业受经济利益的驱使，追求利润最大化，必然带来经济效益和社会效益的矛盾，药品的公共福利性难以依靠企业的自觉加以实现。政府通过加强药品的监督管理，合理有序调控药品的经济效益和社会效益之间的矛盾，敦促企业保证药品的质量，提高竞争力，从而保障制药行业健康长足的发展。

4. 规范药品市场，保证药品的供应　药品市场作为以消费者为终端的特殊市场，受到来自于药品质量、经营管理、市场流通、药学服务质量、社会环境等多种因素的影响而较难管理。特别是互联网药品交易不断发展使药品的流通及买卖过程更为复杂。因此，只有加强药品的监督管理，严格执行《药品经营质量管理规范》《药品网络销售监督管理办法》等规范性文件，规范药品交易市场，严格执行药品价格管理制度，反对不正当竞争、打击扰乱药品市场秩序的违法犯罪活动，才能保证合格充足的药品及时供应。

5. 保证合理用药　药品具有双重性，在挽救生命，减轻病痛的同时，带来的毒副作用也是不可忽视的，抗生素的滥用问题、合理用药问题已引起了世界范围内全社会的广泛关注。药物的不合理使用不仅造成了医药资源的浪费，还会给患者带来更为严重的危害。合理用药要求医生要科学、合理、正确处方，药品的质量和药师的服务质量也起到了决定性的作用。政府和药学行业协会已认识到药学实践活动的作用，需要建立合理用药的规范和制度，通过完善药师的注册制度，加强对药学专业技术人员的职业道德教育，提高职业能力和药学服务水平，强化合理用药科普教育，从而保障人们用药安全、有效、经济、合理。

（三）药品监督管理的原则

1. 以社会效益为最高准则　药品是防病治病的物质基础，保证人民群众用药安全、有效是药品监督管理工作的宗旨，也是药品生产、经营活动的目的。因此，药品质量监督管理必须以社会效益为最高准则。

2. 质量第一的原则　药品是特殊商品，药品的质量至关重要，符合质量标准要求，才能保证疗效；否则将无效，以至于贻误病情。因此，质量问题直接关系到患者的生命安全，我们自始至终应该把药品的质量放在首位。

3. 法制化与科学化高度统一的原则　总结以往经验，要搞好药品监督管理工作，必须对其立法，做到有法可依、有法必依、执法必严、违法必究。同时，必须依靠科学的管理方法，如严格执行《药品生产质量管理规范》《药品经营质量管理规范》等，应用现代先进的科学技术等来促进药品监督管理工作。《药品管理法》及《药品管理法实施条例》《药品生产质量管理规范》的颁布实施就是药品监督管理法制化、科学化的体现。

4. 专业监督管理与群众性的监督管理相结合的原则　为了加强对药品的监督管理，国家设立了药品监督管理机构，专门负责药品监督管理工作。在药品生产、经营企业和医疗单位设立药品质检科室，开展自检活动，还设立了群众性的药品质量监督员、检验员，开展监督工作。这三支力量相结合，发挥着越来越大的作用。

二 、我国药品监督管理机构设置

（一）我国药品监督管理的历史沿革

1949 年中华人民共和国成立后，药品监督管理部门的主管机构是卫生行政部门。按照属地管理的原则，县级及以上卫生行政部门下设药品监督管理机构，负责本行政辖区内的药品监督管理工作。1963 年，首次颁布了药品行政管理的行政法规《关于药政管理的若干规定》，对药品的生产进行调整和整顿。

1998 年九届全国人大第一次会议审议通过了国务院机构改革方案，按照统一、权威、高效的原则，组建了国家药品监督管理局（State Drug Administration，简称 SDA），将原卫生部下属的药政管理局职能、原国家经贸委管理的医药管理局职能、国家中医药管理局的中药流通监督管理职能等并入其中，并作为国务院直属机构，主管全国药品监督管理工作。这是我国自建国以后成立的第一个独立的药品监督管理部门，实现了药品质量监管与行业管理的彻底分离。

2000 年，国务院对药品监督管理体制进行改革，对省级以下的药品监督管理机构实行垂直管理，省级以下的药品监督管理机构由各省级药品监督管理局领导，其所属的技术机构设置按照区域设置和重组联合的原则，统筹规划和合理布局。

2003 年 3 月，第十届全国人民代表大会第一次会议通过了新一届国务院机构改革方案。根据改革方案和《国务院关于机构设置方案》，将原卫生部的食品监督管理职能并入国家药品监督管理局，新组建国家食品药品监督管理局（State Food and Drug Administration，简称 SFDA），作为国务院的直属机构。将食品、保健品、化妆品安全管理的综合监督、组织协调和依法组织开展对重大事故查处的职责划归国家食品药品监督管理局，同时原属卫生部的保健品的审批职责也由国家食品药品监督管理局承担。

2008 年 3 月第十一届全国人民代表大会第五次会议审议通过了关于国务院机构改革方案，为了理顺药品管理与医疗管理的关系，将国家食品药品监督管理局由国务院直属机构改由原卫生部管理，当年，食品药品监管体制由省及省以下药监机构"垂直管理"改为"地方政府分级管理"，划属地方相关部门。业务上接受上级食品药品监督主管部门和同级卫生行政部门的指导和监督。

2013 年 3 月第十二届全国人民代表大会第一次会议审议通过了关于国务院机构改革的方案，为进一步提高食品药品监督管理水平，将原来食品安全办公室的职责、食品药品监督管理局的职责、质检总局食品生产安全监督管理职责、工商总局食品流通安全监督管理职责等进行整合，组建了国家食品药品监督管理总局（China Food and Drug Administration，简称 CFDA），为国务院直属机构，加挂国务院食品安全委员会办公室的牌子，承担国务院食品安全委员会的具体工作。各省（区、市）参照国务院机构改革和设置要求，结合实际，相应地对本区域内的食品药品监督管理部门的职责进行整合，调整管理体制，从中央到地方形成完善统一的食品药品监督管理体制。

2018 年 3 月，根据党的十九届三中全会审议通过的《深化党和国家机构改革方案》、国务院第一次常务会议审议通过的国务院部委管理的国家局设置方案，将国家工商行政管理总局、国家质量监督检验检疫总局、国家食品药品监督管理总局、国家发展和改革委员会的价格监督检查与反垄断执法、商务部的经营者集中反垄断执法以及国务院反垄断委员会办公室等整合，组建国家市场监督管理总局，为国务院直属机构。考虑到药品监管的特殊性，单独组建国家药品监督管理局，由国家市场监督管理总局管理，主要职责是负责药品、化妆品、医疗器械的注册并实施监督管理。市场监管实行分级管理，药品监管机构只设到省一级，药品经营销售等行为的监管，由市县两级市场监管部门统一承担。2018 年 9 月，国家药品监督管理局英文简称由"CFDA"变为"NMPA"（National Medical Products Administration）。

考点提示： 国家药品监督管理局机构的设置

国家药品监督管理局转变的职能如下。

考点提示： 国家药品监督管理局转变的职能

1. 深入推进简政放权　减少具体行政审批事项，逐步将药品和医疗器械广告、药物临床试验机构、进口非特殊用途化妆品等审批事项取消或者改为备案。对化妆品新原料实行分类管理，高风险的实行许可管理，低风险的实行备案管理。

2. 强化事中事后监管　完善药品、医疗器械全生命周期管理制度，强化全过程质量安全风险管理，创新监管方式，加强信用监管，全面落实"双随机、一公开"和"互联网＋监管"，提高监管效能，满足新时代公众用药用械需求。

3. 有效提升服务水平　加快创新药品、医疗器械审评审批，建立上市许可持有人制度，推进电子化审评审批，优化流程、提高效率，营造激励创新、保护合法权益环境。及时发布药品注册申请信息，引导申请人有序研发和申报。

4. 全面落实监管责任　按照"最严谨的标准、最严格的监管、最严厉的处罚、最严肃的问责"要求，完善药品、医疗器械和化妆品审评、检查、检验、监测等体系，提升监管队伍职业化水平。加快仿制药质量和疗效一致性评价，推进追溯体系建设，落实企业主体责任，防范系统性、区域性风险，保障药品、医疗器械安全有效。

（二）我国现行药品监督管理机构的设置

为了保证药品监督管理的有效性，必须建立一个统一的药品监督管理组织体系。我国现行的药品监督管理组织体系主要包括药品监督管理行政机构和药品监督管理技术机构。

1. 药品监督管理行政机构　我国药品监督管理行政机构分为四个层级，分别是国家级、省级、地市级和县级，其中国家级为中央级监督管理机构，省级、地市级和县级为地方级药品监督管理机构。

（1）中央级监督管理机构　国家药品监督管理局主管全国药品监督管理工作，内设综合和规划财务司、政策法规司、药品注册管理司（中药民族药监督管理司）、药品监督管理司、医疗器械注册管理司、医疗器械监督管理司、化妆品监督管理司、科技和国际合作司（港澳台办公室）、人事司、机关党委、离退休干部局等部门。

考点提示： 药品监督行政机构的设置

（2）地方级药品监督管理机构　省级药品监督管理局是省级人民政府的工作部门，履行法定的药品监督管理职责。市县两级不单独设立药品监督机构，药品监督管理工作由市县两级市场监督管理部门统一承担。

以上行政机构的设置与关系见图 3-1 所示。

2. 药品监督管理技术机构　药品监督管理技术机构为药品监督管理提供技术支持和保障，是药品监督管理的重要组成部分。药品监督管理技术机构主要包括各级药品检验机构及其他国家药品监督管理局直属技术机构。

考点提示： 药品监督技术机构的设置

（1）药品检验机构　各级药品检验机构为同级药品监督管理机构的直属事业单位，承担依法实施药品审批和药品质量监督检查所需的药品检验工作。国家药品监督管理局设置中国食品药品检定研

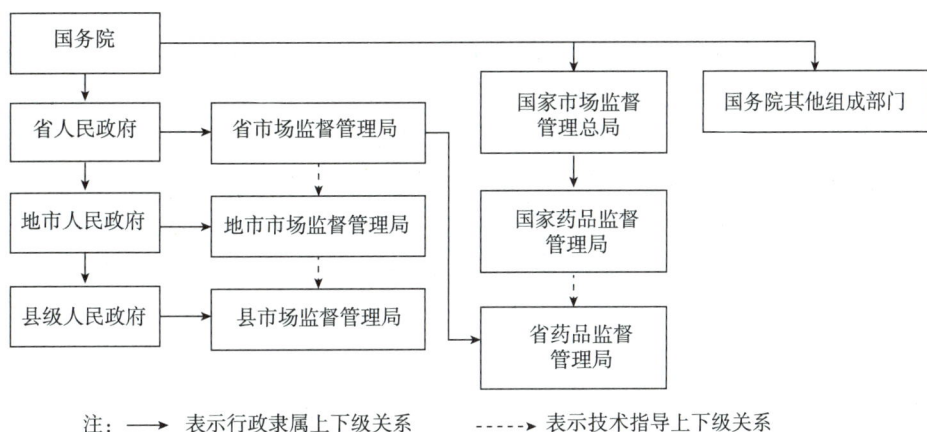

注：—→ 表示行政隶属上下级关系　-----→ 表示技术指导上下级关系

图 3 - 1　我国药品监督行政机构

究院（医疗器械标准管理中心、中国药品检验总所）；省级药品监督管理局设置省级药品检验所；市级、县级药品检验机构根据需要设置。对行使进口药品检验职能的药品检验机构，加挂口岸药品检验所的牌子。

（2）其他技术机构　国家药品监督管理局直属技术机构包括：国家药典委员会、药品评审中心、食品药品审核查验中心（国家疫苗检查中心）、药品评价中心（国家药品不良反应监测中心）、国家中药品种保护审评委员会、行政事项受理服务和投诉举报中心、执业药师资格认证中心、高级研修学院（安全应急演练中心）等。

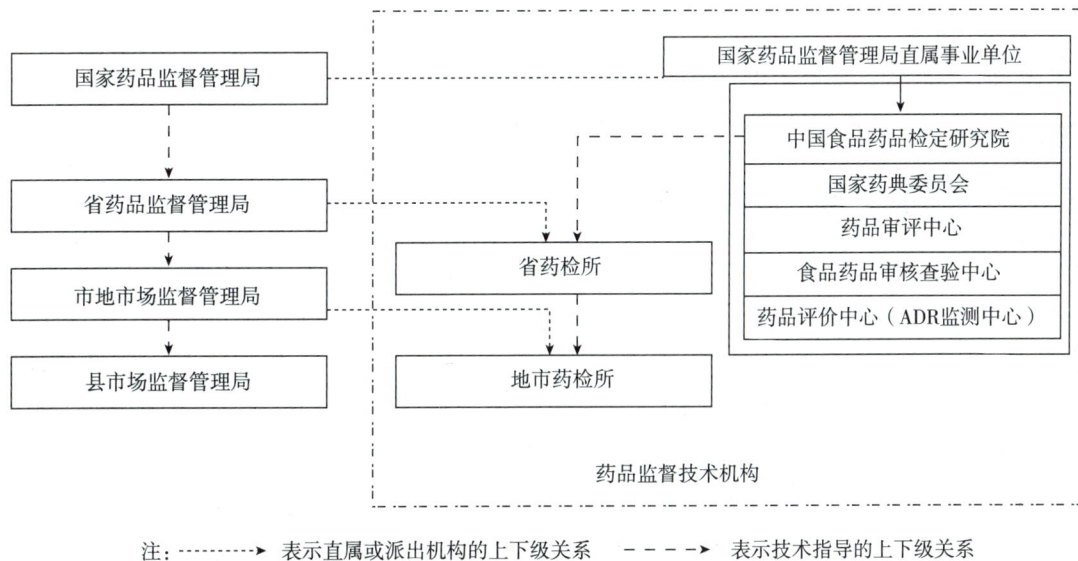

注：·········→ 表示直属或派出机构的上下级关系　- - - -→ 表示技术指导的上下级关系

图 3 - 2　我国药品监督技术机构

3. 药品监督管理相关部门　药品监督管理工作涉及多个政府职能部门，除了药品监督管理部门以外，还涉及以下行政管理部门。

（1）国家卫生健康部门　国家卫生健康委员会负责组织制定国家药物政策和国家基本药物制度，开展药品使用监测、临床综合评价和短缺药品预警，提出国家基本药物价格政策的建议，会同国家药品监督管理局组织国家药典委员会制定《中华人民共和国药典》，建立重大药品不良反应和医疗器械不良事件相互通报机制和联合处置机制，管理国家中医药管理局等。

考点提示： 卫健部门与药品相关的职责分工

（2）中医药管理部门　国家中医药管理局负责组织开展中药资源普查，促进中药资源的保护、开发和合理利用，参与制定中药产业发展规划、产业政策和中医药的扶持政策，参与国家基本药物制度建设，保护濒临消亡的中医诊疗技术和中药生产加工技术，组织拟定中医药人才发展规划等。

（3）发展和改革部门　国家发展和改革委员会负责监测和管理药品宏观经济。

（4）医疗保障部门　国家医疗保障局负责拟定医疗保险、生育保险、医疗救助等医疗保障制度的法律法规草案、政策、规划和标准，制定部门规章并组织实施；组织指定并实施医疗保障基金监督管理办法；组织制定医疗保障筹资和待遇政策；组织制定医保目录和支付标准，制定医保目录准入谈判规则并组织实施；建立医保支付医药服务价格合理确定和动态调整机制，建立价格信息监测和信息发布制度；制定药品、医用耗材的招标采购政策并监督实施，指导药品、医用耗材招标采购平台建设；制定定点医药机构协议和支付管理办法并组织实施等。

考点提示： 医保部门与药品相关的职责分工

（5）市场监督管理部门　国家、省（自治区、直辖市）市场监督管理机构管理同级药品监督管理机构；市县两级市场监督管理部门负责药品零售、医疗器械经营的许可、检查和处罚，以及化妆品经营和药品医疗器械使用环节质量的检查和处罚；市场监督管理部门负责相关市场主体登记注册和营业执照核发，查处准入、生产、经营、交易中的有关违法行为，实施反垄断执法、价格监督检查和反不正当竞争，负责药品、保健食品、医疗器械、特殊医学用配方食品广告审查及监督处罚。

（6）工业和信息话管理部门　工业和信息化部负责拟定高技术产业中涉及生物医药新材料等的规划、政策和标准并组织实施，承担食品、医药工业等的行业管理工作；承担中药材生产扶持项目管理、国家药品储备管理工作。

（7）商务管理部门　商务部负责研究制定药品流通行业的发展规划和政策。

（8）海关　海关负责药品进出口口岸的设置以及药品进出口的监管、统计和分析。药品监督管理部门配合海关部门对药品的进出口进行监管。

（9）公安部门　负责组织指导药品、医疗器械和化妆品犯罪案件侦查工作。

三、我国药品监督行政机构的职责

为保障药品质量安全，根据"三定"方案，明确了国家药品监管部门、省级药品监管部门及地方市场监管部门在药品研制、生产、经营和使用环节的监管事权划分，做到权责清晰，确保药品全生命周期、全过程监管工作落到实处。

（一）国家药品监督管理部门的职责

国家药品监督管理局是国家市场监督管理总局内设主管药品监督的直属机构，负责对药品生产、流通、消费环节的安全性、有效性实施统一监督管理等，并对重大的事故进行查处。

国家药品监督管理局内设综合和规划财务司、政策法规司、药品注册管理司（中药民族药监督管理司）、药品监督管理司、医疗器械注册管理司、医疗器械监督管理司、化妆品监督管理司、科技和国际合作司（港澳台办公室）、人事司等9个职能司室，另设有机关党委、离退休干部局。国家药品监督管理局的职责主要包括：

1. 负责药品、医疗器械和化妆品安全监督管理。拟订监督管理政策规划，组织起草法律法规草案，拟订部门规章，并监督实施。研究拟订鼓励药品、医疗器械和化妆品新技术新产品的管理与服务政策。

2. 负责药品、医疗器械和化妆品标准管理。组织制定、公布国家药典等药品、医疗器械标准，组织拟订化妆品标准，组织制定分类管理制度，并监督实施。参与制定国家基本药物目录，配合实施国家基本药物制度。

3. 负责药品、医疗器械和化妆品注册管理。制定注册管理制度，严格上市审评审批，完善审评审批服务便利化措施，并组织实施。

4. 负责药品、医疗器械和化妆品质量管理。制定研制质量管理规范并监督实施。制定生产质量管理规范并依职责监督实施。制定经营、使用质量管理规范并指导实施。

5. 负责药品、医疗器械和化妆品上市后风险管理。组织开展药品不良反应、医疗器械不良事件和化妆品不良反应的监测、评价和处置工作。依法承担药品、医疗器械和化妆品安全应急管理工作。

6. 负责执业药师资格准入管理。制定执业药师资格准入制度，指导监督执业药师注册工作。

7. 负责组织指导药品、医疗器械和化妆品监督检查。制定检查制度，依法查处药品、医疗器械和化妆品注册环节的违法行为，依职责组织指导查处生产环节的违法行为。

8. 负责药品、医疗器械和化妆品监督管理领域对外交流与合作，参与相关国际监管规则和标准的制定。

9. 负责指导省、自治区、直辖市药品监督管理部门工作。

10. 完成党中央、国务院交办的其他任务。

考点提示： 国家药品监督管理局的职责

（二）地方药品监督管理部门的职责

地方药品监督管理部门是各省药品监督管理局及市、县市场监督管理局。职责主要包括以下几项。

1. 负责药品（含中药、民族药，下同）、医疗器械和化妆品安全监督管理。贯彻实施药品、医疗器械和化妆品监督管理的法律法规和政策。组织拟订药品、医疗器械、化妆品监督管理的有关地方性法规、政府规章草案和政策、规划，并监督实施。参与基本药物目录的有关工作。

2. 负责制定药品、医疗器械、化妆品监管制度。负责药品、医疗器械、化妆品生产环节的许可、检查和处罚，以及药品批发许可、零售连锁总部许可、互联网销售第三方平台备案及检查、处罚。

3. 负责药品、医疗器械、化妆品质量管理。依职责指导和监督实施药品、医疗器械、化妆品生产、经营、使用质量管理规范。

4. 负责药品、医疗器械、化妆品上市后风险管理。组织开展药品不良反应、医疗器械不良事件和化妆品不良反应监测、评价和处置工作。依法承担药品、医疗器械和化妆品安全应急管理工作。

5. 负责指导执业药师注册、管理以及药品、医疗器械、化妆品专业技术人员继续教育工作。

6. 负责组织指导药品、医疗器械、化妆品监督检查和稽查执法。制定监督检查和稽查执法制度，依职责指导和监督药品、医疗器械、化妆品生产、经营、使用环节监督检查和稽查执法。

7. 负责指导州（市）、县（市、区）市场监督管理部门的药品、医疗器械、化妆品安全监管工作。

8. 完成省委、省政府交办的其他任务。

考点提示： 地方药品监督管理部门的职责

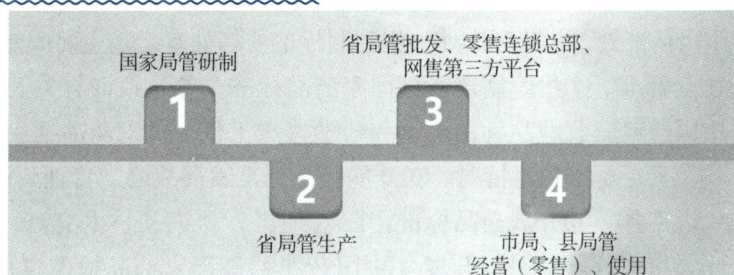

图 3 - 3　我国药品监督行政机构的事权分工示意图

四、我国药品监督技术机构的职责

药品监督管理技术机构主要是指国家药品监督管理部门设置的药品检验机构以及省级、地市级人民政府药品监督管理部门设置的药品检验机构，以及国家和省级直属的负责技术业务工作的事业单位，为药品行政监督提供技术支撑与保障。

（一）药品检验机构

1. 中国食品药品检定研究院　中国食品药品检定研究院（以下简称中检院，原名中国药品生物制品检定所），是国家药品监督管理局的直属事业单位，是国家检验药品生物制品质量的法定机构和最高技术仲裁机构，设立了化学药品检定所、食品检定所、中药民族药检定所、生物制品检定所、化妆品检定所、医疗器械检定所、体外诊断试剂检定所、药用辅料和包装材料检定所、实验动物资源研究所、标准物质和标准化管理中心、安全评价研究所、医疗器械标准管理研究所等业务部门，依法承担实施药品、生物制品、医疗器械、食品、保健食品、化妆品、实验动物、包装材料等多领域产品的审批注册检验、进口检验、监督检验、安全评价及生物制品批签发，负责国家药品、医疗器械标准物质和生产检定用菌毒种的研究、分发和管理，开展相关技术研究工作。

考点提示： 中检院的隶属关系、性质、主要职责

中检院前身是1950年成立的中央人民政府卫生部药物食品检验所和生物制品检定所。1961年，两所合并为卫生部药品生物制品检定所。1998年，由卫生部成建制划转为国家药品监督管理局直属事业单位。2010年，更名为中国食品药品检定研究院，加挂国家食品药品监督管理局医疗器械标准管理中心的牌子，对外使用"中国药品检验总所"的名称。

2. 省、自治区、直辖市药品检验所　省、自治区、直辖市药品检验所的业务技术科室一般设有：业务技术管理室、质量管理室、中药室、生化生检室、中成药室、中药材室、化学药品室、抗生素室、药理毒理室等业务部门。

其主要职能为：负责本辖区的药品生产、经营、使用单位的药品检验和技术仲裁；草拟本辖区药品抽验计划，承担抽验计划分工的抽验任务，提供本辖区药品质量公报所需的技术数据和质量分析报告；承担部分国家药品标准的起草、修订任务及新药技术初审、药品新产品及医院新制剂审批的有关技术复核工作；承担药品质量的认证工作；承担部分国家标准品、对照品的原料初选和中国食品药品检定研究院委托的协作标定工作；指导本辖区药品检验所及药品生产、经营、使用单位质量检验机构的业务技术工作，协助解决技术疑难问题，培训有关的技术和管理人员等。

考点提示： 省药检所的职能

（二）国家药品监督管理局直属事业单位的职责

1. 国家药典委员会　国家药典委员会（原名卫生部药典委员会）成立于1950年，根据《中华人民共和国药品管理法》的规定，负责组织编纂《中华人民共和国药典》（以下简称《中国药典》）及制定、修订国家药品标准，是法定的国家药品标准工作专业技术机构。下设办公室、人事处、业务综合处、药品信息处、中药标准处、化药标准处、生物制标准处等处室。其主要职能是：①组织编制与修订《中国药典》及配套标准。②组织制定修订国家药品标准。参与拟订有关药品标准管理制度和工作机制。③组织《中国药典》收载品种的医学和药学遴选工作。负责药品通用名称命名。④组织评估《中国药典》和国家药品标准执行情况。⑤开展药品标准发展战略、管理政策和技术法规研究。承担药品标准信息化建设工作。⑥开展药品标准国际（地区）协调和技术交流，参与国际（地区）间药品标准适用性认证合作工作。⑦组织开展《中国药典》和国家药品标准宣传培训与技术咨询，负责《中国药品标准》等刊物编辑出版工作。⑧负责药典委员会各专业委员会的组织协调及服务保

障工作。

　　考点提示：国家药典委主要职能

　　2. 药品审评中心　药品审评中心是国家药品监督管理局药品注册技术审评机构，为药品注册提供技术支持。其主要职能是：①负责药物临床试验、药品上市许可申请的受理和技术审评。②负责仿制药质量和疗效一致性评价的技术审评。③承担再生医学与组织工程等新兴医疗产品涉及药品的技术审评。④参与拟订药品注册管理相关法律法规和规范性文件，组织拟订药品审评规范和技术指导原则并组织实施。⑤协调药品审评相关检查、检验等工作。⑥开展药品审评相关理论、技术、发展趋势及法律问题研究。⑦组织开展相关业务咨询服务及学术交流，开展药品审评相关的国际（地区）交流与合作。⑧承担国家国际人用药品注册技术协调会议（ICH）相关技术工作。

　　考点提示：药审中心的职能

　　3. 食品药品审核查验中心（国家疫苗检查中心）　食品药品审核查验中心为国家药品监督管理局所属公益二类事业单位（保留正局级）。主要职能是：①组织制定修订药品、医疗器械、化妆品检查制度规范和技术文件。②承担药物临床试验、非临床研究机构资格认定（认证）和研制现场检查。承担药品注册现场检查。承担药品生产环节的有因检查。承担药品境外检查。③承担医疗器械临床试验监督抽查和生产环节的有因检查。承担医疗器械境外检查。④承担化妆品研制、生产环节的有因检查。承担化妆品境外检查。⑤承担国家级检察员考核、使用等管理工作。⑥开展检查理论、技术和发展趋势研究、学术交流及技术咨询。⑦承担药品、医疗器械、化妆品检查的国际（地区）交流与合作。⑧承担市场监管总局委托的食品检查工作。

　　4. 药品评价中心（国家药品不良反应监测中心）　药品评价中心（国家药品不良反应监测中心）为国家药品监督管理局所属公益一类事业单位（保留正局级）。其主要职能是：①组织制定修订药品不良反应、医疗器械不良事件、化妆品不良反应监测与上市后安全性评价以及药物滥用监测的技术标准和规范。②组织开展药品不良反应、医疗器械不良事件、化妆品不良反应、药物滥用监测工作。③开展药品、医疗器械、化妆品的上市后安全性评价工作。④指导地方相关监测与上市后安全性评价工作。组织开展相关监测与上市后安全性评价的方法研究、技术咨询和国际（地区）交流合作。⑤参与拟订、调整国家基本药物目录。⑥参与拟订、调整非处方药目录等。

　　考点提示：药品评价中心的职能

▌知识链接

国外药事管理体制及机构

　　1. 美国　美国药品管理机构由联邦政府的药品管理机构、州政府的药品管理机构组成。联邦政府卫生与人类服务部（Department of Health and Human Services，HHS）下设的美国食品和药品管理局（Food and Drug Administration，FDA），负责全国食品、人用药品、兽用药品、医疗器械用品、化妆品等的监督管理。美国 FDA 下设药品局、食品局、兽药局、放射卫生局、生物制品局、医疗器械及诊断用品局和国家毒理研究中心、区域工作管理机构，即称6个局。

　　州药房委员会及州卫生局药品监督管理机构主要职责是：依法管理药房；受理药房开业执照、药师执照、实习药师注册申请，进行调查，给合格者颁发执照或注册证书；对违反州药房法及相关法规的行为进行调查、起诉；为吊销药师执照等相关证照主持听证会；协助该州各执法机构，强制执行药品、控制物质和药房业务的各项法律法规；对所有药房依法进行监督检查，可依法没收、查处假劣药、违标药，以及违反控制物质法律的药品。

　　美国药典会为独立机构，负责制订药品标准。由美国药典会编纂的国家药品标准有《美国药典》（USP）、《国家药方集》（N.F）、《美国药典》增补版（一般每年两次）；另外，还出版有《配制药剂信息》《用药指导》《美国药物索引》及期刊《药学讨论》等。

2. 日本 根据日本《药事法》，日本药品和药事监督管理层次分为中央级、都道府县级和市町村级三级。权力集中于中央政府厚生省药务局，地方政府为贯彻执行权。厚生省药务局负责全国食品、药品、化妆品、生物制剂、医疗器械等管理工作，设有 7 个课。即计划课、经济事务课、审查课、药品和化学安全课、检查指导课、生物制品和抗生素课、麻醉药品课。

3. 世界卫生组织 世界卫生组织（World Health Organization，WHO）是联合国专门机构，1948 年 6 月 24 日成立，总部设立在瑞士日内瓦，下设三个主要机构：世界卫生大会、执行委员会及秘书处。1972 年 5 月 10 日，世界卫生组织承认中国的合法地位，现有 194 个会员国。WHO 的宗旨是："使全世界人民获得尽可能高水平的健康"。世界卫生组织的主要职能包括：促进流行病和地方病的防治；提供和改进公共卫生、疾病医疗和有关事项的教学与训练；推动确定生物制品的国际标准。

5. 行政事项受理服务和投诉举报中心 国家药品监督管理局行政事项受理服务和投诉举报中心，是国家药品监督管理局直属单位。主要职能包括：①负责药品、医疗器械、化妆品行政事项的受理服务和审批结果相关文书的制作、送达工作。②受理和转办药品、医疗器械、化妆品涉嫌违法违规行为的投诉举报。③负责药品、医疗器械、化妆品行政事项受理和投诉举报相关信息的汇总、分析、报送工作。④负责药品、医疗器械、化妆品重大投诉举报办理工作的组织协调、跟踪督办，监督办理结果反馈。⑤参与拟订药品、医疗器械、化妆品行政事项和投诉举报相关法规、规范性文件和规章制度。⑥负责投诉举报新型、共性问题的筛查和分析，提出相关安全监管建议。承担国家局执法办案、整治行动的投诉举报案源信息报送工作。⑦承担国家局行政事项受理服务大厅的运行管理工作。参与国家局行政事项受理、审批网络系统的运行管理。⑧承担国家局行政事项收费工作。参与药品、医疗器械审评审批制度改革以及国家局"互联网＋政务服务"平台建设、受理服务工作。⑨指导协调省级药品监管行政事项受理服务及投诉举报工作。⑩开展与药品、医疗器械、化妆品行政事项受理及投诉举报工作有关的国际（地区）交流与合作。

6. 执业药师资格认证中心 国家药品监督管理局执业药师资格认证中心是国家药品监督管理局所属公益二类事业单位。主要职能包括：①开展执业药师资格准入制度及执业药师队伍发展战略研究，参与拟订完善执业药师资格准入标准并组织实施。②承担执业药师资格考试相关工作。组织开展执业药师资格考试命审题工作，编写考试大纲和考试指南。负责执业药师资格考试命审题专家库、考试题库的建设和管理。③组织制订执业药师认证注册工作标准和规范并监督实施。承担执业药师认证注册管理工作。④组织制订执业药师认证注册与继续教育衔接标准。拟订执业药师执业标准和业务规范，协助开展执业药师配备使用政策研究和相关执业监督工作。⑤承担全国执业药师管理信息系统的建设、管理和维护工作，收集报告相关信息。⑥指导地方执业药师资格认证相关工作。⑦开展执业药师资格认证国际（地区）交流与合作。⑧协助实施执业药师能力与学历提升工程。

（三）药品监督检验

国家对药品质量的监督管理采取的是监督检验，这种监督检验与药品生产检验、药品验收检验的性质不同。药品监督检验具有第三方检验的公正性，因为它不涉及买卖双方的经济利益，不以营利为目的。药品监督检验是代表国家对研制、生产、经营、使用的药品质量进行的检验，具有比生产或验收检验更高的权威性。药品监督检验是根据国家的法律规定进行的检验，在法律上具有更强的仲裁性。

考点提示： 药品监督检验的性质

药品质量监督检验根据其目的和处理方法不同，可以分为抽查检验、注册检验、指定检验和复验等类型。

考点提示：正确理解和区分药品监督检验的类型

1. 抽查检验　是由国家的药品检验机构依法对生产、经营和使用的药品质量进行抽查检验。抽查检验分为评价抽验和监督抽验。评价抽验是药品监督管理部门为掌握、了解辖区内药品质量总体水平与状态而进行的抽查检验工作，它是建立在以科学理论为基础，以数理统计为手段的药品质量评价抽验方式，准确客观地评价一类或一种药品的质量状况；监督抽验是药品监督管理部门在药品监督管理工作中，为保证人民群众用药安全而对监督检查中发现的质量可疑药品所进行的有针对性的抽验。

药品抽查检验分为国家和省（自治区、直辖市）两级。国家药品抽验以评价抽验为主，省级药品抽验以监督抽验为主。抽查检验结果由国家和省级药品监督管理部门发布药品质量公告，国家药品质量公告应当根据药品质量状况及时或定期发布。对由于药品质量严重影响用药安全、有效的，应当及时发布；对药品的评价抽验，应给出药品质量分析报告，定期在药品质量公告上予以发布。

考点提示：两级抽验

2. 注册检验　药品注册检验由国家或省、市各级药品检验机构承担，但进口药品的注册检验必须由国家级药品检定机构组织实施。注册检验包括样品检验和药品标准复核。样品检验是指药品检验所按照申请人申报或者国家药品监督管理部门核定的药品标准对样品进行的检验。药品标准复核是指药品检验所对申报的药品标准中检验方法的可行性、科学性、设定的项目和指标能否控制药品质量等进行的实验室检验和审核工作。其目的是为了证明原检验数据和结果的可靠性和真实性，以确保药品的质量。

考点提示：注册检验

3. 指定检验　指定检验是指国家法律或国务院药品监督管理部门规定某些药品在销售前或者进口时，指定药品检验机构进行检验。《药品管理法》规定下列药品在销售前或者进口时，必须经过指定药品检验机构进行检验，检验不合格的，不得销售或者进口：①国务院药品监督管理部门规定的生物制品；②首次在中国销售的药品；③国务院规定的其他药品。

考点提示：指定检验的含义、范围

4. 复验　药品被抽检者对药品检验机构的检验结果有异议而向药品检验机构提出的复核检验。当事人对药品检验所的检验结果有异议的，可以自收到药品检验结果之日起 7 日内提出复验申请，逾期不再受理复验。

复验申请应向原药品检验所或原药品检验所的上一级药品检验所提出，也可以直接向中国食品药品检定研究院提出，除此以外的其他药品检验所不得受理复验申请。

任务二　药品行政执法

情境导入

情境：11 月 16 日，云南省大理市公安局发布警情通报，大理某大学学生王某某、郑州某大学学生于某某因散布谣言，被给予行政拘留五日的处罚。

思考：行政拘留五日是什么性质的处罚？由哪个机关作出？法律依据是什么？

学法用法

案例 3 – 2　未取得药品经营许可证销售药品案

长春市市场监督管理局双阳分局根据群众举报，对辖区双阳区某家属楼内的一间车库非法售卖中药材，进行查处。经查，当事人张某在未取得《药品经营许可证》的情况下，擅自购进中药饮片，销售至多家医疗机构。当事人未取得《药品经营许可证》销售药品的行为违反了《中华人民共和国药品管理法》第五十一条第一款之规定，依据《中华人民共和国药品管理法》第一百一十五条之规定，参照《吉林省药品监督管理行政处罚裁量适用规则（试行）》第十条之规定做出处罚决定，没收当事人违法销售的 307 种中药材和中药饮片，罚没款合计 495588.92 元。

本案中，当事人未取得药品经营许可销售中药饮片，严重妨害药品管理秩序。由于无法溯源，药品质量得不到保证，给群众用药安全带来隐患。办案人员对当事人进行了劝解和教育，促使其主动供述了另一未知仓库，案件查办取得积极效果。在做出行政处罚时充分考虑当事人的主动供述情节，给予一定的减轻处罚，为实务中如何在严格执法的前提下避免矛盾激化提供了新的思路和办法。

问题：1. 药品监督管理机构与职责有哪些？
　　　2. 药品监管过程中出现的违法行为又应该如何进行处罚？

一、药品行政执法概述

党的十八大以来，全面依法治国取得历史性成就。党的二十大报告中强调"扎实推进依法行政"，对转变政府职能、深化行政执法体制改革、强化行政执法监督机制和能力建设等作出重点部署、提出明确要求，为新时代法治政府建设提供了根本遵循。

行政执法工作面广量大，一头连着各级政府，一头连着人民群众，直接关系人民群众对党和政府的信任、对法治的信心。要完善行政执法体制机制，强化重点领域执法，规范执法程序和行为，实现执法水平普遍提升，努力让人民群众在每一个执法行为中都能看到风清气正、从每一项执法决定中都能感受到公平正义。

法治政府建设是全面依法治国的重点任务和主体工程。在我国，约有 80% 的法律法规是由行政机关执行的，加强法治政府建设对推进依法行政具有基础性作用。一是转变政府职能，优化政府职责体系和组织结构，推进机构、职能、权限、程序、责任法定化，提高行政效率和公信力。二是深化行政执法体制改革，全面推进严格规范公正文明执法，加大关系群众切身利益的重点领域执法力度，完善行政执法程序，健全行政裁量基准。三是要强化行政执法监督机制和能力建设，严格落实行政执法责任制和责任追究制度。四是完善基层综合执法体制机制。

药品行政执法，是指药品监督管理执法主体在其法定权限范围内对行政相对人实施的法律行为。在药品领域，药监部门负有对药品、医疗器械等产品全过程监管的法定职责。因此，各级药品监督管理部门是我国药品监督管理的行政执法主体。按行政相对人是否特定为标准，行政行为可以分为抽象行政行为和具体行政行为。抽象行政行为是指行政主体针对不特定行政相对人所作的行政行为，如药品监督管理部门根据法律法规的规定，发布命令、决定和指示的行为。具体行政行为是指行政主体针对特定行政相对人，运用药事法律规范处理具体药品行政案件所作的行政行为。两者区别见表 3－1 所示。

考点提示：行政执法主体、行政相对人

表 3－1　具体行政行为与抽象行政行为的区别

	抽象行政行为	具体行政行为
对象不同	针对不特定的人和事 规定权利和义务	针对特定的人和事 规定权利和义务
能否反复适用	具有普遍的约束力，能反复适用	只对其所针对的特定的人一次有效，对他人没有约束力

续表

	抽象行政行为	具体行政行为
发生效力的时间不同	法律效力及于未来发生的事项，对于该行政行为生效之前的事项，除法律有特别规定的以外不得适用，法律不溯及既往是中外法制的通例	针对以往发生过或者正在发生着的事项发生法律效力
发挥的作用不同	在行政管理中为行政相对人规定权利义务	实现权利义务，即把文字上的权利义务变成现实生活中的权利义务
实施监督途径不同	抽象行政行为是否合法的问题目前尚未纳入我国行政诉讼的受案范围	行政复议机关可以对具体行政行为是否合法进行审查，也可对非立法性抽象行政行为进行审查，而人民法院只对具体行政行为是否合法进行审查

行政执法行为的依据统称为行政法。行政法是以行政关系作为调整对象的，有关国家行政管理的各种法律规范的总称。它是法律体系中一个独立法律部门，包括一般行政法和特别行政法。

考点提示：一般行政法、特别行政法

一般行政法又称为普通行政法，是指适用于所有（或者大多数）行政机关行政活动领域的行政法规范，主要包括行政组织法、行政行为法、行政程序法、行政救济法等。而特别行政法是指规范某一特定行政领域的行政法，如税务行政法、工商行政法、公安行政法、海关行政法以及上述高等教育法、食品安全法等，特别行政法只适用于特定领域，在其他领域不能适用。

表 3 - 2　行政法包含的主要法律规范

一般行政法	特别行政法
行政许可法	
行政处罚法	治安管理处罚法
行政复议法	海关法
行政诉讼法	教育法
行政监察法	药品管理法
公务员法	食品安全法等
国家赔偿法等	

二、药品行政执法的形式

根据我国行政法的要求，行政执法的主体、内容和程序必须符合法律、法规、规章的规定。行政执法大致分为行政许可、行政处罚、行政强制、行政征收、行政给付、行政确认、行政裁决、行政补偿、行政奖励、行政监督检查十种形式。本教材结合药品领域工作实际，重点介绍药品行政许可、药品行政监督检查、药品行政强制执行、药品行政处罚等几种具体行政执法行为。

考点提示：药品行政执法的形式

（一）药品行政许可

行政许可是指行政机关根据公民、法人或者其他组织的申请，经依法审查，准予其从事特定活动的行为。一般通过颁发许可证、执照等形式来实现。

考点提示：行政许可的概念

1. 设定和实施行政许可的原则

（1）法定原则　设定和实施行政许可，应当依照法定的权限、范围、条件和程序。

（2）公开、公平、公正原则　设定和实施行政许可，应当公开、公平、公正，维护行政相对人

的合法权益。

（3）便民和效率原则 实施行政许可，应当便民、提高办事效率，提高优质服务。

（4）信赖保护原则 公民、法人或者其他组织依法取得的行政许可受法律保护，行政机关不得擅自改变已经生效的行政许可。

考点提示： 行政许可的原则

2. 行政许可的特征 行政许可的特征主要有以下几个方面。

考点提示： 行政许可的特征

（1）行政许可是依法申请的行政行为 行政相对方针对特定的事项向行政主体提出申请，是行政主体实施行政许可行为的前提条件。无申请则无许可。

（2）行政许可的内容是国家一般禁止的活动 行政许可以一般禁止为前提，以个别解禁为内容。即在国家一般禁止的前提下，对符合特定条件的行政相对方解除禁止使其享有特定的资格或权利，能够实施某项特定的行为。

（3）行政许可是行政主体赋予行政相对方某种法律资格或法律权利的具体行政行为 行政许可是针对特定的人、特定的事作出的具有授意性的一种具体行政行为。

（4）行政许可是一种外部行政行为 行政许可是行政机关针对行政相对方的一种管理行为，是行政机关依法管理经济和社会事务的一种外部行为。行政机关审批其他行政机关或者其直接管理的事业单位的人事、财务、外事等事项的内部管理行为不属于行政许可。

（5）行政许可是一种要式行政行为 行政许可必须遵循一定的法定形式，即应当是明示的书面许可，应当有正规的文书、印章等予以认可和证明。实践中最常见的行政许可的形式就是许可证和执照。

3. 行政许可的种类 从行政许可的性质、功能和适用条件的角度来说，大体可以划分为五类：普通许可、特许、认可、核准、登记。

考点提示： 行政许可的种类

（1）普通许可 普通许可是准许符合法定条件的相对人行使某种权利的行为。凡是直接关系国家安全、公共安全的活动，基于高度社会信用的行业的市场准入和法定经营活动，直接关系到人身健康、生命财产安全的产品、物品的生产及销售活动，都适用于普遍许可。如药品生产与经营的许可，游行示威的许可，烟花爆竹的生产与销售的许可等。

普通许可有两个显著特征：一是对相对人行使法定权利附有一定的条件；二是一般没有数量控制。

（2）特许 特许是行政机关代表国家向被许可人授予某种权力或者对有限资源进行有效配置的管理方式。主要适用于有限自然资源的开发利用、有限公共资源的配置、直接关系公共利益的垄断性企业的市场准入。如出租车经营许可、排污许可等。

特许有两个主要特征：一是相对人取得特许后，一般应依法支付一定的费用，所取得的特许可以转让、继承；二是特许一般有数量限制，往往通过公开招标、拍卖等公开、公平的方式决定是否授予特许。

（3）认可 认可是对相对人是否具有某种资格、资质的认定，通常采取向取得资格的人员颁发资格、资质证书的方式，如会计师、医师的资质。

认可有四个特征：一是主要适用于为公众提供服务、与公共利益直接有关，并且具有特殊信誉、特殊条件或特殊技能的自然人、法人或者其他组织的资格、资质的认定；二是一般要通过考试方式并根据考核结果决定是否认可；三是资格资质是对人的许可，与人的身份相联系，但不能继承、转让；四是没有数量限制。

（4）核准　核准是行政机关按照技术标准、经济技术规范，对申请人是否具备特定标准、规范的判断和确定。主要适用于直接关系公共安全、人身健康、生命财产安全的重要设备、设施的设计、建造、安装和使用，以及直接关系人身健康、生命财产安全的特定产品、物品的检验、检疫，如电梯安装的核准、食用油的检验。

核准有三个显著特征：一是依据主要是专业性、技术性的；二是一般要根据实地验收、检测来决定；三是没有数量限制。

（5）登记　登记是行政机关对个人、企业是否具有特定民事权利能力和行为能力的主体资格和特定身份的确定。如法人或者其他组织的设立、变更、终止；工商企业注册登记、房地产所有权登记等。

登记有三个显著特征：一是未经合法登记的法律关系和权利事项，是非法的，不受法律保护；二是没有数量限制；三是对申请登记材料一般只进行形式审查，即可当场做出是否准予登记的决定。

4. 行政许可的申请与受理　行政机关负有向申请人提供格式文本的义务；公示行政许可事项和条件的义务；对公示内容进行解释、说明的义务。行政许可申请人负有提供真实信息的义务；享有要求行政机关进行解释、说明的权利。

行政许可的申请与受理包括两个环节：一是行政相对人（或者其代理人）向行政机关提出行政许可申请。二是行政机关受理行政许可申请。行政许可的实施通常应当按照以下程序和要求进行。

（1）申请与受理　公民、法人或者其他组织从事特定活动，依法需要取得行政许可的，应当向行政机关提出申请，如实向行政机关提交有关材料和反映真实情况，并对其申请材料实质内容的真实性负责。申请人可以委托代理人提出行政许可申请，但依法应当由申请人到行政机关办公场所提出的除外。行政机关应当将法律、法规、规章规定的有关行政许可的事项、依据、条件、数量、程序、期限以及需要提交的全部材料的目录和申请书示范文本等在办公场所公示，并应申请人的要求对公示内容予以说明、解释。行政机关对申请人提出的行政许可申请应当根据不同情况分别作出受理或不受理的处理，并出具加盖本行政机关专用印章和注明日期的书面凭证。

（2）审查与决定　行政机关应当对申请人提交的申请材料进行审查。申请人提交的申请材料齐全、符合法定形式，行政机关能够当场作出决定的，应当当场作出书面的行政许可决定；不能当场作出行政许可决定的，应当在法定期限内按照规定程序作出行政许可决定。行政机关对行政许可申请进行审查时，发现行政许可事项直接关系他人重大利益的，应当告知该利害关系人。对申请人的行政许可申请进行审查后，行政机关应当依法作出准予行政许可或不予行政许可的书面决定。准予行政许可，需要颁发行政许可证件的，应当向申请人颁发相应的加盖本行政机关印章的行政许可证件。不予行政许可的，应当说明理由，并告知申请人享有依法申请行政复议或者提起行政诉讼的权利。准予行政许可的决定应当公开，公众有权查阅。

（3）期限　除当场作出行政许可决定的外，行政机关应当自受理行政许可申请之日起二十日内作出行政许可决定。二十日内不能作出决定的，经本行政机关负责人批准，可以延长十日，并将延长期限的理由告知申请人。法律、法规另有规定的，依照其规定。

（4）听证　法律、法规、规章规定实施行政许可应当听证的事项，或者行政机关认为需要听证的其他涉及公共利益的重大行政许可事项，行政机关应当向社会公告，并举行听证。行政机关应当根据听证笔录，作出行政许可决定。

（5）变更与延续　被许可人要求变更行政许可事项的，应当向作出行政许可决定的行政机关提出申请。符合法定条件、标准的，行政机关应当依法办理变更手续。需要延续依法取得的行政许可的有效期的，应当在该行政许可有效期届满三十日前向作出行政许可决定的行政机关提出申请。行政机关应当根据被许可人的申请，在该行政许可有效期届满前作出是否准予延续的决定；逾期未作决定的，视为准予延续。

5. 药品行政许可事项 根据药品管理法及其实施条例等法律、行政法规，国家对药品生产、经营及上市等设定了一系列行政许可项目。如在药品上市许可方面，表现为颁发药品注册证书等；在药品生产许可方面，表现为颁发药品生产许可证和医疗机构制剂许可证；在药品经营许可方面，表现为颁发药品经营许可证；在执业药师执业许可方面，表现为颁发执业药师注册证等。

考点提示： 药品领域的行政许可事项

（二）药品行政监督检查

行政检查是指行政主体依法对行政管理相对人守法情况作单方面了解的行政行为。药品行政监督检查的行政主体为药品监督管理部门，行政管理相对人则是指从事药品生产、经营、使用活动的药事实践单位，具体指药品生产、经营企业、医疗机构等。在其他领域的如海关检查、税务检查、卫生防疫检查等也都属于行政执法行为。

《药品管理法》第九十九条 药品监督管理部门应当依照法律、法规的规定对药品研制、生产、经营和药品使用单位使用药品等活动进行监督检查，必要时可以对为药品研制、生产、经营、使用提供产品或者服务的单位和个人进行延伸检查，有关单位和个人应当予以配合，不得拒绝和隐瞒。

药品监督管理部门应当对高风险的药品实施重点监督检查。

对有证据证明可能存在安全隐患的，药品监督管理部门根据监督检查情况，应当采取告诫、约谈、限期整改以及暂停生产、销售、使用、进口等措施，并及时公布检查处理结果。

药品监督管理部门进行监督检查时，应当出示证明文件，对监督检查中知悉的商业秘密应当保密。

（三）药品行政强制执行

根据《行政强制法》，行政强制是指行政机关为了实现预防或制止正在发生或可能发生的违法行为、危险状态以及不利后果，或者是为了保全证据、确保案件查处工作的顺利进行等行政目的，而对相对人的人身或财产采取强制性措施的行为，包括行政强制措施和行政强制执行。

考点提示： 行政强制的种类

1. 行政强制的设定和实施 行政强制的设定和实施，应当适当，并应依照法定的权限、范围、条件和程序。采用非强制手段可以达到行政管理目的的，不得设定和实施行政强制。实施行政强制，应当坚持教育与强制相结合。公民、法人或者其他组织对行政机关实施行政强制，享有陈述权、申辩权；有权依法申请行政复议或者提起行政诉讼；因行政机关违法实施行政强制受到损害的，有权依法要求赔偿。公民、法人或者其他组织因人民法院在强制执行中有违法行为或者扩大强制执行范围受到损害的，有权依法要求赔偿。

考点提示： 行政强制的设定和实施原则

2. 行政强制措施 行政强制措施，是指行政机关在行政管理过程中，为制止违法行为、防止证据损毁、避免危害发生、控制危险扩大等情形，依法对公民的人身自由实施暂时性限制，或者对公民、法人或其他组织的财物实施暂时性控制的行为。行政强制措施的种类包括：①限制公民人身自由；②查封场所、设施或者财物；③扣押财物；④冻结存款、汇款；⑤其他行政强制措施。

考点提示： 行政强制措施的种类

《药品管理法》第一百条 药品监督管理部门根据监督管理的需要，可以对药品质量进行抽查检验。抽查检验应当按照规定抽样，并不得收取任何费用；抽样应当购买样品。所需费用按照国务院规定列支。

对有证据证明可能危害人体健康的药品及其有关材料，药品监督管理部门可以查封、扣押，并在七日内作出行政处理决定；药品需要检验的，应当自检验报告书发出之日起十五日内作出行政处理决定。

3. 行政强制执行 行政强制执行是指行政机关或者行政机关申请人民法院，对不履行行政决定的公民、法人或其他组织，依法强制履行义务的行为。行政强制执行的方式包括：①加处罚款或滞纳金；②划拨存款、汇款；③拍卖或者依法处理查封、扣押的场所、设施或财物；④排除妨碍、恢复原状；⑤代履行；⑥其他强制执行方式。

（四）药品行政处罚

根据《行政处罚法》，行政处罚是指特定的国家行政机关对有违法行为尚未构成犯罪的相对人给予行政制裁的具体行政行为。如行政拘留、罚款、吊销证照、没收等。

行政处罚是以对违法行为人的惩戒为目的，而不是以实现义务为目的。这一点将它与以促使义务人履行义务为目的的行政强制执行区别开来。

1. 行政处罚的原则 设定和实施行政处罚应遵循以下原则。

（1）法定原则 处罚法定原则是指行政处罚的主体、处罚的依据、处罚的程序由法律、法规或者规章规定，主体不符合规定、没有法定依据或者不遵守法定程序的，行政处罚是无效的。

（2）公正、公开原则 公正原则要求行政主体及工作人员办事应不徇私情，平等待人，不能有民族歧视、身份歧视等。公开是指行政处罚的依据及处罚中的有关内容必须公开，行政处罚的依据和内容必须是透明的，不能包含办事人员的主观思想。

（3）处罚与违法行为相适应的原则 是指实施行政处罚，必须与违法行为的事实、性质、情节及社会危害程度相当。

（4）处罚与教育相结合的原则 行政处罚是法律制裁的一种手段，它兼有惩戒与教育的双重功能，行政机关在行政处罚的适用中应当坚持教育与处罚相结合，通过处罚达到教育的目的，教育公民、法人或组织自觉守法。

（5）不免除民事责任，不取代刑事责任原则 行政相对方因违法受到行政处罚，其违法行为对他人造成损害的，应当依法承担民事责任。违法行为严重，构成犯罪的，应当依法追究刑事责任，不得以已给予行政处罚而免于追究其民事责任或刑事责任。

考点提示：行政处罚的原则

2. 行政处罚的种类 行政处罚的种类空格后修改为：2021年修订的《行政处罚法》第九条规定行政处罚的种类包括以下6类：①警告、通报批评；②罚款、没收违法所得、没收非法财物；③暂扣许可证件、降低资质等级、吊销许可证件；④限制开展生产、经营活动，责令停产停业，责令关闭，限制从业；⑤行政拘留；⑥法律、行政法规规定的其他行政处罚。可归为以下四类。

考点提示：行政处罚的种类

（1）人身罚 人身罚是指行政机关限制或剥夺违法行政相对人人身自由的一种行政处罚，是行政处罚中最严厉的一种处罚形式。人身罚的表现形式为行政拘留。新《药品管理法》在118条、122条、123条、124条增加了行政拘留的内容。由于行政拘留是行政处罚中最严厉的一种，因而法律对其适用作了严格的规定：①在适用机关上，只能由公安机关决定和执行，药品监管部门没有人身自由行政处罚权；②在适用对象上，一般只适用于严重违反治安管理法律法规的自然人，但不适用于精神病患者、不满十四周岁的公民以及孕妇或者正在哺乳自己一周岁以内的婴儿的妇女，同时也不适用于我国的法人和其他组织；③在适用时间上，为1日以上，15日以下；④在适用程序上，必须经过传唤、讯问、取证、裁决、执行等程序。

《药品管理法》第一百一十八条 生产、销售假药，或者生产、销售劣药且情节严重的，对法定代表人、主要负责人、直接负责的主管人员和其他责任人员，没收违法行为发生期间自本单位所获收入，并处所获收入百分之三十以上三倍以下的罚款，终身禁止从事药品生产经营活动，并可以由公安机关处五日以上十五日以下的拘留。

《药品管理法》第一百二十二条 伪造、变造、出租、出借、非法买卖许可证或者药品批准证明文件的，没收违法所得，并处违法所得一倍以上五倍以下的罚款；情节严重的，并处违法所得五倍以上十五倍以下的罚款，吊销药品生产许可证、药品经营许可证、医疗机构制剂许可证或者药品批准证明文件，对法定代表人、主要负责人、直接负责的主管人员和其他责任人员，处二万元以上二十万元以下的罚款，十年内禁止从事药品生产经营活动，并可以由公安机关处五日以上十五日以下的拘留；违法所得不足十万元的，按十万元计算。

（2）资格罚 是指行政机关对违法者所采取的禁止或取消其特定资格、资质，降低其等级或信誉等处罚。主要包括暂扣许可证件、降低资质等级、以及吊销许可证件等。这类处罚通常针对需要特定资质或许可才能进行的行业或活动。例如生产假药的企业情节严重的可吊销《药品生产许可证》等，对其责任人员规定"终身禁止从事药品生产经营活动"等，剥夺了责任企业责任者的从业资格。

《药品管理法》第一百一十六条 生产、销售假药的，没收违法生产、销售的药品和违法所得，责令停产停业整顿，吊销药品批准证明文件，并处违法生产、销售的药品货值金额十五倍以上三十倍以下的罚款；货值金额不足十万元的，按十万元计算；情节严重的，吊销药品生产许可证、药品经营许可证或者医疗机构制剂许可证，十年内不受理其相应申请；药品上市许可持有人为境外企业的，十年内禁止其药品进口。

《药品管理法》第一百一十八条 生产、销售假药，或者生产、销售劣药且情节严重的，对法定代表人、主要负责人、直接负责的主管人员和其他责任人员，没收违法行为发生期间自本单位所获收入，并处所获收入百分之三十以上三倍以下的罚款，终身禁止从事药品生产经营活动，并可以由公安机关处五日以上十五日以下的拘留。

《药品管理法》【第一百一十九条】药品使用单位使用假药、劣药的，按照销售假药、零售劣药的规定处罚；情节严重的，法定代表人、主要负责人、直接负责的主管人员和其他责任人员有医疗卫生人员执业证书的，还应当吊销执业证书。

（3）财产罚 财产罚是指行政主体依法对违法行为人给予的剥夺财产权的处罚形式。财产罚是运用最广泛的一种行政处罚，主要形式有罚款、没收违法所得、没收非法财务三种。罚款，指行政主体依法强制违法者在一定期限内交纳一定数量货币的处罚方式。没收违法所得，没收非法财物，是指行政主体依法将违法行为人的部分或全部违法所得、非法财物包括违禁品或实施违法行为的工具收归国有的处罚方式。

（4）声誉罚 是指行政主体对违反行政法律规范的公民、法人或其他组织的谴责和警戒。它是对违法者的名誉、荣誉、信誉或精神上的利益造成一定损害的处罚方式。是行政处罚中最轻的一种处罚形式，具体形式主要有警告和通报批评两种。警告指行政主体对违法者提出告诫或谴责。通报批评是指对违法者在荣誉上或信誉上的惩戒措施。通报批评必须以书面形式作出，并在一定范围内公开。

《药品管理法》第一百二十八条 除依法应当按照假药、劣药处罚的外，药品包装未按照规定印有、贴有标签或者附有说明书，标签、说明书未按照规定注明相关信息或者印有规定标志的，责令改正，给予警告；情节严重的，吊销药品注册证书。

3. 行政处罚的管辖 行政处罚的管辖是确定对某个行政违法行为应由哪一级或者哪一个行政机关实施处罚的法律制度。对属于自己管辖的违法行为不依法处罚，对不属于自己管辖的违法行为实施处罚都是违反法律规定的。

考点提示：行政处罚的管辖权

（1）地域管辖　行政处罚除法律、法规另有规定外，由违法行为发生地的县级以上地方人民政府具有行政处罚权的行政机关管辖。

（2）指定管辖　两个以上依法享有行政处罚权的行政机关如对同一行政违法案件都有管辖权，行政机关对该案件的管辖发生争议，双方协商不成的，应报请共同的上一级行政机关指定管辖。

（3）移送管辖　违法行为构成犯罪的，有管辖权的行政机关必须将案件移送司法机关。被判处拘役或者有期徒刑的，行政机关已给予当事人行政拘留的，应当依法折抵相应的刑期。被判处罚金时，行政机关已经处以罚款的，应当折抵相应罚金。

4. 行政处罚追究时效和适用

（1）追究时效　《行政处罚法》第二十九条规定，违法行为在 2 年内未被发现的，不再给予行政处罚，法律另有规定的除外。计算时间应从违法行为实施之日起计算，但违法行为具有持续或继续状态的，从违法行为终了之日起算。法律另有规定的除外，如治安管理处罚法规定是 6 个月，海关法规定是 3 年。

考点提示：行政处罚的追究时效

（2）适用条件　①必须已经实施了违法行为，且该违法行为违反了行政法规范；②行政相对人具有责任能力；③行政相对人的行为依法应当受到处罚；④违法行为未超过追究时效。

（3）适用方式　有以下情形之一的，不予行政处罚：①不满十四周岁的人有违法行为的；②违法行为在 2 年内未被发现的（除法律另有规定外）；③精神病人在不能辨认或者控制自己行为时有违法行为的；④违法行为轻微并及时纠正没有造成危害后果的。

受行政处罚的当事人有下列情形之一的，应当依法从轻或者减轻行政处罚：主动消除或者减轻违法行为危害后果的；受他人胁迫有违法行为的；配合行政机关查处违法行为有立功表现的；已满十四周岁不满十八周岁的人有违法行为的。

考点提示：适用条件、不予处罚、从轻或减轻处罚的情形

5. 行政处罚的决定及其程序

2014 年 3 月 14 日，国家食品药品监督管理总局通过并公布了《食品药品行政处罚程序规定》，自 2014 年 6 月 1 日起施行。对食品药品的行政处罚程序进行了具体规定。

公民、法人或者其他组织违反行政管理秩序的行为，依法应当给予行政处罚。行政机关在作出行政处罚决定之前，应当告知当事人作出行政处罚决定的事实、理由及依据，并告知当事人依法享有的权利。当事人有权进行陈述和申辩。行政机关必须充分听取当事人的意见，对当事人提出的事实、理由和证据，应当进行复核；当事人提出的事实、理由或者证据成立的，行政机关应当采纳。行政机关不得因当事人申辩而加重处罚。

考点提示：行政处罚的程序

（1）简易程序　又称当场处罚程序。当违法事实清楚，对该违法行为处以行政处罚有明确、具体的法定依据，拟作出数额较小的罚款（对公民处 50 元以下，对法人或者其他组织处 1000 元以下的罚款）或者警告时，可以适用简易程序，当场处罚。简易程序包括：①表明身份（执法人员向当事人出示执法身份证件）。②确认违法事实，说明处罚理由和依据。③制作行政处罚决定书。④交付行政处罚决定书。⑤备案。

（2）一般程序　也称普通程序，是行政机关进行行政处罚的基本程序，适用于处罚较重或情节复杂的案件以及当事人对执法人员给予当场处罚的事实认定有分歧而无法作出行政处罚决定的案件。一般程序包括：①立案。②调查。调查时，行政执法人员不得少于两人，并应出示证件。③处理决定。根据不同情况，分别作出行政处罚、不予行政处罚、不得给予行政处罚和移送司法机关处理决定。④说明理由并告知权利。⑤当事人的陈述和申辩。⑥制作处罚决定书。⑦送达行政处罚决定书。

考点提示： 行政处罚的一般程序

（3）听证程序　听证程序是指行政机关为了查明案件事实、公正合理地实施行政处罚，在作出行政处罚决定前通过公开举行由有关利害关系人参加的听证会广泛听取意见的程序。它不是与简易程序、一般程序并列的第三种程序，只是一般程序中的一道环节。行政机关作出责令停产停业、吊销许可证或者执照、较大数额罚款等行政处罚决定之前，应当告知当事人有要求举行听证的权利。当事人要求听证的，行政机关应当组织听证。当事人不承担行政机关组织听证的费用。

考点提示： 听证程序适用的情形

听证程序包括：①听证申请的提出。当事人要求听证的，应当在行政机关告知后 3 日内提出。②组织听证与听证通知。行政机关应当在当事人提出听证要求之日起 3 日内确定听证人员的组成、听证时间、地点和方式，并在举行听证会 7 日前，将《听证通知书》送达当事人。③听证的主持与参与。听证应由行政机关指定非本案调查人员主持。当事人有权申请听证主持人回避。当事人可亲自参加，也可委托一至二人代理参加。④辩论。举行听证时，调查人员提出当事人违法的事实、证据和行政处罚建议；当事人进行申辩和质证。⑤制作听证笔录。笔录应当交当事人审核无误后签字或者盖章。⑥填写《听证意见书》。听证结束后，听证主持人应根据听证情况，提出听证意见并填写《听证意见书》。

任务三　药品行政复议和行政诉讼

情境导入

情境： 小王所工作的药店收到了当地县级药品监督管理部门的行政处罚决定书，药店老板认为药品监督管理部门处罚不当，他们想要个说法。

思考： 药店老板该怎样主张自己的权利呢？

为避免行政执法行为侵犯相对人的合法权益，法律规定了权利的救济制度。

法律救济是指公民、法人或者其他组织认为自己的人身权、财产权因行政机关的行政行为或者其他单位和个人的行为而受到侵害，依照法律规定向有权受理的国家机关告诉并要求解决，予以补救，有关国家机关受理并作出具有法律效力的活动。

目前，法律救济的方式主要有：行政复议、行政诉讼、国家赔偿、民事诉讼。

考点提示： 法律救济的方式

一、法律救济的特征

（一）受理机关法定

只能由法律授权的国家行政机关和人民法院受理并作出裁决。

（二）有严格的受理范围和审理程序

行政复议法、行政诉讼法、民事诉讼法和国家赔偿法分别作了明确规定，超出受理范围有关机关将不予受理，违反法定程序则承担法律责任。

（三）明确的申请、起诉期限

申请行政复议期限为自知道具体行政行为之日起 60 日；提出行政诉讼的期限，为知道具体行政行为之日起 6 个月，或者自收到行政复议决定书之日起 15 日；提起国家赔偿要求，为国家机关及其工作人员行使职权的行为被依法确认为违法之日起 2 年；提起民事诉讼的一般时效为 2 年。除法律另有规定外，逾期将丧失申请、起诉权。

考点提示： 行政复议、行政诉讼的期限

（四）审理方式明确

行政复议原则上采取书面审理，特定情况下也采取调查取证、听取意见等方式审理；行政诉讼、民事诉讼一审采取开庭审理，二审视情况采取开庭审理或者书面审理。

（五）作出的决定具有法律效力

受理机关作出的决定具有法律效力，由国家强制力保证执行。不履行决定的，有关机关将依法强制执行。

考点提示： 法律救济的特征

二、药品行政复议

行政复议是行政相对人通过行政机关救济权利的一种方式。具体来说，是指行政相对人认为行政主体的具体行政行为侵犯其合法权益，依法向行政复议机关提出复查该具体行政行为的申请，行政复议机关依照法定程序对被申请的具体行政行为进行合法、适当性审查，并作出行政复议决定的一种法律制度。

考点提示： 行政复议的概念

行政复议的目的是为了纠正行政主体作出的违法或不当的具体行政行为，以保护行政相对人的合法权益。行政复议的标的主要是具体行政行为。对属于行政立法范畴的抽象行政行为，则不能提起行政复议。需注意的是，《中华人民共和国行政复议法》（以下简称《行政复议法》）仅将规章以上的抽象行政行为排除在行政复议的受案范围之外，其中，如果相对人对规章以下的非立法性抽象行政行为不服，可以在对具体行政行为不服申请行政复议的同时，对其所依据的非立法性抽象行政行为一并向行政复议机关申请行政复议。

（一）行政复议的原则

1. 合法原则　行政复议过程中，无论是行政主体，还是作为申请人的行政相对人，或者是主持裁决的行政复议机关，都应当遵守现行的有关行政复议的法律规范。其中，行政复议机关依法进行行政复议活动是合法性原则的核心要求。

2. 公正原则　行政复议机关应坚持公正原则，真正保障行政相对人的合法利益。

3. 公开原则　行政复议机关在行政复议过程中，除涉及国家秘密、个人隐私和商业秘密外，整个过程应当向行政复议申请人和社会公开。公开原则是确保行政复议权合法、公正行使的基本条件。

4. 及时原则　行政复议机关应当在法律规定的期限内，尽快完成复议案件的审查，并作相应的决定，这一原则是对卫生行政复议机关效率的要求。

5. 书面复议原则　我国《行政复议法》第 22 条明确规定，行政复议原则上采取书面审查的办法，但申请人提出要求或者行政复议机关负责法制工作的机构认为有必要时，可以向有关组织和人员调查情况，听取申请人、被申请人和第三人的意见。即一般情况下，行政复议机关在审理行政复议案件时，仅就案件的书面材料进行审理。

6. 一级复议的原则　行政复议实行一级复议制度，行政争议经行政复议机关一次审理并作出裁决之后，申请人即使不服，也不得再向有关行政机关再次申请复议，只能向法院提起行政诉讼。行政

复议只是给行政机关一个自我纠正的机会，而现代法治的一个基本命题是司法最终解决原则，所以，如果申请人不服行政复议决定，只能向法院提起行政诉讼。

7. 对具体行政行为的合法性和合理性进行审查的原则　在行政复议中，复议机关应当对被复议的具体行政行为进行全面的审查，既包括对合法性的审查，也包括对具体行政行为合理性的审查。合法性审查侧重于对作出具体行政行为的行政机关是否依法行政，有无超越行政职权、违反法定程序等方面的审查；合理性审查则侧重于对具体行政行为是否在法定的自由裁量权幅度内作出，有无滥用自由裁量权的情形等方面进行审查。

8. 不适用调解的原则　在行政复议过程中，对行政机关所作的具体行政行为是否合法和适当，行政复议机关只能作出肯定性或否定性的判断，而不能以调解的方式解决行政争议。

9. 行政复议机关依法独立行使复议职权的原则　行政机关应当依法行使行政复议职权，不受其他机关、社会团体和个人的非法干预。当然该原则并不排斥国家权力机关、审判机关、检察机关等对各级行政机关对复议活动进行依法监督。

10. 便民原则　行政复议机关在依法审理复议案件的过程中，要尽可能为当事人，尤其是申请人提供必要的便利，确保当事人参加行政复议的目的的实现。要为其尽量节省费用、时间和精力；要保证公民、法人或者其他组织充分行使复议权。

考点提示：行政复议的原则

（二）行政复议的受案范围

1. 可以提起卫生行政复议的事项　有下列情形之一的，公民、法人或者其他组织可以依照《行政复议法》申请行政复议：①对行政机关作出的警告、罚款、没收违法所得、没收非法财物、责令停产停业、暂扣或者吊销许可证、暂扣或者吊销执照、行政拘留等行政处罚决定不服的；②对行政机关作出的限制人身自由或者查封、扣押、冻结财产等行政强制措施决定不服的；③对行政机关作出的有关许可证、执照、资质证、资格证等证书变更、中止、撤销的决定不服的；④对行政机关作出的关于确认土地、矿藏、水流、森林、山岭、草原、荒地、滩涂、海域等自然资源的所有权或者使用权的决定不服的；⑤认为行政机关侵犯合法的经营自主权的；⑥认为行政机关变更或者废止农业承包合同，侵犯其合法权益的；⑦认为行政机关违法集资、征收财物、摊派费用或者违法要求履行其他义务的；⑧认为符合法定条件，申请行政机关颁发许可证、执照、资质证、资格证等证书，或者申请行政机关审批、登记有关事项，行政机关没有依法办理的；⑨申请行政机关履行保护人身权利、财产权利、受教育权利的法定职责，行政机关没有依法履行的；⑩申请行政机关依法发放抚恤金、社会保险金或者最低生活保障费，行政机关没有依法发放的；⑪认为行政机关的其他具体行政行为侵犯其合法权益的。

考点提示：可提起行政复议的事项

2. 附带申请复议的抽象行政行为　公民、法人或者其他组织认为行政机关的具体行政行为所依据的下列规定不合法，在对具体行政行为申请复议时，可以一并向行政机关提出对该规定的审查申请。①国务院部门的规定；②县级以上地方各级人民政府及其工作部门的规定；③乡、镇人民政府的规定。上述所列规定不含部门规章和地方人民政府规章。须说明的是，对抽象行政行为不能单独提起行政复议，只能在对具体行政行为提起行政复议时一并提起。

3. 不可申请复议的事项　以下两种情况不得提起卫生行政复议：①内部行政行为。行政主体对其所属国家公务员作出的行政处分或其他人事处理决定，属内部行政行为，被处分或被处理人不服，只能依照有关法律和行政法规的规定提出申诉。②居间行为。行政主体对公民、法人或其他组织之间的民事纠纷作出的调解、仲裁行为，对双方当事人的约束力取决于其自愿接受，如有不服，可以向法院提起诉讼或向仲裁机关申请仲裁，不能申请行政复议。

（三）行政复议的管辖

药品监督管理对象，即药品生产、经营、使用机构或法人对药品监督管理主体的处罚措施或结果存在异议的，可以按照《行政复议法》的有关规定，向有管辖权的上一级药品监督管理部门提出行政复议，根据程序和要求提供复议所需的所有材料，由受理的药品监督管理部门进行行政复议。

行政复议的管辖是指各行政复议机关对行政复议案件在受理上的具体分工。对县级以上地方各级人民政府工作部门的具体行政行为不服的，由申请人选择，可以向该部门的本级人民政府申请行政复议，也可以向上一级主管部门申请行政复议。

考点提示： 行政复议的管辖

（四）行政复议的程序

行政复议的程序主要包括申请、受理、审理与决定几个环节。

考点提示： 行政复议的程序

1. 申请 行政复议程序以相对人申请为前提，申请人申请行政复议必须满足一定的条件。①申请人符合资格；②有明确的被申请人；③有具体的复议请求和事实根据；④属于复议范围和受理复议机关的管辖。⑤法律、法规规定的其他条件。

申请复议期限又称申请时效，是申请复议权的时间限制。超过申请时效，将丧失申请复议的权利。因此，申请人必须在申请时效内提起复议申请。行政复议的一般时效为60日。复议申请书一般采用书面形式，口头申请的，行政复议机关应当当场记录申请人的基本情况、复议请求、主要事实、理由和时间。

公民、法人或者其他组织申请行政复议，行政复议机关已经依法受理的，或者法律、法规规定应当先向行政复议机关申请行政复议、对行政复议决定不服再向人民法院提起行政诉讼的，在法定行政复议期限内不得向人民法院提起行政诉讼。公民、法人或者其他组织向人民法院提起行政诉讼，人民法院已经依法受理的，不得申请行政复议。

2. 受理 行政复议机关收到行政复议申请后，应当在五日内进行审查，对不符合规定的行政复议申请，决定不予受理，并书面告知申请人；对符合规定，但是不属于本机关受理的行政复议申请，应当告知申请人向有关行政复议机关提出。法律、法规规定应当先向行政复议机关申请行政复议、对行政复议决定不服再向人民法院提起行政诉讼的，行政复议机关决定不予受理或者受理后超过行政复议期限不作答复的，公民、法人或者其他组织可以自收到不予受理决定书之日起或者行政复议期满之日起十五日内，依法向人民法院提起行政诉讼。

3. 审理 行政复议原则上采取书面审查的办法，但是申请人提出要求或者行政复议机关负责法制工作的机构认为有必要时，可以向有关组织和人员调查情况，听取申请人、被申请人和第三人的意见。行政复议由被申请人承担举证责任，提供作出具体行政行为决定的事实依据和法律依据。

4. 决定 行政复议机关负责法制工作的机构应当对被申请人作出的具体行政行为进行审查，提出意见，经行政复议机关的负责人同意或者集体讨论通过后，按规定作出行政复议决定。行政复议决定有维持决定，履行决定，撤销、变更或者确认违法行为，赔偿决定四种。决定撤销或者确认该具体行政行为违法的，可以责令被申请人在一定期限内重新作出具体行政行为。

考点提示： 行政复议决定

行政复议机关应当自受理申请之日起60日内作出行政复议决定；但是法律规定的行政复议期限少于60日的除外。情况复杂，不能在规定期限内作出行政复议决定的，经行政复议机关的负责人批准，可以适当延长，并告知申请人和被申请人；但是延长期限最多不超过30日。

行政复议机关作出行政复议决定，应当制作行政复议决定书，并加盖印章，送达当事人。行政复议决定书一经送达，即发生法律效力。申请人如果不服行政复议，可依法提起行政诉讼。当事人在法律规定的期间内既不起诉，又不履行复议决定，超过法定复议期间的，复议决定即具强制执行的法律效力。

三、药品行政诉讼

行政诉讼是行政相对人通过司法机关救济权利的一种方式。是法院通过司法审判工作，处理行政案件，解决行政纠纷的活动。具体是指公民、法人或者其他组织认为行政机关和法律法规授权的组织作出的具体行政行为侵犯其合法权益，依法定程序向人民法院起诉，人民法院在当事人及其他诉讼参与人的参加下，对具体行政行为的合法性进行审查并作出裁决的制度。《行政诉讼法》将抽象行政行为完全排除在行政诉讼的受案范围之外。

行政诉讼与行政复议都属于救济行为，都是基于行政争议的存在，用以解决行政争议的法律制度。

（一）行政诉讼的原则

行政诉讼除具备在民事诉讼、刑事诉讼中都适用的一般性原则，如合议的原则、回避的原则、两审终审的原则等外，其自身还具有一些特殊的适用原则。

考点提示：行政诉讼的原则

1. 具体行政行为不停止执行的原则　即在行政诉讼期间，原行政机关的具体行政行为不因为原告的起诉和人民法院的审理而停止执行的制度。行政机关的具体行政行为一经做出，便可推定其合法，对行政机关和相对人均有约束力，必须遵守执行。

2. 对具体行政行为的合法性审查的原则　这一原则包含三层含义。一是行政诉讼主要是具体行政行为。在行政诉讼中，人民法院只审查具体行政行为而不审查抽象行政行为。二是在行政诉讼中，人民法院只审查行政机关具体行政行为的合法性，而不审查具体行政行为的合理性。三是在通常情况下人民法院不得变更原行政决定。对合法的具体行政行为，法院应当予以维持；对违法的具体行政行为，法院应当予以撤销。只有行政处罚显失公正的，才能对具体行政行为进行变更。

3. 被告承担举证责任的原则　行政机关在作出具体行政行为时，应当做到事实清楚、证据确实充分、正确适用法律，并保障其行为是严格按照案件的事实和法律的规定而作出的，是符合法律规定的行为。因此，在诉讼中，被诉行政机关具有较强的举证能力。如果行政机关不能提供证据证明其做出具体行政行为的事实依据和法律根据，就要承担败诉的法律后果。

4. 不适用调解和反诉的原则　在行政诉讼中，人民法院审理行政案件不适用调解。调解是在第三方的主持下，双方当事人相互让步，就纠纷的解决重新达成一致意见。显然，双方当事人能够对纠纷进行调解的前提是当事人能够在不违背法律规定的前提下自由地处分自己的权利。但是，在行政领域，行政机关行使行政职权的行为，既是行政机关的权利，同时也是行政机关的义务。行政机关依法做出的具体行政行为是国家公权力在行政领域的具体实施。作为国家公权力的实施主体，行政机关无权随意处分法律授予的职权。因此，在行政诉讼中，人民法院应当在事实清楚、证据充分的基础上依法对具体行政行为的合法性作出认定，在审理程序和结案方式不能采用调解的方式。但对于行政赔偿，人民法院可以通过调解的方式加以解决。

同时，在行政诉讼中，行政机关也无权提出反诉。在诉讼程序启动之前，行政机关即已经依据事实及法律作出了具体行政行为，其行使行政职权的行为已经完成。因此，在行政诉讼进行过程中，行政机关不得再对行政相对人提出任何实体法上的要求。

（二）行政诉讼的构成要件

在我国，行政诉讼案件的构成应当具备以下五个要件。

考点提示：行政诉讼的构成要件

1. 原告 是认为行政机关及法律、法规授权组织作出的具体行政行为侵犯其合法权益的公民、法人或者其他组织。行使行政职权的行政机关或者法律法规授权的组织不能充当原告。

2. 被告 是作出被原告认为侵犯其合法权益的具体行政行为的行政机关及法律、法规授权组织。

3. 具体行政行为 原告提起行政诉讼必须是针对法律、法规规定属于法院受案范围内的具体行政行为及属于受诉法院管辖的行政争议。

4. 法定期限内 原告必须在法定期限内起诉。

5. 与行政复议的衔接符合法律法规规定 法律、法规规定起诉前必须经过行政复议的，已进行了行政复议；自行选择行政复议的，复议机关已作出复议决定或者逾期未作出复议决定。

（三）行政诉讼的程序

行政诉讼的程序主要包括起诉、受理、审理、判决和执行几个环节。

考点提示：行政诉讼的程序

1. 起诉与受理 公民、法人或者其他组织不服复议决定的，可以在收到复议决定书之日起十五日内向人民法院提起诉讼。复议机关逾期不做决定的，申请人可以可以在复议期满之日起十五日内向人民法院提起诉讼。公民、法人或者其他组织直接向人民法院提起诉讼的，应当自知道或者应当知道作出行政行为之日起六个月内提出。提起诉讼应当符合下列条件：①原告是符合《行政诉讼法》第二十五条规定的公民、法人或者其他组织。②有明确的被告。③有具体的诉讼请求和事实根据。④属于人民法院受案范围和受诉人民法院管辖。人民法院在接到起诉状时对符合本法规定的起诉条件的，应当登记立案。

考点提示：起诉方式和期限

2. 审理与判决 我国行政诉讼实行两审终审制，当事人不服一审人民法院裁判，可以上诉，二审裁判是终审裁判。

人民法院审理行政案件，除涉及国家秘密、个人隐私和法律另有规定的外，一般公开审理。人民法院经过审理，根据不同情况，分别作出维持判决、撤销判决、履行判决。具体行政行为证据确凿，适用法律、法规正确，符合法定程序的，应判决维持。主要证据不足的；适用法律、法规错误的；违反法定程序的；超越职权的；滥用职权的，有以上情形之一的，应判决撤销或者部分撤销，并可以判决被告重新作出具体行政行为。被告不履行或者拖延履行法定职责的，判决其在一定期限内履行。

3. 执行 当事人必须履行人民法院发生法律效力的判决、裁定、调解书。公民、法人或者其他组织拒绝履行判决、裁定、调解书的，行政机关或者第三人可以向第一审人民法院申请强制执行，或者由行政机关依法强制执行。

考点提示：判决的结果

（四）药品行政诉讼措施

药品监督管理对象，即药品生产、经营、使用机构或法人对药品监督管理主体的处罚措施或结果存在异议的，可以按照《行政复议法》的有关规定，向有管辖权的上一级药品监督管理部门提出行政复议，对行政复议结果不满意的，再向人民法院提起行政诉讼，也可直接向人民法院提起行政诉讼。在行政诉讼时，原告需要提出诉讼的理由、相关的证据以及诉求的请求，人民法院根据提供的诉讼材料，作出立案或不立案的决定。如果人民法院立案了，就进入了审理和判决程序，判决的结果具有法律效力，必须遵守和执行。

行政复议与行政诉讼的区别见表 3 – 3。

表 3 – 3 行政复议与行政诉讼的不同点

	行政复议	行政诉讼
处理机关不同	行政机关	人民法院（司法机关）
性质不同	属行政行为，对相对人是行政救济手段，受行政程序法即行政复议法调整	属司法活动，对相对人是诉讼救济手段，受诉讼法即行政诉讼法支配
受案范围不同	大于行政诉讼，受案范围包括人身权、财产权、受教育权、其他权利受侵犯的	属于行政诉讼范围的必属行政复议范围。受案范围限于人身权、财产权受侵犯的
审查标准不同	审查具体行政行为的合法与适当	只审查具体行政行为的合法性
审理方式不同	是行政机关内部上级对下级，高层级行政权对低层级行政权的监督。对具体行政行为审查的同时，还可以审查具体行政行为依据的规章以下的规范性文件	是人民法院行使司法权对行政行为的司法审查。一般只审查具体行政行为的合法性，行政机关行使自由裁量权的合理性，则不属于审查范围
审理制度不同	一般实行书面复议制度。实行一级复议制	一般不实行书面审理制度，当事人双方必须到庭，相互答辩。实行两审终审制
处理权限不同	以变更原处理决定为常见，依法可作出维持、责令履行、撤销、变更、确认、赔偿损失等决定	只能对显失公平的行政处罚予以变更，依法作出维持、撤销、履行判决
处理依据不同	以法律、行政法规、地方性法规、规章以及上级行政机关制定和发布的具有普遍约束力的决定、命令为依据	只能以法律、行政法规、地方性法规为依据，以行政规章为参照
法律效力不同	一般没有最终法律效力，法律规定复议裁决为终局裁决的除外	具有最终的法律效力，诉讼的终审判决，当事人必须执行

实训 3 – 1　行政执法模拟实训

【实训目的】

1. 了解药品监督管理行政执法的过程。

2. 能够查阅相关资料快速正确判断药品相关违法案件。

3. 了解行政处罚的程序。

【实训环境】

1. 多媒体教室。

2. 电脑、手机、网络。

【实训内容】

一、实训素材

案例一　武汉爱民制药有限公司违规生产药品

国家药监局紧急通知：规定生产注射用冻干粉针制剂的药厂必须在 2013 年 12 月 31 日前通过国家新版 GMP 验收认证才有资格生产及销售，如果继续生产将视为假药。武汉爱民制药有限公司不顾国家药监局法规，于 2014 年 4 月清明假期及五一劳动节假期违规生产"注射用七叶皂苷钠"药品，同时把生产日期改为 2013 年 12 月 31 日以前，来蒙蔽国家监管部门而销往全国各地。2014 年 5 月 2 日在其违规生产期间，国家药监局稽查人员对其进行了现场突击检查，发现其若干违法生产线索后交湖北省药监局处理。

案例二　无证经营药品案

某工商部门在日常执法时发现，辖区内王某（个人）涉嫌无营业执照经营药品，该工商部门对王某的药品进行了扣押。由于工商部门对扣押的药品质量不能鉴定，便请药品监督管理部门协助。药监部门在鉴定药品质量的时候，发现王某经营药品未取得《药品经营许可证》。经进一步调查，王某无证批发经营药品已长达 5 年之久。鉴于此种情况，药监部门向工商部门提出，此案应属于药监部门的查处范围。

二、实训步骤

1. 学生进行分组分工，每组 5 人左右。组长 1 人，负责组织小组讨论并代表小组发言；记录员 1 名负责记录小组的讨论情况。

2. 教师提出实训要求。

3. 学生小组分析讨论案例、找出案件所涉及的相关法律法规，制作行政检查笔录。

4. 小组代表发言，小组间可进行辩论。

三、讨论后完成以下实训任务

任务 1：掌握行政执法的简易程序及一般程序

具体要求：列出对该案例作出行政处罚的程序。

任务 2：查阅资料找出案件所涉及的相关法律法规

具体要求：

1. 小组分组分析案例，查阅资料找出案件所涉及的相关法律法规。

2. 制作处罚决定书。

附：处罚决定书示例

中华人民共和国药品监督行政执法文书

当场行政处罚决定书

（×）药当行罚

〔2023〕××号

被处罚单位（人）：×××药店　地址：××市××路××号

法定代表人（负责人）：×××　性别；男　年龄；××　职务：负责人

经查，你（单位）有下列主要违法事实：×××年×月×日在日常检查中，发现××药店销售劣药（过期失效）3 种，共计××瓶（盒/支），价值×××元（详见物品清单）。

上述事实已违反了《中华人民共和国药品管理法》第九十八条第三款第五项之规定责令立即停止违法行为。依据《中华人民共和国药品管理法》第一百一十七条的规定，给予以下行政处罚：1. 没收上述劣药（详见清单）；2. 处以销售劣药货值金额×××元的十倍的罚款（违法零售的药品货值金额不足一万元按一万元计）即×××元（大写：人民币×××整）。

请在接到本处罚决定书之日起 15 日内到××× 银行缴纳罚款。逾期每日按 3% 加处罚款。逾期不履行处罚决定，我局将申请人民法院强制执行。

如不服本处罚决定，可在接到本处罚决定之日起 60 日内依法向 ××省药品监督管理局申请行政复议或 3 个月内向 ×××人民法院起诉。

当事人：×××　　执法人员签字：×××××××××

（公章）

2023 年×月×日　　　　　　　　2023 年×月×日

注：本文书一式三联，第一联存档，第二联交被处罚单位，第三联必要时交给人民法院强制执行。

实训 3－2　我国药品监督管理行政机构、技术机构互联网检索、查询

【实训目的】

1. 了解我国药品监督管理的机构设置。
2. 熟悉我国药品监督管理行政机构、技术机构的职能配置。
3. 学会查阅我国药品监督管理工作的动态信息。

【实训环境】

1.《药事管理与法规》教材。
2. 电脑、手机、网络。

【实训内容】

需要登录的网站网址

国家药品监督管理局 https：//www. nmpa. gov. cn/

一、查阅我国药品监督管理行政机构

登录国家药品监督管理局网站，在站内首页栏目下拉菜单中点击机构概况。

查看国家药品监督管理局的机构设置，点击更多查看机构和职能。要查阅省级药品监督机构，可在网站底部点击"地方药监局"下拉菜单，也可百度直接输入名称，进入官网查询。

二、查阅我国药品监督管理技术机构

登陆国家药品监督管理局网站，在站内首页栏目机构概况－直属单位弹框点击查看。或在网站底部直属单位下拉菜单处查看。也可直接输入名称或网址在官网进行查询。

三、登录网址后，完成以下实训任务

任务 1：熟悉我国药品监督管理行政机构和我国药品监督管理技术机构的设置

具体要求：列出我国药品监督管理行政机构和我国药品监督管理技术机构的设置机构。

任务 2：熟悉我国药品监督管理行政机构和我国药品监督管理技术机构的职能

具体要求：

1. 整理我国药品监督管理行政机构和我国药品监督管理技术机构的职能。
2. 查阅资料了解各机构在近一年内工作的开展情况，并任选一个机构完成 800 字的工作情况概述。

任务 3：了解我国药品监督管理行政机构和我国药品监督管理技术机构的发展变革

具体要求：查阅相关资料，梳理整理我国药品监督管理行政机构和我国药品监督管理技术机构的发展变革，并完成 500 字的概要。

实训 3－3　利用互联网画出国家至各自户籍地的药品监督组织机构图

【实训目的】

1. 了解我国药品监督管理的机构设置。

2. 熟悉各自户籍所在地的药品监督机构。

3. 学会查阅资料完成组织机构图。

【实训环境】

1. 《药事管理与法规》教材。

2. 电脑、手机、网络。

【实训内容】

查阅我国的药品监督管理机构

需要登录的网站网址

国家药品监督管理局 https：//www. nmpa. gov. cn/

吉林省药品监督管理局 http：//mpa. jl. gov. cn/为例

吉林省市场监督管理厅 http：//scjg. jl. gov. cn/为例

登录国家药品监督管理局网站，在站内首页菜单中点击机构概况，查看国家药品监督管理局的机构设置。

二、查阅户籍所在地的药品监督管理机构

在百度输入户籍所在省、市、县市场监督管理局、药品监督管理局名称，打开官网，查阅与药品监督管理有关的职能，记录机构名称、相关职能，梳理各职能机构之间的行政关系。

三、认识组织机构图

组织机构图是企业的流程运转、部门设置及职能规划等最基本的结构依据，常见的组织结构形式包括中央集权制、分权制、直线式以及矩阵式等。它形象地反映了组织内各机构、岗位上下左右相互之间的关系。组织结构图是组织结构的直观反映，也是对该组织功能的一种侧面诠释。"直线职能制"的组织结构是最常见的一种形式。例如美国 FDA 组织机构，见图 3-4 所示。

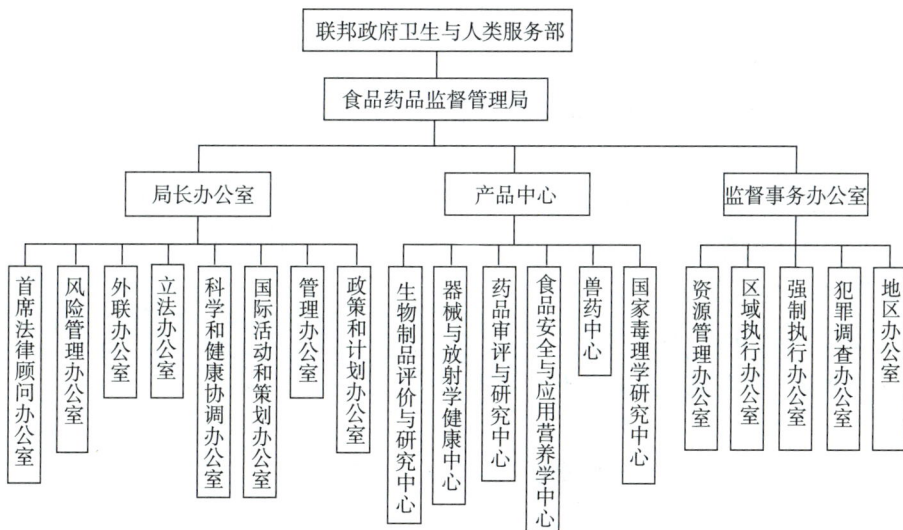

图 3-4　美国 FDA 组织机构图

四、登录网站完成下列任务

任务一：熟悉我国药品监督管理机构的设置

具体要求：采用"直线职能制"的组织结构图表示我国药品监督管理机构的设置。

任务二：熟悉其户籍所在地的药品监督管理机构

具体要求：采用"直线型"的组织结构图表示其户籍所在地的药品监督管理机构的设置。

项目小结

本项目以药学生在药学实践中面对的药品监督问题进行任务设定。通过该项目的学习，学生应明晰药品监督、药品行政执法的相关概念，掌握行政法的法律基本知识，努力训练法律思维，具备执法文书撰写、行政执法案件分析与判断、药品监督管理实务处理的能力。

目标检测

答案解析

一、名词解释

1. 药品监督管理

2. 行政许可

3. 行政复议

4. 行政诉讼

二、A 型题（最佳选择题）

1. 现阶段国家药品监督管理局的英文缩写为

    A. SDA　　　　　　　　B. NMPA　　　　　　　C. SFDA

    D. FDA　　　　　　　　E. CFDA

2. 美国食品药品管理局（FDA）是对

    A. 食品、药品销售实行监督的政府机构

    B. 食品、药品生产、销售实行监督的联邦政府管理机构

    C. 食品、药品生产实行监督的联邦政府管理机构

    D. 食品生产、销售实行监督管理机构

    E. 药品的生产、销售实行监督的联邦政府管理机构

3. 日本厚生省的药事局负责

    A. 与药品有关的产品监督管理工作　　　B. 食品、药品监督管理工作

    C. 药品监督管理工作　　　　　　　　　D. 食品监督管理工作

    E. 与健康相关产品监督管理工作

4. 世界卫生组织（WHO）的宗旨是

    A. 使人民大众获得可能的最高水平的健康

    B. 使全民获得可能的最高水平的健康

    C. 使民众获得可能的最高水平的健康

    D. 使全世界人民获得可能的最好的健康

    E. 全世界人民获得可能的最高水平的健康

5. 药品监督管理部门对药品进行监督管理的环节有

    A. 研究、生产、经营、使用　　　　　　B. 研究、生产、广告、价格

    C. 生产、经营、使用、价格　　　　　　D. 研究、生产、经营、价格

    E. 生产、研究、使用、价格

6. 药品监督管理的目的是

    A. 保证药品质量，维护人民身体健康

B. 保证药品质量，提高和维护全民族的身体素质

C. 提高药品质量，保障人民用药安全

D. 提高药品疗效，维护人民身体健康

E. 保障药品质量，保障人体用药安全，维护人民身体健康和用药的合法权益

7. 国家药品监督管理局的职能不包括

A. 核发许可证、审查批准药品广告

B. 拟定、修订药品管理法律法规、法定标准及有关药品目录

C. 药品注册审批

D. 制定执业药师资格认定制度，指导执业药师资格考试和注册工作

E. 利用监督管理手段，配合宏观调控部门贯彻实施国家医药产业政策

8. 药品监督管理的主要内容是

A. 药品管理和药事组织管理

B. 药事组织管理

C. 执业药师管理

D. 药品管理、药事组织管理和执业药师管理

E. 药品管理和执业药师管理

三、B 型题（配伍选择题）

[9-11]

A. 工商行政管理部门　　　　　　　　B. 国家医疗保障部门

C. 工业和信息化管理部门　　　　　　D. 商务主管部门

E. 药品监督管理部门

9. 负责药品价格监督管理工作的部门是

10. 负责拟定和实施生物医药产业规划的部门是

11. 负责研究制定药品流通行业发展规划的部门是

[12-13]

A. 简易程序　　　　　　B. 一般程序　　　　　　C. 听证程序

D. 复议程序　　　　　　E. 处理程序

12. 行政机关作出较大数额罚款的行政处罚决定前，当事人有权要求进行的程序是

13. 行政机关对公民或法人当场作出的数额较小的罚款，适用的程序是

[14-15]

A. 行政复议　　　　　　B. 行政诉讼　　　　　　C. 行政许可

D. 行政处罚　　　　　　E. 行政赔偿

14. 企业对药品监督管理部门作出的罚款决定不服，可以向上级药品监督管理部门提起

15. 企业对药品监督管理部门作出吊销药品经营许可证的决定不服，可以向人民法院提起

四、X 型题（多项选择题）

16. 我国药品监督管理技术机构包括

A. 国家药典委员会　　　　　　　　　B. 各级药品检验机构

C. 药品审评中心和药品评价中心　　　D. 药品认证管理中心

E. 执业药师资格认证中心

17. 我国药品监督管理行政机构分为

    A. 国家药品监督管理局

    B. 省、自治区、直辖市药品监督管理局

    C. 市市场监督管理局

    D. 县市场监督管理局

    E. 国家技术监督管理局

18. 国家药典委员会职责包括

    A. 编制《中国药典》及配套标准

    B. 组织制定修订国家药品标准

    C. 负责标定国家药品标准品和对照品

    D. 组织《中国药典》收载品种的医学和药学遴选工作

    E. 负责药品通用名称命名

五、思考题

1. 国家药品监督管理局负责药品管理的职责有哪些？
2. 中国食品药品检定研究院的职责有哪些？

（郝　强）

书网融合……

重点小结   微课   习题

项目四　特殊管理药品的管理

PPT

学习目标

知识目标：

1. 掌握麻醉药品、精神药品、医疗用毒性药品、药品类易制毒化学品等的概念，麻醉药品、精神药品、医疗用毒性药品的生产、经营、使用、储存、运输等方面的管理规定；

2. 熟悉药品类易制毒化学品等的生产、经营、使用等相关规定和条例；

3. 了解特殊管理药品滥用的危害。

能力目标： 能够正确识别麻醉药品、精神药品；能办理"麻醉药品、一类精神药品"的购用手续；会正确调配麻醉药品、精神药品、医疗用毒性药品处方；能正确归纳我国麻醉药品、精神药品的生产、经营、使用各环节的流程。

素质目标： 通过本项目的学习，强化珍爱生命，远离毒品的意识。

任务一　特殊管理药品的管理必要性认知

情境导入

情境： 小陈最近在网络上看到有人因服用镇痛药、止咳水而成瘾的报道，感到很不可思议。他认为，这些镇痛药、止咳水明明是药品，还很常用，又不是毒品，为什么会引起成瘾？

思考： 该怎样正确认知镇痛药、止咳水等药品致人成瘾？在有需要时应怎样使用这些药品？

一、特殊管理的药品及其特点

特殊管理药品，是指《药品管理法》等法律法规规定实行特殊管理的药品。主要指麻醉药品、精神药品、医疗用毒性药品、放射性药品、药品类易制毒化学品、疫苗、血液制品等。

考点提示： 特殊管理药品的范围

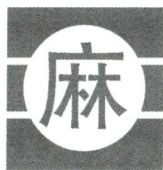

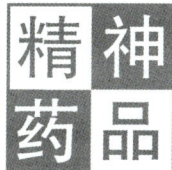

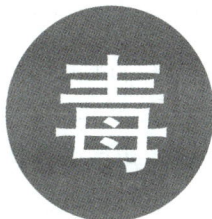

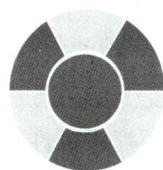

图 4-1　特殊管理药品的图标

国家有专门管理要求的药品：是指蛋白同化制剂、肽类激素（胰岛素除外）、部分含特殊药品复方制剂、终止妊娠药品等。

以麻醉药品、精神药品、医疗用毒性药品、放射性药品为代表的上述药品，一方面在防治疾病、维护公众健康中具有不可代替的作用，具有重要的医疗和科学价值；另一方面，这些药品具有独特的不良反应，若管理不当，滥用或流入非法渠道，将会危害服用者个人的健康，并造成严重的公共卫生和社会问题。

由此，国家制定一系列的法律法规对上述药品实行特殊管理。对它们的实验研究、生产、经营、使用、储存、运输等各个环节实行定点许可和查证查验制度，并对临床使用进行严格控制，禁止非法生产、买卖、运输、储存、提供、持有、使用该类药品。做到保证合法、禁止非法，既管得住、又用得上。

（一）麻醉药品和精神药品的定义和特点

麻醉药品是指具有依赖性潜力的药品，连续使用、滥用或不合理使用后易产生精神依赖性和生理依赖性，能成瘾癖的药品、药用原植物或者物质。品种范围包括：阿片类、可卡因类、大麻类、合成药物类及国务院有关部门规定的其他易成瘾癖的药品、药用原植物及其制剂。

精神药品是指直接作用于中枢神经系统，使之兴奋或抑制，连续使用能产生依赖性的药品。根据精神药品对人体产生依赖性和危害人体健康的程度，分为第一类精神药品和第二类精神药品。包括兴奋剂、致幻剂、镇静催眠剂等。

考点提示： 麻醉药品、精神药品的定义

由国务院发布，自 2005 年 11 月 1 日起实施的《麻醉药品和精神药品管理条例》（国务院令第 442 号，2016 年 2 月 6 日修订，以下称《条例》）对麻醉药品和精神药品定义为：本条例所称麻醉药品和精神药品，是指列入麻醉药品目录、精神药品目录的药品和其他物质。

麻醉药品在临床医学上主要用于镇痛，对癌症等伴有剧烈疼痛的疾病的临床治疗具有不可替代的作用，常用品种有吗啡、杜冷丁、芬太尼等。精神药品主要用于镇静催眠、兴奋等，是治疗癫痫、失眠、抑郁症等精神疾病的主要药物，在临床医学上应用广泛，常用品种有地西泮、司可巴比妥钠、盐酸哌甲酯等。与此同时，麻醉药品和精神药品又具有较强的药物依赖性，不合理使用或者滥用会成瘾，产生身体依赖或者精神依赖，流入非法渠道更会产生严重的社会问题。鉴于麻醉药品和精神药品的这种双重性质，联合国先后通过了《修正一九六一年麻醉品单一公约的议定书》和《1971 年精神药物公约》，要求各缔约国对麻醉药品和精神药品实行严格管制，并保证合理用药需求。

我国于 1985 年加入了上述两个公约，并按照公约的要求，国务院分别于 1987 年和 1988 年制定了《麻醉药品管理办法》和《精神药品管理办法》，规定对麻醉药品和精神药品采取严格审批、定点控制等多项管制措施。这两个法规的实施，对保证医疗用药合理需求，防止其流入非法渠道，发挥了积极作用。但是，实践中也出现了一些新情况、新问题：一是麻醉药品和精神药品的生产、经营、储运、使用等环节都不同程度地存在管理不到位等情况，麻醉药品和精神药品流入非法渠道的情况时有发生。二是合理的用药需求难以得到保证。麻醉药品、精神药品流通环节多，且层层加价，致使许多应当用药的患者用不起麻醉药品、精神药品。因此，在总结两个办法实施经验的基础上，按照确保麻醉药品和精神药品"管得住，用得上"的总体思路，国务院制定了《麻醉药品和精神药品管理条例》，以更好地保证麻醉药品和精神药品的合法、安全、合理使用，防止其流入非法渠道。

考点提示： 重要的国际公约

（二）医疗用毒性药品和放射性药品的定义和特点

医疗用毒性药品，简称毒性药品。是指毒性剧烈、治疗剂量与中毒剂量相近，使用不当会致人中毒或死亡的药品。

考点提示： 医疗用毒性药品的概念

毒性药品有三个显著特点：一是毒性剧烈；二是治疗剂量与中毒剂量相近，也就是说此类药物的治疗窗较窄，稍有不慎就会超过治疗剂量而引起中毒；三是使用不当后会造成严重的后果，致人中毒或死亡。

　　放射性药品是指用于临床诊断或者治疗的放射性核素制剂或其标记药物。包括裂变制品、推照制品、加速器制品、放射性核素发生器及其配套药盒、放射免疫分析药盒等。放射性药品与其他药品不同之处在于其分子内或制剂内含有放射性物质，所放射出的射线具有较强的穿透力，当它通过人体时，可对人体组织发生电离作用。若使用不当，会对人体产生较大的危害。

　　基于以上原因，国家把医疗用毒性药品、放射性药品纳入特殊管理的药品。

知识链接

麻醉药品、精神药品与毒品的区别

　　麻醉药品、精神药品，两者都是作用于中枢神经系统，使之兴奋或抑制的药品。前者不仅产生精神依赖性，而且产生生理依赖性；后者多数情况下只产生精神依赖性而不产生生理依赖性。《中华人民共和国刑法》里所称的毒品，是指鸦片、二醋吗啡（海洛因）、甲基苯丙胺（冰毒）、吗啡、大麻、可卡因及国家规定管制的其他能够使人形成瘾癖的麻醉药品和精神药品。目前，毒品的种类繁多，分类方法各异。其中泛滥较广，对人类危害最大的主要有以下四大类：一是鸦片及其衍生物，包括吗啡、黄皮、海洛因等；二是古柯叶及其衍生物，如可卡因；三是大麻及其衍生物，主要指印度大麻中含有有毒生物碱的几个变种，其毒性大小因四氢大麻酚的含量而异；四是苯丙胺类兴奋剂，如甲基苯丙胺、"摇头丸"等。

　　毒品中包含了部分麻醉药品、精神药品。区别它们的方法主要以使用目的、使用方法来区别。出于医疗目的、用于防病治病，合法使用，为药品；非医疗、教学、科研目的，不合理使用或滥用为毒品。即合法为药、非法为毒。

二、我国特殊管理药品的主要法规

　　我国麻醉药品、精神药品的主要法规见表4-1所示。

　　《麻醉药品和精神药品管理条例》规定的麻醉药品和精神药品管理基本制度有：种植、生产实行总量控制、生产（种植）定点和计划管理；开展实验研究活动（以医疗、科学研究或教学为目的的临床前药物研究）需经批准；实行定点经营制度，并规定布局和销售渠道；医疗机构使用麻醉药品和第一类精神药品实行购用印鉴管理；专用处方；运输或邮寄实行运输证明或邮寄证明管理；动态管理、及时调整。对已经发生滥用且造成严重社会危害的麻醉药品和精神药品，要采取一定期限内中止生产、经营、使用或者限定其使用范围和用途等措施。对不再作为药品使用的，应当撤销其药品批准文号和药品标准；对上市销售但尚未列入管制的药品发生滥用，已经造成或者可能造成严重社会危害的，要及时将其列入管理或调整管制类别；建立监控信息网络，对麻醉药品和精神药品生产、进货、销售、库存、使用数量和流向实行实时监控。

表4-1　我国管制麻醉药品、精神药品和禁毒主要法规

时间	名称	机构	内容
1997.03	《中华人民共和国刑法》（修订）第三章：第一节"生产、销售伪劣商品罪"；第六章：第七节"走私、贩卖、运输、制造毒品罪"	全国人民代表大会	1. 生产，销售假、劣药品的刑事责任 2. 涉毒犯罪的刑事责任
1998.12	《医疗用毒性药品管理办法》	国务院	规定医疗用毒性药品的范围、生产、经营管理、购买及法律责任
2005.11	《易制毒化学品管理条例》	国务院	规定易制毒化学品生产、经营管理、购买、运输管理及法律责任

续表

时间	名称	机构	内容
2010.03	《药品类易制毒化学品管理办法》	卫生部	规定了药品类易制毒化学品的生产、经营、购买、运输和进出口管理
2013.11	麻醉药品品种目录（2013年版） 精神药品品种目录（2013年版）	食药监总局	规定了麻醉药品、精神药品的目录范围
2016.02	麻醉药品和精神药品管理条例（2016年修订）	国务院	麻醉药品和精神药品的管理规定
2022.04	《放射性药品管理办法》（2022年修订）	国务院	放射性药品的管理规定

任务二　麻醉药品和精神药品管理

情境导入

情境：小陈在老家的亲戚因治疗癫痫，长期服用氯硝西泮，托他购买。小陈连跑了数家药店，都没有买到。经上网查询，小陈得知该药是精神药品，有人告诉他该药只能在医院买，药店不能卖。

思考：到底是不是这样，小陈怎样才能弄明白？

一、麻醉药品和精神药品的品种范围

麻醉药品按其药理作用不同，临床上可以分为镇痛类和非镇痛类两类。镇痛类麻醉药品除了具有镇痛作用，用于急性剧痛和晚期癌症疼痛之外，在其他方面也有广泛用途，包括治疗心源性哮喘、镇咳、止泻、人工冬眠、麻醉前给药与复合麻醉以及戒毒等。非镇痛类麻醉药品现用于局部麻醉。

精神药品依其对人体的依赖性和危害人体健康的程度分为第一类精神药品和第二类精神药品。第一类精神药品比第二类精神药品作用更强，更易产生依赖性。精神药品按药理作用不同，可分为镇静催眠类、中枢兴奋类、镇痛及复方制剂类、全身麻醉药等，各类在临床上的作用也不相同。

考点提示：精神药品的分类

现行麻醉药品目录和精神药品目录主要来自于由国务院药品监督管理部门会同国务院公安部门、国务院卫生主管部门颁布的《麻醉药品品种目录》（2013年版）和《精神药品品种目录》（2013年版）。但随着麻醉药品和精神药品品种的变化，某些药品的滥用风险增加，麻醉药品和精神药品的品种目录一直在动态调整中。截至2024年7月，我国现已列管459种麻醉品和精神药品（包括123种麻醉药品、166种精神药品、220种非药用类麻醉药品和精神药品），整类列管芬太尼类物质合成木麻素类物质，是世界上列管最多、管制最严的国家。

2013版麻醉药品品种目录中我国生产和使用的麻醉药品品种（27种）：可卡因、罂粟浓缩物（包括罂粟果提取物、罂粟果提取物粉）、二氢埃托啡、地芬诺酯、芬太尼、氢可酮、氢吗啡酮、美沙酮、吗啡（包括吗啡阿托品注射液）、阿片（包括复方樟脑酊、阿桔片）、羟考酮、哌替啶、瑞芬太尼、舒芬太尼、蒂巴因、可待因、右丙氧芬、双氢可待因、乙基吗啡、福尔可定、布桂嗪、罂粟壳。

考点提示：麻醉药品品种范围

2013 版精神药品品种目录中我国生产和使用的一类精神药品品种（7 种）：哌醋甲酯、司可巴比妥、丁丙诺啡、γ—羟丁酸、氯胺酮、马吲哚、三唑仑。

考点提示： 第一类考点提示：精神药品品种范围

> ### 知识链接
>
> #### 魔鬼与天使的化身—第一类精神药品三唑仑
>
> 三唑仑又称海乐神、酣乐欣，为淡蓝色片剂，是常用的有效催眠药之一，也可用于焦虑及神经紧张等。它是一种强烈的精神药品，口服后可以迅速使人昏迷，故俗称迷药、蒙汗药、迷魂药。鉴于个别非法之徒将其用于实施犯罪，因此，国家食品药品监督管理局于 2005 下发通知将三唑仑从第二类精神药品转为第一类精神药品进行严格管制。

2013 版精神药品品种目录中我国生产和使用的第二类精神药品品种（28 种）：异戊巴比妥、格鲁米特、喷他佐辛、戊巴比妥、阿普唑仑、巴比妥、氯硝西泮、地西泮、艾司唑仑、氟西泮、劳拉西泮、甲丙氨酯、咪达唑仑、硝西泮、奥沙西泮、匹莫林、苯巴比妥、唑吡坦、丁丙诺啡透皮贴剂、布托啡诺及其注射剂、咖啡因、安钠咖、地佐辛及其注射剂、麦角胺咖啡因片、氨酚氢可酮片、曲马多、扎来普隆、佐匹克隆。

考点提示： 第二类精神药品品种范围

国家对麻醉药品目录和精神药品目录实行动态管理，对上市销售但尚未列入目录的药品和物质，或者发生滥用的药品，已经造成或者可能造成严重危害的，国务院药品监督管理部门会同国务院公安部门、国务院卫生部门及时将该药品、该物质列入目录或者将该药品进行调整。

表 4 - 2 麻醉药品、精神药品目录动态调整的药品品种

麻醉药品	2023.07 新增药品奥赛利定	2023.10 新增药品泰吉利定
第一类精神药品	2019 年将口服固体制剂每剂量单位含羟考酮碱大于 5 毫克，且不含其他麻醉药品、精神药品或药品类易制毒化学品的复方制剂列入第一类精神药品管理	2023 年将每剂量单位含氢可酮碱大于 5 毫克，且不含其他麻醉药品、精神药品或药品类易制毒化学品的复方口服固体制剂列入第一类精神药品目录 2024 年将咪达唑仑原料药和注射剂由第二类精神药品调整为第一类精神药品，其他咪达唑仑单方制剂仍为第二类精神药品
第二类精神药品	2015 年将含可待因复方口服液体制剂（包括口服溶液剂、糖浆剂）列入第二类精神药品管理 2019 年将口服固体制剂每剂量单位含羟考酮碱不超过 5 毫克，且不含其他麻醉药品、精神药品或药品类易制毒化学品的复方制剂列入第二类精神药品管理；丁丙诺啡与纳洛酮的复方口服固体制剂列入第二类精神药品管理；将瑞马唑仑（包括其可能存在的盐、单方制剂和异构体）列入第二类精神药品管理	2023 年将苏沃雷生、吡仑帕奈、依他佐辛、曲马多复方制剂列入第二类精神药品目录；将每剂量单位含可待因碱不超过 5 毫克，且不含其他麻醉药品、精神药品或药品类易制毒化学品的复方口服固体制剂列入第二类精神药品目录；将地达西尼、依托咪酯（在中国境内批准上市的含依托咪酯的药品制剂除外）列入第二类精神药品目录；将莫达非尼由第一类精神药品调整为第二类精神药品 2024 年将右美沙芬、含地芬诺酯复方制剂、纳呋拉啡、氯卡色林列入第二类精神药品目录

> ### 知识链接
>
> #### 新型麻醉药品 - 奥赛利定
>
> 2023 年 7 月，根据《麻醉药品和精神药品管理条例》有关规定，国家药品监督管理局、公安部、国家卫生健康委员会决定将奥赛利定列入麻醉药品目录。
>
> 奥赛利定是一种阿片受体完全激动剂，对 μ - 阿片受体具有相对选择性。奥赛利定注射剂可用于缓解成人严重到需要静脉注射阿片类镇痛药且替代疗法不充分的急性疼痛。

由于阿片类药物有成瘾、滥用和误用的风险，即使在推荐剂量下，也仅有以下患者可使用奥赛利定：对替代治疗方案（如非阿片类镇痛药或阿片类药物复方产品）不能耐受或预计不能耐受的患者；替代治疗方案（如非阿片类镇痛药或阿片类药物复方产品）不能提供足够镇痛效果或预计不能提供足够镇痛效果的患者。根据临床研究中收集的数据，初始剂量为 1 毫克的奥赛利定大约相当于吗啡 5 毫克。

二、麻醉药品药用原植物种植、实验研究、生产管理

（一）麻醉药品药用原植物种植

国家根据麻醉药品和精神药品的医疗、国家储备和企业生产所需原料的需要确定需求总量，对麻醉药品药用原植物的种植、麻醉药品和精神药品的生产实行总量控制。

> **知识链接**
>
> **麻醉药品药用原植物有哪些？**
>
> 《中华人民共和国禁毒法》规定：国家对麻醉药品药用原植物种植实行管制。禁止非法种植罂粟、古柯植物、大麻植物以及国家规定管制的可以用于提炼加工毒品的其他原植物。禁止走私或者非法买卖、运输、携带、持有未经灭活的毒品原植物种子或者幼苗。
>
> 罂粟，又名大烟、米壳花、阿芙蓉等，在植物学分类上为罂粟目罂粟科植物。罂粟的花朵华美异常，大而绚丽，又有着浓郁而迷人的香气，人们在探寻罂粟药用的过程中，总是不经意地跨越善与恶的界线，一面是不断开发有效成分、投入药用、缓解病痛，而另一面却是无法控制的滥用带来的成瘾与死亡。目前从罂粟未成熟的果实中可以提炼"罂粟浓缩物""罂粟壳""阿片"，以上 3 种物质均被我国《麻醉药品品种目录（2013 年版）》列管。阿片（即鸦片）是混合物，从中可以提炼"吗啡""可待因""蒂巴因"，以上 3 种物质也被我国《麻醉药品品种目录（2013 年版）》列管。
>
> 古柯属植物大约 200 种，包括古柯、烟古柯、东方古柯等。《61 公约》规定："称'古柯树'者，谓红木属的任何一种植物。"可见，古柯属下所有植物都是联合国禁毒公约规定的毒品原植物。古柯可以用于提炼"可卡因""芽子碱"。"古柯叶""可卡因""芽子碱" 3 种物质均被我国《麻醉药品品种目录（2013 年版）》列管。
>
> 大麻属仅有一种，即大麻。大麻分为普通大麻、印度大麻和野生大麻 3 个亚种。《61 公约》规定："称'大麻植物'者，谓大麻属的任何植物。"可见，所有大麻亚种都是联合国禁毒公约规定的毒品原植物。大麻可以用于提炼"大麻和大麻树脂与大麻浸膏和酊""六氢大麻酚""四氢大麻酚""屈大麻酚"，这 4 种物质均被我国《麻醉药品品种目录（2013 年版）》列管。可见，在我国，大麻既是毒品原植物，又是毒品。
>
> 巧茶属植物仅有一种，即恰特草。《61 公约》《1971 年精神药物公约》和《1988 年联合国禁止非法贩运麻醉药品和精神药物公约》3 个公约的正文和附表中都没有列管恰特草。这说明恰特草不是联合国禁毒公约规定的毒品原植物。但恰特草可以用于提炼"去甲伪麻黄碱""卡西酮"。"恰特草""去甲伪麻黄碱""卡西酮" 3 种物质均被我国《精神药品品种目录（2013 年版）》列管。因此在我国，恰特草既是毒品原植物，又是毒品。

国务院药品监督管理部门根据麻醉药品和精神药品的需求总量制定年度生产计划。同时，会同国务院农业主管部门根据麻醉药品年度生产计划，制定麻醉药品药用原植物年度种植计划。麻醉药品药用原植物种植企业应当按计划种植，并向国务院药品监督管理部门和国务院农业主管部门定期报告种

植情况。

麻醉药品药用原植物种植企业由国务院药品监督管理部门和国务院农业主管部门共同确定，其他单位和个人不得种植麻醉药品药用原植物。

考点提示：种植规定

知识链接

非法种植毒品原植物的法律规定

《治安管理处罚法》第七十一条　有下列行为之一的，处十日以上十五日以下拘留，可以并处三千元以下罚款；情节较轻的，处五日以下拘留或者五百元以下罚款：

（一）非法种植罂粟不满五百株或者其他少量毒品原植物的；

（二）非法买卖、运输、携带、持有少量未经灭活的罂粟等毒品原植物种子或者幼苗的；

（三）非法运输、买卖、储存、使用少量罂粟壳的。

有前款第一项行为，在成熟前自行铲除的，不予处罚。

《全国人民代表大会常务委员会关于禁毒的决定》（1990年12月28日）

六、非法种植罂粟、大麻等毒品原植物的，一律强制铲除。有下列情形之一的，处五年以下有期徒刑、拘役或者管制，并处罚金：

（一）种植罂粟五百株以上不满三千株或者其他毒品原植物数量大的；

（二）经公安机关处理后又种植的；

（三）抗拒铲除的。

非法种植罂粟三千株以上或者其他毒品原植物数量大的，处五年以上有期徒刑，并处罚金或者没收财产。

非法种植罂粟不满五百株或者其他毒品原植物数量较小的，由公安机关处十五日以下拘留，可以并处三千元以下罚款。

非法种植罂粟或者其他毒品原植物，在收获前自动铲除的，可以免除处罚。

（二）麻醉药品和精神药品的实验研究

开展麻醉药品和精神药品实验研究活动应以医疗、科学研究或者教学为目的；有保证实验所需麻醉药品和精神药品安全的措施和管理制度；单位及其工作人员2年内没有违反有关禁毒的法律、行政法规规定的行为。并经国务院药品监督管理部门批准取得《麻醉药品和精神药品实验研究立项批件》后方可开展研究。《麻醉药品和精神药品实验研究立项批件》不得转让。麻醉药品和精神药品研究成果需要转让的，应当经国务院药品监督管理部门批准。麻醉药品和第一类精神药品的临床试验，不得以健康人为受试对象。

（三）麻醉药品和精神药品的生产

1. 定点生产制度　国家对麻醉药品和精神药品实行定点生产制度。国务院药品监督管理部门应当根据麻醉药品和精神药品的需求总量，确定麻醉药品和精神药品定点生产企业的数量和布局，并根据年度需求总量对数量和布局进行调整、公布。

考点提示：定点生产制度

2. 生产企业的审批　麻醉药品和精神药品的定点生产企业应当具备下列条件：①有药品生产许可证；②有麻醉药品和精神药品实验研究批准文件；③有符合规定的麻醉药品和精神药品生产设施、储存条件和相应的安全管理设施；④有通过网络实施企业安全生产管理和向药品监督管理部门报告生产信息的能力；⑤有保证麻醉药品和精神药品安全生产的管理制度；⑥有与麻醉药品和精神药品安全生产要求相适应的管理水平和经营规模；⑦麻醉药品和精神药品生产管理、质量管理部门的人员应当熟悉麻醉药品和精神药品管理以及有关禁毒的法律、行政法规；⑧没有生产、销售假药、劣药或者违反有关禁毒的法律、行政法规规定的行为；⑨符合国务院药品监督管理部门公布的麻醉药品和精神药品定点生产企业数量和布局的要求。从事麻醉药品、精神药品生产的企业，应当经所在地省、自治区、直辖市、人民政府药品监督管理部门批准。

考点提示：定点企业的审批

3. 生产管理　定点生产企业必须严格按照麻醉药品和精神药品年度生产计划安排生产，并依照规定向所在地省级药品监督管理部门报告生产情况。发生重大突发事件，定点生产企业无法正常生产或者不能保证供应麻醉药品和精神药品时，国务院药品监督管理部门可以决定其他药品生产企业生产麻醉药品和精神药品。重大突发事件结束后，国务院药品监督管理部门应当及时决定前款规定的企业停止麻醉药品和精神药品的生产。

定点生产企业应当依照本条例的规定，将麻醉药品和精神药品销售给具有麻醉药品和精神药品经营资格的企业或者依照本条例规定批准的其他单位。

三、麻醉药品和精神药品的经营管理

（一）定点经营制度

国家对麻醉药品和精神药品实行定点经营制度。国务院药品监督管理部门应当根据麻醉药品和第一类精神药品的需求总量，确定麻醉药品和第一类精神药品的定点批发企业布局，并应当根据年度需求总量对布局进行调整、公布。

考点提示：定点经营制度

药品经营企业不得经营麻醉药品原料药和第一类精神药品原料药。但是，供医疗、科学研究、教学使用的小包装的上述药品可以由国务院药品监督管理部门规定的药品批发企业经营。

考点提示：经营企业不得经营麻、精一原料药

（二）定点经营企业的类型及审批

1. 全国性批发企业　跨省、自治区、直辖市从事麻醉药品和第一类精神药品批发业务的企业（以下称全国性批发企业）。应当经国务院药品监督管理部门批准。

2. 区域性批发企业　在本省、自治区、直辖市行政区域内从事麻醉药品和第一类精神药品批发业务的企业（以下称区域性批发企业）。应当经所在地省、自治区、直辖市人民政府药品监督管理部门批准。

3. 专门从事二类精神药品批发企业　专门从事第二类精神药品批发业务的企业，应当经所在地省、自治区、直辖市人民政府药品监督管理部门批准。全国性批发企业和区域性批发企业可以从事第二类精神药品批发业务。

4. 申请成为第二类精神药品零售企业　经所在地设区的市级药品监督管理部门批准，实行统一进货、统一配送、统一管理的药品零售连锁企业可以从事第二类精神药品零售业务。

除经批准的药品零售连锁企业外，其他药品经营企业不得从事第二类精神药品零售活动。

考点提示：定点经营企业的类型及审批

（三）定点经营企业应具备的条件

麻醉药品和精神药品定点批发企业除应当具备药品经营企业的开办条件外，还应当具备下列条

件：有符合本条例规定的麻醉药品和精神药品储存条件；有通过网络实施企业安全管理和向药品监督管理部门报告经营信息的能力；单位及其工作人员 2 年内没有违反有关禁毒的法律、行政法规规定的行为；符合国务院药品监督管理部门公布的定点批发企业布局。

定点批发企业还应当具有保证供应责任区域内医疗机构所需麻醉药品和第一类精神药品的能力，并具有保证麻醉药品和第一类精神药品安全经营的管理制度。

考点提示：定点经营企业应具备的条件

▌知识链接

麻醉药品和第一类精神药品区域性批发企业布局

2012 年 12 月，原国家食品药品监督管理局发布《关于调整麻醉药品和第一类精神药品区域性批发企业布局的通知》。通知要求，各省级药品监管部门按照本通知规定的布局对本行政区域内的区域性批发企业重新实施定点，对不符合布局规定和要求的予以调整。该项工作于 2013 年 6 月 30 日前完成。具体要求如下。

以设区的市级行政区域为单位，近 3 年麻醉药品和第一类精神药品年均消费额（以医疗机构购进金额计）在 1000 万元（含）以上且常住人口在 500 万（含）以上的，可设立不超过 3 家区域性批发企业；年均消费额在 500 万元（含）以上 1000 万元以下，或年均消费额在 1000 万元以上但常住人口不足 500 万的，可设立不超过 2 家；其他设区的市如需设立的，应不超过 1 家，对交通便利、本省（区、市）行政区域内其他区域性批发企业能够安全配送并保证供应的，可不设立区域性批发企业。

北京、天津和上海市可设立不超过 3 家区域性批发企业；重庆市不超过 16 家，其中市区不超过 2 家。对因配送半径长或交通不便等特殊原因，确实难以保障医疗机构用药需求的地区，省级药品监管部门可根据实际情况适度增设区域性批发企业。

（四）购销范围规定

1. 全国性批发企业销售范围 可以向区域性批发企业，或者经批准可以向取得麻醉药品和第一类精神药品使用资格的医疗机构以及依照本条例规定批准的其他单位销售麻醉药品和第一类精神药品。全国性批发企业向取得麻醉药品和第一类精神药品使用资格的医疗机构销售麻醉药品和第一类精神药品，应当经医疗机构所在地省、自治区、直辖市人民政府药品监督管理部门批准。国务院药品监督管理部门在批准全国性批发企业时，应当明确其所承担供药责任的区域。

2. 区域性批发企业销售范围 可以向本省、自治区、直辖市行政区域内取得麻醉药品和第一类精神药品使用资格的医疗机构销售麻醉药品和第一类精神药品；由于特殊地理位置的原因，需要就近向其他省、自治区、直辖市行政区域内取得麻醉药品和第一类精神药品使用资格的医疗机构销售的，应当经企业所在地省、自治区、直辖市人民政府药品监督管理部门批准。审批情况由负责审批的药品监督管理部门在批准后 5 日内通报医疗机构所在地省、自治区、直辖市人民政府药品监督管理部门。

考点提示：就近向外省销售的规定

省、自治区、直辖市人民政府药品监督管理部门在批准区域性批发企业时，应当明确其所承担供药责任的区域。

区域性批发企业之间因医疗急需、运输困难等特殊情况需要调剂麻醉药品和第一类精神药品的，应当在调剂后 2 日内将调剂情况分别报所在地省、自治区、直辖市人民政府药品监督管理部门备案。

考点提示：区域性批发企业之间调剂药品的规定

全国性批发企业和区域性批发企业向医疗机构销售麻醉药品和第一类精神药品，应当将药品送至医疗机构。医疗机构不得自行提货。

考点提示： 医疗机构不得提货规定

3. 全国性批发企业购进渠道 应当从定点生产企业购进麻醉药品和第一类精神药品。

4. 区域性批发企业购进渠道 可以从全国性批发企业购进麻醉药品和第一类精神药品；经所在地省、自治区、直辖市人民政府药品监督管理部门批准，也可以从定点生产企业购进麻醉药品和第一类精神药品。第二类精神药品定点批发企业可以向医疗机构、定点批发企业和符合规定的药品零售企业以及规定批准的其他单位销售第二类精神药品。

麻醉药品和第一类精神药品购销渠道见图4-2。

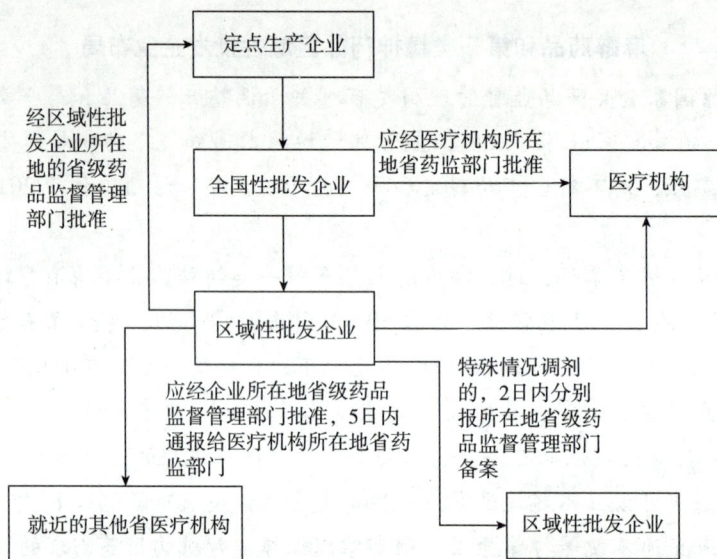

图4-2　麻醉药品和第一类精神药品购销渠道

（五）销售规定

麻醉药品和第一类精神药品不得零售。

考点提示： 麻、精一药品禁止零售

禁止使用现金进行麻醉药品和精神药品交易，但是个人合法购买麻醉药品和精神药品的除外。

考点提示： 麻、精药品禁止现金交易

经所在地设区的市级药品监督管理部门批准，实行统一进货、统一配送、统一管理的药品零售连锁企业可以从事第二类精神药品零售业务。

考点提示： 第二类精神药品零售企业

精神药品零售企业应当凭执业医师出具的处方，按规定剂量销售第二类精神药品，并将处方保存2年备查；禁止超剂量或者无处方销售第二类精神药品；不得向未成年人销售第二类精神药品。

考点提示： 第二类精神药品凭处方、按剂量零售的规定

麻醉药品和精神药品实行政府定价，在制定出厂和批发价格的基础上，逐步实行全国统一零售价格。具体办法由国务院价格主管部门制定。

考点提示： 价格管理

四、麻醉药品和精神药品的使用管理

（一）药品生产企业需用麻醉药品和精神药品的规定

药品生产企业需要以麻醉药品和第一类精神药品为原料生产普通药品的，向所在地省级药品监督管理部门报送年度需求计划，由省级药品监督管理部门汇总报国家药品监督管理部门批准后，向定点

生产企业购买。

考点提示：用麻、精药品为原料生产普通药品的批准或报备规定

药品生产企业需要以第二类精神药品为原料生产普通药品的，应当将年度需求计划报所在地省级药品监督管理部门，并向定点批发企业或者定点生产企业购买。

（二）科学研究、教学单位、非药品生产企业需用麻醉药品和精神药品的规定

科学研究、教学单位需要使用麻醉药品和精神药品开展实验、教学活动的，应当经所在地省级人民政府药品监督管理部门批准，向定点批发企业或者生产企业购买，需要使用麻醉药品和精神药品对照品、标准品的，应当经所在地省级人民政府药品监督管理部门批准，向国务院药品监督管理部门批准的单位购买。

考点提示：咖啡因购用批准

食品、食品添加剂、化妆品、油漆等非药品生产企业需要使用咖啡因作为原料的，应当经所在地省级人民政府药品监督管理部门批准，向定点批发企业或者生产企业购买。

（三）医疗机构使用麻醉药品和精神药品的规定

1. 麻醉药品和第一类精神药品购用印鉴卡（以下称印鉴卡）　医疗机构需要使用麻醉药品和第一类精神药品，须经所在地设区的市级卫生主管部门批准后，取得《麻醉药品、第一类精神药品购用印鉴卡》。医疗机构凭《印鉴卡》向本省级行政区域内的定点批发企业购买麻醉药品和第一类精神药品。

考点提示：印鉴卡的批准和使用

市级人民政府卫生主管部门发给医疗机构印鉴卡时，应当将取得印鉴卡的医疗机构情况抄送所在地市级药品监督管理部门，并报送省级人民政府卫生主管部门备案，省级人民政府卫生主管部门应当将取得印鉴卡的医疗机构名单向本区域的定点批发企业通报。《印鉴卡》的有效期为3年。《印鉴卡》有效期满前3个月，医疗机构需重新向市级卫生行政主管部门提出申请。

考点提示：印鉴卡的有效期

医疗机构取得印鉴卡应当具备下列条件：①有与使用麻醉药品和第一类精神药品相关的诊疗科目；②具有经过麻醉药品和第一类精神药品培训的、专职从事麻醉药品和第一类精神药品管理的药学专业技术人员；③有获得麻醉药品和第一类精神药品处方资格的执业医师；④有保证麻醉药品和第一类精神药品安全储存的设施和管理制度。

2. 麻醉药品和精神药品处方资格　医疗机构应按照国务院卫生主管部门的规定，对本单位执业医师进行有关麻醉药品和精神药品使用知识的培训、考核，经考核合格的，授予麻醉药品和第一类精神药品处方资格。执业医师取得该处方资格后，方可在本医疗机构开具麻醉药品和第一类精神药品处方，但不得为自己开具该种处方。

医疗机构应当将具有麻醉药品和第一类精神药品处方资格的执业医师名单及其变更情况，定期报送所在地设区的市人民政府卫生主管部门，并抄送同级药品监督管理部门。医务人员应当根据国务院卫生主管部门制定的临床应用指导原则，使用麻醉药品和精神药品。

考点提示：麻、精一药品处方权的获得

3. 满足患者合理用药需求　具有麻醉药品和第一类精神药品处方资格的执业医师，根据临床应用指导原则，对确需使用麻醉药品或者第一类精神药品的患者，应当满足其合理用药需求。在医疗机构就诊的癌症疼痛患者和其他危重患者得不到麻醉药品或者第一类精神药品时，患者或者其亲属可以向执业医师提出申请。具有麻醉药品和第一类精神药品处方资格的执业医师认为要求合理的，应当及时为患者提供所需麻醉药品或者第一类精神药品。

知识链接

癌症患者申办麻醉药品专用卡的规定

"麻醉药品专用卡"简称"麻卡",是患者购用麻醉药品的凭证。申办"麻卡"的患者,必须是经二级以上医疗机构确诊为癌症或其他病情危重(如艾滋病、截瘫病等)且需长期使用麻醉药品、一类精神药品镇痛的患者。"麻卡"有效期限为两个月,可有效地减轻患者及其亲属频繁往返医院的负担。

患者申办"麻卡"须根据医疗机构要求提供相关材料,一般包括:医疗机构的诊断证明书(诊断证明书应载明诊断情况、疼痛程度和建议使用的麻醉药品类别等);患者本人的户口簿;患者本人的身份证;由患者亲属或监护人代办"专用卡"的,还应提供代办人的身份证。

凭"专用卡"一般不能使用注射剂。因病情需要确需使用麻醉药品注射剂的患者,需凭具有主治医师以上技术职务任职资格的执业医师开具的诊断证明书,报所在地县级以上药品监督管理部门备案,由备案机关在"专用卡"上注明"可供应麻醉药品注射剂"并加盖公章后方可供应。申办"专用卡"时,癌症患者或代办"专用卡"的亲属或监护人应签署"癌症患者使用麻醉药品专用卡知情同意书",并保证严格遵守有关条款。

执业医师应遵循癌症三阶梯止痛指导原则,充分满足患者镇痛需求,同时要严格掌握药品适应症,遵守"专用卡"管理的有关规定。执业医师开具麻醉药品处方时,应建立完整的存档病历,详细记录患者病情、疼痛控制情况、药品的名称和数量。

麻醉药品注射剂处方一次不超过三日用量,麻醉药品控(缓)释制剂处方一次不超过十五日用量,其他剂型的麻醉药品处方一次不超过七日用量。使用麻醉药品注射剂或贴剂的患者,再次领药时须将空安瓿或用过的贴剂交回。

"专用卡"的有效期为两个月。使用期满后需继续使用的,可更换新卡。更换"专用卡"除不要求诊断证明书外,应按办新卡的要求重新审核。连续使用麻醉药品6个月后,再次更换新卡时,须提供医疗机构的复诊证明。

4. 专用处方及单张处方限量 执业医师应当使用专用处方开具麻醉药品和精神药品,单张处方的最大用量应当符合国务院卫生主管部门的规定。对麻醉药品和第一类精神药品处方,处方的调配人、核对人应当仔细核对,签署姓名,并予以登记;对不符合规定的,处方的调配人、核对人应当拒绝发药。

考点提示: 处方核对与专册登记

开具麻醉药品、精神药品必须使用专用处方。麻醉药品和一类精神药品的处方用纸为淡红色,右上角标注"麻、精一";二类精神药品的处方用纸为白色,右上角标注"精二"。麻醉药品和精神药品的处方限量见表4-3。

考点提示: 麻醉药品和精神药品专用处方及处方限量

表4-3 麻醉药品和精神药品的处方限量

开具的对象	麻醉药品和第一类精神药品单张处方限量			第二类精神药品单张处方限量
	注射剂	缓控释制剂	其他剂型	
门(急)诊患者	一次常用量	≤7日常用量	≤3日常用量	一般≤7日常用量;慢性病或者某些特殊情况的患者,可以适当延长
门(急)诊癌症疼痛患者和中、重度慢性疼痛患者	≤3日常用量	≤15日常用品	≤7日常用量	
住院患者	逐日开具,每张处方为1日常用量			

5. 处方专册登记与保存　医疗机构应对麻醉药品和精神药品处方进行专册登记，加强管理。麻醉药品处方至少保存 3 年，精神药品处方至少保存 2 年。县级以上人民政府卫生主管部门应当对执业医师开具的麻醉药品和精神药品处方的情况进行监督检查。

考点提示：处方专册登记与保存

6. 紧急借用和备案　医疗机构抢救病人急需麻醉药品和第一类精神药品而本医疗机构无法提供时，可以从其他医疗机构或者定点批发企业紧急借用；抢救工作结束后，应当及时将借用情况报所在地设区的市级药品监督管理部门和卫生主管部门备案。

7. 配制制剂　对临床需要而市场无供应的麻醉药品和精神药品，持有医疗机构制剂许可证和印鉴卡的医疗机构需要配制制剂的，应当经所在地省、自治区、直辖市人民政府药品监督管理部门批准。医疗机构配制的麻醉药品和精神药品制剂只能在本医疗机构使用，不得对外销售。

8. 携带与出入境　因治疗疾病需要，个人凭医疗机构出具的医疗诊断书、本人身份证明，可以携带单张处方最大用量以内的麻醉药品和第一类精神药品。携带麻醉药品和第一类精神药品出入境的，由海关根据自用、合理的原则放行。医务人员为了医疗需要携带少量麻醉药品和精神药品出入境的，应当持有省级以上人民政府药品监督管理部门发放的携带麻醉药品和精神药品证明。海关凭携带麻醉药品和精神药品证明放行。

考点提示：个人自用及医务人员医疗需要携带出入境规定

五、麻醉药品和精神药品的储存管理

麻醉药品药用原植物种植企业、定点生产企业、全国性批发企业和区域性批发企业以及国家设立的麻醉药品储存单位，应当设置储存麻醉药品和第一类精神药品的专库。该专库应当符合下列要求：安装专用防盗门，实行双人双锁管理；具有相应的防火设施；具有监控设施和报警装置，报警装置应当与公安机关报警系统联网。

全国性批发企业经国务院药品监督管理部门批准设立的药品储存点应当符合前款的规定。麻醉药品定点生产企业应当将麻醉药品原料药和制剂分别存放。

麻醉药品和第一类精神药品的使用单位应当设立专库或者专柜储存麻醉药品和第一类精神药品。专库应当设有防盗设施并安装报警装置；专柜应当使用保险柜。专库和专柜应当实行双人双锁管理。

考点提示：麻、精一药品专库/专柜、双人双锁管理

以上单位储存麻醉药品和第一类精神药品，应配备专人负责管理工作，并建立储存麻醉药品和第一类精神药品的专用账册。药品入库双人验收，出库双人复核，做到账物相符。专用账册的保存期限应当自药品有效期期满之日起不少于 5 年。

考点提示：麻、精一药品专人、专用账册、双人

第二类精神药品经营企业应当在药品库房中设立独立的专库或者专柜储存第二类精神药品，并建立专用账册，实行专人管理。专用账册的保存期限应当自药品有效期期满之日起不少于 5 年。

考点提示：精二药品专人、专用账册

六、麻醉药品和精神药品的运输、邮寄管理

（一）运输管理

托运、承运和自行运输麻醉药品和精神药品的，应当采取安全保障措施，防止麻醉药品和精神药品在运输过程中被盗、被抢、丢失。通过铁路运输麻醉药品和第一类精神药品的，应当使用集装箱或者铁路行李车运输，具体办法由国务院药品监督管理部门会同国务院铁路主管部门制定。没有铁路需

要通过公路或者水路运输麻醉药品和第一类精神药品的，应当由专人负责押运。

考点提示： 麻、精一药品运输车辆要求、专人押运

托运或者自行运输麻醉药品和第一类精神药品的单位，应当向所在地设区的市级药品监督管理部门申请领取运输证明。运输证明有效期为1年。运输证明应当由专人保管，不得涂改、转让、转借。托运人办理麻醉药品和第一类精神药品运输手续，应当将运输证明副本交付承运人。承运人应当查验、收存运输证明副本，并检查货物包装。没有运输证明或者货物包装不符合规定的，承运人不得承运。承运人在运输过程中应当携带运输证明副本，以备查验。

定点生产企业、全国性批发企业和区域性批发企业之间运输麻醉药品、第一类精神药品，发货人在发货前应当向所在地省、自治区、直辖市人民政府药品监督管理部门报送本次运输的相关信息。属于跨省、自治区、直辖市运输的，收到信息的药品监督管理部门应当向收货人所在地的同级药品监督管理部门通报；属于在本省、自治区、直辖市行政区域内运输的，收到信息的药品监督管理部门应当向收货人所在地设区的市级药品监督管理部门通报。

考点提示： 麻、精一药品运输证明办理

（二）邮寄管理

邮寄麻醉药品和精神药品，寄件人应当提交所在地设区的市级药品监督管理部门出具的准予邮寄证明。邮政营业机构应当查验、收存准予邮寄证明；没有准予邮寄证明的，邮政营业机构不得收寄。

省、自治区、直辖市邮政主管部门指定符合安全保障条件的邮政营业机构负责收寄麻醉药品和精神药品。邮政营业机构收寄麻醉药品和精神药品，应当依法对收寄的麻醉药品和精神药品予以查验。邮寄麻醉药品和精神药品的具体管理办法，由国务院药品监督管理部门会同国务院邮政主管部门制定。

考点提示： 麻、精药品邮寄证明管理

七、麻醉药品和精神药品的监督管理

药品监督管理部门根据规定的职责权限，对麻醉药品药用原植物的种植以及麻醉药品和精神药品的实验研究、生产、经营、使用、储存、运输活动进行监督检查。

（一）监控信息网络的建立和监控内容

省级以上药品监督管理部门根据实际情况建立监控信息网络，对定点生产企业、定点批发企业和使用单位的麻醉药品和精神药品生产、进货、销售、库存、使用的数量以及流向实行实时监控，并与同级公安机关做到信息共享。

（二）未连接监控信息网络单位的信息报告要求

尚未连接监控信息网络的定点生产企业、定点批发企业和使用单位，应每月通过电子信息、传真、书面等方式，将本单位生产、进货、销售、库存、使用的数量及流向，报所在地设区的市级药品监督管理部门和公安机关；医疗机构还应报所在地设区的市级卫生行政部门。设区的市级药品监督管理部门应每3个月向上一级药品监督管理部门报告本地区的相关情况。

（三）对滥用、存在安全隐患药品品种的管理措施

对已经发生滥用，造成严重社会危害的麻醉药品和精神药品品种，国家药品监督管理部门应当采取在一定期限内中止生产、经营、使用或者限定其使用范围和用途等措施。对不再作为药品使用的麻醉药品和精神药品，应当撤销其药品批准文号和药品标准，并予以公布。

药品监督管理部门、卫生行政部门发现生产、经营企业和使用单位的麻醉药品和精神药品管理存

在安全隐患时，应当责令其立即排除或者限期排除；对有证据证明可能流入非法渠道的，应当及时采取查封、扣押的行政强制措施，在 7 日内作出行政处理决定，并通报同级公安机关。

药品监督管理部门发现取得印鉴卡的医疗机构未依照规定购买麻醉药品和第一类精神药品时，应当及时通报同级卫生行政部门，由其调查处理。必要时，药品监督管理部门可以责令定点批发企业中止向该医疗机构销售。

（四）对过期、损坏的麻醉药品和精神药品的销毁

生产、经营企业和使用单位对过期、损坏的麻醉药品和精神药品应当登记造册，提出申请销毁，由所在地县级药品监督管理部门 5 日内到场监督销毁。医疗机构对存放在本单位的过期、损坏麻醉药品和精神药品，应当申请卫生行政部门监督销毁。对依法收缴的麻醉药品和精神药品，除批准用于科学研究外，应当依照国家有关规定予以销毁。

（五）相关机构的监督管理

县级以上人民政府卫生主管部门应当对执业医师开具麻醉药品和精神药品处方的情况进行监督检查。

药品监督管理部门、卫生主管部门和公安机关应当互相通报麻醉药品和精神药品生产、经营企业和使用单位的名单以及其他管理信息。

各级药品监督管理部门应当将在麻醉药品药用原植物的种植以及麻醉药品和精神药品的实验研究、生产、经营、使用、储存、运输等各环节的管理中的审批、撤销等事项通报同级公安机关。麻醉药品和精神药品的经营企业、使用单位报送各级药品监督管理部门的备案事项，应当同时报送同级公安机关。

发生麻醉药品和精神药品被盗、被抢、丢失或者其他流入非法渠道的情形的，案发单位应当立即采取必要的控制措施，同时报告所在地县级公安机关和药品监督管理部门。医疗机构发生上述情形的，还应当报告其主管部门。公安机关接到报告、举报，或者有证据证明麻醉药品和精神药品可能流入非法渠道时，应当及时开展调查，并可以对相关单位采取必要的控制措施。

药品监督管理部门、卫生主管部门以及其他有关部门应当配合公安机关开展工作。

八、法律责任

（一）种植企业违反规定的处罚

麻醉药品药用原植物种植企业违反规定，有下列情形之一的，由药品监督管理部门责令限期改正，给予警告；逾期不改正的，处 5 万元以上 10 万元以下的罚款；情节严重的，取消其种植资格：未依照麻醉药品药用原植物年度种植计划进行种植的；未依照规定报告种植情况的；未依照规定储存麻醉药品的。

（二）定点生产企业违反规定的处罚

定点生产企业违反规定，有下列情形之一的，由药监管理部门责令限期改正，给予警告，并没收违法所得和违法销售的药品；逾期不改正的，责令停产，并处 5 万元以上 10 万元以下的罚款；情节严重的，取消其定点生产资格：未按照麻醉药品和精神药品年度生产计划安排生产的；未依照规定向药品监督管理部门报告生产情况的；未依照规定储存麻醉药品和精神药品，或者未依照规定建立、保存专用账册的；未依照规定销售麻醉药品和精神药品的；未依照规定销毁麻醉药品和精神药品的。

（三）定点批发企业违反规定的处罚

定点批发企业有下列情形之一的，药监管理部门责令限期改正，给予警告；逾期不改正的，责令

停业，并处 2 万元以上 5 万元以下的罚款；情节严重的，取消其定点批发资格：未依照规定购进麻醉药品和第一类精神药品的；未保证供药责任区域内的麻醉药品和第一类精神药品的供应的；未对医疗机构履行送货义务的；未依照规定报告麻醉药品和精神药品的进货、销售、库存数量以及流向的；未依照规定储存麻醉药品和精神药品，或者未依照规定建立、保存专用账册的；未依照规定销毁麻醉药品和精神药品的；区域性批发企业之间违反本条例的规定调剂麻醉药品和第一类精神药品，或者因特殊情况调剂麻醉药品和第一类精神药品后未依照规定备案的。

第二类精神药品零售企业违反规定储存、销售或者销毁第二类精神药品的，由药品监督管理部门责令限期改正，给予警告，并没收违法所得和违法销售的药品；逾期不改正的，责令停业，并处 5000 以上 2 万元以下的罚款；情节严重的，取消其第二类精神药品零售资格。

（四）处方调配、核对人员违反规定的处罚

具有处方资格的执业医师，违反规定开具麻醉药品和第一类精神药品处方，或未按照临床应用指导原则的要求使用药品的，由其所在医疗机构取消其处方资格；造成严重后果的，由原发证部门吊销其执业证书。未按照临床应用指导原则的要求使用第二类精神药品或未使用专用处方开具药品，造成严重后果的，由原发证部门吊销其执业证书。

未取得处方资格的执业医师擅自开具麻醉药品和第一类精神药品处方，由县级以上卫生行政部门给予警告，暂停其执业活动；造成严重后果的，吊销其执业证书；构成犯罪的，依法追究刑事责任。

处方的调配人、核对人违反规定未对麻醉药品和第一类精神药品处方进行核对，造成严重后果的，由原发证部门吊销其执业证书。

考点提示：医师、药学人员违反麻醉药品、精神药品使用规定的处罚

（五）对使用现金交易的处罚

定点生产企业、定点批发企业和其他单位使用现金进行麻醉药品和精神药品交易的，由药品监督管理部门责令改正，给予警告，没收违法交易的药品，并处 5 万元以上 10 万元以下的罚款。

（六）药品监督管理部门、卫生主管部门违反规定的处罚

有下列情形之一的，由其上级行政机关或者监察机关责令改正；情节严重的，对直接负责的主管人员和其他直接责任人员依法给予行政处分；构成犯罪的，依法追究刑事责任：对不符合条件的申请人准予行政许可或者超越法定职权作出准予行政许可决定的；未到场监督销毁过期、损坏的麻醉药品和精神药品的；未依法履行监督检查职责，应当发现而未发现违法行为、发现违法行为不及时查处，或者未依照本条例规定的程序实施监督检查的；违反本条例规定的其他失职、渎职行为。

任务三　医疗用毒性药品的管理

> **情境导入**

情境：你是一名线上的执业药师，有网友想要求购生草乌、生川乌、生南星、生半夏、闹羊花、曼陀罗花、乳香、麝香、熊胆。

思考：你能为其提供咨询帮助吗？

💡**学法用法** ••

案例 4 - 1　顺手偷取草乌被毒死，药店老板被抓，法院：无罪，但要赔偿

男子岳某是一名老中医，在当地小有名气，作为一名中医，很多药材都需要自己处理，以确保药效和功用。当天岳某将一些受潮的中草药拿到外面晾晒，其中有一味有毒中药草乌。

案发当天，付某路过岳某药店，看到外面有在晾晒的中药，将草乌当作是何首乌。因为付某一直有腰痛的毛病，就认为这个拿回去能够治病，于是顺手拿了一些回去泡酒喝。没想到服用后没一会就四肢发麻，付某告诉妻子草药是从岳某那里拿的，拨打 120 之后，赶紧送到医院抢救，可惜的是，付某因为草乌中毒，抢救无效死亡。

经过鉴定，付某死于草乌中毒，付某妻子报案后，警方找到岳某，并对他采取了刑事强制措施，并以过失致人死亡罪，被提起了刑事诉讼。经过法院审理，付某被以过失致人死亡罪被判处有期徒刑 2 年 9 个月，一审后岳某不服，向中院提起上诉。

中院审理后认为，付某虽然是死于草乌中毒，但无法证明，付某的草乌为单一来源，不能排除草乌有其他来源的可能性。中院以事实不清为由发回重审，检察院以本案证据不足为由，撤回了对岳某的起诉，至此岳某被无罪释放。

岳某虽然在刑事上被认定无罪，但在民事上，付某家属提出了民事赔偿的要求，一审判决赔偿 124 万，二审法院认为赔偿金额过高，最终判定赔偿付某家属 4 万元。

问题：岳某在本案中有什么过失？为什么会承担赔偿责任？

••

一、医疗用毒性药品的分类和品种范围

我国《医疗用毒性药品管理办法》规定，医疗用毒性药品分为中药和西药两大类；其中毒性中药 27 种，毒性西药 13 种。具体品种如下。

考点提示：毒性药品品种

毒性中药：砒石（红砒、白砒）、砒霜、生川乌、生马钱子、生甘遂、雄黄、生草乌、红娘虫、生白附子、生附子、水银、生巴豆、白降丹、生千金子、生半夏、斑蝥、青娘虫、洋金花、生天仙子、生南星、红粉（红升丹）、生藤黄、蟾酥、雪上一枝蒿、生狼毒、轻粉、闹羊花。

毒性西药：去乙酰毛花苷丙、阿托品、洋地黄毒苷、氢溴酸后马托品、三氧化二砷、毛果芸香碱、升汞、水杨酸毒扁豆碱、亚砷酸钾、氢溴酸东莨菪碱、士的宁、亚砷酸注射液、A 型肉毒毒素。

二、医疗用毒性药品管理

为了防止医疗用毒性药品使用不当，致人中毒或死亡，国务院发布了《医用毒性药品管理办法》，内容主要涉及医用毒性药品的概念、生产、供应、经营、使用等方面。

1. 定点生产、经营　毒性药品的生产，由药品监督管理部门指定的生产企业承担，未取得毒性药品生产许可的企业，不得生产毒性药品。毒性药品的收购和经营，由药品监督管理部门指定的药品经营企业承担，其他任何单位和个人均不得从事毒性药品的收购和经营业务。

2. 计划生产　毒性药品年度生产、收购、供应和配制计划，由省级药品监督管理部门根据医疗需要制定并下达。毒性药品的生产企业须按审批的生产计划进行生产，不得擅自改变生产计划，自行销售。

3. 严格生产管理　药品生产企业必须由医药专业人员负责生产、配制和质量检验，并建立严格

的管理制度，严防与其他药品混杂。每次配料，必须经 2 人以上复核无误，并详细记录每次生产所用原料和成品数。经手人要签字备查。所用工具、容器要处理干净，以防污染其他药品。标示量要准确无误，包装容器要有毒性标志。

生产毒性药品及其制剂，必须严格执行生产工艺操作规程，在本单位药品检验人员的监督下准确投料，并建立完整的生产记录，保存 5 年备查。在生产毒性药品过程中产生的废弃物，必须妥善处理，不得污染环境。收购、经营、加工、使用毒性药品的单位必须建立健全保管、验收、领发、核对等制度，严防收假、发错，严禁与其他药品混杂，做到划定仓间或仓位，专柜加锁并由专人保管。毒性药品的包装容器上必须印有毒性标志。在运输毒性药品过程中，应当采取有效措施，防止发生事故。

加工炮制毒性中药，必须按《中华人民共和国药典》或者省级卫生行政部门制定的《炮制规范》的规定进行。药材符合要求的，方可供应、处方和用于中成药生产。毒性中药材饮片由国家药品监督管理部门统一规划、合理布局、定点生产。其中，对于市场需求量大，毒性药材生产较多的地区定点要合理布局，相对集中，按省区确定 2 ~ 3 个定点企业。对于一些产地集中的毒性中药材品种，如朱砂、雄黄、附子等，要全国集中统一定点生产，供全国使用。逐步实现以毒性中药材主产区为中心择优定点。毒性中药饮片必须按国家有关规定，实行专人、专库（柜）、专账、专用衡器、双人双锁保管。做到账、货、卡相符。

考点提示：毒性中药饮片生产

4. 供应和调配 医疗单位供应和调配毒性药品，凭医生签名的正式处方；具有毒性药品经营资格的零售药店供应和调配毒性药品，凭盖有执业医师所在医疗机构公章的正式处方。每次剂量不得超过 2 日极量。调配处方必须认真负责，计量准确，按医嘱注明要求，并由配方人员及具有药师以上技术职称的复核人员签名盖章后方可发出。对处方未注明"生用"的毒性药品，应当付炮制品。如发现处方有疑问，须经原处方医生重新审定后再行调配。处方有效期 1 年，取 药后处方保存 2 年备查。

科研和教学单位所需的毒性药品，必须持本单位证明信，经单位所在地县级以上卫生行政部门批准后，供应单位才可发售。群众自配民间单、秘、验方需用毒性中药，购买时要持本单位或城市街道办事处、乡（镇）人民政府的证明信，供应单位才可发售。每次购用量不得超过 2 日极量。

考点提示：毒性药品的生产、使用管理要点

5. A 型肉毒毒素制剂管理 注射用 A 型肉毒毒素是一种神经肌肉阻滞剂，用于治疗成人患者的眼睑痉挛、面肌痉挛等，并暂时性改善 65 岁及 65 岁以下成人的中度至重度眉间纹。本品有剧毒，使用本品者特别是治疗斜视者应为受过专门训练人员。操作者应熟悉眼外肌和面肌等的解剖位置，熟练掌握肌电放大器使用技术，并尽量做到准确、定量、慢注、减少渗漏。一段时间以来，个别美容院未经批准将 A 型肉毒毒素用于美容除皱治疗，安全风险大。为此，2008 年 7 月 21 日国家食品药品监督管理局和卫生部联合下发了"关于将 A 型肉毒毒素列入毒性药品管理的通知"将 A 型肉毒毒素及其制剂列入毒性药品品种范围，以加强对 A 型肉毒毒素的监督管理。

考点提示：A 型肉毒毒素制剂的经营资质、渠道要求

通知要求：药品生产企业应严格按照年度生产计划和药品 GMP 要求进行生产，并指定具有生物制品经营资质的药品批发企业作为 A 型肉毒毒素制剂的经销商。药品批发企业只能将 A 型肉毒毒素制剂销售给医疗机构，未经指定的药品经营企业不得购销 A 型肉毒毒素制剂。药品零售企业不得零售 A 型肉毒毒素制剂。医疗机构应当向经药品生产企业指定的 A 型肉毒毒素经销商采购 A 型肉毒毒素制剂；对购进的 A 型肉毒毒素制剂登记造册、专人管理，按规定储存，做到账物相符；医师应当根据诊疗指南和规范、药品说明书中的适应证、药理作用、用法、用量、禁忌、不良反应和注意事项开具处方，每次处方剂量不得超过两日用量，处方按规定保存。

三、法律责任

对违反《医疗用毒性药品管理办法》的规定，擅自生产、收购、经营毒性药品的单位或个人，由县以上卫生行政部门没收其全部毒性药品，并处以警告或按非法所得的 5 至 10 倍罚款。情节严重、致人伤残或死亡的，由司法机关依法追究其刑事责任。

当事人对处罚不服的，可在接到处罚通知之日起 15 日内，向作出处理机关的上级机关 申请复议。但申请复议期间仍应执行原处罚决定。上级机关应在接到申请之日起 10 日内作 出答复。对答复不服，可在接到答复之日起 15 日内，向人民法院起诉。

知识链接

原食品药品监管总局办公厅关于修订含毒性中药饮片中成药品种说明书的通知

一、凡处方中含有《医疗用毒性药品管理办法》（国务院令第 23 号）中收载的 28 种毒性药材制成的中药饮片（含有毒性的炮制品）的中成药品种，相关药品生产企业应在其说明书【成 分】项下标明该毒性中药饮片名称，并在相应位置增加警示语："本品含×××"。

处方中含有其他已被证明具有毒性、易导致严重不良反应的中药饮片的中成药品种，相关药品生产企业也应按照上述要求修订说明书。

二、相关药品生产企业应主动跟踪药品临床应用安全性情况，根据不良反应监测数据及文献报道的相关安全性信息，按规定及时补充完善说明书【注意事项】等安全性内容。

三、涉及国家秘密技术的中成药品种应按照上述要求修订说明书。

四、相关药品生产企业应于 2013 年 12 月 31 日前，按上述要求，依据《药品注册管理办法》等有关规定提出修订说明书的补充申请报备案。说明书的其他内容应当与原批准内容一致。补充申请备案之日起生产的药品，不得继续使用原药品说明书。

五、相关药品生产企业应当将说明书修订的内容及时通知相关医疗机构、药品经营企业等单位，并在补充申请备案后 6 个月内对已出厂的说明书予以更换。

六、相关品种的标签涉及修订内容的，应当一并修订。

任务四　其他实行特殊管理的药品

情境导入

情境：除了麻醉药品、精神药品和毒性药品，在生活中你还碰到哪些药品是处于管控之下的？

思考：这些药品为什么处于管控制下？

学法用法

案例 4-2　私购丙酮被处罚，易制毒化学品需备案

2019 年 8 月，贵阳市某县公安局禁毒大队民警在工作中发现，位于某县的一家公司库房内有一个印有红色"丙酮"字样的大桶，桶内有丙酮残留物材料，同时提取到生产车间办公室内的"丙酮充装记录"。在复查中又发现该厂生产车间库房内有装过丙酮的桶十二个，其中有十个桶是空桶，其余两个桶内有丙酮疑似物共计 26.8 千克。经调查核实，2018 年 2 月，该公司法人代表周 XX 通过电

话推销方式，在未经备案的情况下，私自向对方购买了 300 千克丙酮，对方通过货车将购买的丙酮送至其公司，用于生产气体的加工，属于未经许可或备案擅自购买易制毒化学品的违法行为。修文县公安局对该公司未经许可或备案擅自购买易制毒化学品的违法行为作出罚款人民币贰万壹仟元的行政处罚。

依据《易制毒化学品管理条例》第三十八条第一款之规定，未经许可或者备案擅自生产、经营、购买、运输易制毒化学品，伪造申请材料骗取易制毒化学品生产、经营、购买或者运输许可证，使用他人的或者伪造、变造、失效的许可证生产、经营、购买、运输易制毒化学品的，由公安机关没收非法生产、经营、购买或者运输的易制毒化学品、用于非法生产易制毒化学品的原料以及非法生产、经营、购买或者运输易制毒化学品的设备、工具，处非法生产、经营、购买或者运输的易制毒化学品货值 10 倍以上 20 倍以下的罚款，货值的 20 倍不足 1 万元的，按 1 万元罚款；有违法所得的，没收违法所得；有营业执照的，由市场监督管理部门吊销营业执照；构成犯罪的，依法追究刑事责任。

该案中的公司明知丙酮是易制毒化学品，需要经许可和备案通过审批才可以进行买卖的情况下，仍非法购买，抱有侥幸心理，最终受到处罚，这也提醒同样有生产经营需求的其他企业，要提高法律意识，严守法律底线，做到规范生产、合法经营。

问题：除了麻醉药品、精神药品和毒性药品，还有哪些属于实行特殊管理的药品？应该如何管理？

一、易制毒化学品的管理

易制毒化学品是指国家规定管制的可用于非法制造毒品的原料、配剂等化学物品，包括用以制造毒品的原料前体、试剂、溶剂及稀释剂、添加剂等。易制毒化学品本身并不是毒品。但其具有双重性，易制毒化学品既是一般医药、化工的工业原料，又是生产、制造或合成毒品必不可少的化学品。国家对这些物品的生产、运输、销售等制定了相应的管理办法，实行严格管制。未经国家有关部门批准许可，携带、运输这些物品进出国（边）境就有可能被毒品犯罪分子用于生产毒品，从而对社会造成危害。

根据《易制毒化学品管理条例》，易制毒化学品分为三类。第一类是可以用于制毒的主要原料，第二类、第三类是可以用于制毒的化学配剂。如下表 4－4 所示，目前，我国列管的易制毒化学品品种有 23 种和一个麻黄素类物质。

表 4－4　易制毒化学品类别

类别	种类
第一类	1－苯基－2－丙酮、2,3,4－亚甲基二氧苯基－2－丙酮、胡椒醛、黄樟素、黄樟油、异黄樟素、N－乙酰邻氨基苯酸、邻氨基苯甲酸、麦角酸*、麦角胺*、麦角新碱*、麻黄素、伪麻黄素、消旋麻黄素、去甲麻黄素、甲基麻黄素、麻黄浸膏、麻黄浸膏粉等麻黄素类物质*
第二类	苯乙酸、醋酸酐、三氯甲烷、乙醚、哌啶
第三类	甲苯、丙酮、甲基乙基酮、高锰酸钾、硫酸、盐酸

说明：带有＊标记的品种为第一类中的药品类易制毒化学品，第一类中的药品类易制毒化学品包括原料药及其单方制剂。

国务院公安部门、药品监督管理部门、安全生产监督管理部门、商务主管部门、卫生主管部门、海关总署、价格主管部门、铁路主管部门、交通主管部门、市场监督管理部门、生态环境主管部门在各自的职责范围内，负责全国的易制毒化学品有关管理工作；县级以上地方各级人民政府有关行政主管部门在各自的职责范围内，负责本行政区域内的易制毒化学品有关管理工作。县级以上地方各级人民政府应当加强对易制毒化学品管理工作的领导，及时协调解决易制毒化学品管理工作中的问题。

禁止使用现金或者实物进行易制毒化学品交易。但是，个人合法购买第一类中的药品类易制毒化学品药品制剂和第三类易制毒化学品的除外。

（一）生产、经营管理

申请生产、经营第一类中的药品类易制毒化学品的，由省、自治区、直辖市人民政府药品监督管理部门审批；申请生产第一类中的非药品类易制毒化学品的，由省、自治区、直辖市人民政府安全生产监督管理部门审批。审查第一类易制毒化学品生产、或经营许可申请材料时，根据需要，可以进行实地核查和专家评审。

取得第一类易制毒化学品生产许可或者依照规定已经履行第二类、第三类易制毒化学品备案手续的生产企业，可以经销自产的易制毒化学品。但是，在厂外设立销售网点经销第一类易制毒化学品的，应当依照本条例的规定取得经营许可。

生产第二类、第三类易制毒化学品的，应当自生产之日起 30 日内，将生产的品种、数量等情况，向所在地的设区的市级人民政府安全生产监督管理部门备案。

第一类中的药品类易制毒化学品药品单方制剂，由麻醉药品定点经营企业经销，且不得零售。

考点提示： 药品类易制毒化学品单方制剂按麻醉药品渠道经营

经营第二类易制毒化学品的，应当自经营之日起 30 日内，将经营的品种、数量、主要流向等情况，向所在地的设区的市级人民政府安全生产监督管理部门备案；经营第三类易制毒化学品的，应当自经营之日起 30 日内，将经营的品种、数量、主要流向等情况，向所在地的县级人民政府安全生产监督管理部门备案。

（二）购买管理

申请购买第一类中的药品类易制毒化学品的，由所在地的省、自治区、直辖市人民政府药品监督管理部门审批；申请购买第一类中的非药品类易制毒化学品的，由所在地的省、自治区、直辖市人民政府公安机关审批。

持有麻醉药品、第一类精神药品购买印鉴卡的医疗机构购买第一类中的药品类易制毒化学品的，无须申请第一类易制毒化学品购买许可证。

个人不得购买第一类、第二类易制毒化学品。

考点提示： 个人禁止性购买规定

购买第二类、第三类易制毒化学品的，应当在购买前将所需购买的品种、数量，向所在地的县级人民政府公安机关备案。个人自用购买少量高锰酸钾的，无须备案。

二、含特殊药品复方制剂的管理

2009 年，原国家食品药品监督管理局印发《关于切实加强部分含特殊药品复方制剂销售管理的通知》（国食药监安〔2009〕503 号），对含可待因复方口服溶液、复方甘草片、复方地芬诺酯片的购销管理提出了要求。对遏制特殊药品复方制剂从药用渠道流失和滥用发挥了积极作用。其中规定，具有《药品经营许可证》的企业均可经营含特殊药品复方制剂。药品生产企业和药品批发企业可以将含特殊药品复方制剂销售给药品批发企业、药品零售企业和医疗机构。药品零售企业销售含特殊药品复方制剂时，处方药应当严格执行处方药与非处方药分类管理有关规定，非处方药一次销售不得超过 5 个最小包装。

2012 年，原国家食品药品监督管理局印发《关于加强含麻黄碱类复方制剂管理有关事宜的通知》。将单位剂量麻黄碱类药物含量大于 30mg（不含 30mg）的含麻黄碱类复方制剂，列入必须凭处方销售的处方药管理。医疗机构应当严格按照《处方管理办法》开具处方。药品零售企业必须凭执业医师开具的处方销售上述药品。含麻黄碱类复方制剂每个最小包装规格麻黄碱类药物含量口服固体制剂不得超过 720mg，口服液体制剂不得超过 800mg。药品零售企业销售含麻黄碱类复方制剂，应当查验购买者的身份证，并对其姓名和身份证号码予以登记。除处方药按处方剂量销售外，一次销售不得超过 2 个最小包装。

药品零售企业不得开架销售含麻黄碱类复方制剂，应当设置专柜由专人管理、专册登记，登记内容包括药品名称、规格、销售数量、生产企业、生产批号、购买人姓名、身份证号码。药品零售企业发现超过正常医疗需求，大量、多次购买含麻黄碱类复方制剂的，应当立即向当地药品监管部门和公安机关报告。

考点提示： 含麻黄碱类复方制剂零售规定

2013 年 7 月，原国家食品药品监督管理总局办公厅发布《关于进一步加强含可待因复方口服溶液、复方甘草片和复方地芬诺酯片购销管理的通知》食药监办药化监〔2013〕33 号，相关管理规定如下。

考点提示： 复方甘草片、复方地芬诺酯片与普通药品销售渠道的不同规定

上述药品的生产企业，应根据质量管理水平、诚信状况、信息化水平、物流能力等条件，择优选择、确定业务关系相对稳定的药品批发企业经销本企业上述药品。药品生产企业只能将本企业生产的上述药品直接销售给经本企业确定的批发企业；生产企业应当将选取批发企业的情况报送所在地省级食品药品监督管理部门，同时抄报批发企业所在地省级和地市级食品药品监督管理部门。

从生产企业直接购进上述药品的批发企业，可以将药品销售给其他批发企业、零售企业和医疗机构；从批发企业购进的，只能销售给本省（区、市）的零售企业和医疗机构。

在药品零售环节，上述药品列入必须凭处方销售的处方药管理，严格凭医师开具的处方销售。零售企业应当按照原国家食品药品监督管理局、公安部和原卫生部《关于加强含麻黄碱类复方制剂管理有关事宜的通知》（国食药监办〔2012〕260 号）要求，将上述药品同含麻黄碱类复方制剂一并设置专柜由专人管理、专册登记，上述药品登记内容包括药品名称、规格、销售数量、生产企业、生产批号。如发现超过正常医疗需求，大量、多次购买上述药品的，应当立即向当地食品药品监督管理部门报告。

三、兴奋剂的管理

（一）兴奋剂的定义与分类

兴奋剂在英语中称"dope"，原意为"供赛马使用的一种鸦片麻醉混合剂"。当时由于运动员为提高体育竞赛成绩服用的药品大多属于兴奋剂一类的药品，所以，尽管以后被禁用的其他类型药品并不都具有兴奋性（如利尿剂），甚至有的还具有抑制性（如 β - 受体拮抗剂），但国际上仍习惯沿用"兴奋剂"的称谓，泛指所有在体育竞赛中禁用的药品。

其分类如下：

1. 刺激剂 这一类兴奋剂也是最早禁用的一批兴奋剂，对神经肌肉的药理作用是真正的"兴奋作用"。可分为精神刺激药、拟交感神经胺类药物、咖啡因类、杂环类中枢神经刺激物质等。

2. 麻醉止痛剂 按药理学特点和化学结构可分为两大类。哌替啶类：哌替啶（杜冷丁）、安诺丁、二苯哌己酮和美沙酮，以及它们的盐类和衍生物；阿片生物碱类：包括吗啡、可待因、乙基吗啡（狄奥宁）、海洛因等，以及它们的盐类和衍生物。

3. 合成类固醇类 作为兴奋剂使用的合成类固醇，其衍生物和商品剂型品种繁多，多数为雄性激素的衍生物。这是目前使用范围最广、使用频度最高的一类兴奋剂，也是药检的重要对象。

4. 利尿剂　主要目的是运动员通过快速排除体内水分，减轻体重；增加尿量，尽快减少体液和排泄物中其他兴奋剂代谢物，以此来造成药检的假阴性结果。

5. β-受体拮抗剂　以抑制剂为主，在体育运动中运用比较少，临床常用于治疗高血压与心律失常等疾病，有普萘洛尔（心得安）等。

6. 内源性肽类激素　大多数以激素的形式存在于人体，例如人生长激素、胰岛素、红细胞生成素、促性腺素。

7. 血液兴奋剂　又称血液红细胞回输技术，可诱发红细胞增多。1988年汉城奥运会上，该类药物正式被国际奥委会列入禁用范围。

考点提示：兴奋剂的分类

（二）兴奋剂的管理

1. 生产、经营管理　生产兴奋剂目录所列蛋白同化制剂、肽类激素（以下简称蛋白同化制剂、肽类激素）的生产企业应当记录蛋白同化制剂、肽类激素的生产、销售和库存情况，并保存记录至超过有效期2年；经营企业的蛋白同化制剂、肽类激素的验收、检查、保管、销售和出入库登记记录应当保存至超过有效期2年。除胰岛素外，药品零售企业不得经营蛋白同化制剂或者其他肽类激素。

2. 销售管理　蛋白同化制剂、肽类激素的生产企业只能向医疗机构、符合规定的药品批发企业和其他同类生产企业供应蛋白同化制剂、肽类激素；蛋白同化制剂、肽类激素的批发企业只能向医疗机构、蛋白同化制剂、肽类激素的生产企业和其他同类批发企业供应蛋白同化制剂、肽类激素；蛋白同化制剂、肽类激素的进口单位只能向蛋白同化制剂、肽类激素的生产企业、医疗机构和符合规定的药品批发企业供应蛋白同化制剂、肽类激素。

3. 使用管理　医疗机构只能凭依法享有处方权的执业医师开具的处方向患者提供蛋白同化制剂、肽类激素。处方应当保存2年。兴奋剂目录所列禁用物质属于麻醉药品、精神药品、医疗用毒性药品和易制毒化学品的，其生产、销售、进口、运输和使用，依照药品管理法和有关行政法规的规定实行特殊管理。

4. 特殊标注要求　药品、食品中含有兴奋剂目录所列禁用物质的，生产企业应当在包装标识或者产品说明书上用中文注明"运动员慎用"字样。

考点提示：管理要求

四、疫苗和生物制品批签发的管理

（一）疫苗的管理

1. 疫苗的定义和分类　疫苗，是指为预防、控制疾病的发生、流行，用于人体免疫接种的预防性生物制品，包括免疫规划疫苗和非免疫规划疫苗。

考点提示：疫苗定义、分类、专用标志

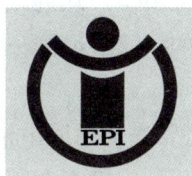

图4-3　"免疫规划"
专用标识

免疫规划疫苗：政府免费向公民提供，居住在中国境内的居民，依法享有接种免疫规划疫苗的权利，履行接种免疫规划疫苗的义务。包括：卡介苗、乙肝疫苗，脊髓灰质炎疫苗、百白破疫苗、流脑疫苗、麻风疫苗等。免疫规划疫苗必须有红色"免费"字样，免疫规划标识。"免疫规划"专用标识应当印刷在疫苗最小外包装的顶面的正中处，标识样式见下图4-3（颜色为宝石蓝色）。

非免疫规划疫苗：指公民自费并且自愿受种的其他疫苗。

2. 原则 国家对疫苗实行最严格的管理制度，坚持安全第一、风险管理、全程管控、科学监管、社会共治。

（1）战略性和公益性 国家支持疫苗基础研究和应用研究，促进疫苗研制和创新。支持疫苗产业发展和结构优化，鼓励疫苗生产规模化、集约化，不断提升疫苗生产工艺和质量水平。

（2）全程质量管理和追溯 疫苗上市许可持有人应当加强疫苗全生命周期质量管理，对疫苗的安全性、有效性和质量可控性负责。从事疫苗研制、生产、流通和预防接种活动的单位和个人，应当遵守法律、法规、规章、标准和规范，保证全过程信息真实、准确、完整和可追溯，依法承担责任，接受社会监督。

国家实行疫苗全程电子追溯制度。国务院药品监督管理部门会同国务院卫生健康主管部门制定统一的疫苗追溯标准和规范，建立全国疫苗电子追溯协同平台，整合疫苗生产、流通和预防接种全过程追溯信息，实现疫苗可追溯。疫苗上市许可持有人应当建立疫苗电子追溯系统，与全国疫苗电子追溯协同平台相衔接，实现生产、流通和预防接种全过程最小包装单位疫苗可追溯、可核查。疾病预防控制机构、接种单位应当依法如实记录疫苗流通、预防接种等情况，并按照规定向全国疫苗电子追溯协同平台提供追溯信息。

考点提示： 疫苗全程电子追溯制度

（3）免疫规划制度 居住在中国境内的居民，依法享有接种免疫规划疫苗的权利，履行接种免疫规划疫苗的义务。政府免费向居民提供免疫规划疫苗。县级以上人民政府及其有关部门应当保障适龄儿童接种免疫规划疫苗。监护人应当依法保证适龄儿童按时接种免疫规划疫苗。

（4）责任机构 国务院药品监督管理部门负责全国疫苗监督管理工作。国务院卫生健康主管部门负责全国预防接种监督管理工作。县级以上地方人民政府对本行政区域疫苗监督管理工作负责，统一领导、组织、协调本行政区域疫苗监督管理工作。

（5）疫苗安全管理 疫苗研制、生产、检验等过程中应当建立健全生物安全管理制度，严格控制生物安全风险，加强菌毒株等病原微生物的生物安全管理，保护操作人员和公众的健康，保证菌毒株等病原微生物用途合法、正当。疫苗研制、生产、检验等使用的菌毒株和细胞株，应当明确历史、生物学特征、代次，建立详细档案，保证来源合法、清晰、可追溯；来源不明的，不得使用。

3. 疫苗的研制和注册

（1）疫苗临床试验 开展疫苗临床试验，应当经国务院药品监督管理部门依法批准。疫苗临床试验应当由符合国务院药品监督管理部门和国务院卫生健康主管部门规定条件的三级医疗机构或者省级以上疾病预防控制机构实施或者组织实施。

（2）疫苗注册 在中国境内上市的疫苗应当经国务院药品监督管理部门批准，取得药品注册证书；申请疫苗注册，应当提供真实、充分、可靠的数据、资料和样品。对疾病预防、控制急需的疫苗和创新疫苗，国务院药品监督管理部门应当予以优先审评审批；应对重大突发公共卫生事件急需的疫苗或者国务院卫生健康主管部门认定急需的其他疫苗，经评估获益大于风险的，国务院药品监督管理部门可以附条件批准疫苗注册申请；出现特别重大突发公共卫生事件或者其他严重威胁公众健康的紧急事件，国务院卫生健康主管部门根据传染病预防、控制需要提出紧急使用疫苗的建议，经国务院药品监督管理部门组织论证同意后可以在一定范围和期限内紧急使用。

（3）生产工艺、标准、说明书、标签的核准 国务院药品监督管理部门在批准疫苗注册申请时，对疫苗的生产工艺、质量控制标准和说明书、标签予以核准。国务院药品监督管理部门应当在其网站上及时公布疫苗说明书、标签内容。

4. 疫苗生产和批签发

（1）疫苗生产准入 疫苗生产实行严格准入制度。从事疫苗生产应依法取得药品生产许可证。

疫苗上市许可持有人应当具备疫苗生产能力；超出疫苗生产能力确需委托生产的，应当经国务院药品监督管理部门批准。接受委托生产的，应当遵守本法规定和国家有关规定，保证疫苗质量。

（2）疫苗生产质量管理　疫苗应当按照经核准的生产工艺和质量控制标准进行生产和检验，生产全过程应当符合药品生产质量管理规范的要求。疫苗上市许可持有人应当按照规定对疫苗生产全过程和疫苗质量进行审核、检验。疫苗上市许可持有人应当建立完整的生产质量管理体系，持续加强偏差管理，采用信息化手段如实记录生产、检验过程中形成的所有数据，确保生产全过程持续符合法定要求。

（3）国家实行疫苗批签发制度　每批疫苗销售前或者进口时，应当经国务院药品监督管理部门指定的批签发机构按照相关技术要求进行审核、检验。符合要求的，发给批签发证明；不符合要求的，发给不予批签发通知书。

考点提示： 疫苗批签发制度

国务院药品监督管理部门、批签发机构应当及时公布上市疫苗批签发结果，供公众查询。疫苗批签发应当逐批进行资料审核和抽样检验。疫苗批签发检验项目和检验频次应当根据疫苗质量风险评估情况进行动态调整。

（4）重大风险报告与处置　批签发机构在批签发过程中发现疫苗存在重大质量风险的，应当及时向国务院药品监督管理部门和省、自治区、直辖市人民政府药品监督管理部门报告。接到报告的部门应当立即对疫苗上市许可持有人进行现场检查，根据检查结果通知批签发机构对疫苗上市许可持有人的相关产品或者所有产品不予批签发或者暂停批签发，并责令疫苗上市许可持有人整改。疫苗上市许可持有人应当立即整改，并及时将整改情况向责令其整改的部门报告。

5. 疫苗流通

（1）采购方式与渠道　国家免疫规划疫苗由国务院卫生健康主管部门会同国务院财政部门等组织集中招标或者统一谈判，形成并公布中标价格或者成交价格，各省、自治区、直辖市实行统一采购。国家免疫规划疫苗以外的其他免疫规划疫苗、非免疫规划疫苗由各省、自治区、直辖市通过省级公共资源交易平台组织采购。

（2）疫苗实行自主定价　疫苗的价格由疫苗上市许可持有人依法自主合理制定。疫苗的价格水平、差价率、利润率应当保持在合理幅度。

（3）免疫规划疫苗的计划管理　省级疾病预防控制机构免疫规划应当根据国家免疫规划和本行政区域疾病预防、控制需要，制定本行政区域免疫规划疫苗使用计划，并按照国家有关规定向组织采购疫苗的部门报告，同时报省、自治区、直辖市人民政府卫生健康主管部门备案。

（4）疫苗供应　疫苗上市许可持有人应当按照采购合同约定，向疾病预防控制机构供应疫苗。疾病预防控制机构应当按照规定向接种单位供应疫苗。疾病预防控制机构以外的单位和个人不得向接种单位供应疫苗，接种单位不得接收该疫苗。

疫苗上市许可持有人（采购合同）——疾病预防控制机构——接种单位。

（5）疫苗配送　疫苗上市许可持有人应当按照采购合同约定，向疾病预防控制机构或者疾病预防控制机构指定的接种单位配送疫苗。疫苗上市许可持有人、疾病预防控制机构自行配送疫苗应当具备疫苗冷链储存、运输条件，也可以委托符合条件的疫苗配送单位配送疫苗。疾病预防控制机构配送非免疫规划疫苗可以收取储存、运输费用。

（6）储存运输应保证疫苗质量　疾病预防控制机构、接种单位、疫苗上市许可持有人、疫苗配送单位应当遵守疫苗储存、运输管理规范，保证疫苗质量。疫苗在储存、运输全过程中应当处于规定的温度环境，冷链储存、运输应当符合要求，并定时监测、记录温度。

（7）疫苗销售应提供疫苗批准证明文件　疫苗上市许可持有人在销售疫苗时，应当提供加盖其印章的批签发证明复印件或者电子文件；销售进口疫苗的，还应当提供加盖其印章的进口药品通关单复印件或者电子文件。疾病预防控制机构、接种单位在接收或者购进疫苗时，应当索取前款规定的证明文件，并保存至疫苗有效期满后不少于五年备查。

6. 预防接种

（1）国家免疫规划 国务院卫生健康主管部门制定国家免疫规划；建立国家免疫规划专家咨询委员会。会同国务院财政部门拟订国家免疫规划疫苗种类，报国务院批准后公布。国家免疫规划疫苗种类建立动态调整机制。

省、自治区、直辖市人民政府在执行国家免疫规划时，可以根据本行政区域疾病预防、控制需要，增加免疫规划疫苗种类，报国务院卫生健康主管部门备案并公布。

（2）预防接种规范化管理 国务院卫生健康主管部门应当制定、公布预防接种工作规范，强化预防接种规范化管理。

国务院卫生健康主管部门应当制定、公布国家免疫规划疫苗的免疫程序和非免疫规划疫苗的使用指导原则。省、自治区、直辖市人民政府卫生健康主管部门应当结合本行政区域实际情况制定接种方案，并报国务院卫生健康主管部门备案。县级以上地方人民政府卫生健康主管部门指定符合条件的医疗机构承担责任区域内免疫规划疫苗接种工作。符合条件的医疗机构可以承担非免疫规划疫苗接种工作，并应当报颁发其医疗机构执业许可证的卫生健康主管部门备案。接种单位应当加强内部管理，开展预防接种工作应当遵守预防接种工作规范、免疫程序、疫苗使用指导原则和接种方案。

各级疾病预防控制机构应当按照各自职责，开展与预防接种相关的宣传、培训、技术指导、监测、评价、流行病学调查、应急处置等工作。应当加强对接种单位预防接种工作的技术指导和疫苗使用的管理。

（3）接种单位应当具备下列条件 ①取得医疗机构执业许可证；②具有经过县级人民政府卫生健康主管部门组织的预防接种专业培训并考核合格的医师、护士或者乡村医生；③具有符合疫苗储存、运输管理规范的冷藏设施、设备和冷藏保管制度。

（4）接种实施 医疗卫生人员实施接种，应当告知受种者或者其监护人所接种疫苗的品种、作用、禁忌、不良反应以及现场留观等注意事项，询问受种者的健康状况以及是否有接种禁忌等情况，并如实记录告知和询问情况。受种者或者其监护人应当如实提供受种者的健康状况和接种禁忌等情况。有接种禁忌不能接种的，医疗卫生人员应当向受种者或者其监护人提出医学建议，并如实记录提出医学建议情况。

医疗卫生人员在实施接种前，应当按照预防接种工作规范的要求，检查受种者健康状况、核查接种禁忌，查对预防接种证，检查疫苗、注射器的外观、批号、有效期，核对受种者的姓名、年龄和疫苗的品名、规格、剂量、接种部位、接种途径，做到受种者、预防接种证和疫苗信息相一致，确认无误后方可实施接种。医疗卫生人员应当对符合接种条件的受种者实施接种。受种者在现场留观期间出现不良反应的，医疗卫生人员应当按照预防接种工作规范的要求，及时采取救治等措施。

（5）接种信息记录 医疗卫生人员应当按照国务院卫生健康主管部门的规定，真实、准确、完整记录疫苗的品种、上市许可持有人、最小包装单位的识别信息、有效期、接种时间、实施接种的医疗卫生人员、受种者等接种信息，确保接种信息可追溯、可查询。接种记录应当保存至疫苗有效期满后不少于五年备查。

（6）国家对儿童实行预防接种证制度 在儿童出生后一个月内，其监护人应当到儿童居住地承担预防接种工作的接种单位或者出生医院为其办理预防接种证。接种单位或者出生医院不得拒绝办理。监护人应当妥善保管预防接种证。预防接种实行居住地管理，儿童离开原居住地期间，由现居住地承担预防接种工作的接种单位负责对其实施接种。

儿童入托、入学时，托幼机构、学校应当查验预防接种证，发现未按照规定接种免疫规划疫苗的，应当向儿童居住地或者托幼机构、学校所在地承担预防接种工作的接种单位报告，并配合接种单位督促其监护人按照规定补种。疾病预防控制机构应当为托幼机构、学校查验预防接种证等提供技术指导。

（7）接种收费规定　接种单位接种免疫规划疫苗不得收取任何费用。接种单位接种非免疫规划疫苗，除收取疫苗费用外，还可以收取接种服务费。接种服务费的收费标准由省、自治区、直辖市人民政府价格主管部门会同财政部门制定。

（8）群体性预防接种和应急接种　县级以上地方人民政府卫生健康主管部门根据传染病监测和预警信息，为预防、控制传染病暴发、流行，报经本级人民政府决定，并报省级以上人民政府卫生健康主管部门备案，可以在本行政区域进行群体性预防接种。

需要在全国范围或者跨省、自治区、直辖市范围内进行群体性预防接种的，应当由国务院卫生健康主管部门决定。作出群体性预防接种决定的县级以上地方人民政府或者国务院卫生健康主管部门应当组织有关部门做好人员培训、宣传教育、物资调用等工作。任何单位和个人不得擅自进行群体性预防接种。传染病暴发、流行时，县级以上地方人民政府或者其卫生健康主管部门需要采取应急接种措施的，依照法律、行政法规的规定执行。

（二）生物制品批签发的管理

1. 定义　生物制品批签发，是指国家药品监督管理局对获得上市许可的疫苗类制品、血液制品、用于血源筛查的体外诊断试剂以及国家药品监督管理局规定的其他生物制品，在每批产品上市销售前或者进口时，经指定的批签发机构进行审核、检验，对符合要求的发给批签发证明的活动。未通过批签发的产品，不得上市销售或者进口。依法经国家药品监督管理局批准免予批签发的产品除外。

2. 管理机构　国家药品监督管理局主管全国生物制品批签发工作，负责规定批签发品种范围，指定批签发机构，明确批签发工作要求，指导批签发工作的实施。

省、自治区、直辖市药品监督管理部门负责本行政区域批签发申请人的监督管理，负责组织对本行政区域内批签发产品的现场检查；协助批签发机构开展现场核实，组织批签发产品的现场抽样及批签发不合格产品的处置，对批签发过程中发现的重大质量风险及违法违规行为进行调查处理，并将调查处理结果及时通知批签发机构；对企业生产过程中出现的可能影响产品质量的重大偏差进行调查，并出具审核评估报告；负责本行政区域内批签发机构的日常管理。

国家药品监督管理局指定的批签发机构负责批签发的受理、资料审核、样品检验等工作，并依法作出批签发决定。

中国食品药品检定研究院（以下简称中检院）组织制定批签发技术要求和技术考核细则，对拟承担批签发工作或者扩大批签发品种范围的药品检验机构进行能力评估和考核，对其他批签发机构进行业务指导、技术培训和考核评估；组织协调批签发机构批签发工作的实施。

国家药品监督管理局食品药品审核查验中心（以下简称核查中心）承担批签发过程中的境外现场检查等工作。

3. 批签发的申请

（1）新批准上市的生物制品　首次申请批签发前，批签发申请人应当在生物制品批签发管理系统内登记建档。登记时应当提交以下资料：生物制品批签发品种登记表；药品批准证明文件；合法生产的相关文件。相关资料符合要求的，中检院应当在 10 日内完成所申请品种在生物制品批签发管理系统内的登记确认。登记信息发生变化时，批签发申请人应当及时在生物制品批签发管理系统内变更。

（2）生产及检验记录摘要模板　对拟申请批签发的每个品种，批签发申请人应当建立独立的批签发生产及检验记录摘要模板，报中检院核定后，由中检院分发给批签发机构和申请人。批签发申请人需要修订已核定的批签发生产及检验记录摘要模板的，应当向中检院提出申请，经中检院核定后方可变更。

（3）抽样　按照批签发管理的生物制品，批签发申请人在生产、检验完成后，应当在生物制品批签发管理系统内填写生物制品批签发申请表，并根据申请批签发产品的药品上市许可持有人所在地或者拟进口口岸所在地批签发机构设置情况，向相应属地的批签发机构申请批签发。

批签发申请人凭生物制品批签发申请表向省、自治区、直辖市药品监督管理部门或者其指定的抽样机构提出抽样申请，抽样人员在5日内组织现场抽样，并将所抽样品封存。批签发申请人将封存样品在规定条件下送至批签发机构办理批签发登记，同时提交批签发申请资料。

省、自治区、直辖市药品监督管理部门负责组织本行政区域生产或者进口的批签发产品的抽样工作，按照国家药品监督管理局药品抽样规定制定抽样管理程序，确定相对固定的抽样机构和人员并在批签发机构备案，定期对抽样机构和人员进行培训，对抽样工作进行督查指导。

（4）申请批签发的材料　申请人申请批签发时，应当提供以下证明性文件、资料及样品：生物制品批签发申请表；药品批准证明文件；合法生产的相关文件；上市后变更的批准或者备案文件；质量受权人签字并加盖企业公章的批生产及检验记录摘要；数量满足相应品种批签发检验要求的同批号产品，必要时提供与检验相关的中间产品、标准物质、试剂等材料；生产管理负责人、质量管理负责人、质量受权人等关键人员变动情况的说明；与产品质量相关的其他资料。

申请疫苗批签发的，还应当提交疫苗的生产工艺偏差、质量差异、生产过程中的故障和事故以及采取措施的记录清单和对疫苗质量影响的评估结论；可能影响疫苗质量的，还应当提交偏差报告，包括偏差描述、处理措施、风险评估结论、已采取或者计划采取的纠正和预防措施等。对可能影响质量的重大偏差，应当提供所在地省、自治区、直辖市药品监督管理部门的审核评估报告。

进口疫苗类制品和血液制品应当同时提交生产企业所在国家或者地区的原产地证明以及药品管理当局出具的批签发证明文件。进口产品在本国免予批签发的，应当提供免予批签发的证明性文件。相关证明性文件应当同时提供经公证的中文译本。相关证明性文件为复印件的，应当加盖企业公章。

生物制品批生产及检验记录摘要，是指概述某一批生物制品全部生产工艺流程和质量控制关键环节检验结果的文件。该文件应当由企业质量管理部门和质量受权人审核确定。

批签发机构收到申请资料及样品后，应当立即核对，交接双方登记签字确认后，妥善保存。批签发申请人无法现场签字确认的，应当提前递交书面承诺。

（5）材料受理　批签发机构应当在5日内决定是否受理。同意受理的，出具批签发受理通知书；不予受理的，予以退回，发给不予受理通知书并说明理由。申请资料不齐全或者不符合规定形式的，批签发机构应当在5日内一次性书面告知批签发申请人需要补正的全部内容及资料补正时限。逾期不告知的，自收到申请资料和样品之日起即为受理。批签发申请人收到补正资料通知后，应当在10日内补正资料，逾期未补正且无正当理由的，视为放弃申请，无需作出不予受理的决定。申请资料存在可以当场更正的错误的，应当允许批签发申请人当场更正。未获批签发机构受理的，不得更换其他批签发机构再次申请。

对于国家疾病防控应急需要的生物制品，经国家药品监督管理局批准，企业在完成生产后即可向批签发机构申请同步批签发。在批签发机构作出批签发合格结论前，批签发申请人应当将批签发申请资料补充完整并提交批签发机构。

预防、控制传染病疫情或者应对突发事件急需的疫苗，经国家药品监督管理局批准，免予批签发。

3. 批签发的审核、检验、检查与签发

疫苗批签发应当逐批进行资料审核和抽样检验，其他生物制品批签发可以采取资料审核的方式，也可以采取资料审核和样品检验相结合的方式进行，并可根据需要进行现场核实。对不同品种检验项目和检验比例，由中检院负责组织论证，并抄报国家药品监督管理局。批签发机构按照确定的检验要求进行检验。

（1）资料审核　资料审核的内容包括：申请资料内容是否符合要求；生产用原辅材料、菌种、毒种、细胞等是否与国家药品监督管理局批准的一致；生产工艺和过程控制是否与国家药品监督管理局批准的一致并符合国家药品标准要求；产品原液、半成品和成品的检验项目、检验方法和结果是否符合国家药品标准和药品注册标准的要求；产品关键质量指标趋势分析是否存在异常；产品包装、标签及说明书是否与国家药品监督管理局核准的内容一致；生产工艺偏差等对产品质量影响的风险评估报告；其他需要审核的项目。

（2）检验　批签发机构在对具体品种的批签发过程中，可以根据该品种的工艺及质量控制成熟度和既往批签发等情况进行综合评估，动态调整该品种的检验项目和检验频次。批签发产品出现不合格项目的，批签发机构应当对后续批次产品的相应项目增加检验频次。

有下列情形之一的，产品应当按照注册标准进行全部项目检验，至少连续生产的三批产品批签发合格后，方可进行部分项目检验：批签发申请人新获国家药品监督管理局批准上市的产品；生产场地发生变更并经批准的；生产工艺发生重大变更并经批准的；产品连续两年未申请批签发的；因违反相关法律法规被责令停产后经批准恢复生产的；有信息提示相应产品的质量或者质量控制可能存在潜在风险的。

（3）现场检查　必要时可开展现场核实。需要批签发申请人提供说明或者补充资料的，应当书面通知，并明确回复时限。

批签发机构对批签发申请资料及样品真实性需要进一步核对的，应当及时派员到生产企业进行现场核实，可采取现场调阅原始记录、现场查看设备及日志等措施，并可视情况进行现场抽样检验。开展现场核实工作应当按照生物制品批签发现场核实相关要求进行，并通知省、自治区、直辖市药品监督管理部门派监管执法人员予以协助。

有下列情形之一的，批签发机构应当通报批签发申请人所在地和生产场地所在地省、自治区、直辖市药品监督管理部门，提出现场检查建议，并抄报国家药品监督管理局：无菌等重要安全性指标检验不合格的；效力等有效性指标连续两批检验不合格的；资料审核提示产品生产质量控制可能存在严重问题的，或者生产工艺偏差、质量差异、生产过程中的故障和事故需进一步核查的；批签发申请资料或者样品可能存在真实性问题的；其他提示产品存在重大质量风险的情形。在上述问题调查处理期间，对批签发申请人相应品种可以暂停受理或者签发。

进口生物制品批签发中发现上述情形的，批签发机构应当报告国家药品监督管理局，并提出现场检查等相关建议。省、自治区、直辖市药品监督管理部门接到批签发机构通报和现场检查建议后，应当在10日内进行现场检查。

（4）签发　批签发机构应当在本办法规定的工作时限内完成批签发工作。批签发申请人补正资料的时间、现场核实、现场检查和技术评估时间不计入批签发工作时限。疫苗类产品应当在60日内完成批签发，血液制品和用于血源筛查的体外诊断试剂应当在35日内完成批签发。需要复试的，批签发工作时限可延长该检验项目的两个检验周期，并告知批签发申请人。因品种特性及检验项目原因确需延长批签发时限的，经中检院审核确定后予以公开。批签发机构因不可抗力或者突发公共卫生事件应急处置等原因，在规定的时限内不能完成批签发工作的，应当将批签发延期的时限、理由及预期恢复的时间书面通知批签发申请人。确实难以完成的，由中检院协调其他批

签发机构承担。

批签发机构根据资料审核、样品检验或者现场检查等结果作出批签发结论。符合要求的，签发生物制品批签发证明，加盖批签发专用章，发给批签发申请人。批签发机构签发的批签发电子证明与印制的批签发证明具有同等法律效力。按照批签发管理的生物制品在销售时，应当出具加盖企业印章的该批产品的生物制品批签发证明复印件或者电子文件。

有下列情形之一的，不予批签发，向批签发申请人出具生物制品不予批签发通知书，并抄送批签发申请人所在地或者进口口岸所在地省、自治区、直辖市药品监督管理部门：资料审核不符合要求的；样品检验不合格的；现场核实发现存在真实性问题的；现场检查发现违反药品生产质量管理规范且存在严重缺陷的；现场检查发现产品存在系统性、重大质量风险的；批签发申请人无正当理由，未在规定时限内补正资料的；经综合评估存在重大质量风险的；其他不符合法律法规要求的。

4. 信息公开　国家药品监督管理局建立统一的生物制品批签发信息平台，公布批签发机构及调整情况、重大问题处理决定等信息，向批签发申请人提供可查询的批签发进度、批签发结论，及时公布已通过批签发的产品信息，供公众查询。中检院负责生物制品批签发信息平台的日常运行和维护。批签发机构应当在本机构网站或者申请受理场所公开批签发申请程序、需要提交的批签发材料目录和申请书示范文本、时限要求等信息。已通过批签发的，批签发机构应当在 7 日内公开产品名称、批号、企业、效期、批签发证明编号等信息。

实训 4 - 1　麻醉药品和精神药品经营、 使用资格申办模拟

【实训目的】

1. 掌握《麻醉药品和第一类精神药品购用印鉴卡》的申领程序。
2. 熟悉麻醉药品和精神药品定点批发企业的申办程序。

【实训环境】

1. 《药事管理与法规》教材。
2. 电脑、手机、网络。

【实训内容】

一、前期准备

1. 全班学生分组，每组 4 ~ 6 人。小组可进行内部分工、合作。
2. 学习卫生部《关于印发 < 麻醉药品、第一类精神药品购用印鉴卡管理规定〉的通知》。见参考资料。
3. 根据《通知》整理出《印鉴卡》申请程序。
4. 学习麻醉药品和精神药品定点企业申办程序，见参考资料。
5. 任选一种定点企业类别画出申办程序流程图、列出申办资料清单。
6. 参考资料：

资料一

卫生部关于印发《麻醉药品、第一类精神药品购用印鉴卡管理规定》的通知

卫医发〔2005〕421 号

各省、自治区、直辖市卫生厅局，新疆生产建设兵团卫生局：

根据《麻醉药品和精神药品管理条例》，为加强对医疗机构购用麻醉药品和第一类精神药品的管理，防止麻醉药品和第一类精神药品流入非法渠道，保证医疗需求，我部制定了《〈麻醉药品、第一类精神药品购用印鉴卡〉管理规定》。现印发给你们，请遵照执行。

一、为加强麻醉药品和第一类精神药品采购、使用管理，保证正常医疗需求，防止麻醉药品和第一类精神药品流入非法渠道，根据《麻醉药品和精神药品管理条例》（以下简称《条例》），制定本规定。

二、医疗机构需要使用麻醉药品和第一类精神药品，应当取得《麻醉药品、第一类精神药品购用印鉴卡》（以下简称《印鉴卡》），并凭《印鉴卡》向本省、自治区、直辖市范围内的定点批发企业购买麻醉药品和第一类精神药品。

三、申请《印鉴卡》的医疗机构应当符合下列条件：

（一）有与使用麻醉药品和第一类精神药品相关的诊疗科目；

（二）具有经过麻醉药品和第一类精神药品培训的、专职从事麻醉药品和第一类精神药品管理的药学专业技术人员；

（三）有获得麻醉药品和第一类精神药品处方资格的执业医师；

（四）有保证麻醉药品和第一类精神药品安全储存的设施和管理制度。

四、医疗机构向设区的市级卫生行政部门（以下简称市级卫生行政部门）提出办理《印鉴卡》申请，并提交下列材料：

（一）《印鉴卡》申请表（附件1）；

（二）《医疗机构执业许可证》副本复印件；

（三）麻醉药品和第一类精神药品安全储存设施情况及相关管理制度；

（四）市级卫生行政部门规定的其他材料。

《印鉴卡》有效期满需换领新卡的医疗机构，还应当提交原《印鉴卡》有效期期间内麻醉药品、第一类精神药品使用情况。

五、市级卫生行政部门接到医疗机构的申请后，应当于40日内作出是否批准的决定。对经审核合格的医疗机构可发给《印鉴卡》，并将取得《印鉴卡》的医疗机构情况抄送所在地同级药品监督管理部门、公安机关，报省、自治区、直辖市卫生行政部门（以下简称省级卫生行政部门）备案。省级卫生行政部门将取得《印鉴卡》的医疗机构名单向本行政区域内的定点批发企业通报。对于首次申请《印鉴卡》的医疗机构，市级卫生行政部门在作出是否批准决定前，还应当组织现场检查，并留存现场检查记录。

六、《印鉴卡》有效期为三年。《印鉴卡》有效期满前三个月，医疗机构应当向市级卫生行政部门重新提出申请。

七、当《印鉴卡》中医疗机构名称、地址、医疗机构法人代表（负责人）、医疗管理部门负责人、药学部门负责人、采购人员等项目发生变更时，医疗机构应当在变更发生之日起3日内到市级卫生行政部门办理变更手续。

八、市级卫生行政部门自收到医疗机构变更申请之日起5日内完成《印鉴卡》变更手续，并将变更情况抄送所在地同级药品监督管理部门、公安机关，报省级卫生行政部门备案。

九、《申请表》（附件1）和《印鉴卡》（附件2）样式由卫生部统一制定，省级卫生行政部门统一印制。

资料二

××省麻醉药品和精神药品定点批发企业申办程序

一、企业向市局提出申请，填写《申报麻醉药品和精神药品定点经营申请表》，并报送以下资料：

1. 《药品经营许可证》《企业法人营业执照》《药品经营质量管理规范认证证书》复印件；企业如拟由分支机构承担经营活动，应当出具法人委托书；

2. 连续三年在本省药品经营行业中，经营规模、销售额、利税率、资产负债率等综合指标位居前列的证明材料；（企业说明材料，并附销售额、利税、资产负债等报表及税务、审计、会计师事务所的结论）

3. 具有药品配送能力，普通药品的销售已经形成本省经营网络，具备经营60%以上品种规格的麻醉药品和第一类精神药品的能力，并保证储备2个月销售量的麻醉药品和第一类精神药品的说明材料；

4. 储存仓库产权或租赁文件复印件，储存设施、设备目录，安全设施明细，安全运输设备明细；

5. 企业以及其工作人员最近2年内没有违反有关禁毒法律、行政法规规定行为的情况说明；

6. 麻醉药品和第一类精神药品经营独立机构（专人）的设置情况以及企业负责人、质量负责人、麻醉药品和第一类精神药品经营管理负责人情况；（附组织机构图。填写表格，附姓名、毕业院校、所学专业、技术职称、岗位、责任、联系电话）

7. 麻醉药品和第一类精神药品经营安全的管理制度；

8. 企业安全管理和向药品监督管理部门或其指定机构报送经营信息的网络说明材料和操作手册；

9. 会计师事务所出具的财务资产负债表。

10. 行政许可（行政确认）申请材料真实性保证声明。

以上复印件均需加盖企业公章。

二、市局在5日内对资料进行审查，决定是否受理。受理的，5日内将审查意见连同企业申报资料报省局。不予受理的，书面说明理由。

三、省局在35日内进行审查和组织现场检查，做出是否批准的决定。批准的，下达批准文件（有效期应当与《药品经营许可证》一致）。不予批准决定的，书面说明理由。

四、获得批准文件的企业30日内向省局办理《药品经营许可证》经营范围变更手续。省局根据批准文件于10日内在该企业《药品经营许可证》经营范围中予以注明。

资料三
第二类精神药品批发企业申办程序

一、申请成为专门从事第二类精神药品批发企业，向所在地的设区市食品药品监督管理局提出申请，填报《申报麻醉药品和精神药品定点经营申请表》，报送以下资料：

1. 《药品经营许可证》《企业法人营业执照》《药品经营质量管理规范认证证书》复印件；企业如拟由分支机构承担经营活动，应当出具法人委托书；

2. 经营规模、效益等综合指标评价在本地区药品经营行业中位居前列的证明材料（提供相关报表及税务、审计、会计师事务所的结论）；

3. 已初步建立现代物流体系和配送能力，普通药品的销售已经基本形成区域性经营网络的说明材料；

4. 企业及其工作人员最近2年内没有违反有关禁毒的法律、行政法规规定行为的情况说明；

5. 企业负责人、质量负责人、第二类精神药品经营管理专门人员情况；

6. 第二类精神药品经营安全的管理制度，安全设施明细；

7. 企业安全管理和向药品监督管理部门或其指定机构报送经营信息的网络说明材料和操作手册；

8. 行政许可（行政确认）申请材料真实性保证声明。

以上复印件均需加盖企业公章。

二、市局在5日内对资料进行审查，决定是否受理。受理的，5日内将审查意见连同企业申报资料报省局。不予受理的，书面说明理由。

三、省局在35日内进行审查和现场检查，做出是否批准的决定。批准的，下达批准文件（有效期应当与《药品经营许可证》一致）。不予批准决定的，书面说明理由。

四、获得批准文件的企业30日内向省局办理《药品经营许可证》经营范围变更手续。

省局根据批准文件于10日内在该企业《药品经营许可证》经营范围中予以注明。

资料四
申请零售第二类精神药品的零售连锁企业应当报送的资料

一、加盖企业公章的《药品经营许可证》《企业法人营业执照》《药品经营质量管理规范认证证书》复印件；

二、拟从事第二类精神药品零售的门店名单，加盖公章的门店《药品经营许可证》《营业执照》复印件，以及本企业实行统一进货、统一配送、统一管理的情况说明；

三、企业和门店负责人、质量负责人、专门管理第二类精神药品经营人员情况；

四、企业、门店经营第二类精神药品的安全管理制度，安全设施明细；

五、企业安全管理和向药品监督管理部门或其指定机构报送经营信息的网络说明材料和操作手册。

二、完成下列实训任务

任务一：正确填写《麻醉药品、第一类精神药品购用印鉴卡》申请表（表4-5）。

具体要求：按照教师给出的本组背景设定，将表格填全。

表4-5　《麻醉药品、第一类精神药品购用印鉴卡》申请表

医疗机构名称			
医疗机构代码			
地址			
电话号码		邮政编码	
床 位 数		平均日门诊量	
具有麻醉药品第一类精神药品处方权执业医师数量		医疗机构公章：	
药学部门负责人签章			
医疗机构法定代表人（负责人）签章		年　月　日	
批准单位意见		审核人签字：　　　　　（公章）　　　　年　月　日	

任务二：正确填写《申报麻醉药品和精神药品定点经营申请表》。（表4-6）

具体要求：按照教师给出的本组背景设定，将表格填全。

表4-6 申报麻醉药品和精神药品定点经营申请表

企业名称						申报定点类别			
药品经营许可证号			经营规模			企业地址			
法人	企业负责人	质量负责人	特药负责人	联系人	电话		传真		邮政编码
销售额（万元）			利税（率）			资产负债率			
2021 年	2022 年	2023 年	2021 年	2022 年	2023 年	2021 年	2022 年	2023 年	

企业申报事由及自查情况：

受理部门检查情况：（企业填写、印制上页，此页药监部门填。区域性批发企业检查意见示例）

受省药品监督管理局委托，按照"××省麻醉药品和第一类精神药品区域性定点批发企业验收标准"，对该企业（拟）经营麻醉药品和第一类精神药品区域性批发业务的情况进行了现场检查，情况如下：

企业依法取得《药品经营许可证》、《营业执照》，通过 GSP 认证；具有药品配送能力，普通药品的销售已经形成 本地区经营网络；连续三年在本地区药品经营行业中，经营规模、销售额、利税率、资产负债率等综合指标位居前列；具备经营 60% 以上品种规格的麻醉药品和第一类精神药品的能力，并保证储备 2 个月销售量的麻醉药品和第一类精神药品；具有保证供应责任区域内医疗机构所需麻醉药品和第一类精神药品的能力，无不能及时供应的用户投诉；单位及其工作人员近 2 年内没有违反有关禁毒的法律、行政法规规定的行为，单位近 2 年内无违规经营或经销假 劣药品行为，未发生过特殊药品被盗和特殊药品流弊问题；储存麻醉药品和第一类精神药品的专库符合要求；建立（修订）了保证麻醉药品和第一类精神药品安全经营的管理制度。符合麻醉药品和第一类精神药品区域性定点批发企业标准。

受理部门审查意见：

　　　　　　　　　　　　　　　　检查人签字：　　　　　　　　　年　　月　　日

　　　　　　　　　　　　　　　　　　盖　章

　　　　　　　　　　　　　　　　　　　　　　　　　　　　　年　　月　　日

　　　任务三：对照二类精神药品零售企业验收标准（表4-7），进行模拟评分，并填写特殊药品经营企业设区市局初审（审批）情况汇总表（表4-8）。

　　　具体要求：对照表格认真打分，并填写得分、扣分的说明。

表4-7 ××省第二类精神药品零售企业验收标准

序号	考核内容	应得分	考核办法及评分标准	实得分	说明
1	药品零售连锁总部及第二类精神药品零售门店依法取得《药品经营许可证》、《营业执照》	否决项	查《许可证》、《营业执照》、《GSP 认证证书》		
2	药品零售连锁企业对其所属的经营第二类精神药品的门店，严格执行统一进货、统一配送和统一管理。 药品零售连锁企业门店所零售的第二类精神药品，应当由本企业直接配送，不得委托配送	否决项			

续表

序号	考核内容	应得分	考核办法及评分标准	实得分	说明
3	在药品库房中设立独立的专库或者专柜储存第二类精神药品，并建立专用账册，实行专人管理。专用账册的保存期限自药品有效期期满之日起不少于5年	否决项			
4	配备专人负责第二类精神药品经营管理	否决项			
5	单位近2年内无违规经营或经销假劣药品行为，未发生过特殊药品被盗和特殊药品流弊问题	否决项	查质量公报、省市档案		
6	第二类精神药品管理人员和直接业务人员相对稳定	15	缺一项扣7.5分		
7	第二类精神药品管理人员和直接业务人员每年接受不少于10学时的麻醉药品和精神药品管理业务培训	15	缺一项扣7.5分		
8	凭执业医师处方、按剂量零售第二类精神药品，处方保存2年备查 未向未成年人销售第二类精神药品	20	未执行不得分		
9	处方复核人员为执业药师或其他依法经过资格认定的药学技术人员，按规定剂量销售第二类精神药品	否决项			
10	有企业、门店经营第二类精神药品的安全管理制度	20	无制度不得分		
11	企业、单位之间购销麻醉药品和精神药品未使用现金进行交易	否决项			
12	建立了安全经营的评价机制。定期对安全制度的执行情况进行考核，保证制度的执行，并根据有关管理要求和企业经营实际，及时进行修改、补充和完善；定期对安全设施、设备进行检查、保养和维护，并记录	20	缺一项扣10分		
13	对过期、损坏的麻醉药品和精神药品应当登记造册，及时向所在地县级以上药品监督管理部门申请销毁	10			

合计 1. 有一项否决项则判定为不合格。2. 总分100分，得分率70%以上为合格

表4-8 特殊药品经营企业设区市局初审（审批）情况汇总表

序号	企业名称	申报定点类别	企业地址	邮政编码	法人	企业负责人	质量负责人	特药经营管理负责人	联系人	电话	传真	备注

	药品经营许可证号	经营规模	销售额（万元）			利税（万元）			资产负债率			
			2012年	2013年	2014年	2012年	2013年	2014年	2012年	2013年	2014年	

市局意见：

（盖章）

年 月 日

项目小结

本项目对麻醉药品、精神药品、医疗用毒性药品的研制、生产、经营、使用等环节的管理进行了重点介绍，也对含特殊药品复方制剂、药品类易制毒化学品、兴奋剂、疫苗等国家实行专门管理的药品的特殊管理进行了介绍。通过对本项目的学习，应掌握麻、精、毒性药品和其他国家实行特殊管理药品的管理要点，并能保证其合法、安全、合理使用，正确发挥防治疾病的作用，严防滥用和流入非法用途，构成对人们健康、公共卫生和社会危害。

目标检测

答案解析

一、名词解释

1. 麻醉药品

2. 精神药品

3. 医疗用毒性药品

二、A 型题（最佳选择题）

1. 麻醉药品连续使用后能成瘾癖，并易产生

    A. 两重性   B. 身体依赖性

    C. 抑制性   D. 兴奋性

    E. 精神依赖性

2. 只满足医疗、教学和科研的需要，其他一律不得使用的药品是

    A. 麻醉药品   B. 放射性药品

    C. 血液制品   D. 医用毒性药品

    E. 精神药品

3. 在药店供应和调配毒性药品时，需

    A. 凭盖有医生所在医疗单位公章的正式处方，其处方剂量每次不得超过三日剂量

    B. 凭工作证销售给个人，每次处方剂量不超过两日剂量

    C. 凭医生签字的正式处方，每次不得超过三日剂量

    D. 凭盖有医生所在医疗单位公章的正式处方，其处方剂量每次不得超过二日极量

    E. 凭职业医师处方，不超过四日剂量

三、B 型题（配伍选择题）

(4-8)

    A. 毒性药品   B. 麻醉药品   C. 精神药品

    D. 放射性药品   E. 戒毒药品

4. 连续使用后易产生身体依赖性，能成瘾癖的药品是

5. 毒性剧烈，治疗剂量与中毒剂量相近，使用不当会致人中毒或死亡的药品是

6. 直接作用于中枢神经系统，使之兴奋或抑制，连续使用能产生依赖性的药品是

7. 用于临床诊断或治疗的放射性核素制剂或其标记药物是

8. 生产时应建立完整的生产记录，并保存五年备查的药品是

四、X 型题（多项选择题）

9. 麻醉药品包括

A. 阿片类　　　　　　　B. 可卡因类　　　　　　C. 大麻类

D. 合成麻醉药类　　　　E. 其他易成瘾癖的药品、药用原植物及其制剂

五、思考题

10. 麻醉药品、第一类精神药品的管理有何特殊之处？

（舒　阳）

书网融合……

重点小结

微课1

微课2

微课3

习题

项目五 中药管理

PPT

学习目标

知识目标:

1. 掌握国家重点保护的野生药材物种的分级及药材名称、中药品种保护的范围、等级划分。

2. 熟悉国家重点保护的野生药材的采猎与出口管理的相关规定;药品管理法及实施条例中对中药材、中药饮片的管理规定。

3. 了解 GAP 相关内容。

能力目标: 能够区别国家重点保护的野生药材的级别;能依法合规生产、经营、使用中药饮片,能通过查阅法律文件,借助法律规范进行 GAP 备案、中药保护品种申请。

素质目标: 通过本项目的学习,坚定中医文化自信,提高民族自豪感,树立"绿水青山就是金山银山"的科学理念,认识资源保护的重要性及人与自然和谐相处的理念。

中药是指在中医基础理论指导下用以防病、治病的药物,在中国古籍中通称"本草"。中药包括中药材、中药饮片、中成药。

考点提示: 中药的组成

中药材是指药用植物、动物、矿物的药用部分采收后经产地初加工形成的原料药材。大部分中药材都是来源于植物。中药饮片是指在中医理论指导下,按照国家药品标准及炮制规范将中药材加工炮制后直接用于中医临床的制成品,简称"饮片"。中医临床用以治病的药物是中药饮片和中成药,而中成药的原料亦是中药饮片,并非中药材。中成药,即中药成药,指根据疗效确切,应用广泛的处方、验方或秘方,具备一定质量规格,批量生产供应的药物。在"成药"生产中,为有别于西药,故称之为"中成药"。有膏、丹、丸、散、片剂、胶囊、颗粒剂、滴丸剂等。

民族药是指我国某些地区少数民族经长期医疗实践的积累并用少数民族文字记载的药品,如藏药、蒙药、苗药、白族药、彝族药、维吾尔族药等,在使用上有一定的地域性。各民族医药是中华民族传统医药的组成部分,应不断发掘、整理、总结,充分发挥其保护各族人民健康的作用。

从行业分类上来讲,中药材种植属于农业,而中药饮片加工则隶属于医药制造业。中药材与中药饮片最大区别在于是否经过了炮制工艺。中成药以中药饮片为主要原料,根据一定的治病原则,按照严格的生产程序和标准,并配合一定的辅料制成,可以随时取用且对症明确,其配方、用量等相对固定,生产者不能随意更改配方或用量。

我国有中药资源 12807 种,其中药用植物 11146 种,药用动物 1581 种,药用矿物 82 种。中药剂型 40 余种,中成药 8500 余种,中药方剂 10 万余首。近几年,中药的资源优势、疗效优势和预防保健优势越来越被国际社会认可,但中药研究水平相对滞后,与中药国际化、现代化的要求之间的矛盾也日益突出。中药管理是我国药事管理的重要内容之一,其核心就是保证中药安全、有效、经济、合理。中药作为我国传统中医药体系的重要组成部分,有其独特的理论和实践基础,决定了中药管理在内容、方法等方面与现代药应有所不同,同时也要求对中药材种质资源、野生药材资源、中药饮片的炮制、中药材和中药饮片的经营、中药品种保护等各个环节进行研究和规范。20 世纪 90 年代以来,我国政府加大对中药管理的力度,制定了《国务院关于扶持和促进中医药事业发展的若干意见》《中医药创新发展规划纲要》《中药现代化发展纲要》《中药材保护与发展规划 (2014~2020 年)》《野生药材资源保护管理条例》《中药材生产质量管理规范》《中药品种保护条例》《中医药发展战略规划纲要（2016—2030年）》《中共中央国务院关于促进中医药传承创新发展的意见》《关于加快中医药特色发展的若干政策措施》《"十四五"中医药发展规划》等法规，对中药从种植、研制到生产、经营、使用过程进行了管理，推进了中药管理工作科学化、标准化、现代化的进程。我国对中药管理的原则是：整顿与提高，保护与创新。

任务一　中药的管理

情境导入

> 情境：某校中药专业学生拟毕业后从事中药材购销工作。
> 思考：该生应了解哪些相关规定？中药材是按照药品还是按照农产品经营？

学法用法

案例5-1　赚了49元罚款10万多元　邯郸查获一起非法渠道购进中药饮片案

邯郸市查获一起非法渠道购进中药饮片案，一个体诊所从非法渠道购进中药饮片147种，违法所得仅有49元，被依法行政罚款100049元。

据介绍，5月29日，邯郸市市场监管局执法人员在飞行检查时，对位于某县的一家个体诊所进行突击检查，现场发现，该诊所内有丹参、柴胡、山药、黄芪、草麦芽等147种无任何标示的中药饮片，其外包装为塑料编织袋、布袋，无标示生产厂家、品名、等级、规格、产地和生产日期等相关内容。

该诊所负责人牛某某无法提供供货方资质证明、购进票据和随货通行单，也无法提供中药饮片购进验收记录。因涉嫌非法渠道购进中药饮片，执法人员当场扣押非法渠道购进的中药饮片147个品种、1187.78公斤，货值金额46320.29元，并移交属地临漳县市场监管局调查处理，实施挂牌督办。

经该县市场监管局立案调查核实，当事人承认该批中药饮片是从一个人手中购得，已有少部分中药饮片售出，违法所得为49元。该诊所从非法渠道购进中药饮片的行为，违反了《药品管理法》相关规定，依法被处以：没收违法购进的中药饮片，没收违法所得49元，并处货值金额2倍罚款100000元（涉案中药饮片货值金额46320.29元，货值金额不足五万元的，按五万元计算），共计行政罚款100049元。

> 问题：中药饮片生产、经营和使用有哪些相关规定？

一、中药材管理

（一）中药材的属性

中药材是药品还是农产品？弄清楚这个问题，才能更好地理解中药材的法律规定。

《药品管理法》规定，药品包括中药、化学药、生物制品三大类。而中药包括中药材、中药饮片、中成药。从这个包含关系上看，中药材应属于药品。

《中华人民共和国农产品质量安全法》，对农产品有明确定义。农产品，是指来源于农业的初级产品，即在农业活动中获得的植物、动物、微生物及其产品。换言之，只要和农业相关的，从田地里采收的，均可认为属于农产品。

中药材的来源是植物、动物、矿物。人工种、养殖的植物、动物药材，经过产地采收加工，所得到的初级产品，就是中药材。这种田间种植、采收、出售的过程，亦符合农产品的产品特征。按农产品定义中药材亦应包含在农产品中。

由于中药材既符合药品定义，又符合农产品定义。因此可以理解为，中药材既是药品，又是农产品。具有药品和农产品的双重属性。农产品的定义更广，也可以理解为农产品包括可食用的产品和药品。

注意，农产品包括中药材但不含中药饮片，因为中药饮片是炮制加工过的，不属于初级产品。

（二）中药材的管理特殊性

不管是中药材自身作为药品，还是中药材作为中药饮片的起始原料，都要求中药材要具有质量的稳定性、可控性。要符合法律法规对药品的规定性要求：如准入批准、质检合格等。但作为农产品的中药材生产、销售，又要符合其作为农产品属性的生产、销售实际。这就给中药材生产、经营带来一定的特殊性。

1. 中药材的生产　当前中药材生产的监管法规制度还不够完善。就《药品管理法》而言，涉及中药材生产经营行为的条款较少。药品生产、经营质量管理规范中，仅从中药材采购、保管、验收等方面进行简单的义务性规定。新修订的《中药材生产质量管理规范》（GAP）适用范围仅为中药材生产企业，包括具有企业性质的种植、养殖专业合作社或联合社。不适用农户种植行为。《中医药法》对中药材生产多非强制性要求，如鼓励发展中药材规范化种植养殖，严格管理农药、肥料等农业投入品的使用，禁止在中药材种植过程中使用剧毒、高毒农药，支持中药材良种繁育，提高中药材质量等。由于农户种植中药材缺少统一的、强制性规定要求，中药材市场上质量参差不齐，以次充好、以假乱真、掺杂、增重、染色、不同品种混用等违法现象屡屡发生。如何从种植源头把控中药材质量，如加大对种植户的教育，通过成立合作社的方式将散户集中起来，并加快建立追溯体系，从源头把控中药材的质量安全等是中药材生产面临的重要任务。对此，国际上植物药的监管经验值得借鉴。例如韩国，在其高丽人参的生产管理中，政府都制定了从人参的选种、种植、栽培到初加工的严格管理规范。

2. 中药材销售　传统上中药材销售有两个市场，三个例外。两个市场：一是城乡集贸市场，二是中药材专业市场。《药品管理法》第60条规定，城乡集贸市场可以出售中药材。给农户自种自收的中药材留出一条按农产品销售的渠道。中药材专业市场是由国家药监部门、中医药管理部门共同验收批准，当地市场监管部门进行日常监管，专门进行中药材交易的专业市场。第三个例外是在商超允许出售滋补保健类中药材的规定。

2005年在北京市人民政府法制办公室《关于在非药品柜台销售滋补保健类中药材有关法律适用问题的请示》的答复（国法函〔2005〕59号），北京市药品监督管理局提出：基于人参、鹿茸等中药材具有医疗、保健双重性能。有些品种已被分期定义为药食两用品种。有些品种虽未列入"药食同源"的名单，但均作为滋补保健品销售使用。产品既不标示功能主治，也不以预防、治疗、诊断为目的。这类产品广泛在商场、超市等非药品柜台销售，具有一定的历史渊源，已形成传统销售方式……鉴于城乡集贸市场与连锁超市、商场等同属零售市场，连锁超市、商场是农村集贸市场在城市的表现形式，且后者较前者在经营条件、管理状况等方面更具优势。在商场、超市可以比照城乡集市贸易市场销售中药材应是该法条应含之意。

国务院法制办公室答复：依照《中华人民共和国药品管理法》第二十一条、第三十一条、第三十四条的规定，同意你办的意见，在商场、超市等非药品经营单位销售尚未实行批准文件管理的人参、鹿茸等滋补保健类中药材的，不需要领取《药品经营许可证》。

2012 年湖南省食品药品监督管理局就普通商业企业销售西洋参粉等产品如何定性处理请示食品药品监督管理局，国家食品药品监督管理局答复为普通商业企业销售滋补保健类中药材产品，无论是否有包装，均不需要领取《药品经营许可证》（参考：根据《关于普通商业企业销售滋补保健类中药材有关问题的复函》食药监办安函〔2012〕126）号）。

按此要求，冬虫夏草、参茸等滋补类药品无需药品经营企业即可经营，但对于滋补类，哪些属于滋补类中药材，目前国家并没有公布详细目录。

（三）《药品管理法》的有关规定

第 4 条　国家保护野生药材资源和中药品种，鼓励培育道地中药材。

第 24 条　在中国境内上市的药品，应当经国务院药品监督管理部门批准，取得药品注册证书；但是，未实施审批管理的中药材和中药饮片除外。实施审批管理的中药材、中药饮片品种目录由国务院药品监督管理部门会同国务院中医药主管部门制定。

考点提示： 上市批准规定

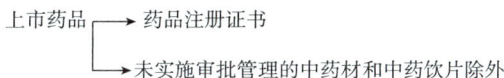

上市药品 → 药品注册证书
└→ 未实施审批管理的中药材和中药饮片除外

2001 年《药品管理法》修订时首次提出要对中药饮片和部分中药材分步实施批准文号管理。2004 年，国家药品监督管理部门会同国家中医药管理局制定并以征求意见稿形式公布了第一批实施批准文号管理的中药饮片品种目录，包含干姜、栀子、大黄、黄芪等共 70 个中药饮片品种，但在具体实践中还有待国家药监部门针对实施批准文号管理的具体品种目录和实施时间做出进一步明确和规定。

知识链接

第一批实施批准文号管理的中药饮片品种（70 种）

干姜、炮姜、姜炭、大黄、酒大黄、熟大黄、大黄炭、栀子、焦栀子、炒栀子、黄芪、炙黄芪、黄连、酒黄连、姜黄连、萸黄连、麻黄、炙麻黄、丹参、酒丹参、何首乌、制何首乌、甘草、炙甘草、石膏、煅石膏、白术、炒白术、焦白术、赤芍、白芍、炒白芍、酒白芍、生地黄、熟地黄、当归、酒当归、槟榔、焦槟榔、延胡索、醋延胡索、槐花、槐花炭、黄芩、酒黄芩、三七粉、红参、冰片、红粉、轻粉、玄明粉、芒硝、青黛、滑石粉、赭石、煅赭石、芦荟、二茶、制川乌、制草乌、黑顺片、白附片、淡附片、炮附片、巴豆霜、千金子霜、马钱子粉、米斑蝥、朱砂、雄黄

第 48 条　发运中药材应当有包装。在每件包装上，应当注明品名、产地、日期、供货单位，并附有质量合格的标志。

考点提示： 中药材包装的规定

第 55 条　药品上市许可持有人、药品生产企业、药品经营企业和医疗机构应当从药品上市许可持有人或者具有药品生产、经营资格的企业购进药品；但是，购进未实施审批管理的中药材除外。

考点提示： 购进渠道规定

第 58 条　药品经营企业销售中药材，应当标明产地。

第 60 条　城乡集市贸易市场可以出售中药材，国务院另有规定的除外。

第 63 条　新发现和从境外引种的药材，经国务院药品监督管理部门批准后，方可销售。

考点提示： 产地标示

(四)《中医药法》的有关规定

第 21 条　国家制定中药材种植养殖、采集、贮存和初加工的技术规范、标准,加强对中药材生产流通全过程的质量监督管理,保障中药材质量安全。

第 22 条　国家鼓励发展中药材规范化种植养殖,严格管理农药、肥料等农业投入品的使用,禁止在中药材种植过程中使用剧毒、高毒农药,支持中药材良种繁育,提高中药材质量。

第 23 条　国家建立道地中药材评价体系,支持道地中药材品种选育,扶持道地中药材生产基地建设,加强道地中药材生产基地生态环境保护,鼓励采取地理标志产品保护等措施保护道地中药材。

前款所称道地中药材,是指经过中医临床长期应用优选出来的,产在特定地域,与其他地区所产同种中药材相比,品质和疗效更好,且质量稳定,具有较高知名度的中药材。

考点提示:道地中药材评价、扶持、保护的规定

第 24 条　国务院药品监督管理部门应当组织并加强对中药材质量的监测,定期向社会公布监测结果。国务院有关部门应当协助做好中药材质量监测有关工作。

采集、贮存中药材以及对中药材进行初加工,应当符合国家有关技术规范、标准和管理规定。

国家鼓励发展中药材现代流通体系,提高中药材包装、仓储等技术水平,建立中药材流通追溯体系。药品生产企业购进中药材应当建立进货查验记录制度。中药材经营者应当建立进货查验和购销记录制度,并标明中药材产地。

第 25 条　国家保护药用野生动植物资源,对药用野生动植物资源实行动态监测和定期普查,建立药用野生动植物资源种质基因库,鼓励发展人工种植养殖,支持依法开展珍贵、濒危药用野生动植物的保护、繁育及其相关研究。

第 26 条　在村医疗机构执业的中医医师、具备中药材知识和识别能力的乡村医生,按照国家有关规定可以自种、自采地产中药材并在其执业活动中使用。

考点提示:乡村医生自种、自采、自用地产中药材的规定

(五)加强中药材管理的其他规定

2013 年 10 月,国家食品药品监管总局等八部门发布《关于进一步加强中药材管理的通知》(食药监〔2013〕208 号),针对中药材管理领域存在的突出问题,主要表现是"标准化种植养殖落实不到位,不科学使用农药化肥造成有害物质残留;中药材产地初加工设备简陋,染色增重、掺杂使假现象时有发生;中药材专业市场以次充好,以假充真,制假售假,违法经营中药饮片和其他药品现象屡禁不止"等严重影响中药材质量安全,危害公众健康,阻碍中药材产业和中医药事业健康发展,社会反映强烈的问题,规定了相关措施。

1. 加强中药材种植养殖管理规定　严禁非法贩卖野生动物和非法采挖野生中药材资源。要在全国中药材资源普查的基础上结合本地中药材资源分布、自然环境条件、传统种植养殖历史和道地药材特性,加强中药材种植养殖的科学管理,按品种逐一制定并严格实施种植养殖和采集技术规范,统一建立种子种苗繁育基地,合理使用农药和化肥,按年限、季节和药用部位采收中药材,提高中药材种植养殖的科学化、规范化水平。禁止在非适宜区种植养殖中药材,严禁使用高毒、剧毒农药、严禁滥用农药、抗生素、化肥,特别是动物激素类物质、植物生长调节剂和除草剂。

2. 加强中药材产地初加工管理　产地初加工是指在中药材产地对地产中药材进行洁净、除去非药用部位、干燥等处理,是防止霉变虫蛀、便于储存运输、保障中药材质量的重要手段。各地要结合地产中药材的特点,加强对中药材产地初加工的管理,逐步实现初加工集中化、规范化、产业化。要对地产中药材逐品种制定产地初加工规范,统一质量控制标准,改进加工工艺,提高中药材产地初加工水平,避免粗制滥造导致中药材有效成分流失、质量下降。严禁滥用硫黄熏蒸等方法,二氧化硫等

物质残留必须符合国家规定。严厉打击产地初加工过程中掺杂使假、染色增重、污染霉变、非法提取等违法违规行为。

3. 加强中药材专业市场管理 除现有 17 个中药材专业市场外，各地一律不得开办新的中药材专业市场。中药材专业市场所在地人民政府要按照"谁开办，谁管理"的原则，承担起管理责任，明确市场开办主体及其责任。中药材专业市场要建立健全交易管理部门和质量管理机构，完善市场交易和质量管理的规章制度，逐步建立起公司化的中药材经营模式。要构建中药材电子交易平台和市场信息平台，建设中药材流通追溯系统，配备使用具有药品现代物流水平的仓储设施设备，提高中药材仓储、养护技术水平，切实保障中药材质量。

中药材专业市场严禁销售假劣中药材，严禁未经批准以任何名义或方式经营中药饮片、中成药和其他药品，严禁以下药品进场交易：①需要经过炮制加工的中药饮片（如熟地、血余炭、制五味子等各类发酵制品、发芽制品、炒制品、烫制品、煅制品、制炭品、蒸制品、炖制品、煮制品、酒制品、醋制品、盐制品、姜汁炙品、蜜炙品、油炙品、水飞品、制霜品、煨制品、提净品、干馏品、烘焙制品等）。②中成药（如胆南星、健曲、龙血竭、阿胶、鹿角胶、龟甲胶、冰片、青黛等实施批准文号管理的药品）。③化学原料药及其制剂、抗生素、生化药品、放射性药品、血清疫苗、血液制品、诊断用药和有关医疗器械。④罂粟壳等麻醉药品。⑤麻黄草等易制毒类药品。⑥28 种毒性中药材。⑦国家重点保护的 42 种野生动植物药材（家种、家养除外）。⑧撤销药品标准的药品（如虎骨、犀角、关木通、青木香等）。

考点提示： 中药材市场禁止销售的范围

知识链接

17 个中药材专业市场形成由来

中药材专业市场是历史形成的，短则百年，有的已有上千年，承载着浓厚的中医药文化。各个产区中药材通过这些专业市场进行汇集、交易，辐射到全国，成为中药产业链的重要环节。

20 世纪 90 年代，各地涌现了大量的中药材市场，参差不齐、管理不严，假冒伪劣滋生蔓延，群众深受其害。为此，在国务院领导下开展了中药材市场整顿工作，下决心关闭了近百个条件达不到标准的市场。现有的 17 个中药材专业市场是 1996 年经国家中医药管理局、原卫生部、原国家工商行政管理局检查验收批准设立，并在工商行政管理部门核准登记的专门经营中药材的集贸市场。从设立之初就要求由地方政府直接领导的市场管理委员会进行管理。后来近 20 年没有审批新的中药材专业市场。

这 17 个中药材专业市场所在地是：河北保定市（安国），黑龙江哈尔滨市（三棵树），安徽亳州市，江西宜春市（樟树），山东菏泽市（舜王城），河南许昌市（禹州），湖北黄冈市（蕲州），湖南长沙市（高桥）、邵阳市（邵东廉桥），广东广州市（清平）、揭阳市（普宁），广西玉林市，重庆渝中区（解放路），四川成都市（荷花池），云南昆明市（菊花园），陕西西安市（万寿路），甘肃兰州市（黄河）。其中安徽亳州中药材市场、河北安国中药材市场、河南禹州中药材市场、江西樟树中药材市场这 4 家，都有着悠久的历史，被称为"四大药都"。

二、中药饮片管理

（一）《药品管理法》的规定

第 44 条 中药饮片应当按照国家药品标准炮制；国家药品标准没有规定的，应当按照省、自治区、直辖市人民政府药品监督管理部门制定的炮制规范炮制。省、自治区、直辖市人民政府药品监督管理部门制定的炮制规范应当报国务院药品监督管理部门备案。不符合国家药品标准或者不按照省、自治区、直辖市人民政府药品监督管理部门制定的炮制规范炮制的，不得出厂、销售。

考点提示： 中药饮片炮制标准、备案

（二）《中医药法》的规定

第27条　国家保护中药饮片传统炮制技术和工艺，支持应用传统工艺炮制中药饮片，鼓励运用现代科学技术开展中药饮片炮制技术研究。

第28条　对市场上没有供应的中药饮片，医疗机构可以根据本医疗机构医师处方的需要，在本医疗机构内炮制、使用。医疗机构应当遵守中药饮片炮制的有关规定，对其炮制的中药饮片的质量负责，保证药品安全。医疗机构炮制中药饮片，应当向所在地设区的市级人民政府药品监督管理部门备案。

根据临床用药需要，医疗机构可以凭本医疗机构医师的处方对中药饮片进行再加工。

考点提示： 中药饮片临方炮制、备案、再加工

（三）加强中药饮片管理的规定

基于中药饮片生产、经营和使用等环节还存在一些不规范的问题，个别生产企业存在着不按《药品生产质量管理规范》（GMP）要求生产，甚至外购散装饮片，加工包装等行为；部分经营企业和医疗机构存在着从不具有资质的生产经营企业采购和使用中药饮片等问题。2007年，原卫生部、国家中医药管理局制定发布了《医院中药饮片管理规范》；2011年，国家食品药品监督管理局发布了《关于加强中药饮片监督管理的通知》，对中药饮片生产经营及医疗机构中药饮片监管作出了具体规定。

1. 中药饮片生产、经营管理规定

（1）饮片生产经营的资质　中药饮片生产经营必须依法取得《药品生产许可证》、《药品经营许可证》等许可证照。按照法律法规及有关规定组织开展生产经营活动。严禁未取得合法资质的企业和个人从事中药饮片生产、中药提取。各地要坚决取缔无证生产经营中药饮片的非法窝点，严厉打击私切滥制等非法加工、变相生产中药饮片的行为。要加强对药品生产经营企业的管理，严厉打击药品生产经营企业出租出借许可证照、将中药饮片生产转包给非法窝点或药农、购买非法中药饮片改换包装出售等违法行为。

考点提示： 中药饮片生产、经营的资质要求

（2）饮片原料的规定　生产中药饮片必须以中药材为起始原料，使用符合药用标准的中药材，并应尽量固定药材产地；必须严格执行国家药品标准和地方中药饮片炮制规范、工艺规程。

考点提示： 中药饮片原料的规定

（3）生产条件和检验　必须在符合药品GMP条件下组织生产，出厂的中药饮片应检验合格，并随货附纸质或电子版的检验报告书。

考点提示： 饮片生产符合规范和质检要求

（4）饮片批发和零售　批发零售中药饮片应持有《药品经营许可证》，必须从合法的生产企业或经营企业采购。批发企业销售给医疗机构、药品零售企业和使用单位的中药饮片，应随货附加盖单位公章的生产、经营企业资质证书及检验报告书（复印件）。

考点提示： 饮片销售应取得合法资质、采购应从具有合法资质企业采购的规定

（5）禁止性规定　严禁生产企业外购中药饮片半成品或成品进行分包装或改换包装标签等行为。严禁经营企业从事饮片分包装、改换标签等活动；严禁从中药材市场或其他不具备饮片生产经营资质

的单位或个人采购中药饮片。

考点提示： 禁止性规定

2. 医疗机构的中药饮片管理规定

（1）饮片采购 医疗机构从中药饮片生产企业采购，必须要求企业提供资质证明文件及所购产品的质量检验报告书；从经营企业采购的，除要求提供经营企业资质证明外，还应要求提供所购产品生产企业的《药品 GMP 证书》以及质量检验报告书。医疗机构必须按照《医院中药饮片管理规范》的规定使用中药饮片，保证在储存、运输、调剂过程中的饮片质量。

严禁医疗机构从中药材市场或其他没有资质的单位和个人，违法采购中药饮片调剂使用。医疗机构如加工少量自用特殊规格饮片，应将品种、数量、加工理由和特殊性等情况向所在地市级以上食品药品监管部门备案。

考点提示： 医疗机构饮片采购渠道的禁止性规定

（2）加强医院中药饮片质量的管理 《医院中药饮片管理规范》对各级各类医院中药饮片的采购、验收、保管、调剂、临方炮制、煎煮等管理作了明确规定。

（3）加强中药饮片处方的管理 原卫生部 2007 年制定了《处方管理办法》，国家中医药管理局 2009 年印发了《关于中药饮片处方用名和调剂给付有关问题的通知》，进一步明确了中药饮片处方书写、调剂给付等规范要求，保证临床疗效。

（4）加强中药饮片调剂质量的管理 国家中医药管理局组织开展小包装中药饮片推广使用试点，2008 年组织编写并下发了《小包装中药饮片医疗机构应用指南》，开展了培训和推广使用工作。

（5）加强中药煎药室的管理卫生部、国家中医药管理局制定了《医疗机构中药煎药室管理规范》，于 2009 年 3 月下发，并组织研发了新型中药煎药机。

3. 中药饮片标签管理规定

《中华人民共和国药品管理法》规定药品包装应当按照规定印有或者贴有标签并附有说明书；标签或者说明书中应当注明与生产日期、有效期等内容；未标明或者更改有效期的药品为劣药。2006年 6 月 1 日，《药品说明书和标签管理规定》（原国家食品药品监督管理局令 24 号）已正式实施。由于中药饮片的特殊性，其标签管理规定另行制定。为进一步规范中药饮片标签的管理，根据《中华人民共和国药品管理法》《中华人民共和国药品管理法实施条例》《药品说明书和标签管理规定》等法律、行政法规和规章，2023 年 7 月 12 日，国家药监局组织制定了《中药饮片标签管理规定》，自2024 年 8 月 1 日起施行，其中，保质期的标注自 2025 年 8 月 1 日起施行。相关施行日之前使用原有的包装、标签生产上市的中药饮片，可以继续销售、流通至使用完为止。

第 3 条 中药饮片的包装和标签应当规范，包装应当按照规定印有或者贴有标签，并附有质量合格标志。中药饮片标签和质量合格标志可以分别印制，分开放置；也可以合并印制，分别标示。

第 4 条 中药饮片生产企业应当对其生产中药饮片标签内容的真实性、准确性、完整性、规范性负责，承担中药饮片质量安全责任，接受社会监督。中药饮片经营企业应当依据其经营的中药饮片执行标准，核实标签内容的准确性、完整性、规范性。各省、自治区、直辖市药品监督管理部门负责辖区内生产、流通的中药饮片包装、标签的监管。

第 7 条 中药饮片标签中的文字应当清晰易辨，字体大小应当确保易于辨认与识读。标识应当清楚、醒目、持久，不得有印字脱落或者粘贴不牢等现象；不得以粘贴、剪切、涂改等方式进行修改。标签的填写不得采用手写，可以打印或者签章，应当选择适宜的色泽。

4. 中药饮片标签撰写指导原则（试行） 为加强中药饮片生产企业规范实施《中药饮片标签管理规定》，指导企业规范撰写标签内容、合理确定中药饮片的保质期，根据《中药饮片标签管理规定》有关要求，制定《中药饮片标签撰写指导原则（试行）》。

根据《中药饮片标签管理规定》，中药饮片标签收载的内容一般可包括如下项目：特殊药品标识、产品属性、品名、药材基原、药材产地、规格、装量、执行标准、批准文号、炮制辅料、性味与归经、功能与主治、用法与用量、注意、生产企业、生产地址、产品批号、生产日期、保质期、贮藏等。

5. 中药饮片保质期研究确定技术指导原则（试行） 制定《中药饮片保质期研究确定技术指导原则（试行）》作为《中药饮片标签管理规定》的配套文件。研究确定保质期是保障中药饮片质量及用药安全的重要质控措施，体现了加强中药饮片全生命周期管理的理念。本技术指导原则用于指导中药饮片生产企业基于生产实践，综合考虑影响产品质量的相关因素，科学规范确定中药饮片的保质期，为建立中药饮片生产全过程质量控制及可追溯管理体系提供支撑。

中药饮片的保质期与中药饮片产品特性密切相关，受包装及贮藏的方式、生产、销售区域等多种因素影响。中药饮片生产企业应当根据中药饮片的特点、传统用药习惯及养护经验、包装材料和包装方式、贮藏和运输条件、产品留样观察情况等，综合考虑影响中药饮片质量的因素，分类别、分情形，合理确定保质期。鼓励以中药饮片实物在市售包装下开展长期稳定性试验研究，对中药饮片的保质期进行验证。

文件要求中药饮片生产企业履行药品上市许可持有人的相关义务。在实践经验积累基础上，综合分析数据，基于质量风险和商品流通周期等自主确定并标注本企业生产的中药饮片保质期，并在保质期内依法承担产品的生产质量责任。对于同种中药饮片，包装材料、包装方式或贮藏环境参数不同的，企业可确定符合产品特点的保质期。

三、中成药、医院制剂的管理规定

中成药的管理依据《药品管理法》等法律法规实行。"在中国境内上市的药品，应当经国务院药品监督管理部门批准，取得药品注册证书"。

《中医药发展战略规划纲要（2016-2030年）》指出，"探索适合中药特点的新药开发模式，推动重大新药创制。鼓励基于经典名方、医疗机构制剂等的中药新药研发。"中医药是我国医疗卫生体系必不可少的组成部分。为进一步鼓励中药新药的研发创新，加强对传统中医药宝库的发掘整理、继承提高，使中医药更好地发挥防病治病的巨大作用，《中医药法》针对中药创新、医院中药制剂等作出了法律规定。

第29条　国家鼓励和支持中药新药的研制和生产。

国家保护传统中药加工技术和工艺，支持传统剂型中成药的生产，鼓励运用现代科学技术研究开发传统中成药。

第30条　生产符合国家规定条件的来源于古代经典名方的中药复方制剂，在申请药品批准文号时，可以仅提供非临床安全性研究资料。具体管理办法由国务院药品监督管理部门会同中医药主管部门制定。

考点提示：基于古代经典名方开发中药新药豁免临床规定

前款所称古代经典名方，是指至今仍广泛应用、疗效确切、具有明显特色与优势的古代中医典籍所记载的方剂。具体目录由国务院中医药主管部门会同药品监督管理部门制定。

第31条　国家鼓励医疗机构根据本医疗机构临床用药需要配制和使用中药制剂，支持应用传统工艺配制中药制剂，支持以中药制剂为基础研制中药新药。

医疗机构配制中药制剂，应当依照《中华人民共和国药品管理法》的规定取得医疗机构制剂许可证，或者委托取得药品生产许可证的药品生产企业、取得医疗机构制剂许可证的其他医疗机构配制中药制剂。委托配制中药制剂，应当向委托方所在地省、自治区、直辖市人民政府药品监督管理部门备案。

考点提示：委托配制中药制剂备案的规定

医疗机构对其配制的中药制剂的质量负责；委托配制中药制剂的，委托方和受托方对所配制的中药制剂的质量分别承担相应责任。

第 32 条　医疗机构配制的中药制剂品种，应当依法取得制剂批准文号。但是，仅应用传统工艺配制的中药制剂品种，向医疗机构所在地省、自治区、直辖市人民政府药品监督管理部门备案后即可配制，不需要取得制剂批准文号。

考点提示：仅应用传统工艺配制中药制剂品种只需备案无需批准的规定

医疗机构应当加强对备案的中药制剂品种的不良反应监测，并按照国家有关规定进行报告。药品监督理部门应当加强对备案的中药制剂品种配制、使用的监督检查。

四、中药配方颗粒管理规定

中药配方颗粒是以传统中药饮片为原料，采用现代科学技术，仿制传统中药汤剂煎煮的方式，将中药饮片经过提取、分离、浓缩、干燥、制粒、包装等生产工艺，加工制成的单味中药产品。它具有能够满足医师辨证论治、随症加减的需要，同时又具有不需要煎煮、直接冲服、服用量少、安全卫生、携带保存方便、易于调制和适合工业化生产等许多优点。

2001 年 7 月 5 日，国家药品监督管理局印发《中药配方颗粒管理暂行规定》，对中药配方颗粒的试点研究进行规范管理。中药配方颗粒从 2001 年 12 月 1 日起纳入中药饮片管理范畴，实行批准文号管理。在未启动实施批准文号管理前仍属科学研究阶段，该阶段采取选择试点企业研究、生产，试点临床医院使用。试点生产企业、品种、临床医院的选择将在全国范围内进行。试点结束后，中药配方颗粒的申报及生产管理将另行规定。截至 2018 年，全国仅有 6 家企业获批试点生产资格。2021 年 2 月 10 日，国家药监局、国家中医药局、国家卫健委、国家医保局联合发布《关于结束中药配方颗粒试点工作的公告》（以下简称《公告》），自 2021 年 11 月 1 日起，将统一结束中药配方颗粒试点工作，明确中药配方颗粒品种实施备案管理，不实施批准文号管理，在上市前由生产企业报所在地省级药品监督管理部门备案，其质量监管纳入中药饮片管理范畴。

1. 企业资质要求　生产中药配方颗粒的中药生产企业应当取得《药品生产许可证》，并同时具有中药饮片和颗粒剂生产范围。中药配方颗粒生产企业应当具备中药炮制、提取、分离、浓缩、干燥、制粒等完整的生产能力，并具备与其生产、销售的品种数量相应的生产规模。生产企业应当自行炮制用于中药配方颗粒生产的中药饮片。

2. 企业质量责任　中药配方颗粒生产企业应当履行药品全生命周期的主体责任和相关义务，实施生产全过程管理，建立追溯体系，逐步实现来源可查、去向可追，加强风险管理。中药饮片炮制、水提、分离、浓缩、干燥、制粒等中药配方颗粒的生产过程应当符合药品生产质量管理规范（GMP）相关要求。生产中药配方颗粒所需中药材，能人工种植养殖的，应当优先使用来源于符合中药材生产质量管理规范要求的中药材种植养殖基地的中药材。提倡使用道地药材。

3. 坚持中药饮片主体地位　省级药品监督管理部门会同省级中医药主管部门应当结合国家及地方产业政策的有关规定以及临床实际需求制定相应的管理细则，坚持中药饮片的主体地位，确保辖区内中药配方颗粒的平稳有序发展及合理规范使用。

4. 备案　省级药品监督管理部门应当夯实属地监管职责。承担行政区域内中药配方颗粒的备案工作。强化事中事后管理，加强检查、抽检和监测，对中药材规范化种植养殖基地实施延伸检查，对违法违规行为进行处理。

5. 生产依据 中药配方颗粒应当按照备案的生产工艺进行生产，并符合国家药品标准。国家药品标准没有规定的，应当符合省级药品监督管理部门制定的标准。省级药品监督管理部门应当在其制定的标准发布后 30 日内将标准批准证明文件、标准文本及编制说明报国家药典委员会备案。不具有国家药品标准或省级药品监督管理部门制定标准的中药配方颗粒不得上市销售。

考点提示：中药配方颗粒的生产依据和备案规定

国家药典委员会结合试点工作经验组织审定中药配方颗粒的国家药品标准，分批公布。省级药品监督管理部门制定的标准应当符合《中药配方颗粒质量控制与标准制定技术要求》的规定。中药配方颗粒国家药品标准颁布实施后，省级药品监督管理部门制定的相应标准即行废止。

跨省销售使用中药配方颗粒的，生产企业应当报使用地省级药品监督管理部门备案。无国家药品标准的中药配方颗粒跨省使用的，应当符合使用地省级药品监督管理部门制定的标准。

6. 医疗机构外禁止销售 中药配方颗粒不得在医疗机构以外销售。医疗机构使用的中药配方颗粒应当通过省级药品集中采购平台阳光采购、网上交易。由生产企业直接配送，或者由生产企业委托具备储存、运输条件的药品经营企业配送。接受配送中药配方颗粒的企业不得委托配送。医疗机构应当与生产企业签订质量保证协议。

7. 与医保衔接 中药饮片品种已纳入医保支付范围的，各省级医保部门可综合考虑临床需要、基金支付能力和价格等因素，经专家评审后将与中药饮片对应的中药配方颗粒纳入支付范围，并参照乙类管理。

8. 调剂与标签 中药配方颗粒调剂设备应当符合中医临床用药习惯，应当有效防止差错、污染及交叉污染，直接接触中药配方颗粒的材料应当符合药用要求。使用的调剂软件应对调剂过程实现可追溯。

直接接触中药配方颗粒包装的标签至少应当标注备案号、名称、中药饮片执行标准、中药配方颗粒执行标准、规格、生产日期、产品批号、保质期、贮藏、生产企业、生产地址、联系方式等内容。

任务二 野生药材资源保护管理

情境导入

情境：某地区农民想到山上采集野生药材应了解哪些规定并办理何手续？

学法用法

案例 5-2 严厉打击非法采挖野生植物的违法行为

2023 年，内蒙古某综合行政执法局发现一起盗挖野生植物案件。经查，宝某等三人 6 月末来阿某家干活，7 月 24 日宝某等人发现阿某承包的草场内有野生草药防风，当即决定采野生草药进行贩卖。现场扣押野生药材防风 38.4 公斤、采药工具 2 把铁锹，违法嫌疑人宝某等 3 人对盗挖野生药材行为供认不讳。

该综合行政执法局对宝某等人进行罚款，并且对宝某等三人讲解了相关法律法规。

问题：个人是否可以购进或销售濒危野生动物制品？农民随意采集野生药材防风的行为是否违法？野生药材资源保护的管理规定有哪些？如何处罚？

中药产业是资源依赖性产业，促进中药产业发展，需要与保护生态环境、保护野生物种资源、保护濒危野生药材资源结合起来。在保证必需的医疗用药前提下，中药生产应最大限度地保护濒危野生药材资源，促进中药资源的可持续利用和中药产业的可持续发展。野生药材（包括野生动物类药材）在中药材中占有重要位置。为加强对野生动植物的保护我国已将 169 种药用植物列入国家珍稀濒危保护植物名录，162 种药用动物列入国家重点保护野生动物名录。涉及到这些动植物的药材在药典中将被停止使用或代用。国务院在 1993 年发出"关于禁止犀牛角和虎骨贸易的通知"，取消了虎骨和犀牛角的药用标准，1995 年版药典已删除了熊胆、豹骨和玳瑁这三种动物类药材。2005 版药典中，则取消了野山参，并以林下参代用。出于保护穿山甲和维护公共卫生安全的考虑，我国已于 2020 年将穿山甲升级为一级保护动物，同步将穿山甲从 2020 版药典中移除。

为加强野生药材资源的合理利用，适应人民医疗保健事业的需要，国务院于 1987 年 10 月 30 日发布了《野生药材资源保护管理条例》（简称条例），该条例明确指出在中华人民共和国境内采猎、经营野生药材的任何单位或个人，除国家另有规定外，都必须遵守本条例。国家对野生药材资源实行保护、采猎相结合的原则，并创造条件开展人工种养。国家授权各级药品监督管理部门主管野生药材资源的保护管理工作，负责《条例》的贯彻实施。该条例自 1987 年 12 月 1 日起生效。

考点提示：对野生药材资源管理的原则

一、野生药材物种的分级与名称

（一）三级管理

国家重点保护的野生药材物种分为三级：一级：濒临灭绝状态的稀有珍贵野生药材物种；二级：分布区域缩小、资源处于衰竭状态的重要野生药材物种；三级：资源严重减少的主要常用野生药材物种。

考点提示：野生药材物种的三级保护

（二）国家重点保护的野生药材名录

国家重点保护的野生药材物种名录共收载野生药材物种 76 种，中药材 43 种。其中一级保护野生药材物种 4 种，中药材 4 种；二级保护野生药材物种 27 种，中药材 17 种；三级保护野生药材物种 45 种，中药材 22 种，具体如下。

一级保护野生药材名称：虎骨、豹骨、羚羊角、鹿茸（梅花鹿）。

二级保护野生药材名称：鹿茸（马鹿）、麝香（3 个品种）、熊胆（2 个品种）、穿山甲、蟾酥（2 个品种）、蛤蟆油、金钱白花蛇、乌梢蛇、蕲蛇、蛤蚧、甘草（3 个品种）、黄连（3 个品种）、人参、杜仲、厚朴（2 个品种）、黄柏（2 个品种）、血竭。

三级保护野生药材名称：川贝母（4 个品种）、伊贝母（2 个品种）、刺五加、黄芩、天冬、猪苓、龙胆（4 个品种）、防风、远志（2 个品种）、胡黄连、肉从蓉、秦艽（4 个品种）、细辛（3 个品种）、紫草（2 个品种）、五味子（2 个品种）、蔓荆子（2 个品种）、诃子（2 个品种）、山茱萸、石斛（5 个品种）、阿魏（2 个品种）、连翘、羌活（2 个品种）。

考点提示：保护野生药材物种的名称

◆ **知识链接**

三级保护物种名录记忆口诀

一级稀有灭绝，二级重要衰竭，三级常用减少，资源由少到多，级别一二三降。二级衰竭一级珍，一马（马鹿茸）牧草（甘草）射（麝香）蟾（蟾酥）蛤，二黄（黄连、黄柏）双蛤（蛤蚧、蛤蟆油）穿（穿山甲）厚（厚朴）杜（杜仲），三蛇（金钱白花蛇、乌梢蛇、蕲蛇）狂饮人（人参）

熊（熊胆）血（血竭），虎（虎骨）豹（豹骨）羚羊（羚羊角）梅花鹿（梅花鹿茸）；三级减少主常用，紫（紫草）薇（阿魏）丰（防风）脾（山茱萸）赠猪（猪苓）肉（肉苁蓉），川（川/伊贝母）味（五味子）黄（胡黄连、黄芩）连（连翘）送石斛，荆（蔓荆子）诃（诃子）刺（刺五加）秦（秦艽）赴远（远志）东（天冬），胆大（龙胆）细心（细辛）也难活（羌活）。

二、野生药材资源保护管理规定

（一）对一级保护野生药材物种的管理

禁止采猎一级保护野生药材物种。一级保护野生药材物种属于自然淘汰的，其药用部分由各级药材公司负责经营管理，但不得出口。

（二）对二、三级保护野生药材物种的管理

采猎、收购二、三级保护野生药材物种的，必须按照批准的计划执行。采猎二、三级保护野生药材物种的，不得在禁止采猎区、禁止采猎期进行采猎，不得使用禁用工具进行采猎。采猎二、三级保护野生药材物种的，必须持有采药证。

取得采药证后，需要进行采伐或狩猎的，必须分别向有关部门申请采伐证或狩猎证。二、三级保护野生药材物种属于国家计划管理的品种，由中国药材公司统一经营管理；其余品种由产地县药材公司或其委托单位按照计划收购。二、三级保护野生药材物种的药用部分，除国家另有规定外，实行限量出口。

> **知识链接**
>
> ### 国家对赛加羚羊、穿山甲、稀有蛇类及其产品实行标识管理试点
>
> 国家林业局、卫生部、工商行政管理总局、国家食品药品监督管理局、国家中医药管理局2007年11月发布了《关于加强赛加羚羊、穿山甲、稀有蛇类资源保护和规范其产品入药管理的通知》，决定对赛加羚羊、穿山甲、稀有蛇类及其产品实行标识管理试点，进一步加强资源保护和规范其产品入药管理。为确保对资源消耗总量的宏观控制，所有赛加羚羊、穿山甲原材料仅限用于定点医院临床使用和中成药生产，并不得在定点医院外以零售方式公开出售。自2008年1月1日起，对含赛加羚羊角、穿山甲片和稀有蛇类原材料的成药和产品，开始实行标识管理试点；至2008年3月1日起，所有含赛加羚羊角、穿山甲片和稀有蛇类原材料的成药和产品，须在其最小销售单位包装上加载"中国野生动物经营利用管理专用标识"后方可进入流通。

（三）法律责任

1. 对擅自进入野生药材资源保护区者的处罚进入野生药材资源保护区从事科研、教学、旅游等活动者，必须经该保护区管理部门批准。进入设在国家或地方自然保护区范围内野生药材资源保护区的，还须征得该自然保护区主管部门的同意。对于违反规定者，当地县以上医药管理部门和自然保护区主管部门有权制止；造成损失的，必须承担赔偿责任。

2. 对擅自采收野生药材物种者的处罚违反采猎、收购野生药材物种规定的单位或个人，由当地县以上医药管理部门会同同级有关部门没收其非法采猎的野生药材及使用工具，并处以罚款。

3. 对擅自经营野生药材物种者的处罚对违反收购、经营、出口管理规定者，工商行政管理部门或有关部门没收其野生药材和全部违法所得，并处以罚款。

4. 对破坏野生药材资源情节严重者的处罚情节严重构成犯罪者，由司法机关依法追究刑事

责任。

5. 对保护野生药材资源管理部门工作人员的处罚 保护野生药材资源管理部门工作人员徇私舞弊的，由所在单位或上级管理部门给予行政处分；造成野生药材资源损失的，须承担赔偿责任。

三、中药材保护的其他管理规定

（一）实行国家管理的品种

第一类：野生、名贵品种。麝香、杜仲、厚朴、甘草；第二类：产地集中，调剂面大的品种。黄连、当归、川芎、生地、白术、白芍、茯苓、麦冬、黄芪、贝母、银花、牛膝、延胡索、桔梗、菊花、连翘、山茱萸、三七、人参、牛黄。

（二）市场上严禁非法倒卖的走私活动的中药材品种（34种）

麝香、牛黄、人参、三七、黄连、贝母、鹿茸、冬虫夏草、天麻、珍珠、虎骨、熊胆、枸杞、杜仲、厚朴、全蝎、肉桂、沉香、山茱萸、蟾酥、银花、巴戟、阿胶、犀角、广角、羚羊角、乳香、没药、血竭、砂仁、檀香、公丁香、豹骨、西红花等。

> **知识链接**
>
> 我国对野生动、植物的保护规定
>
> 我国先后于1988年、1996年颁布了《中华人民共和国野生动物保护法》《中华人民共和国野生物保护条例》。国家林业局设有专门的野生动、植物保护管理机构，负责全国野生动、植物的保护管理工作。全国已经建立了14个野生动、植物救护繁育中心和400多处珍稀植物种质种源基地。国家重点保护的野生动物分为一级保护野生动物和二级保护野生动物。国家重点保护植物分为一、二、三级。需要捕捉、捕捞国家一级保护野生动物的，必须向国务院野生动物行政主管部门申请特许猎捕证；猎捕国家二级保护野生动物的，必须向省、自治区、直辖市政府野生动物行政主管部门申请特许猎捕证。猎捕非国家重点保护野生动物的，必须取得狩猎证，并且服从猎捕量限额管理。禁止出售、收购国家重点保护野生动物或者其产品。持枪猎捕的，必须取得县、市公安机关核发的持枪证。

（三）中药材进出口管理

1. 中药材进口管理 2019年5月16日国家市场监督管理总局令第9号公布《进口药材管理办法》，自2020年1月1日起实施。进口药材应当从国务院批准的允许药品进口的口岸或者允许药材进口的边境口岸进口。

考点提示：中药材进口口岸

（1）管理机构 国家药品监督管理局主管全国进口药材监督管理工作。国家药品监督管理局委托省级药品监督管理部门实施首次进口药材审批，并对委托实施首次进口药材审批的行为进行监督指导。省级药品监督管理部门依法对进口药材进行监督管理，并在委托范围内以国家药品监督管理局的名义实施首次进口药材审批。

（2）口岸药品监督管理部门 允许药品进口的口岸或者允许药材进口的边境口岸所在地负责药品监督管理的部门负责进口药材的备案，组织口岸检验并进行监督管理。

（3）药材进口单位 是指办理首次进口药材审批的申请人或者办理进口药材备案的单位。应当是中国境内的中成药上市许可持有人、中药生产企业，以及具有中药材或者中药饮片经营范围的药品经营企业。

（4）药材进口分类管理　药材进口按首次进口药材、非首次进口药材管理。

考点提示：进口分类管理

首次进口药材，应当按规定取得进口药材批件后，向口岸药品监督管理部门办理备案。首次进口药材，是指非同一国家（地区）、非同一申请人、非同一药材基原的进口药材。

非首次进口药材，应当按规定直接向口岸药品监督管理部门办理备案。非首次进口药材实行目录管理，具体目录由国家药品监督管理局制定并调整。尚未列入目录，但申请人、药材基原以及国家（地区）均未发生变更的，按照非首次进口药材管理。

（5）进口药材标准　进口的药材应当符合国家药品标准。《中国药典》现行版未收载的品种，应当执行进口药材标准；《中国药典》现行版、进口药材标准均未收载的品种，应当执行其他的国家药品标准。少数民族地区进口当地习用的少数民族药药材，尚无国家药品标准的，应当符合相应的省、自治区药材标准。

（6）药材进口审批和备案　首次进口药材，申请人应当通过国家药品监督管理局的信息系统填写进口药材申请表，并向所在地省级药品监督管理部门报送资料，经批准取得一次性进口药材批件。首次进口药材，申请人应当在取得进口药材批件后1年内，从进口药材批件注明的到货口岸组织药材进口。

考点提示：首次进口办理流程

进口单位应当向口岸药品监督管理部门备案，通过信息系统填报进口药材报验单，并报送规定资料。口岸药品监督管理部门应当对备案资料的完整性、规范性进行形式审查，符合要求的，发给进口药品通关单，收回首次进口药材批件，同时向口岸药品检验机构发出进口药材口岸检验通知书，并附备案资料一份。

进口单位持进口药品通关单向海关办理报关验放手续。

（7）进口药材抽样检验　口岸药品检验机构收到进口药材口岸检验通知书后，应当在2日内与进口单位商定现场抽样时间。口岸药品检验机构抽样前进行一致性核查，符合要求的，予以抽样，填写进口药材抽样记录单，在进口单位持有的进口药品通关单原件上注明"已抽样"字样，并加盖抽样单位公章；不符合要求的，不予抽样，并在2日内报告所在地口岸药品监督管理部门。

口岸药品检验机构一般应当在抽样后20日内完成检验工作，出具进口药材检验报告书。口岸药品检验机构应当将进口药材检验报告书报送口岸药品监督管理部门，并告知进口单位。经口岸检验合格的进口药材方可销售使用。

（8）进口药材证明文件　中成药上市许可持有人、中药生产企业和药品经营企业采购进口药材时，应当查验口岸药品检验机构出具的进口药材检验报告书复印件和注明"已抽样"并加盖公章的进口药品通关单复印件，严格执行药品追溯管理的有关规定。

进口药材批件编号格式为：（省、自治区、直辖市简称）药材进字+4位年号+4位顺序号。

（9）进口药材的包装　必须适合进口药材的质量要求，方便储存、运输以及进口检验。在每件包装上，必须注明药材中文名称、批件编号（非首次进口药材除外）、产地、唛头号（运输标志）、进口单位名称、出口商名称、到货口岸、重量以及加工包装日期等。

据统计，我国传统进口药材有40余种。目前主要有：豆蔻、血竭、羚羊角、广角、豹骨、沉香、牛黄、麝香、砂仁、西红花、胖大海、西洋参、海马等。

2. 中药材出口管理　贯彻"先国内，后国外"的原则，国内供应、生产严重不足则停止或减少出口，国内剩余的争取多出口；出口中药材必须到对外经济贸易部审批办理"出口中药材许可证"后，方可办理出口手续；国家对35种中药材的出口实行审批，品种为人参、鹿茸、当归、蜂王浆（包括粉）、三七、麝香、甘草及其制品、杜仲、厚朴、黄芪、党参、黄连、半夏、茯苓、菊花、枸杞、山药、川芎、生地、贝母、银花、白芍、白术、麦冬、天麻、大黄、冬虫夏草、丹皮、桔梗、延胡索、牛膝、连翘、罗汉果、牛黄。

注：国家对濒危物种进出口，要求申报部门须向国家濒危物种进出口管理办公室申报，凭该部门所发批准或允许出口证明书，再予办理检疫、检验、放行等相关事项。

知识链接

对含濒危药材的中药品种进行技术评审时要严格限制

2008 年，国家食品药品监督管理局发布《含濒危药材中药品种处理原则》，明确规定在对含濒危药材的中药品种进行技术评审中，将严格限制濒危的、野生药材在中成药生产中的使用，以加强对濒危野生药材资源的保护。对野生与栽培、动物与植物以及不同药用部位应区别对待，经过人工养殖、种植达到规模化生产的，可根据其临床应用价值严格控制在改剂型、仿制药品中的使用。对具体的药材和要求规定有：①对含有天然麝香、熊胆、豹骨（虎骨）、象牙等濒危野生药材的品种，不批准已有国家标准中药的改剂型及仿制，并严格限制含以上濒危药材的新药注册申请。②对含有熊胆粉、羚羊角、穿山甲、金钱白花蛇、蕲蛇、乌梢蛇等药材的品种，除原药品生产企业的改剂型外，不批准已有国家标准中药的改剂型及仿制。新药注册申请和已经完成临床试验的注册申请，可根据其临床应用价值，酌情使用。

任务三　中药材生产质量管理规范

情境导入

情境：某校中药种植与加工专业的毕业生想回家乡进行中药材种植创业。

思考：他需要了解哪些管理规定？

一、《中药材生产质量管理规范》修订背景

中药材是中医药发展的物质基础，是中药产业和大健康产业的主要原料，保证源头中药材的质量至关重要。2002 年，原国家药品监督管理局发布试行版中药材生产质量管理规范（good agricultural practice，简称 GAP），研究确定采用认证管理。2003 年，发布认证管理办法和认证检查评定标准后启动认证。2016 年，取消 GAP 认证。此阶段先后共认证陕西天士力植物药业有限责任公司的丹参、云南特安呐三七产业股份有限公司的三七、南阳张仲景山茱萸有限责任公司的山茱萸、雅安三九中药材科技产业化有限公司的鱼腥草等中药材 GAP 基地 177 个，涉及全国 26 个省份 110 家企业 71 种中药材。

GAP 实施提高了行业对原料药材质量的重视程度，培养了人才队伍，对探索推进中药材规范化、规模化生产，提升中药材质量发挥了一定作用。特别是近年来，中药材生产和基地建设成果显著，提升了我国中药农业的现代化水平。但试行版中药材 GAP 实施 10 余年来也逐步出现了一些不适应行业发展的问题。如其内容过于笼统，质量风险管控理念没有得到很好地贯彻，部分影响中药材质量的重要环节缺少明确要求，技术规程要求相对模糊，生产组织方式不确定，企业理解掌握、实施操作难度较大。

2016 年 3 月，按《国务院关于取消和调整一批行政审批项目等事项的决定》取消了 GAP 认证。多年来，行业期盼能修订试行版中药材 GAP，探索新的实施方式，以更好地适应中药材快速发展的实际需要和新的监管方式。为此，2015 年 11 月，原国家食品药品监督管理局正式启动试行版中药材 GAP 修订工作并委任中国医学科学院药物植物研究所成立技术专家组。修改稿经不同层面专家、国务院相关部门、国家药品监督管理系统相关部门和下属单位研讨，分别于 2017 年 10 月和 2018 年 7 月向全社会征求意见后基本定稿。此后，重点对发布形式、发布部门、实施方式、配套政策等反复研究，并确定待试行版中药材 GAP 废止后发布新版中药材 GAP。2022 年 3 月 17 日，新版中药材 GAP 及其公告正式发布。

二、章节修改与变动

新版中药材 GAP 共 14 章 144 条，较试行版中药材 GAP 增加了 4 章 87 条。除增加的章节外，其他章节结构基本没有改变，但标题和内容作了较大修改。新增了 3 章，分别为第十一章质量检验、第十二章内审、第十三章投诉、退货与召回。由试行版中药材 GAP "人员和设备" 拆分为 2 章，分别为第三章机构与人员、第四章设施、设备与工具。试行版 GAP 只有栽培与养殖管理一章有分节，但新版中药材 GAP 第六～九章均分节。为突出质量管理，原有的质量管理一章增加为质量管理、质量检验、内审三章。

表 5 - 1　新版中药材 GAP 目录

新版中药材 GAP 目录		
第一章　总则	第六章　种子种苗或其他繁殖材料	第十一章　质量检验
第二章　质量管理	第七章　种植与养殖	第十二章　内审
第三章　机构与人员	第八章　采收与产地初加工	第十三章　投诉、退货与召回
第四章　设施、设备与工具	第九章　包装、放行与储运	第十四章　附则
第五章　基地选址	第十章　文件	

三、主要修订思路

（一）重视关键环节管理、树立风险管控理念

中药材生产环节较多、质量管理复杂，为实现规范化生产，必须抓关键环节，从而有效控制生产和管理成本。借鉴 GMP 思路和世界各国、世界卫生组织颁布的药用植物种植和采集的生产质量管理规范（GACP），新版中药材 GAP 从风险管控理念出发，提出企业应当 "明确影响中药材质量的关键环节" "实现关键环节的现场指导、监督和记录"。关注 "关键环节" 是新版中药材 GAP 贯穿始终的核心理念。也是指导规范修订、力争能更好指导生产的核心理念。为此，新版中药材 GAP 对影响中药材质量的关键环节尽可能地进行了明确和细化，突出关键环节的管、控、防、禁、建，并且首次引入统一规划生产基地，统一供应种子、种苗或其他繁殖材料，统一肥料、农药、饲料、兽药等投入品管理措施，统一种植或养殖技术规程，统一采收与产地加工技术规程，统一包装与贮存技术规程（简称 "六统一"）概念，要求中药材生产全过程关键环节可追溯，"六统一" ＋ "可追溯" 成为新版中药材 GAP 管控关键环节理念的集中体现。

（二）高标准、严要求，兼顾生产实际和技术水平

试行版中药材 GAP 整体要求偏低，但其中部分要求不合理，如药材加工需集中、必须自建检测实验室、必须开展良种选育等。新版中药材 GAP 的高标准、严要求主要体现在影响质量的重大关键

环节，如产地一般应选择道地产区，不允许使用可能影响中药材质量而数据不明确的种质（如转基因品种、多倍体品种等），禁止使用壮根灵、膨大素等生长调节剂调节中药材收获器官生长，在产地加工和贮存环节禁止硫熏，不得使用国家禁用的高毒性熏蒸剂等。

对试行版中规定的、但受技术或经济条件限制实际难以实现的环节，进行了实事求是的调整。如未禁用除草剂，但要求尽量减少或避免使用；可采用农场、林场、公司＋农户合作社等组织方式。肥料规定以有机肥为主，化学肥料有限度使用。产地加工不需要集中，但技术规程需统一。质量可自检也可第三方检测。鼓励但不是必须开展新品种选育，要求种源来源明确、供应统一等。避免失之于严、失之于宽。

（三）立足中医药特色，鼓励采用新技术、新方法

新版中药材 GAP 充分体现了传承和创新的中医药发展路径，如传承体现在产地首选道地产区、种间嫁接材料如是传统习惯则允许使用、采收期和采收方法的确定要参考传统采收经验、产地加工方法的确定要借鉴优良的传统方法。另一方面，鼓励使用新技术、新设备提高中药材生产的现代化水平，如鼓励企业运用现代信息技术建设追溯体系，鼓励采用高效机械化采收技术、现代贮存保管新技术、新设备，高效干燥技术、集约化干燥技术，现代包装方法和器具等。

（四）强调中药材规范生产与环境保护统一

GAP 制定的根本目的是指导生产优质药材。为此，新版中药材 GAP 一方面强调要考虑环境条件对中药材生产和质量的影响，合理有效干预和调控；另一方面，为了贯彻国家生态文明建设和生态环境保护战略，也多处明确要避免种植、养殖对生态环境造成不良影响，如生产基地选址和建设、农药使用、肥料使用、药材采收、药材初加工等，以实现中药材生产可持续发展。

（五）将技术规程和质量标准制定前置

新版中药材 GAP 不仅提出了企业应先制定中药材生产的技术规程（要求）和中药材企业内控质量标准，而且详细界定了需要制定哪些技术规程、哪些标准，如何制定这些技术规程，技术规程和标准应包含哪些内容。

新版中药材 GAP 通篇体现"写我要做、做我所写、记我所做"，落实技术规程就是管理指南、管理就是规程的实施、记录就是管理的关键数据指导思想，力争使新版中药材 GAP 成为企业指导生产的可行规范，力争 GAP 工作能够与中药材基地建设、生产管理真正有机结合，杜绝走形式、做样子。技术规程由企业根据新版中药材 GAP 要求自行制定，底线是不违背 GAP 中的禁止性条款，明确预防性、鼓励性条款。技术规程一旦制定，企业就需遵照实施。关键的管理过程数据就需要如实记录，保证全过程可追溯。

（六）强化药材流向管理，补充了放行、投诉、退货与召回等管理内容

试行版中药材 GAP 没有放行、投诉、退货与召回等管理内容。考虑到药材从基地生产到最终流向市场的环节中，还有一系列影响中药企业所用药材质量的环节，所以新版中药材 GAP 借鉴 GMP，首次引入了放行、投诉、退货与召回等环节的管理，单独成章、成节。这些管理内容均是流程性的风险管控，且均是药材生产加工包装后的管理环节，基本不涉及生产基地和农户，企业容易建立起相应的管理制度和流程，相对容易实施。

四、几个重点问题

1. 明确了新版中药材 GAP 的适用范围、实施方式

（1）适用企业范围 新版中药材 GAP 适用于中药材生产企业规范生产中药材的全过程管理。中药材生产企业包括具有企业性质的种植、养殖专业合作社或联合社。鼓励中药饮片生产企业、中成药

上市许可持有人等中药生产企业在中药材产地自建、共建符合本规范的中药材生产企业及生产基地，将药品质量管理体系延伸到中药材产地。

（2）适用药材范围 适用中药材的种植和养殖，也适用于野生抚育和仿野生栽培。这几种方式按 GAP 生产统称为规范化生产。特别是近年来后两种生产方式越来越多。临床中使用的中药材种类约 70% 来源于野生资源，野生中药材不涉及种植、养殖过程，但从采收加工起各环节也需要规范，以保证质量。为此，新版中药材 GAP 指出，野生中药材的采收加工可参考该规范，但未作强制性要求。因矿物药种类少且来源于非生物，其自然属性、生产过程与生物类药差异大，未纳入新版中药材 GAP 适用范围。

（3）特别明确了 GAP 的实施方式 既不是认证制，也不是备案制，而是通过监督检查中药生产企业"延伸检查"中药材生产企业。中药生产企业使用符合新版中药材 GAP 要求的原料，可按要求在药品标签适当位置标示"药材符合 GAP 要求"，可以依法进行宣传。对中药复方制剂，所有处方成分均符合本规范要求，方可标示。

鼓励中药生产企业优先使用符合本规范要求的中药材。药品批准证明文件等有明确要求的，中药生产企业应当按照规定使用符合本规范要求的中药材。相关中药生产企业应当依法开展供应商审核，按照本规范要求进行审核检查，保证符合要求。

省级药品监督管理部门应当加强监督检查，对应当使用或者标示使用符合本规范中药材的中药生产企业，必要时对相应的中药材生产企业开展延伸检查，重点检查是否符合本规范。发现不符合的，应当依法严厉查处，责令中药生产企业限期改正、取消标示等，并公开相应的中药材生产企业及其中药材品种，通报中药材产地人民政府。

2. 关于质量标准 对于中药材质量，GAP 的核心目标是保证基地生产药材质量的稳定、符合制定的质量标准。按新版中药材 GAP 要求，企业必须先制定出自己的药材质量标准，作为基地建设的导向目标，需要同时明确使用的种子、种苗或其他繁殖材料的标准。为此，新版中药材 GAP 提出，企业应当制定中药材质量标准，标准不能低于现行法定标准，应当制定中药材种子、种苗或其他繁殖材料的标准，必要时可制定采收、加工、收购等中间环节中药材的质量标准。其中，制定中药材种子、种苗或其他繁殖材料的标准是新版中药材 GAP 新增的强制性要求，体现对种子、种苗是药材质量源头的重视。

3. 关于产地 产地选择是影响中药材质量的关键环节之一，选择道地产区是保证中药材质量的有效措施。为此，新版中药材 GAP 提出，中药材生产基地一般应当选址于道地产区。考虑到有些药材的道地产区有争议，如历史上某些药材的道地产区不断变迁、某些药材当前的主产区非历史道地产区及部分药材道地性不明显等情况，新版中药材 GAP 兼顾生产实际，提出可在非道地产区选址，但应当提供充分文献或科学数据证明其适宜性。

4. 关于种质 种质是中药材安全、有效和质量可控的物质基础。经多次讨论，专家形成的共识是中药材的种质使用必须严格限定。为保证中药材种质纯正性，降低不确定种质带来的风险，又鼓励选育优良新品种，促进中药材生产，新版中药材 GAP 鼓励企业开展中药材优良品种选育。针对种质特性可能有重大改变、质量风险性高的选育方式，新版中药材 GAP 采用了相对保守的态度，规定禁用人工选育的多倍体或者单倍体品种、种间杂交品种和转基因品种。对质量风险相对低的选育方式，则持相对开放的态度，规定如需使用非传统习惯使用的种间嫁接材料、人工诱变品种（包括物理、化学、太空诱变等）和其他生物技术选育品种等，企业应当提供充分的风险评估和实验数据证明新品种安全、有效和质量可控。

5. 关于农药使用 农药使用是修订中面临的一个"两难"问题。试行版中药材 GAP 规定，如必须施用农药时，应按照《农药管理条例》的规定，采用最小有效剂量并选用高效、低毒、低残留农药，以降低农药残留和重金属污染，保护生态环境。且农药需经过国家农药管理部门登记才能使用。但截至 2017 年 7 月，全国只有人参、三七、杞白菊、杭白菊、白术、延胡索、铁皮石斛 7 种中药材登记了 39 种农药，意味着绝大部分中药材没有农药可用。近年来，农业农村部门加快了小作物用农药登记工作，中药材药效试验群组化、紧急用药申请备案等已列为重点工作之一，但截至 2022 年 2 月，也只有 21 种中药材登记农药 490 种。

对病虫害发生严重的中药材，很难有完全替代农药的、更有效、更经济的控制方法，特别是近年来农村劳动力资源匮乏，用工成本大幅增加，很多集约化种植基地不得不使用除草剂。为此，新版中药材 GAP 提出农药使用应符合有关规定的原则性要求，禁止使用国务院农业农村行政主管部门禁止使用的剧毒、高毒、高残留农药，以及限制在中药材上使用的其他农药，提出优先选用高效、低毒生物农药，应尽量减少或避免使用除草剂、杀虫剂和杀菌剂等化学农药。

6. 关于壮根灵、膨大素等生长调节剂的使用 生长调节剂的使用问题，经多次研讨，专家意见趋于一致，即保证中药材质量是中药材规范化生产的第一出发点。壮根灵、膨大素等生产调节剂使用的主要目标是增加产量。已有研究数据表明，其使用对中药材质量有明显不利影响，且在中药材和土壤中残留，应该予以禁用。基于此，为了保证种子、种苗处理等环节仍能使用生长调节剂，经综合考虑，新版中药材 GAP 规定禁止使用壮根灵、膨大素等生长调节剂调节中药材收获器官生长。

7. 关于硫熏与磷化铝熏蒸 《中国药典》2020 年版规定了中药材二氧化硫残留限量标准，其中，10 种中药材（山药、牛膝、粉葛、天冬、天麻、天花粉、白及、白芍、白术、党参）为 400mg/kg，其他为 150mg/kg。据生产反馈，如果采用硫磺熏蒸，一般均会超过 150mg/kg 的限量标准。因此，绝大部分中药材无法硫熏。近年来，中药材现代干燥技术已开始推广应用，国家药品监督管理局已同意在甘肃、安徽开展中药材产地趁鲜切制试点工作。GAP 是中药材规范化生产的标杆，为此，新版中药材 GAP 明确在产地加工环节禁止使用有毒、有害物质用于防霉、防腐、防蛀，贮存环节禁止贮存过程使用硫黄熏蒸。

中药材贮存中存在使用高毒性熏蒸剂（如磷化铝）的现象。《商务部办公厅关于加快推进中药材现代物流体系建设指导意见的通知》（商办秩函（2014）809 号）明确提出，消除磷化铝熏蒸现象。针对粮食仓储中使用磷化铝熏蒸等问题，2017 年，原农业部第 2567 公告将磷化铝列为限制使用的 25 种农药之一；早在 2011 年，5 部门联合发布的原农业部公告 1586 号停止了含磷化铝农药产品的登记受理工作，现有的 31 个允许生产有登记号的磷化铝农药生产有效期最晚至 2022 年 4 月，之后不准再生产。为此，新版中药材 GAP 规定在贮存环节不得使用国家禁用的高毒性熏蒸剂。

8. 关于生产组织方式 中药材的生产组织方式一定程度上决定了企业能否按照 GAP 要求实施规范化生产。生产组织方式不同，生产管理、质量控制和预防措施会有很大不同。试行版中药材 GAP 对此没有进行界定，也有所谓的"挂牌"基地。近 20 年来，我国中药材集约化生产有了长足进步，中药企业采用自建、共建、共享的方式建设了大量基地，探索了很多基地建设组织方式，其中以公司＋农户方式居多，而农场式集约化基地较少。因此，新版中药材 GAP 提出，可采用农场、林场、公司＋农户或合作社等组织方式建设中药材生产基地其包含 3 层意思，一是企业必须明确基地建设的组织方式，二是不强求农场、林场式基地，三是列出了 4 种代表性组织方式作为示例，企业也可采取其他方式，但必须明确。

任务四　中药品种保护管理

情境导入

情境：某公司想申请中药品种保护，该履行哪些程序？又该如何避免侵权？

学法用法

案例5-2　海南某药业有限公司诉江苏某公司中药保护专属权侵权案

2003年海南某药业有限公司（下称亨新公司）诉江苏某公司中药保护专属权侵权及不正当竞争纠纷一案。该公司诉称其公司生产的"抗癌平丸"经国家药监部门批准为国家中药保护品种，取得了（2002）国药中保证字第120号《中药保护品种证书》，保护期为2002年9月12日至2009年9月12日。国家药监局于2002年9月12日发布的第13号《国家中药保护品种》公告予以了公告。江苏某公司在上述公告之后及其获得同品种保护前，继续大量生产和低价销售同品种的抗癌平丸，混淆患者对该药品的正确认识。江苏某公司并称"抗癌平丸"是其公司于1974年研制，1979年首先生产，并已获得国家批准生产，依法享有在先权，不是仿制，不存在侵权。中药保护并无绝对排他权，其公司也已按规定正在申报同品种保护，且在六个月后停止了生产，未违反有关规定，更不属于不正当竞争。该公司认为原告诉讼系滥用诉权的一种不正当竞争行为，法律应公平地对待双方享有的合法权利，依法秉公而断，驳回原告的诉讼请求。

问题：江苏某公司是否侵犯中药保护专属权？中药品种保护与专利权的区别？

一、中药品种保护的立法情况

国务院于1992年颁布了《中药品种保护条例》。2006年2月，原国家食品药品监督管理局颁布了《关于中药品种保护有关事宜的通知》，明确了"被批准保护的中药品种，将在国家食品药品监督管理局网站及《中国医药报》予以公告"。2009年2月又制定了《中药品种保护指导原则》，进一步规范了中药品种保护受理审批程序。

2016年《中华人民共和国中医药法》对中药品种保护以立法的形式进行了相关规定，2018年国务院公布《国务院关于修改部分行政法规的决定》，对《中药品种保护条例》的部分条款进行了修改。中药品种保护规定适用于中国境内生产制造的中药品种，包括中成药、天然药物的提取物及其制剂和中药人工制成品。国家重视中药发展，鼓励研制开发临床有效的中药品种，对质量稳定、疗效确切的中药品种实行分级保护。2022年12月，国家药监局综合司发布《中药品种保护条例（修订草案征求意见稿）》并公开征求意见，《条例》修订坚持"守正与创新结合、保护与提高并举、监管与引导并重"基本原则。在修订思路上，一是加强中药全生命周期管理，充分发挥中药保护制度对中药全生命周期监管的正向激励作用，积极引导中药保护品种证书持有者积极开展上市后研究和评价，大力推动中药质量安全提升和产业可持续、高质量发展；二是鼓励中药创新，建立以临床价值为导向的评估路径，综合运用循证医学等方法，彰显中药特色；三是坚持医保、医疗、医药协同发展和治理，建立与公立医院药品采购、基本药物遴选、医保目录调整等联动机制，促进产业升级和结构调整。四是坚持问题导向，针对中药品种保护实践中的突出问题，结合中药产业新发展形势，完善制度设计。

（一）中药品种保护的意义

中药品种保护的目的是为了控制中药生产低水平重复，提高中药品种的质量、保护中药生产企业的合法权益，促进中药事业的发展。《中药品种保护条例》《中华人民共和国中医药法》的颁布实施，标志着我国对中药的研制生产、管理工作走上了法治化轨道，对保护中药名优品种，保护中药研制生产的知识产权，提高中药质量和信誉，保护中药名优产品，推动中药制药企业的科技进步，开发临床安全有效的新药和促进中药走向国际医药市场均具有重要的意义。是促进中药走向国际医药市场的重要举措。

考点提示：中药品种保护的目的

（二）中药品种保护条例的管理部门

国家药品监督管理部门负责全国中药品种保护的监督管理工作，国家中医药管理部门协同管理全国中药品种的保护工作。国家中药品种保护审评委员会是审批中药保护品种的专业技术审查和咨询机构，委员会下设办公室，在国家药品监督管理局领导下负责日常管理和协调工作。

（三）中药保护品种等级划分

条例明确指出："国家鼓励研制开发临床有效的中药品种，对质量稳定、疗效确切的中药品种实行分级保护。"《中药品种保护条例》受保护的中药品种，必须是列入国家药品标准的品种。经国务院药品监督管理部门认定，列为省、自治区、直辖市药品标准的品种，也可以申请保护。受保护的中药品种分为一、二级。

考点提示：中药品种保护的分级

1. 符合下列条件之一的中药品种，可以申请一级保护：

（1）对特定疾病有特殊疗效的；

（2）相当于国家一级保护野生药材物种的人工制成品；

（3）用于预防和治疗特殊疾病的。

2. 符合下列条件之一的中药品种，可以申请二级保护：

（1）符合一级保护的品种或者已经解除一级保护的品种；

（2）对特定疾病有显著疗效的；

（3）从天然药物中提取的有效物质及特殊制剂。

（四）中药品种保护的保护期限

中药一级保护品种保护期限分别为 30 年、20 年、10 年，中药二级保护品种保护期限为 7 年。

考点提示：中药品种保护的期限

（五）中药保护品种的保护措施及处罚

1. 中药一级保护品种的保护措施

（1）中药一级保护品种的处方组成、工艺制法，在保护期限内由获得《中药保护品种证书》的生产企业和有关的药品监督管理部门及有关单位和个人负责保密，不得公开。

（2）向国外转让中药一级保护品种的处方组成、工艺制法的，应当按照国家有关保密的规定办理。

（3）中药一级保护品种因特殊情况需要延长保护期限的，由生产企业在该品种保护期满前 6 个月，依照本条例第九条规定的程序申报。延长的保护期限由国务院药品监督管理部门根据国家中药品种保护审评委员会的审评结果确定；但是，每次延长的保护期限不得超过第一次批准的保护期限。

考点提示：中药一级保护品种的保护措施

2. 中药二级保护品种的保护措施

（1）被批准保护的中药品种在仅限于已获得《中药保护品种证书》的企业生产（除用药紧张另有规定）。

（2）批准保护的中药品种如果在批准前是由多家企业生产的，其中未申请《中药保护品种证书》的企业应当自公告发布之日起六个月内向国家药品监督管理部门申报，并依照本条例第十条的规定提供有关资料，由国家药品监督管理部门指定药品检验机构对该申报品种进行同品种的质量检验。国家药品监督管理部门根据检验结果，可以采取以下措施：①对达到国家药品标准的，补发《中药保护品种证书》。②对未达到国家药品标准的，依照药品管理的法律、行政法规的规定撤销该中药品种的批准文号。

（3）中药二级保护品种在保护期满后可以延长 7 年。申请延长保护期的中药二级保护品种，应当在保护期满前 6 个月，由生产企业依照本条例第九条规定的程序申报。

3. 境外注册申请　中药保护品种在保护期内向国外申请注册时，必须经过国家药品监督管理部门批准同意。否则，不得办理。

4. 处罚　违反条例规定，造成泄密的责任人员，由其所在单位或者上级机关给予行政处分；构成犯罪的，依法追究刑事责任。

擅自仿制中药保护品种的，由县级以上人民政府负责药品监督管理的部门以生产假药依法论处。伪造中药品种保护证书及有关证明文件进行生产、销售的，由县级以上卫生行政部门没收其全部有关药品及违法所得，并可处以有关药品正品价格三倍以下罚款。上述行为构成犯罪的，由司法机关依法追究刑事责任。

二、中药品种保护申请类别和申请程序

（一）中药品种保护申请类别

1. 初次保护　初次保护申请，是指首次提出的中药品种保护申请；其他同一品种生产企业在该品种保护公告前提出的保护申请，按初次保护申请管理。

2. 同品种保护　同品种保护申请，是指初次保护申请品种公告后，其他同品种生产企业按规定提出的保护申请（同品种是指药品名称、剂型、处方都相同的品种）。已受理同品种申请的品种，由国家中药品种保护审评委员会组织有关专家及相关单位人员进行同品种质量考核。同品种质量考核包括现场检查、抽样和检验三方面的内容。根据工作需要，可以委托省级食品药品监管部门进行现场检查（以被考核品种执行的国家标准为依据，对该品种生产的全过程进行检查）和抽样（抽样量应为全检量的三倍）；申报品种含多个规格的，可以抽取主要生产的一种规格。

3. 延长保护期　延长保护期申请，是指中药保护品种生产企业在该品种保护期届满前按规定提出延长保护期的申请。申请延长保护的品种应能证明其对主治的疾病、证候或症状较同类品种有显著临床疗效优势。申请企业应按改进意见与有关要求完成各项工作并提交相关资料。延长保护期的品种在临床、药理毒理、药学等方面应较保护前有明显改进与提高，如生产用药材和饮片基源明确、产地固定，工艺参数明确，过程控制严格，质量标准可控完善，主治范围确切，药品说明书完善等。对有效成分和有效部位制成的制剂，其量效关系、作用机制和体内代谢过程应基本清楚。申请企业应提出在延长保护期内对品种改进提高的详细计划及实施方案。

（二）中药品种保护的申请程序

中药生产企业向所在地省级药品监督管理部门提出申请，经初审签署意见后，报国家药品监督管理部门（在特殊情况下，中药生产企业也可直接向国家药品监督管理部门提出申请）。国家药品监督管理部门委托国家中药品种保护审评委员会进行审评并根据审评结论作出审批意见。中药品种保护申请审批流程见图5-1，国家药监局关于中药保护品种的公告见图5-2，中药保护品种证书见图5-3、图5-4，获得一级保护的中药品种详见表5-2。

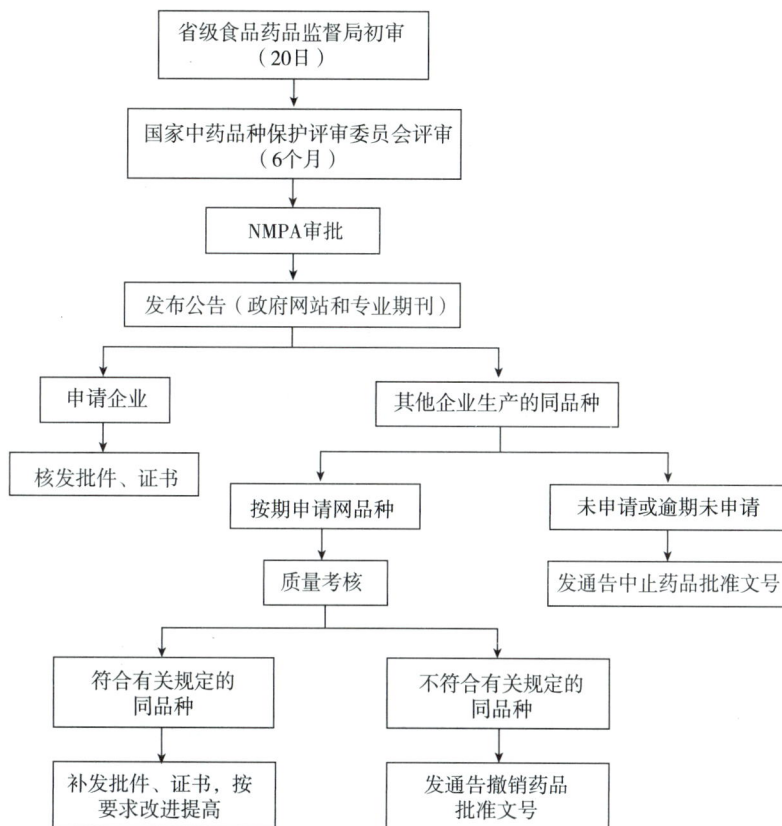

图5-1　中药品种保护申请审批流程

图5-2　国家药监局关于中药保护品种的公告

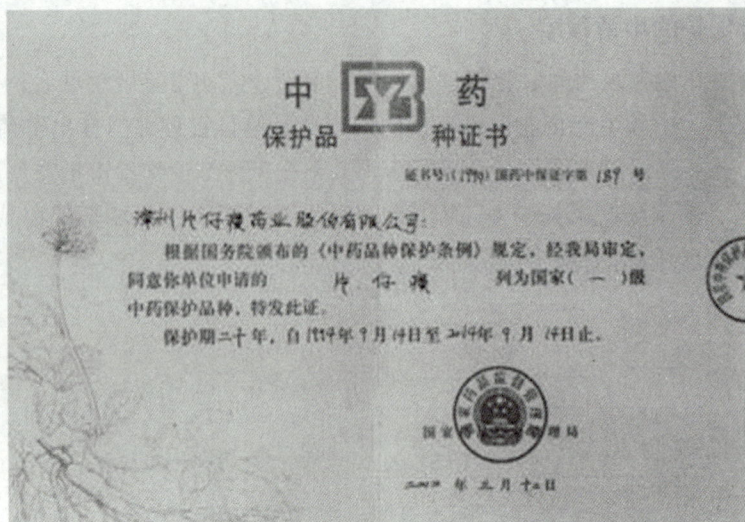

图 5 – 3　一级中药保护品种证书

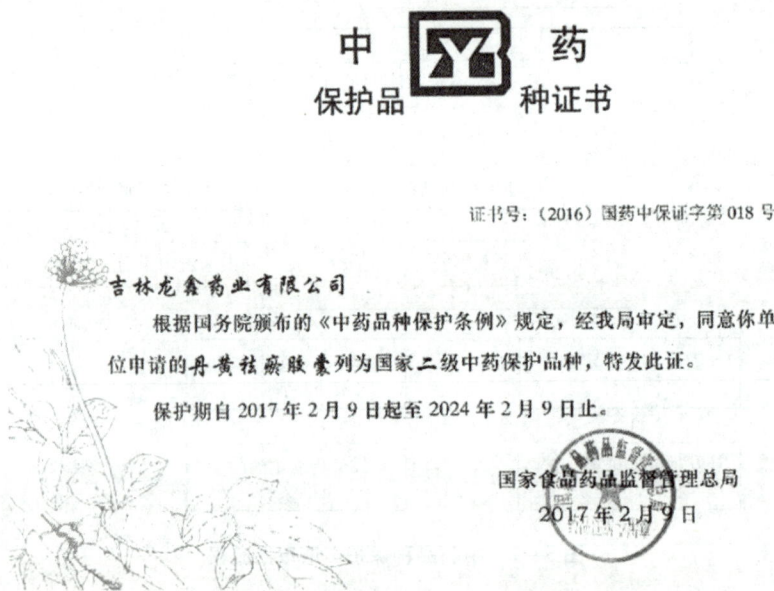

图 5 – 4　二级中药保护品种证书

表 5 – 2　获得一级保护的中药品种

品种	保护级别	保护年限	生产企业
福字阿胶	1	10	山东东阿阿胶集团股份有限公司
	1	10	山东平阴阿胶厂
龙牡牡骨冲剂	1	10	武汉市健民制药厂
片仔癀	1	20	漳州片仔癀集团公司
云南白药	1	20	云南白药集团股份有限公司
云南白药胶囊	1	20	云南白药集团股份有限公司
云南白药	1	20	云南省丽江药业有限公司
	1	20	云南省文山壮族苗族自治州制药厂
六神丸	1	10	上海中药制药一厂

* 根据卫健委中药保护公告整理。

（三）中药品种保护初次申请所需提交资料

（1）《中药品种保护申请表》。

（2）证明性文件。药品批准证明文件（复印件），初次保护申请企业还应提供其为原研企业的相关证明资料；《药品生产许可证》及《药品 GMP 证书》（复印件）；现行国家药品标准、说明书和标签实样；专利权属状态说明书及有关证明文件。

（3）申请保护依据与理由综述。

（4）批准上市前、后的研究资料。

（5）拟改进提高计划与实施方案。

（四）中药品种保护期国家局提前终止保护，收回其保护审批件及证书的情形

（1）保护品种生产企业的《药品生产许可证》被撤销、吊销或注销的。

（2）保护品种的药品批准文号被撤销或注销的。

（3）申请企业提供虚假的证明文件、资料、样品或者采取其他欺骗手段取得保护审批件及证书的。

（4）保护品种生产企业主动提出终止保护的。

（5）累计 2 年不缴纳保护品种年费的。

（6）未按照规定完成改进提高工作的。

（7）其他不符合法律、法规规定的。

注：已被终止保护的品种的生产企业，不得再次申请该品种的中药品种保护。

实训 5-1　调研中药饮片管理规定的实施情况

【实训目的】

1. 了解中药饮片的管理规定。

2. 能快速正确判断中药饮片生产企业、经营企业和医疗机构生产、购销和使用中药饮片的过程是否符合管理规定。

【实训环境】

1. 药品生产企业、批发企业和医疗机构。

2. 电脑、手机、网络。

【实训内容】

一、任务设计

1. 全班学生分组，每组 4~6 人。小组可进行内部分工、合作。

2. 小组任选一个或两个调研方向

（1）中药饮片生产企业生产的各环节中实施中药饮片管理规定的情况。

（2）药品批发企业购销环节实施中药饮片管理规定的情况。

（3）医疗机构采购、使用环节实施中药饮片管理规定的情况。

3. 根据选择的调研方向，各小组提前查阅、熟悉《药品管理法》及其实施条例或其他与中药饮片管理相关的规定。

4. 各自拟出调研提纲、设计好调查问卷（样卷 1）。

5. 通过教师帮助或自行联系当地中药饮片生产企业、药品批发企业和医疗机构，调研各企事业单位数量均为 2～5 家。尽量涵盖不同规模的企业、医院。

6. 准备好身份证明、介绍信、笔记本、调查问卷等。在企事业单位允许的情况下，必要时可准备录像、录音、照相设备。

二、调研后完成以下实训任务

任务一：了解中药饮片生产企业生产的各环节中实施中药饮片管理规定的情况，针对具体的中药饮片具备查阅对比是否符合炮制规范的基本技能。

具体要求：

1. 列出在调研中收集的各类中药饮片生产企业生产的品种、产地、规格、炮制方法，尽量选取有代表性的品种。

2. 针对调研中发现的问题进行思考、分析、探讨，形成不少于 1000 字的调研报告。

任务二：了解药品批发企业购销环节实施中药饮片管理规定的情况

具体要求：

1. 调研药品批发企业购销过程中对购销企业和品种合法性的审核及相关资料、记录的保存情况。

2. 针对调研中发现的问题进行思考、分析、探讨，形成不少于 1000 字的调研报告。

任务三：了解医疗机构采购、使用环节实施中药饮片管理规定的情况

具体要求：

1. 调研不同规模、不同性质的医疗机构中采购、使用环节实施中药饮片管理规定的情况。

2. 针对调研中发现的问题进行思考、分析、探讨，形成不少于 1000 字的调研报告。

样卷 1

企业调查问卷

＿＿＿＿＿＿＿＿＿＿＿（公司）：

您好！为了解本地中药饮片购销现状，特制作本调查问卷。调查仅为教学所用，不用于任何商业性质的活动，同时保证调查的保密性，谢谢您的配合。

1. 药品经营企业的类型 A. 批发企业 B. 零售企业

2. 药品经营企业是否配备执业药师？A. 是 B. 否

3. 经营中药饮片，是否有专用库房和养护场所？A. 是 B. 否

4. 中药饮片是否有包装？A. 是 B. 否

5. 中药饮片的包装上是否印有或贴有标签 A. 是 B. 否

6. 中药饮片是否与其他药品分开存放？A. 是 B. 否

7. 饮片装斗前是否做了质量复核？A. 是 B. 否

8. 对中药饮片采取了哪些养护方法？A. 干燥 B. 降氧 C. 熏蒸 D. 其他

9. 经营中药饮片的企业是否同时具有《药品经营许可证》和《药品 GSP 证书》？A. 是　B. 否

实训 5-2　调研当地中药配方颗粒的使用情况

【实训目的】

1. 了解药店、医疗机构中药配方颗粒的使用情况。

2. 能快速正确判断药店、医疗机构对中药配方颗粒的使用是否符合规定。

【实训环境】

1. 社会零售药店、医疗机构。

2. 电脑、手机、网络。

【实训内容】

一、调研当地医疗机构中药配方颗粒的使用情况

1. 全班学生分组，每组 4~6 人。小组可进行内部分工、合作。

2. 调研方向：中药配方颗粒在二级以上医疗机构、诊所的使用情况。

3. 提前收集中药配方颗粒使用的相关规定，提前了解当地中药配方颗粒试点临床医院

4. 各自拟出调研提纲、设计好调查问卷（样卷 2）。

5. 准备好身份证明、介绍信、笔记本、调查问卷等。在医院允许的情况下，必要时可准备录音、照相设备。

二、调研后完成以下实训任务

任务一：掌握二级以上医疗机构使用中药配方颗粒的情况

具体要求：

1. 列出在调研中收集的二级以上医疗机构的规模、所使用中药配方颗粒的类别、品种、销售占比等总体情况。

2. 判断所调研医疗机构是否具有使用中药配方颗粒的资质，并对调研结果进行思考、分析、探讨，形成不少于 1000 字的调研报告。

任务二：掌握诊所使用中药配方颗粒的情况

具体要求：

1. 调研诊所中药配方颗粒所涉及的类别、品种、销售占比等总体情况。

2. 判断所调研医疗机构是否具有使用中药配方颗粒的资质，并对调研结果进行思考、分析、探讨，形成不少于 1000 字的调研报告。

样卷 2

调查问卷（面向消费者）

您好！为了解中药配方颗粒在本地的使用现状，特制作本调查问卷。调查仅为教学所用，不用于任何商业性质的活动，同时保证调查的保密性，谢谢您的配合。

年龄＿＿＿＿＿＿　　　　　　　性别＿＿＿＿＿＿

1. 您生病一般首选服用 A. 西药 B. 中药 C. 不一定

2. 您用药一般选用何种剂型 A. 片剂 B. 胶囊 C. 颗粒剂 D. 丸剂 E. 气雾剂 F. 其他

3. 选购药品时你最关心 A. 价格 B. 疗效 C. 剂型 D. 口感

4. 您认为中药在使用过程中最大的缺点是什么？A. 服用量太大 B. 味道不好 C. 疗效缓慢
   D. 其他

5. 您是否购买使用过中药配方颗粒？A. 是 B. 否

6. 您是否知道什么是配方颗粒吗？A. 是 B. 否

7. 你选用中药配方颗粒一般是（　　）A. 自行选购 B. 经医生指导 C. 经药店人员推荐

8. 您认为您能接受中药配方颗粒的最高价格是：A. 与一般同类中药同价 B. 比一般同类中药价格略高 C. 比一般同类中药高出一倍的价格 D. 其他

9. 您是否支持中药配方颗粒发展？A. 不支持 B. 支持，有发展前途

10. 中药配方颗粒最吸引你的地方 A. 服用方便，水冲即可 B. 用量小、毒性小、不良反应小 C. 携带方便，易于保管 D. 其他

项目小结

中药的管理涉及野生药材资源保护、中药材保护、中药品种保护、中药（中药材、中药饮片、中药配方颗粒、中成药）的生产、经营及使用的相关管理规定。通过本项目的学习，学生应熟悉我国的中药保护政策与措施，明确中药特别是中药材、中药饮片的生产、经营、使用管理规定，具备依法从事中药材种植、GAP 备案、中药饮片生产、经营、医院采购等专业技能。

目标检测

答案解析

一、名词解释

1. 中药材
2. 中药饮片
3. 中成药

二、A 型题（最佳选择题）

1. 中药是指在中医基础理论指导下用以防病治病的药物，它包括
    A. 中药材、中药饮片、中成药
    B. 中药材、中药饮片、民族药
    C. 中药材、中成药、民族药
    D. 中药材、中药饮片、中成药、民族药

2. 国家限制或禁止出口的品种有
    A. 中药一级保护品种
    B. 中药二级保护品种
    C. 国内供应不足的中药材、中成药
    D. 中成药
    E. 取得专利的药品

3. 国家对野生药材资源实行
    A. 严禁采猎的原则
    B. 限量采猎的原则
    C. 保护和采猎相结合的原则
    D. 保护与鼓励人工种养相结合的原则
    E. 以上都不是

4. 根据《野生药材资源保护管理条例》，国家一级保护野生药材物种是指
    A. 分布区域缩小的重要野生药材物种
    B. 资源处于衰竭状态的中药野生药材资源
    C. 资源严重减少的主要常用野生药材物种
    D. 濒临灭绝状态的稀有珍贵野生药材物种
    E. 濒临灭绝状态的重要野生药材物种

5. GAP 的核心是规范中药材生产过程以
    A. 保证药材的质量稳定、可控
    B. 保证药材的质量稳定和疗效

C. 保证药材安全、有效　　　　　　　　D. 保证药材安全、有效、质量
稳定

6. 不符合毒性中药饮片定点生产管理要求的是

    A. 必须销给具有毒性中药资格的经营单位或直销到医疗单位

    B. 我国对毒性中药饮片实行定点生产

    C. 依法炮制后不具有毒性的饮片按普通饮片销售

    D. 依法炮制后不具有毒性的饮片仍按毒性中药饮片管理

    E. 不得批发或承包给个体户经营

7. 下列有关《中华人民共和国药品管理法》对中药管理说法不正确的是

    A. 生产新药或已有国家标准的药品，须经国家药品监督管理部门批准，并发给批准文号，但是生产没有实施批准文号管理的中药材和中药饮片除外

    B. 实施批准文号管理的中药材、中药饮片品种目录由国务院药品监督管理部门会同国务院中医药管理部门制定

    C. 必须从具有药品生产、经营资格的企业购进药品

    D. 城乡集贸市场可以经营中药饮片

    E. 新发现和从国外引种的药材，经国务院药品监督管理部门审核批准后，方可销售

8. 与《中药品种保护条例》不符的是

    A. 中药一级保护品种的处方、工艺在保护期内需要保密，向国外转让时应按国家有关保密的规定办理

    B. 对特定疾病有特殊疗效的中药品种获得专利保护后还可申请中药品种保护

    C. 对特定疾病有显著疗效的中药品种能获得为期 7 年的保护，期满后可申请延长保护期限

    D. 中药一级保护品种的处方组成、工艺制法在保护期限内由获得《中药保护品种证书》的生产企业和有关的药品监督管理部门及有关单位和个人负责保密，不得公开并建立必要的保密制度

    E. 对临床用药紧缺的中药保护品种，经有关部门同意，可以仿制生产

三、B 型题（配伍选择题）

    A. 甘草　　　　　　　　B. 天麻　　　　　　　　C. 半夏

    D. 羚羊角　　　　　　　E. 防风

9. 属于国家重点保护一级保护品种的野生药材是

10. 属于国家重点保护二级保护品种的野生药材是

11. 属于国家重点保护三级保护品种的野生药材是

12. 属于毒性中药材的是

13. 在中药材专业市场可以销售的中药材是

四、X 型题（多项选择题）

14. 《中药品种保护条例》适用于中国境内生产制造的

    A. 中药材　　　　　　　　　　　　　　B. 中药饮片

    C. 中成药　　　　　　　　　　　　　　D. 天然药物的提取物及其制剂

    E. 中药人工制品

15. 属于二级保护的野生药材的是

    A. 黄柏　　　　　　　　B. 黄连　　　　　　　　C. 厚朴

    D. 杜仲   E. 黄芩

16. 我国对毒性中药材的饮片实行

    A. 统一管理   B. 合理布局   C. 集中生产

    D. 统一规划   E. 定点生产

17. 下列说法正确的是

    A. 国家重点保护的野生药材物种分三级管理

    B. 违反保护野生药材物种收购、经营管理的，由工商行政管理部门或有关部门没收其野生药材和全部违法所得，并处以罚款

    C. 一级保护野生药材物种属于自然淘汰的，其药用部分由各级药材公司负责经营管理，但不得出口

    D. 二、三级保护野生药材物种的药用部分，除国家另有规定外，实行限量出口

    E. 国家对野生药材资源实行保护、采猎结合的原则

18. 药品管理法及其实施条例对中药管理的规定有

    A. 国家保护野生药材资源，鼓励培育中药材

    B. 国家实行中药品种保护制度

    C. 城乡集贸市场不得出售中药材以外的药品

    D. 销售中药材必须标明产地

    E. 中药饮片的炮制必须遵守国家药品标准或者省级炮制规范

五、思考题

简述野生药材资源保护原则及三级管理与措施。

（赵文姣　张琳琳）

书网融合……

重点小结   微课   习题

项目六　药品信息管理

PPT

学习目标

知识目标：

1. 掌握药品标签的主要内容和管理规定，药品说明书的格式和内容要求。
2. 熟悉药品价格和广告管理的规定；药品信息的特征与收集。
3. 了解药品信息的含义与特征；药品标签和说明书的定义及分类。

能力目标： 能够依据药品标签和说明书的要求进行药品与非药品的初步辨别；学会运用所学知识判断药品标签和说明书的格式和内容编写是否符合规定；能正确阅读和使用说明书；能运用相关知识识别药品价格和药品广告中的常见问题。

素质目标： 通过本项目的学习，学生可以了解药品信息管理的法律、法规的规定和内容要求，为今后从药品信息的相关工作奠定一定的基础。

任务一　药品信息管理认知

情境导入

情境： 药品说明书上的信息对于安全用药十分重要，在选用药品时，应仔细阅读药品说明书。

思考： 在阅读药品说明书时，应注意药品说明书上的哪些信息？

学法用法

案例6-1　某中医综合诊所违法购进药品、使用劣药案

2022年10月，山西省太原市市场监督管理局根据其他部门线索通报，对某中医综合诊所进行现场检查。经查，该诊所存在未从药品上市许可持有人或者具有药品生产、经营资格的企业购进荆芥等中药饮片行为，产品货值金额4510元，违反了《中华人民共和国药品管理法》第五十五条规定；该诊所使用未注明产品批号和无任何标示标签的中药饮片，超过有效期的柴胡注射液和氯化钠注射液，外包装标示产品批号、生产日期和有效期信息的部位被撕毁缺失的小儿咳嗽糖浆，违反了《中华人民共和国药品管理法》第九十八条第三款第三项、第四项、第五项规定。2023年6月，太原市市场监督管理局依据《中华人民共和国药品管理法》第一百一十七条、第一百一十九条和第一百二十九条规定，对该诊所处以警告、没收涉案药品、罚款50万元的行政处罚。

问题： 1. 药品包装按照规定应当印有或者贴有什么？药品标签或者说明书应当注明有哪些内容？

2. 你了解药品信息的含义、特征和类型吗？你知道药品信息的收集和服务吗？

信息是反映客观事物特征、属性、现象及变化规律的内容。大千世界，信息无处不在，人们时刻都处在信息的包围之中，有效地掌握、利用信息是人们正确把握、判断和认识客观事物并作出评判的重要基础和能力。随着现代信息技术的飞速发展，人类社会已全面进入信息化时代，信息化水平的高低已经成为衡量一个国家或地区的经济和科技发展及管理水平的主要标志。

一、药品信息的含义、特征和类型

（一）药品信息的含义

药品信息是指有关药品和药品活动的特征和变化等方面的信息。药品信息包括两个方面：一是有关药品特征、特性和变化方面的信息，如药品的理化性质，药品的安全性、有效性等方面的信息；二是有关药品活动方面的信息，如药品的研制、生产、流通、使用、检验、监管和教育等方面的信息。也就是说，所有与药品有关的信息都属于药品信息的范围。

考点提示：药品信息的含义

（二）药品信息的特征

药品信息与其他信息一样，具有以下的特征。

1. 药品信息的无限性和有限性　药品信息是无穷无尽的，它源于事物本身的无限性和事物之间联系的无限性。如新药的不断发现以及对现有药品的新认识，使得药品信息呈爆炸性的增长；同时，药品信息又是有限的，它源于人们对药品的有限认识，以及人们在一定时间内能够处理信息的有限性。了解药品信息的无限性和有限性，在实践中就需要关注那些对药事工作目标最有价值的信息。

2. 药品信息的真实性和虚假性　药品信息在产生、传播、加工和整理过程中因受许多因素的影响，往往会产生一些偏差或失真。如有的人为牟取私利，将一些没有药效的物质说成有效，或为通过相关评审故意伪造资料等。不论是恶意的还是善意的都会导致信息的失真。真实、客观的药品信息是药事工作正确决策的基础，反之，则会误导工作。因此，在收集、处理、利用药品信息时首先需判别其真假，确保信息的真实和准确。

3. 药品信息的系统性和片面性　系统的药品信息指有关药品及药品活动的全面信息；片面的药品信息是指有关药品及药品活动的某个局部或角度反映出的信息。在人们的思维活动中，零散的、个别的信息都不足以帮助人们把握整体及其变化规律。因此，应尽可能地掌握全面、完整的信息，不可满足于一知半解。在药事活动中，有些企业在其产品的宣传中，只讲对其有利的一面，回避将全面的药品信息提供给医务人员和公众。

4. 药品信息的动态性和时效性　药学事业的不断发展以及人们对药品的不断认识和探索，决定了药品信息也在不断地变化和更新，药品信息的不断更新又决定了药品信息的时效性；而药品信息的价值及其利用超出了一定的时限，就会失去其价值或效用。因此在收集、利用药品信息时应当有动态的时间观念，不能一劳永逸。例如，药品的某些不良反应是在药品上市后逐渐被发现的，这就要求不断并及时修改药品说明书，更新药品信息。

5. 药品信息的依附性和传递性　药品信息反映了药品的特征和药品的运动变化，但其本身却不能单独存在，药品信息只有被各种符号系统组织成为某种形式的符号序列，并依附于一定的载体才可能被表达、识别、传递、存储、显示与利用。因此，应根据信息的特点、目的选择适合的、有效的载体和传递途径，如图书、磁盘、计算机网络等。

6. 药品信息的目的性和价值性　信息能够帮助人们了解自身面临的问题，人们收集、利用信息总是围绕一定的目的，它既可能是为了实现某项药品的质量要求，也可能是为提高药品的合格率。药品信息的价值性体现在它帮助人们实现各自的目的。而药品信息的收集、整理、储存、传递、利用也是有成本的，使用它的人需付出代价，同时，药品信息的价值还取决于人们对它的认识和重视程度。

考点提示：药品信息的特征

（三）药品信息的分类

根据不同的标准，可以将药品信息划分为以下不同的类型。①按照药品信息内容划分，可分为药品法规条文信息、药品经济信息、药品科技信息和药品教育信息等。②按照药品研发环节划分，可分为上市前药品信息、注册中药品信息和上市后药品信息等。③按照药品上市阶段划分，可分为药品研发信息、药品生产信息、药品流通信息和药品使用信息等。④按照药品信息来源划分，可分为内部信息和外部信息等。⑤按照药品信息的载体形式划分，可分为数字信息、图文信息、语音信息和计算机信息等。

二、药品信息收集、服务与评价

（一）药品信息的收集

药品信息来源较广，可通过多种渠道收集和获取。

1. 关注国家药事法规政策 国家对药品实施严格的监督管理，制定颁布有大量、系统的有关药品管理的法律、法规、政策等，国务院药品监督管理局和省级药品监督管理部门也颁布有大量药品行政法规和规章。这些是事关药品的重要信息，是每一位药学人员需要了解和掌握的。

2. 利用文献检索工具 互联网上一些医药文献检索刊物和数据库，如 Medline、PubMed、Cochrane、中国生物医学文献数据库等，通过检索，可以查询到较全面的相关信息的一次文献，是收集药品信息的重要手段。

3. 查阅专业期刊 专业期刊按月出版，及时反映药学科学的最新发现和学术研究，经常查阅期刊，是及时掌握最新药品信息的有效途径。

4. 拥有权威参考书籍 权威的参考书通常能够较全面、深入地反映药品各方面的理论、观点、现象和评价。其中定期再版的参考书，有大量新的信息，对药品活动有重要的指导价值，是全面掌握药品信息的基础。

5. 走访药品研发、生产、经营和使用单位 这些单位拥有其研发、生产、经营和使用药品的直接信息，这些信息是它们所独有的，很难从其他场所获得，尤其是一些新药的信息，可以通过药品研发和推销人员获得。

6. 参加药学实践 药学人员在药学实践中可以通过自己的观察和实践认识药品信息，同时在实践中直接与其他药学技术人员交流，也可以学习到许多他们所掌握的药品信息。

7. 参加学术会议、继续教育讲座 从学术活动中，可以了解某些专业领域前沿的情况和专家对某些问题的深刻理解，将这些信息收集整理，可以弥补参考书、期刊的不足。

8. 咨询药物信息机构 一些政府机构、药物科研机构、大学或医院的药物信息中心和专门从事药学信息开发和服务的机构，如国家药品不良反应监测中心、国家药品监督管理局南方医药经济研究所、上海医药工业研究院、广东医药情报研究所等，它们可以提供各种有针对性的药品信息。

9. 运用行政或法律手段 根据法规规定，有关药学单位在申请药品注册、药品生产、经营和使用时，必须呈报有关的药品信息；药品监督管理部门通过到现场核查，抽样检查，日常监督检查和跟踪检查，以确定有关药品信息的真实性、可靠性。这是药事行政部门获取药品信息的主要方法。

考点提示：药品信息的收集

（二）药品信息服务

药品信息服务是指有关药事组织或机构将搜集到的药品信息经过处理、加工以后，借助多种方式、手段为药品管理部门、药事组织和社会公众提供所需药品信息产品及服务的一项工作。实质上就是传播、交流药品信息，实现药品信息的增值，是药品信息管理工作的出发点和归宿。

药品信息服务的方式有很多，主要有以下几种方式。

1. 药品信息报道与发布　药品信息相关机构对搜集到的大量资料和信息进行整理、研究、加工、评价和选择之后，以及时报道，满足相关组织和社会公众的信息需求。

2. 药品信息检索服务　根据用户的需求或提问从各类不同的数据库或信息系统中，迅速、准确地查出与用户需求相符且有价值的药品资料和数据。

3. 药品信息咨询服务　是由专门的机构或咨询服务公司帮助用户解决药品信息问题的一种专门咨询活动。

4. 药品信息网络服务　是指在网络环境下由药品信息服务机构利用计算机、通讯和网络等现代技术从事药品信息采集、处理、存贮、传递和提供利用等活动。

（三）药品信息评价

药品信息因来源目的和产生原因的不同，其准确性、可靠性、客观性和它所描述事物的角度、方法等都需要通过评价才能使用。而药品信息评价也带有一定的主观性，在评价过程中应尽量避免人为因素的影响。药品信息评价主要有以下几个方面。

1. 科学性和客观性　药品信息客观性、真实性的评价非常重要，不仅是能否采用该信息的依据，其后果将涉及人们的健康和生命。首先，药品信息应具有科学性，有一定科学研究的价值。其次，药品信息要具有客观准确性，具备可供核查事实的信息来源、依据和数据，同时药品信息是否公正，提供的事实是否有混同倾向性的宣传和评论，对有争议的观点是否公正的评判。

2. 权威性和可信度　这是人们利用药品信息的主要选择标准。药品信息评价应弄清信息来源和目的。一般来讲，权威机构和第三方机构所提供的药品信息，在质量上较可靠，尤其是政府机构、著名研究机构或大学发布的文献信息，其科学性、准确性和可信度较高。而商业途径提供的信息往往有倾向性。

3. 新颖性和独特性　人们通常利用发布时间较新且较独特、有参考价值的文献，而对于药品信息资源利用更是如此。药品信息所反映的主题是否新颖、特别或发布日期以及最近的更新日期、更新周期、间隔等，都会影响人们的利用效能。具有观点新颖、内容独特的药品信息，才能提升信息的价值或利用效率。

4. 全面性和系统性　药品信息的全面性和系统性主要是针对不同信息来源的评价。如一本药物手册，所收载的药品品种的数量就是观察它的全面性的指标，品种越多全面性就越好。不同的信息源，观察全面性的指标不一样，有些是信息源收载或查询的期刊、杂志数量的多少，有些是病种的多少等等。但对一项研究报告不要过分追求它研究的全面性，有时能搞清楚一个问题或问题的某个方面就可以了。

三、药品信息管理

（一）药品信息管理的内涵和目的

药品信息管理包括对药品信息活动的管理和国家对药品信息的监督管理。药品信息活动是指对药品信息的收集、整理、存贮、评价、传递、提供和利用的过程。药品信息活动管理的基本目标是以最少的人、财、物和时间的投入，充分开发和利用药品信息，保证药品信息的客观、及时和准确，以促进该药事单位目标的实现。国家对药品信息监督管理的基本目标，是保证药品信息的真实性、准确性、全面性，以符合保障人们用药安全有效，维护人们身体健康的基本任务。

（二）国家对药品信息的监督管理

由于药品信息的传递直接影响到药物治疗的效果，而又因提供药品信息的目的、动机不同，许多药品信息让人们难辨真伪，以致引发药害事件。因此世界各国逐渐加强药品信息管理，以保证药品质量和人们用药安全。主要措施和内容有以下方面。

（1）国家组织制定颁布药品标准。

（2）通过立法程序制定发布有关药品信息管理的法规，强制推行，对违反者给予相应的惩罚。

（3）通过药学行业组织制定药师职业道德规范，要求药师提供真实、准确、全面的药品信息，拒绝从事任何可能败坏职业荣誉的活动。

（4）通过药学教育改革，培养临床药师、情报药师，从专业上提高药品信息的质量。

（5）建立建设药品信息计算机监督系统。

（三）国外药品信息管理法规简介

1. 美国　美国十分重视药品信息的管理，美国《联邦食品药品化妆品法》第 502 条 "违标药品和违标用品"，列出 16 种情况为违标药品，并规定了处罚。1937 年，美国发生的磺胺酏剂药害事件，死亡 107 人，震惊全国，后来即按 "违标药品" 处罚了生产企业。另外美国国会还颁发了《正确包装和标签法》《防毒包装法》。

在《联邦法典》第 21 章 201 节 "药品标识物" 中对药品说明书的格式和内容书写要求作了详尽规定。美国食品药品监督管理局（FDA）于 2006 年 1 月 18 日颁布了《人用处方药及生物制品说明书格式及内容管理条例》，同时还发布了《药品说明书【不良反应】内容格式撰写指导》《药品说明书【临床研究】内容格式撰写指导》《药品说明书新版内容格式管理条例实施指导原则》（意见稿）和《药品说明书【警告/注意事项】【禁忌症】【黑框警告】内容格式撰写指导》（意见稿）。由于美国药品在国际贸易中的作用和地位，其药品信息管理在全球影响很大。

2. 日本　日本《药事法》第七章 "药品的管理" 明确规定，药品在其直接容器或直接包装上必须记载的 10 项内容，药品附属标签和说明书上必须记载的 4 项内容，以及药品附属标签和说明书禁止记载的事项。

3. 英国　英国现行《1968 年药品法》第一部分 "容器、包装和药品的识别标志" 中，分别规定了药品的标签和包装上的标志，药品说明书，药品容器要求，药品的颜色、形状及标志，以及自动售药机上的药品说明资料等应遵守的内容。

4. 欧盟　欧盟委员会于 2004 年上半年完成对药品管理法的全面修改，最终形成了一部新的《欧盟人用兽用药注册管理法》［Regulation（Ec）No 726/2004］和三项指导原则，即《传统草药管理指导原则》（Directive 2004/24/EC）、《人用药管理指导原则》（Directive 2004/27/EC）和《兽用药管理指导原则》（Directive 2004/28/EC）。对各成员国药品说明书的申报流程、内容格式要求进行了统一规定，力图保证消费者的权益，以确保消费者在丰富、详实的用药信息基础上正确、合理地使用药品。此外，新法规还强调，对于包装、标签和说明书符合欧盟指导原则的药品，各成员国不得以与包装、标签和说明书有关的理由禁止或阻碍其上市销售。

总的说来，各国综合性药品法、药品注册管理条例、GMP 等药事法律法规中，均对药品包装标签、说明书和药品广告、药品注册商标等药品信息的管理都作了明确、严格的规定。

任务二　药品标签和说明书管理

>> **情境导入**

　　情境：小李因为痛经去医院看病，大夫告诉拿过药后再上去找她，可是拿好药后大夫下班了。一种药叫散结镇痛胶囊，看说明是经期吃，第二种药叫桂枝茯苓胶囊，说是经期停服。其他医生告诉小李按说明书服用就可以了。小李有点懵，说明书应该怎么看呢？

　　思考：服药前，应该重点看说明书上的哪些内容呢？

💡**学法用法** ··

案例6-2　4个多月的宝宝便血？不看药品说明书引发虚惊

　　4月20日，一位武汉的妈妈在网上发帖说："宝宝的腹泻终于止住了，想把这次乌龙经历记录下来，时刻提醒自己，宝宝的事情不能大意，喂药前千万要仔细阅读药品说明……"

　　原来，4个多月的宝宝大便一直很规律，上周四开始突然拉绿色稀便，到周日腹泻不止，到医院检查，说是感染不轻，医生开了头孢，吃了头孢后腹泻明显有了好转。但是接下来发生的事情，差点把全家都吓晕：晚上他们在宝宝的大便里发现拇指大的暗红色血块，他们怀疑是宝宝腹泻太厉害损伤了肠黏膜，于是继续使用头孢，没想到血块越来越多，全家人急得团团转。到了本周二整个大便都是红黄色，渗进纸尿裤的液体都是红的，全家人快要崩溃，他们赶紧送去同济医院化验，结果让大家都傻了眼：什么问题都没有！

　　为什么有那么多血？医生说，可能是头孢氧化后的颜色，回去仔细看一下药品说明书。

　　一家人回家赶紧把头孢的说明书找出来一个字一个字看了一遍，果然在最后面写着：跟含铁食物一起服用可能会造成红便。她再网上一搜索，满屏都是这样的案例。

　　问题：药品说明书包含哪些内容？具有什么作用和意义？

··

　　我国《药品管理法》第四十九条规定："药品包装应当按照规定印有或者贴有标签并附有说明书。"为规范药品说明书和标签的管理，2006年3月15日国家食品药品监督管理局第24号令发布了《药品说明书和标签管理规定》，自2006年6月1日起施行。

一、药品标签管理

　　药品标签是药品信息的重要来源之一，不仅是广大医务人员和患者治疗用药的依据，也是药品生产、经营企业向公众介绍药品特性、指导合理用药和普及医药知识的主要媒介。

（一）药品标签概念

　　药品标签是指药品包装上印有或者贴有的内容。分为内标签和外标签。药品内标签指直接接触药品的包装的标签。外标签指内标签以外的其他包装的标签。

　　考点提示：药品标签概念及分类

（二）药品标签和说明书印制要求

　　在中国境内上市销售的药品，其标签和说明书内容应当符合《药品说明书和标签管理规定》的要求并由国家药品监督管理局予以核准。

考点提示： 药品标签和说明书印制要求

1. 药品标签和说明书内容的核准 药品标签和说明书由国家药品监督管理部门予以核准。药品生产企业印制时，应当按照国家药品监督管理部门规定的格式和要求、根据核准的内容印制标签和说明书，不得擅自增加或删改原批准的内容。药品标签应当以说明书为依据，其内容不得超出说明书的范围，不得印有暗示疗效、误导使用和不适当宣传产品的文字和标识。药品包装应当按照规定印有或者贴有标签。不得夹带其他任何介绍或者宣传产品、企业的文字、音像及其他资料。药品生产企业生产供应上市销售的最小包装必须附有说明书。

2. 科学表述 药品标识和说明书的文字表述应当科学、规范、准确，并跟踪药品上市后的安全性和有效性情况，及时提出修改药品说明书的申请。非处方药说明书还应当使用容易理解的文字表述，以便患者自行判断、选择和使用。

3. 文字要求 药品标签和说明书应当使用国家语言文字工作委员会公布的规范化汉字，增加其他文字对照的，应当以汉字表述为准。

4. 明晰标识 药品说明书和标签中的文字应当清晰，生产日期、有效期等事项应当显著标注，容易辨识。标识应当清楚醒目，不得有印字脱落或者粘贴不牢等现象，不得以粘贴、剪切、涂改等方式进行修改或者补充。

麻醉药品、精神药品、医疗用毒性药品、放射性药品、外用药品和非处方药等国家规定有专用标识的，其标签和说明书必须印有规定的专用标识。

5. 加注警示 为保护公众健康和指导正确合理用药的目的，药品生产企业可以主动提出在药品标签或说明书上加注警示语，国家药品监督管理部门也可以要求药品生产企业在标签和说明书上加注警示语。

根据《反兴奋剂条例》，药品中含有兴奋剂目录所列禁用物质的，其标签和说明书应当注明"运动员慎用"字样。

6. 药品标签和说明书中的药品名称及注册商标要求 药品标签和说明书中标注的药品名称必须符合国家药品监督管理部门公布的药品通用名称和商品名称的命名原则，并与药品批准证明文件的相应内容一致。

（1）药品通用名称 药品通用名称是指列入国家药品标准中的药品名称。该名称在药品标签上标注时应当显著、突出，其字体、字号和颜色必须一致，并符合以下要求：①对于横版标签，必须在上1/3范围内显著位置标出。②对于竖版标签，必须在右1/3范围内显著位置标出。③不得选用草书、篆书等不易识别的字体，不得使用斜体、中空、阴影等形式对字体进行修饰。④字体颜色应当使用黑色或者白色，与相应的浅色或者深色背景形成强烈反差。⑤除因包装尺寸的限制而无法同行书写的，不得分行书写。以企业名称等作为标签底纹的，不得以突出显示某一名称来弱化药品通用名称。

（2）药品商品名称 药品商品名称是指经国家药品监督管理部门批准的特定企业使用的该药品专用的商品名称。该名称不得与通用名称同行书写，其字体和颜色不得比通用名称更突出和显著，其字体以单字面积计算，不得大于通用名称所用字体的1/2。

根据《关于进一步规范药品名称管理的通知》规定，自2006年6月1日起，属于下列情形的药品可以申请使用商品名称：①新化学结构、新活性成分且在保护期、过渡期或者监测期内的药品。②在我国具有化合物专利，且该专利在有效期内的药品。2006年6月1日前批准使用的商品名称可以继续使用，除此之外其他药品一律不得使用商品名。同一企业生产的同一药品，成分相同但剂型或规格不同的，也必须使用同一商品名，药品广告宣传中不得单独使用商品名。

（3）注册商标　注册商标是指国家知识产权局商标局依照法定程序核准注册的商标。注册商标具有排他性、独占性、唯一性等特点，属于注册商标所有人所独占，受法律保护，任何单位或个人未经注册商标所有权人许可或授权，均不可自行使用，否则将承担侵权责任。

药品标签和说明书中禁止使用未经注册的商标以及其他未经国家药品监督管理局批准的药品名称。药品标签使用注册商标的，应当印刷在药品标签的边角，含文字的注册商标，其字体以单字面积计不得大于通用名称所用字体的四分之一。

考点提示：药品通用名、商品名和注册商标的识别

（三）药品标签分类与内容管理

1. 药品内标签　应包含药品通用名称、适应症或者功能主治、规格、用法用量、生产日期、产品批号、有效期、生产企业等内容。包装尺寸过小无法全部标明上述内容的，至少应标注药品通用名称、规格、产品批号、有效期等内容。

2. 药品外标签　应注明药品通用名称、成分、性状、适应症或者功能主治、规格、用法用量、不良反应、禁忌、注意事项、贮藏、生产日期、产品批号、有效期、批准文号及生产企业等内容。适应症或者功能主治、用法用量、不良反应、禁忌、注意事项不能全部注明的，应当标注主要内容"详见说明书"字样。

3. 原料药标签　应包含药品名称、包装规格、贮藏、生产日期、产品批号、有效期、执行标准、批准文号、生产企业以及运输注意事项等必要内容。

4. 中药饮片的包装标签　根据2024年8月1日起实施的《中药饮片标签管理规定》，中药饮片的内、外标签应当标注产品属性、品名、规格、药材产地、生产企业、产品批号、生产日期、装量、保质期、执行标准等内容。其中，保质期的标注自2025年8月1日起施行。

用于运输的包装，至少应当标注产品属性、品名、药材产地、调出单位、生产日期，也可以根据需要注明包装数量、运输注意事项或者其他标记等内容。

5. 用于运输、储藏的包装标签　至少应当注明药品通用名称、包装规格、贮藏、生产日期、产品批号、有效期、批准文号、生产企业。也可以根据需要注明包装数量、运输注意事项或者其他标记等必要内容。

对贮藏有特殊要求的药品，应当在标签的醒目位置注明。

6. 规格相同或不同的药品标签　同一药品生产企业生产的同一药品，药品规格和包装规格均相同的，其标签的内容、格式及颜色必须一致；药品规格或者包装规格不同的，其标签应当明显区别或者规格项明显标注。同一药品生产企业生产的同一药品，分别按处方药与非处方药管理的，两者的包装颜色应当明显区别。

考点提示：药品标签分类及内容要求

（四）有效期的标注方法

药品标签中的有效期应当按照年、月、日的顺序标注，年份用四位数字表示，月、日分别各用两位数表示。其具体标注格式为"有效期至××××年××月"或者"有效期至××××年××月××日"；也可以用数字和其他符号表示为"有效期至××××.××."或者"有效期至××××／××／××"等。

考点提示：药品有效期的标注

预防用生物制品有效期的标注按照国家药品监督管理局批准的注册标准执行，治疗用生物制品有

效期的标注应自分装日期计算，其他药品有效期的标注自生产日期计算。

有效期若标注到日，应当为起算日期对应年月日的前 1 天；若标注到月，应当为起算月份对应年月的前 1 个月。

如果由于包装尺寸或者技术设备等原因，有效期确难以标注为"有效期至某年某月"的，可以标注有效期的实际期限，如"有效期 24 个月"。

（五）专用标识的管理

麻醉药品、精神药品、医疗用毒性药品、放射性药品、外用药品和非处方药品等国家规定有专用标识的药品，其标签上必须印有规定的标识（见图 6-1）。

考点提示：药品的专用标识

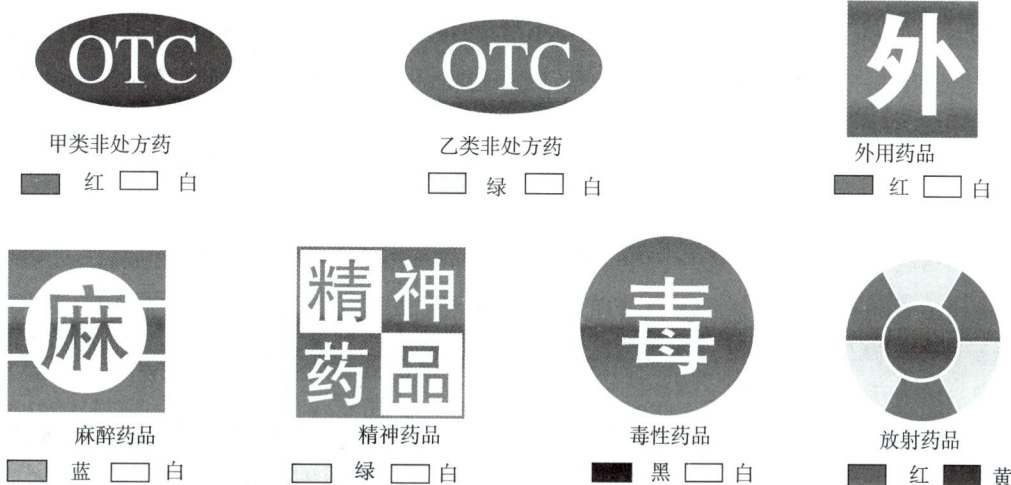

OTC	OTC	外
甲类非处方药	乙类非处方药	外用药品
▨ 红　☐ 白	☐ 绿　☐ 白	▨ 红　☐ 白

麻	精神药品	毒	放射药品
麻醉药品	精神药品	毒性药品	放射药品
▨ 蓝　☐ 白	☐ 绿　☐ 白	■ 黑　☐ 白	▨ 红　▨ 黄

图 6-1　药品专用标识示图

课堂互动

一批药品的生产批号是 20200310，有效期为 2 年，则该药品可用至（　　）

A. 22 年 3 月 10 日　　　　B. 22 年 3 月 9 日　　　　C. 21 年 3 月 10 日　　　　D. 23 年 3 月 9 日

二、药品说明书管理

药品说明书是药品信息最基本、最重要的来源，它与药品的研制、生产、销售、使用、贮运等众多环节密切相关。是指导医务人员和社会公众正确购买及使用药品、以及药师开展合理用药咨询服务的重要依据之一。因此，为确保人们用药安全，一方面要保证药品质量合格，另一方面要遵守用药规范。对于一种药品的规范使用，最具法律效应的参考资料是药品说明书。

（一）药品说明书的概念

药品说明书是指由药品生产企业印制，并包含有药品安全性、有效性的重要科学数据、结论和信息，用以指导安全、合理使用药品的技术资料。具有技术意义和法律意义，能提供用药信息，是医务人员、患者了解药品的重要途径。药品说明书是该药的一项重要文件，可以作为药品管理领域一系列法律事实的认定依据，包括判定假药劣药、缺陷药品、虚假药品广告和药品召回对象的认定依据。

考点提示：药品说明书的概念、意义药品说明书的具体格式、内容和书写要求由国家药品监督管理部门制定并发布。药品生产企业须依照国家规定的格式要求，以及批准的内容编写，上市销售的药品最小包装内应附有药品说明书。

（二）药品说明书的作用

1. 介绍药品特性　药品说明书由药品生产企业按照国家要求的格式及内容撰写，主要是介绍药品的特性，其内容应科学严谨，实事求是，不应任意夸大宣传，错误导向或有意回避。药品说明书的解释应详尽细致，除外标签中所述的各项外，还需增加：禁慎用症状，与饮食、症状初起或其他与时间因素有关的用药方法，服用时的调配方法，如振摇、溶解、稀释，贮藏及放置条件等。

2. 指导合理用药　药品说明书包含药品安全性、有效性的重要科学数据、结论和信息，用以指导安全、合理使用药品。①药品说明书可以帮助医师和患者严格、准确地掌握药品适应症或功能主治，并按规定用法给药。②可使医师和患者掌握药品不良反应、禁忌症、注意事项、相互作用和配伍禁忌等，以确保治疗安全。③医师准确掌握药品说明书信息，包括作用机制、药品配伍、代谢排泄，便于选择更合理的治疗方案，以取得更好的治疗效果。

3. 普及医药知识　药品说明书的文字通俗易懂，并且增加有忠告语或警示语，提醒患者仔细阅读药品说明书，这不仅增加患者用药知识，同时提高用药的安全性。由于临床上常有患者对医师隐瞒某些病史，而这些病史可能正好是某种药品使用的禁忌，因此患者自身充分理解药品说明书的内容对于确保安全用药是非常必要的。

4. 保护医师，减少医疗纠纷　按照国际惯例，药品说明书是所有国家医师、药师、护士和患者使用药品唯一具有法律依据的临床用药资料。世界各国将药品说明书置于法律法规的管理下，并在医疗事故的处理中，将其作为裁判的依据。目前，我国对医疗事故的处理要求使用"举证倒置"的形式，而药品说明书是评价医师用药是否得当的重要依据之一。法律为严格按药品说明书进行规范治疗的行为提供安全保障，所以掌握药品说明书能保护医师，减少医疗纠纷和事故的发生。

考点提示： 药品说明书的作用

（三）药品说明书的主要内容

药品说明书应当注明药品的通用名称、成分、规格、上市许可持有人及其地址、生产企业及其地址、批准文号、产品批号、生产日期、有效期、适应症或者功能主治、用法、用量、禁忌、不良反应和注意事项。药品说明书中对疾病名称、药学专业名词、药品名称、临床检验名称和结果的表述，应当采用国家统一颁布或规范的专用词汇，度量衡单位应当符合国家标准的规定。

考点提示： 药品说明书的主要内容

1. 药品名称　包括通用名、商品名、英文名、汉语拼音，化学名称、化学结构、分子式、分子量（复方制剂、生物制品应注明主要成分）。

2. 成分组成　药品说明书应当列出全部活性成分或者组方中的全部中药药味。注射剂和非处方药还应当列出所用的全部辅料名称。

药品处方中含有可能引起严重不良反应的成分或者辅料的，应当予以说明。

3. 规格　包括药品最小计算单位的含量及每个包装所含药品的数量。

4. 适应症或功能主治　化学药品标注"适应症"，中药标注"功能主治"。

5. 用法用量　如果没有特殊说明，一般标明的剂量为成人常用剂量，并以药品的含量为单位，若小儿或老人使用须按照规定折算使用剂量。

6. 药品不良反应　药品说明书应当充分包含药品不良反应信息，详细注明药品不良反应。药品生产企业未根据药品上市后的安全性、有效性情况及时修改说明书或者未将药品不良反应在说明书中充分说明的，由此引起的不良后果由该生产企业承担。

7. 禁忌或注意事项 安全剂量范围小的药品必标此栏；注意事项包括孕妇、哺乳期、儿童用药、老年用药、药物相互作用、药物滥用或依赖、药物过量、临床试验、药理毒理、药代动力学等。

8. 批准文号、生产批号、有效期或失效期 批准文号是鉴别假药、劣药的重要依据。目前药品批准文号为"国药准字"＋"字母"＋"八位数字"（如国药准字 H20190805），生产批号表示具体生产日期，有效期或失效期为药品质量可以保证的期限。

9. 评价与修改 药品生产企业应当主动跟踪药品上市后的安全性、有效性情况，需要对药品说明书进行修改的，应当及时提出申请。

根据药品不良反应监测、药品再评价结果等信息，国家药品监督管理局也可以要求药品生产企业修改药品说明书。药品说明书获准修改后，药品生产企业应当将修改的内容立即通知相关药品经营企业、使用单位及其他部门，并按要求及时使用修改后的说明书和标签。

药品说明书核准日期和修改日期应当在说明书中醒目标示。

考点提示： 药品说明书的修改要求

（四）非药品说明书内容的法律规定

《中华人民共和国药品管理法实施条例》第四十三条规定："非药品不得在其包装、标签、说明书及有关宣传资料上进行含有预防、治疗、诊断人体疾病等有关内容的宣传；但是，法律、行政法规另有规定的除外。"

根据目前的政策法规，下列产品可以依法进行含有预防、治疗、诊断人休疾病等有关内容宣传。

（1）根据《医疗器械监督管理条例》的规定，医疗器械可以依法进行含有预防、治疗、诊断人体疾病等有关内容的宣传。

（2）根据《中华人民共和国传染病防治法》第二十九条等规定，用于传染病防治的消毒产品可以依法进行含有预防人体疾病等有关内容的宣传。这里需要特别注意两个问题：一是并非所有的消毒产品都可以进行含有预防疾病等有关内容的宣传；二是预防疾病和治疗疾病是不同的，虽然某些消毒产品可以进行预防疾病的宣传，但是，任何消毒产品都不能在其标签或说明书上进行含有治疗疾病的宣传。且如果消毒产品所宣传的预防疾病超出国家法定传染病的范围，则有可能构成违法。

> ■ **知识链接** ┄┄┄
>
> **保健食品说明书的主要内容**
>
> 依据《保健食品管理办法》（1996 年 3 月 15 日卫生部令第 46 号）第二十一条，保健食品标签和说明书必须符合国家有关标准和要求，并标明下列内容：（一）保健作用和适宜人群；（二）食用方法和适宜的食用量；（三）贮藏方法；（四）功效成分的名称及含量。因在现有技术条件下，不能明确功效成分的，则须标明与保健功能有关的原料名称；（五）保健食品批准文号；（六）保健食品标志；（七）有关标准或要求所规定的其他标签内容。

（五）药品说明书格式与内容

考点提示： 药品说明书的格式要求

1. 化学药品和治疗用生物制品说明书通用格式和撰写指南

核准和修改日期

特殊药品、外用药品标识（位置）

×××说明书

请仔细阅读说明书并在医师或药师指导下使用

警示语（位置）

【药品名称】	【孕妇及哺乳妇女用药】
通用名称：	【儿童用药】
商品名称：	【老年用药】
英文名称：	【药物相互作用】
汉语拼音：	【药物滥用和药物依赖】
【成分】	【药物过量】
化学名称：	【临床药理】
化学结构式：	【临床试验】
分子式：	【药理毒理】
分子量：	【贮藏】
【性状】	【包装】
【适应症】	【有效期】
【规格】	【执行标准】
【用法用量】	【批准文号】
【不良反应】	【上市许可持有人】
【禁忌】	【生产企业】
【注意事项】	【境内联系人】

2. 预防用生物制品说明书的通用格式和撰写指南

核准和修改日期

×××说明书

请仔细阅读说明书并在医师指导下使用

警示语（位置）

【药品名称】	【注意事项】
通用名称：	【药物相互作用】
商品名称：	【特殊人群】
英文名称：	【药物过量】
汉语拼音：	【临床试验】
【成分】	【贮藏】
【性状】	【包装】
【接种对象】	【有效期】
【作用与用途】	【执行标准】
【规格】	【批准文号】
【免疫程序和剂量】	【上市许可持有人】
【不良反应】	【生产企业】
【禁忌】	【包装厂】
【警告】	【境内联系人】

3. 中药、天然药物处方药说明书格式

核准和修改日期

特殊药品、外用药品标识（位置）

×××说明书

请仔细阅读说明书并在医师指导下使用

警示语位置

【药品名称】	【药理毒理】
通用名称：	【药代动力学】
汉语拼音：	【贮藏】
【成分】	【包装】
【性状】	【有效期】
【功能主治】/【适应症】	【执行标准】
【规格】	【批准文号】
【用法用量】	【生产企业】
【不良反应】	企业名称：
【禁忌】	生产地址：
【注意事项】	邮政编码：
【孕妇及哺乳期妇女用药】	电话号码：
【儿童用药】	传真号码：
【老年用药】	注册地址：
【药物相互作用】	网址：
【临床试验】	

（六）药品说明书各项内容书写要求

2006年5月10日，国家食品药品监督管理局以"国食药监注〔2006〕202号"文下发了《关于印发化学药品与生物制品说明书规范细则的通知》，2022年5月20日，根据《药品注册管理方法》国家市场监督管理局令第27号，为规范申报资料的提交，在国家药品监督管理局的部署下，药审中心组织制定了《化学药品及生物制品说明书通用格式和撰写指南》（见附件），对化学药品和生物制品说明书格式和各项内容书写要求都作了明确的规定。2006年6月22日，国家食品药品监督管理局以"国食药监注〔2006〕283号"文下发了《关于印发中药、天然药物处方药说明书格式内容书写要求及撰写指导原则的通知》，对中药、天然药物处方药说明书格式和各项内容书写要求作了明确规定。

1. 化学药品和治疗用生物制品说明书各项内容的书写要求　如表6-1所示。

考点提示：药品说明书内容的编写要求

表6-1　化学药品和治疗用生物制品说明书各项内容的书写要求

【核准和修改日期】	核准日期为国家药品监督管理局首次批准该药品注册的时间，修改日期为此后历次修改的时间。核准和修改日期应当印制在说明书首页左上角。修改日期位于核准日期下方
【特殊药品、外用药品标识】	麻醉药品、精神药品、医疗用毒性药品、放射性药品和外用药品等专用标识在说明书首页右上方标注
【说明书标题】	"×××说明书"中的"×××"是指该药品的通用名称。"请仔细阅读说明书并在医师或药师指导下使用"。如为附条件批准，该句表述为"本品为附条件批准上市。请仔细阅读说明书并在医师或药师指导下使用。"该内容必须标注，并印制在说明书标题下方

【警示语】	警示语是指药品严重不良反应（可导致死亡或严重伤害）及其严重安全性问题警告的摘要，可涉及【禁忌】和【注意事项】等项目的内容 警示语置于说明书标题下，全文用黑体字。应设标题和正文两部分
【药品名称】	按下列顺序列出：①通用名称：应当符合药品通用名称命名原则。②商品名称：未批准使用商品名称的药品不列该项。③英文名称：无英文名称的药品不列该项。④汉语拼音
【成分】	①明确活性成分，逐项列出其化学名称、化学结构式、分子式、分子量，并按下列方式书写： 化学名称：化学结构式：分子式：分子量： ②复方制剂可以不列出每个活性成分化学名称、化学结构式、分子式、分子量内容。本项可以表达为"本品为复方制剂，其组分为："。组分按一个制剂单位（如每片、粒、支、瓶等）分别列出所含的全部活性成分及其量 ③多组分或者化学结构尚不明确的化学药品或者治疗用生物制品，应当列出主要成分名称，简述活性成分来源 ④应当列出所有辅料的名称
【性状】	包括药品的外观、嗅、味等，与质量标准中【性状】项保持一致
【适应症】	①应当根据该药品的用途，采用准确的表述方式，明确用于预防、治疗、诊断、缓解或者辅助治疗某种疾病（状态）或者症状 ②应当描述适用的人群（如，年龄、性别或特殊的基因型）、适用的疾病（如，疾病的亚型）和该药的治疗地位（如，一线药还是二线用药、辅助用药） ③使用限制：根据产品实际情况，如果需要，列出使用限制的内容 ④对于附条件批准品种，注明本品为基于替代终点（或中间临床终点或早期临床试验数据）获得附条件批准上市，暂未获得临床终点数据，尚待上市后进一步确证
【规格】	指每一单位制剂（每支、每片等）中含有主药的标示量（或效价）、含量（%）或装量。生物制品注射剂应标明每支（瓶）中有效成分的效价（或含量及效价）及装量（或冻干制剂的复溶后体积）。表示方法按照现行版中国药典的要求，有两种以上规格的应当分别列出 口服制剂：（1）口服固体制剂（片剂、胶囊等），每单位制剂中有效成分含量大于100mg者，以 g 表示，如0.1g、0.5g、1.0g 等；如有效成分含量小于100mg，通常以所含药物量的 mg 数量表示，如50mg、10mg、0.1mg等。（2）口服溶液，通常以每单位制剂的体积及有效成分含量表示，如 30ml：30mg 注射液：通常以每单位制剂中的药液体积及有效成分标示量表示，如 5ml：5mg 吸入制剂：参照中国药典规格项标示 外用制剂：通常以制剂所含有效成分百分比浓度并结合每单位制剂的标示量（或体积）和有效成分含量比表示，如 0.1%（10g：10mg），0.005%（2.5ml：125μg）
【用法用量】	应当包括用法和用量两部分。需按疗程用药或者规定用药期限的，必须注明疗程、期限 应当详细列出该药品的用药方法，准确列出用药频次、用药剂量以及疗程期限，并应当特别注意剂量与规格的关系。用法上有特殊要求的，应当按实际情况详细说明。在有研究数据支持的情况下，明确阐述特殊人群的用药方法：如肝功能不全、肾功能不全、老年人、儿童等
【不良反应】	应当实事求是地详细列出该药品的不良反应，并按不良反应的严重程度、发生的频率或症状的系统性列出。按照临床试验期间和上市后不良反应分别列出。在说明书其他章节详细阐述的不良反应、最常见的不良反应、导致停药或其他临床干预的不良反应应该在本项开始部分阐述 详细列出特定的不良反应可能有助于临床实践中不良反应发生的预防、评估和管理 尽量避免使用含糊的词语，如耐受良好的、稀有、频繁等
【禁忌】	应当列出禁止应用该药品的人群或者疾病情况。必要时，阐述禁忌情况下使用药物的预期后果
【注意事项】	该项目应包括需要特别警惕的严重的或有其他临床价值的不良反应的警告和注意事项。应描述各项不良反应的临床表现和后果以及流行病学特点（如，发生率、死亡率和风险因素等）、识别、预防和处理。这些信息会影响是否决定处方给药、为确保安全使用药物对患者进行监测的建议，以及可采取的预防或减轻损害的措施 应列出使用时必须注意的问题，包括需要慎用的情况（如肝、肾功能的问题），影响药物疗效的因素（如食物、烟、酒），用药过程中需观察的情况（如过敏反应，定期检查血象、肝功、肾功），以及药物对临床实验室检测的干扰、评价安全性需要的监测、严重的或有临床意义的药物相互作用等。应根据其重要性，按警告、注意事项的顺序分别列出。每个小项应设有显示其内容特点的粗体字小标题并赋予编号，以重要性排序
【孕妇及哺乳期妇女用药】	根据药物的具体情况，着重说明该药品对妊娠、哺乳期母婴的影响，并写明可否应用本品及用药注意事项。未进行该项实验且无可靠参考文献的，应当在该项下予以说明

续表

【儿童用药】	主要包括儿童由于生长发育的关系而对于该药品在药理、毒理或药代动力学方面与成人的差异，并写明可否应用本品及用药注意事项。若有幼龄动物毒性研究资料，且已批准药品用于儿科人群，应阐明有关动物毒性研究内容。未进行该项实验且无可靠参考文献的，应当在该项下予以说明
【老年用药】	主要包括老年人由于机体各种功能衰退的关系而对于该药品在药理、毒理或药代动力学方面与成人的差异，并写明可否应用本品及用药注意事项 未进行该项实验且无可靠参考文献的，应当在该项下予以说明
【药物相互作用】	列出与该药物产生相互作用的药物或者药物类别，并说明相互作用的结果及合并用药的注意事项。未进行该项实验且无可靠参考文献的，应当在该项下予以说明
【药物滥用和药物依赖】	镇痛、麻醉、精神药物等有可能导致药物滥用或依赖，需阐明与之有关的内容，合理控制，避免药物滥用，避免/减少药物依赖。对于不存在滥用、依赖问题的药物，可不保留该项内容
【药物过量】	详细列出过量应用该药品可能发生的毒性反应、剂量及处理方法。未进行该项实验且无可靠参考文献的，应当在该项下予以说明
【临床药理】	①作用机制：重点阐述药物与临床适应症相关已明确的药理作用，包括药物类别、作用机制；复方制剂的药理作用可以为每一组成成分的药理作用。如果作用机制尚不明确，需明确说明 对于抗微生物药物，应阐明药物的微生物学特征，包括抗病毒/抗菌活性/药物敏感性、耐药性等 ②药效学：应描述与临床效应或不良事件相关的药物或活性代谢产物的生物化学或生理学效应。该部分应包括关于药物及其活性代谢产物对 PD 生物标志物或其它临床相关参数影响的描述 ③药代动力学：应包括药物在体内吸收、分布、代谢和排泄的全过程及其主要的药代动力学参数或特征，以及特殊人群的药代动力学参数或特征。说明药物是否通过乳汁分泌、是否通过胎盘屏障及血脑屏障等。未进行药代动力学研究且无可靠参考文献的，应当在该部分予以说明 ④遗传药理学：应包括影响药物体内过程以及治疗相关的基因变异相关数据或信息。未进行该项实验且无可靠参考文献的，应当在该项下予以说明
【临床试验】	该项为临床试验概述，应当准确、客观地进行描述。具体内容应包括试验方案设计（如随机、盲法、对照）、研究对象、给药方法、有效性终点以及主要试验结果等。可适当使用图表，清晰表述试验设计、疗效和安全性数据等 对于附条件批准品种，注明本品为基于替代终点（或中间临床终点或早期临床试验数据）获得附条件批准上市，暂未获得临床终点数据，尚待上市后进一步确证
【药理毒理】	包括药理作用和毒理研究两部分内容。药理作用为临床药理中药物对人体作用的有关信息。也可列出与临床适应症有关或有助于阐述临床药理作用的体外试验和（或）动物实验的结果。复方制剂的药理作用可以为每一组成成分的药理作用 毒理研究为与临床应用有关、有助于判断药物临床安全性的非临床毒理研究结果，一般包括遗传毒性、生殖毒性、致癌性等特殊毒理学试验信息，必要时包括一般毒理学试验中或其他毒理学试验中提示的需重点关注的信息。应当描述动物种属类型，给药方法（剂量、给药周期、给药途径）和主要毒性表现等重要信息。复方制剂的毒理研究内容应当尽量包括复方给药的毒理研究结果，若无该信息，应当写入单药的相关毒理内容
【贮藏】	具体条件的表示方法按《中国药典》要求书写，并注明具体温度。如：阴凉处（不超过 20℃）保存。生物制品应当同时注明制品保存和运输的环境条件，特别应明确具体温度
【包装】	包括直接接触药品的包装材料和容器及包装规格，并按该顺序表述
【有效期】	以月为单位表述
【执行标准】	列出执行标准的名称、版本，如《中国药典》2020 年版二部。或者药品标准编号，如 YBH00012021
【批准文号】	指该药品的药品批准文号。对于附条件批准品种，应注明附条件批准上市字样
【上市许可持有人】	名称： 注册地址： 邮政编码： 电话和传真号码：须标明区号。 网址： 持有人名称与注册地址按持有人生产许可证有关项目填写

续表

【生产企业】	企业名称： 生产地址： 邮政编码： 电话和传真号码：须标明区号 网址： 生产企业名称与生产地址按生产企业生产许可证有关项目填写 如另有包装厂者，应按下列方式列出包装厂的信息： 名称： 包装地址： 邮政编码： 电话和传真号码：须标明区号 网址：
【境内联系人】	对于境外生产药品，应该列出境外上市许可持有人指定的在中国境内的联系人信息，并按下列方式列出： 名称： 注册地址： 邮政编码： 电话和传真号码：须标明区号 网址：

2. 预防用生物制品说明书各项内容的书写要求 如表6-2所示。

表6-2 预防用生物制品说明书各项内容的书写要求

【核准和修改日期】	核准日期为国家药品监督管理部门批准该制品（疫苗）注册的时间。修改日期为此后历次修改的时间。应当印制在说明书首页左上角。修改日期位于核准日期下方，按时间顺序逐行书写
【说明书标题】	"×××说明书"中的"×××"是指该疫苗的通用名称。 "请仔细阅读说明书并在医师指导下使用"。该内容必须标注，并印制在说明书标题下方。如为附条件批准，该句表述为"本品为附条件批准上市。请仔细阅读说明书并在医师或药师指导下使用。"
【警示语】	警示语是指对药品严重不良反应及其潜在的安全性问题的警告，还可以包括药品禁忌、注意事项等需提示接种对象特别注意的事项。有该方面内容的，应当在说明书标题下以醒目的黑体字注明。无该方面内容的，不列该项
【药品名称】	按下列顺序列出：①通用名称：药名称应当符合药品通用名称命名原则。中国药典收载的品种，其通用名称应当与药典一致；中国药典未收载的品种，其名称应当经国家药典委员会核准。②商品名称：未批准使用商品名称的药品不列该项。③英文名称：无英文名称的药品不列该项。④汉语拼音
【成分】	该项主要描述该疫苗的主要成分（如生产用毒株或基因表达提取物等）和辅料、生产用细胞、简述制备工艺、成品剂型和外观等具体内容包括产品概要，描述毒株（固定和定期更换）和生产工艺等产品特性。列出活性成分和辅料，以及含量或范围。含有佐剂的，明确佐剂成分含量。含有防腐剂、抗生素的，明确其种类和含量。不含者也应加以说明。冻干制品还应明确冻干保护剂的主要成分。含有可能引起严重不良反应的成份，如鸡蛋成分，该项下应单独列出。并在【禁忌】中加以相应说明。其他可能存在过敏性或其他潜在安全性担忧的工艺残留，如培养基残留、牛血清残留等，也应加以说明
【性状】	性状描述包括成品剂型、外观、颜色及货架期内允许的颜色等外观变化。【接种对象应注明适宜接种的人群、接种人群的年龄、接种的适宜季节等。其中，接种对象的年龄描述应与该疫苗临床试验人群一致（个别疫苗如狂犬疫苗除外）】。必要时建议婴幼儿人群采用月龄描述
【作用与用途】	应明确该疫苗的主要作用，如"用于×××疾病的预防"。必要时需要明确所能预防疾病的病原体或型别和疾病的严重程度，以及对其他相关病原体或型别（疫苗所含型别以外）的所致疾病的预防作用。对于附条件批准上市品种，注明本品为基于替代终点（或中间临床终点或早期临床试验数据或Ⅲ期临床试验期中分析数据）获得附条件批准上市，暂未获得最终分析数据，尚待进一步确证
【规格】	明确该疫苗每1次人用剂量及有效成分的含量或效价单位，及装量（或冻干制剂的复溶后体积）。多人份包装的应标明每支（瓶）和/或每人份有效成分的效价（或含量及效价）及装量（或冻干制剂的复溶后体积）

续表

【免疫程序和剂量】	对于境内外已上市疫苗，应当明确接种部位、接种途径（如肌内注射、皮下注射、划痕接种等）、接种程序（包括基础免疫针次、每次免疫的剂量、时间隔，加强免疫的时间及剂量），必要时还要明确疫苗现场配制方法。特殊接种途径或接种装置者（如无针注射器）的应描述具体接种方法，必要时以图示说明。免疫程序因不同年龄段而不同的，应当分别作出规定。对于有两种或两种以上免疫程序可供选择的，应首先描述常用程序。冻干制品应当规定复溶量及复溶所用的溶媒。对于创新型疫苗，除明确上述情况外，如需对免疫程序进行优化的，应在完成相应的临床试验后，及时对说明书进行更新
【不良反应】	包括接种后可能出现的偶然或者一过性不良反应的描述，以及对于出现的不良反应是否需要特殊处理。基于临床试验数据制定或修订疫苗说明书时，该项应按国际医学科学组织委员会（CIOMS）推荐的发生率等级进行描述。根据疫苗特点，内容可包括该疫苗临床试验或/和上市后监测到的不良反应。还可包括同类疫苗临床试验和上市后监测到的不良反应。可分为全身反应和局部反应进行描述或按器官/系统描述。创新型疫苗也可按照发生率直接描述。如果多个临床试验在研究设计、研究人群和不良反应发生率等方面没有明显差异，应汇总多个临床试验的安全性数据，并对不良反应信息来源的临床试验进行汇总描述，包括试验设计、样本量、接种剂量和程序等。对未列出的重要安全性信息应进行分析讨论。创新型疫苗安全性特征尚难以明确，可考虑将观察到的所有不良事件和不良反应分别列出。同时其临床试验中未观察到的、但在相关疫苗中出现的不良反应，也要进行相应描述 可基于客观数据对不良反应的严重程度、持续时间等进行描述。该项还要考虑对该疫苗临床试验中发生的可疑严重不良事件进行描述。该项应根据疫苗上市后临床研究数据、上市后不良反应监测数据以及药品监管机构的监管要求等及时进行更新。该项的内容要与其他相关项目如【警示语】、【注意事项】、【禁忌】等项的内容相互呼应
【禁忌】	列出禁止使用或者暂缓使用该疫苗的各种情况。包括对疫苗主要成分及辅料会有过敏反应的情况，要充分考虑【不良反应】项中严重不良事件的发生情况，对于创新型疫苗还应充分考虑其临床试验时作为禁忌所排除人群的情况
【警告】	内容与警示语部分相呼应，如警示语中涉及的信息较多，在该处进一步说明。无该方面内容的，不列该项
【注意事项】	列出使用的各种注意事项。以特殊接种途径进行免疫的疫苗，应明确接种途径，如注明"严禁皮下或肌内注射"。使用前检查包装容器、标签、外观、有效期是否符合要求。还包括疫苗包装容器开启时，对疫苗使用的要求（如需振摇），冻干制品的复溶时间等。疫苗开启后应在规定的时间内使用，以及由于接种该疫苗而可能出现的紧急情况的应急处理办法等 减毒活疫苗还需关注在该疾病流行季节使用的安全性风险，以评价并指导是否可以在流行季使用。对患有基础疾病的人群，如全身基础性疾病（高血压、糖尿病、HIV/AIDS、血液透析患者和免疫系统受损/低下者），或患有该疫苗靶器官基础疾病（慢性肝病患者相对于乙肝疫苗、肺部疾病患者相对于结核疫苗等），应明确其接种该疫苗的原则和事项
【药物相互作用】	与其他疫苗同时接种：该部分内容应基于相应临床数据进行描述，应指出同时接种可能存在的对免疫应答的影响以及安全性风险等信息。没有相应临床数据且无可靠参考文献的，应在该项下予以说明 其他的信息可能包括：与免疫抑制剂、化疗药物、抗代谢药物、细胞毒素类药物、皮质类固醇类药物等同时使用的可能影响，不应与免疫球蛋白同时使用或不得同一肢体接种等
【特殊人群】	应基于获得的研究数据，描述特殊人群接种该疫苗的相关事项。接种对象包含育龄期人群的疫苗（狂犬病疫苗除外），应基于获得的临床及非临床数据描述其对生殖相关的影响；接种对象包含老人或儿童的疫苗，该项主要包括老人或儿童由于机体功能衰退或生长发育等的关系，在接种该疫苗后与成人在免疫反应方面的差异，以及在接种程序和剂量等方面的注意事项。对患有基础疾病（如高血压、糖尿病等）人群，应结合该部分人群临床研究结果，描述其接种该疫苗的原则和事项 以上内容，研究数据不充分或没有相应研究数据且无可靠参考文献的，予以说明。无该方面内容的，不列该项
【临床试验】	该项为临床试验概述，应当准确、客观地进行描述。基于临床试验数据制定或修订疫苗说明书时，结合疫苗特点，该项可包括境内外注册临床研究或其他临床试验，境内外临床试验分别描述，具体内容应包括试验方案设计（盲法、对照、随机、有效性终点、病例判断标准及判断方式、免疫原性检测方法）以及主要试验结果等，其中试验结果可包括保护效力、免疫原性以及持久性结果。试验结果应为试验疫苗组与对照疫苗组比较分析结果；根据需要列出按照年龄、性别或易感性划分不同人群亚组的分析结果。临床试验结果应借助表格清晰描述 如果有新的临床试验结果，须及时对该项进行更新。对于附条件批准上市品种，注明本品为基于替代终点（或中间临床终点或早期临床试验数据或Ⅲ期临床试验期中分析数据）获得附条件批准上市，暂未获得最终分析数据，尚待进一步确证
【药物过量】	对于多人份包装的疫苗，该项应基于任何过量使用获得临床数据进行描述，列出过量使用该疫苗可能发生的反应及处理方法。没有临床数据且无可靠参考文献的，应当在该项下予以说明。无该方面内容的，不列该项

续表

【贮藏】	应当按照规定明确该疫苗保存和运输的条件，尤其应当明确温度条件。并明确是否可以冻结，以及发生冻结后处理方式。对多人份疫苗，应进一步明确开启后温度要求及保存期限；尽可能明确开封后相关要求（贮存条件、最长存放时间等）
【包装】	包括直接接触药品的包装材料和容器及包装规格，并按该顺序表述。注明直接接触药品的包装材料中是否含有天然乳胶
【有效期】	在拟定的贮存条件下，以月为单位表述
【执行标准】	列出执行标准的名称、版本，如《中国药典》2020 年版第三部；或者药品标准编号，如 YBS00012021
【批准文号】	指该药品的药品批准文号。对于附条件批准品种，应注明附条件批准上市字样
【上市许可持有人】	名称： 注册地址： 邮政编码： 电话和传真号码：须标明区号 网址：持有人名称与注册地址按持有人生产许可证有关项目填写
【生产企业】	企业名称： 生产地址： 邮政编码： 电话和传真号码：须标明区号 网址： 生产企业名称与生产地址按生产企业生产许可证有关项目填写
【包装厂】	如另有包装厂者，应按下列方式列出包装厂的信息： 名称： 地址： 邮政编码： 电话和传真号码：须标明区号 网址：
【境内联系人】	网址：对于境外生产药品，应该列出在中国境内的联系人信息，并按下列方式列出： 名称： 地址： 邮政编码： 电话和传真号码：须标明区号 网址：如无网址可不写，此项不保留

3. 中药、天然药物处方药说明书各项内容书写要求　如表 6 - 3 所示。

表 6 - 3　中药、天然药物处方药说明书各项内容书写要求

【核准和修改日期】	核准日期和修改日期应当印制在说明书首页左上角。修改日期位于核准日期下方，进行过多次修改的，仅列最后一次的修改日期；未进行修改的，可不列修改日期和修订日期。核准日期指国家食品药品监督管理部门批准该药品注册的日期
【特殊药品、外用药品标识】	麻醉药品、精神药品、医疗用毒性药品和外用药品等专用标识在说明书首页右上方标注。外用药品标识为红色方框底色内标注白色"外"字，样式：外。药品标签中的外用药标识应当彩色印制，说明书中的外用药品标识可以单色印制 考点提示：外用药的标识
【说明书标题】	"×××说明书"中的"×××"是指该药品的通用名称；"请仔细阅读说明书并在医师指导下使用"或"请仔细阅读说明书并按说明使用或在药师指导下购买和使用"该内容必须标注，并印制在说明书标题下方

续表

【警示语】	是指对药品严重不良反应及其潜在的安全性问题的警告，还可以包括药品禁忌、注意事项及剂量过量等需提示用药人群特别注意的事项。含有化学药品（维生素类除外）的中药复方制剂，应注明本品含××（化学药品通用名称）有该方面内容的，应当在说明书标题下以醒目的黑体字注明。无该方面内容的，可不列此项
【药品名称】	药品名称应与国家批准的该品种药品标准中的药品名称一致
【成分】	应列出处方中所有的药味或有效部位、有效成分等。注射剂还应列出所用的全部辅料名称；处方中含有可能引起严重不良反应的辅料的，在该项下也应列出该辅料名称成分排序应与国家批准的该品种药品标准一致，辅料列于成分之后。对于处方已列入国家秘密技术项目的品种，以及获得中药一级保护的品种，可不列此项
【性状】	应与国家批准的该品种药品标准中的性状一致
【功能主治】/【适应症】	应与国家批准的该品种药品标准中的功能主治或适应症一致
【规格】	应与国家批准的该品种药品标准中的规格一致 同一药品生产企业生产的同一品种，如规格或包装规格不同，应使用不同的说明书
【用法用量】	应与国家批准的该品种药品标准中的用法用量一致
【不良反应】	应当实事求是地详细列出该药品不良反应。并按不良反应的严重程度、发生的频率或症状的系统性列出。尚不清楚有无不良反应的，可在该项下以"尚不明确"来表述
【禁忌】	应当列出该药品不能应用的各种情况，例如禁止应用该药品的人群、疾病等情况尚不清楚有无禁忌的，可在该项下以"尚不明确"来表述
【注意事项】	列出使用时必须注意的问题，包括需要慎用的情况（如肝、肾功能的问题），影响药物疗效的因素（如食物、烟、酒），用药过程中需观察的情况（如过敏反应，定期检查血象、肝功、肾功）及用药对于临床检验的影响等。如有药物滥用或者药物依赖性内容，应在该项下列出。如有与中医理论有关的证候、配伍、妊娠、饮食等注意事项，应在该项下列出。处方中如含有可能引起严重不良反应的成分或辅料，应在该项下列出。注射剂如需进行皮内敏感试验的，应在该项下列出。中药和化学药品组成的复方制剂，必须列出成分中化学药品的相关内容及注意事项；尚不清楚有无注意事项的，可在该项下以"尚不明确"来表述
【孕妇及哺乳期妇女用药】	如进行过该项相关研究，应简要说明在妊娠、分娩及哺乳期，该药对母婴的影响，并说明可否应用本品及用药注意事项。如未进行该项相关研究，可不列此项。如有该人群用药需注意的内容，应在【注意事项】项下予以说明
【儿童用药】	如进行过该项相关研究，应说明儿童患者可否应用该药品。可应用者需应说明用药须注意的事项。如未进行该项相关研究，可不列此项。如有该人群用药需注意的内容，应在【注意事项】项下予以说明
【老年用药】	如进行过该项相关研究，应对老年患者使用该药品的特殊情况予以说明。包括使用限制、特定监护需要、与老年患者用药相关的危险性以及其他与用药有关的安全性和有效性的信息 如未进行该项相关研究，可不列此项。如有该人群用药需注意的内容，应在【注意事项】项下予以说明
【药物相互作用】	如进行过该项相关研究，应详细说明哪些或哪类药物与本药品产生相互作用，并说明相互作用的结果。如未进行该项相关研究，可不列此项，但注射剂除外，注射剂必须以"尚无本品与其他药物相互作用的信息"来表述
【临床试验】	对于2006年7月1日之前批准注册的中药、天然药物，如在申请药品注册时经国家药品监督管理部门批准进行过临床试验，应当描述为"本品于××××年经____批准进行过____例临床试验"。对于2006年7月1日之后批准注册的中药、天然药物，如申请药品注册时，经国家药品监督管理部门批准进行过临床试验的，应描述该药品临床试验的概况，未按规定进行过临床试验的，可不列此项
【药理毒理】	申请药品注册时，按规定进行过系统相关研究的，应列出药理作用和毒理研究两部分内容未进行相关研究的，可不列此项
【药代动力学】	应包括药物在体内的吸收、分布、代谢和排泄过程以及药代动力学的相关参数，一般应以人体临床试验结果为主，如缺乏人体临床试验结果，可列出非临床试验结果，并加以说明，未进行相关研究的，可不列此项

续表

【贮藏】	应与国家批准的该品种药品标准［贮藏］项下的内容一致。需要注明具体温度的，应按《中国药典》中的要求进行标注。如：置阴凉处（0～20℃）
【包装】	包括直接接触药品的包装材料和容器及包装规格，并按该顺序表述。包装规格一般是指上市销售的最小包装的规格
【有效期】	应以月为单位表述
【执行标准】	应列出目前执行的国家药品标准的名称、版本及编号，或名称及版本，或名称及编号
【批准文号】	是指国家批准该药品的药品批准文号、进口药品注册证号或者医药产品注册证号
【生产企业】	是指该药品的生产企业，该项内容必须与药品批准证明文件中的内容一致

任务三　药品广告管理

> **情境导入**

情境： 小王是某医药院校药学生，暑假在家期间，邻居刘奶奶看了广告，花了近三千元买了"中美双认证"的氨糖产品。到货后，老人却发现，产品和广告上说的完全不一样。小王帮刘奶奶用自己所学的知识查看一番，发现该产品不仅不是药品，甚至没有保健品的"蓝帽子"（标志），也不是氨糖产品，产品类别明确写着"压片糖果"。老人再打电话过去，销售人员称"包装不一样，药是一样的"，要刘奶奶去找食药部门验货，并信誓旦旦，"假一粒赔一万"。

思考： 1. 小王感觉刘奶奶上当受骗了，这个"药"能不能吃呢？有什么方法能退回刘奶奶的货款呢？

2. 一些电视药品广告效果说得很神，还经常打着各种科学的幌子，各种真人现身说法，该怎么识别这些广告行为，避免上当受骗呢？

一、药品广告管理概述

（一）广告与药品广告的概念

1. 广告、广告主、广告经营者、广告发布者　广告是指为了某种特定的需要，通过媒介向公众传递信息的宣传手段。可分为：非经济广告和经济广告；主体媒体广告和非主体媒体广告。

广告主：是指生产企业或者经营企业。

广告经营者：受委托提供广告设计、制作、代理服务的法人、其他经济组织或者个人。广告发布者：为广告主或广告主委托的广告经营者发布广告的法人或者其他经济组织。

2. 药品广告　药品广告是指药品生产、经营企业和医疗机构承担费用，通过一定的媒介和形式直接或间接地介绍具体药品品种，进行以药品销售为目的的商业广告。

考点提示：药品广告的概念

（二）药品广告的作用

1. 传递药品信息　药品广告是传播药品信息的一种经济、快捷和有效的方式。是促使医生、药师、患者了解有关药品的性能、成分、适应症、作用机制、用法用量、注意事项等信息的重要手段，有助于医生或患者选择用药。同时，药品广告的传播，特别是非处方药的广告宣传，对增强人们自我保健意识，培养新的保健需求具有一定作用，对制药企业扩大药品销售量、开拓新市场和开发新产品都具有积极作用。

2. 促进销售，开拓市场 广告能够广泛地、经常地接近客户，刺激和激发消费者的购买欲望。因此，在新产品的推广以及开拓市场方面广告能起到开路先锋的作用，是进行市场渗透的有力武器。

3. 增强企业竞争力，加深商品形象 市场中同品种同规格的药品很多，药品商标和商品名是药品生产企业的重要标志。药品广告是增强企业竞争力，树立或加深药品商品形象，提升企业信誉的重要途径，也是保护和扩大市场占有率的有力武器。

考点提示：药品广告的作用

二、药品广告管理的主要内容

（一）药品广告的监督管理机构

国务院市场监督管理部门主管全国的广告监督管理工作，国务院有关部门在各自的职责范围内负责广告管理相关工作。

国家市场监督管理总局负责组织指导药品、医疗器械、保健食品和特殊医学用途配方食品广告审查工作。

《药品、医疗器械、保健食品、特殊医学用途配方食品广告审查管理暂行办法》规定，各省、自治区、直辖市市场监督管理部门、药品监督管理部门为广告审查机关，负责药品、医疗器械、保健食品和特殊医学用途配方食品广告审查，依法可以委托其他行政机关具体实施广告审查。县级以上地方市场监督管理部门主管本行政区域的广告监督管理工作，有权对违法广告依法作出处理。

考点提示：药品广告的审查机关、广告监督管理机关

未经审查不得发布药品、医疗器械、保健食品和特殊医学用途配方食品广告。

（二）药品广告的审查批准

《药品管理法》第八十九条规定，药品广告应当经广告主所在地省、自治区、直辖市人民政府确定的广告审查机关批准；未经批准的不得发布。

1. 药品广告审查对象与依据

（1）药品广告审查对象 凡利用各种媒介或者形式发布的药品广告，均应按照《药品、医疗器械、保健食品、特殊医学用途配方食品广告审查管理暂行办法》进行审查。药品广告中只宣传产品名称（含药品通用名称和药品商品名称）的，不再对其内容进行审查。

（2）药品广告审查依据 申请审查的药品广告，符合下列法律法规及有关规定的，方可予以通过审查。①《广告法》（2021年修正）；②《药品管理法》（2019年修订）；③《药品管理法实施条例》；④《药品、医疗器械、保健食品、特殊医学用途配方食品广告审查管理暂行办法》（国家市场监督管理总局令2019年第21号）；⑤国家有关广告管理的其他规定。

2. 药品广告审查

（1）药品广告批准文号申请人 药品注册证明文件或者备案凭证持有人及其授权同意的生产、经营企业为广告申请人（以下简称申请人）。申请人可以委托代理人办理药品广告审查申请。药品广告审查申请应当依法向生产企业或者进口代理人等广告主所在地广告审查机关提出。

（2）药品广告批准文号应提交的材料 申请药品广告批准文号，应当提交《药品广告审查表》，与发布内容一致的样稿（样片、样带），以及以下真实、合法、有效的证明文件。①申请人的主体资格相关材料，或者合法有效的登记文件；②产品注册证明文件或者备案凭证、注册或者备案的产品标签和说明书，以及生产许可文件；③广告中涉及的知识产权相关有效证明材料。

经授权同意作为申请人的生产、经营企业，还应当提交合法的授权文件；委托代理人进行申请的，还应当提交委托书和代理人的主体资格相关材料。

申请人可以到广告审查机关受理窗口提出申请，也可以通过信函、传真、电子邮件或者电子政务平台提交药品、医疗器械、保健食品和特殊医学用途配方食品广告申请。

3. 药品广告的审批　广告审查机关收到申请人提交的申请后，应当在五个工作日内作出受理或者不予受理决定。申请材料齐全、符合法定形式的，应当予以受理，出具《广告审查受理通知书》。申请材料不齐全、不符合法定形式的，应当一次性告知申请人需要补正的全部内容。广告审查机关应当对申请人提交的材料进行审查，自受理之日起十个工作日内完成审查工作。经审查，对符合法律、行政法规和本办法规定的广告，应当作出审查批准的决定，编发广告批准文号。

对不符合法律、行政法规和本办法规定的广告，应当作出不予批准的决定，送达申请人并说明理由，同时告知其享有依法申请行政复议或者提起行政诉讼的权利。

经审查批准的药品广告，广告审查机关应当通过本部门网站以及其他方便公众查询的方式，在十个工作日内向社会公开。公开的信息应当包括广告批准文号、申请人名称、广告发布内容、广告批准文号有效期、广告类别、产品名称、产品注册证明文件或者备案凭证编号等内容。

4. 药品广告的审查程序　拟发布药品广告的企业需在不同的媒体发布广告，首先应向省级市场监督管理部门提出申请，并提交相应的证明文件。经审查合格，取得药品广告批准文号，方可在媒体上发布药品的广告。药品广告的审查程序见图 6 – 1。

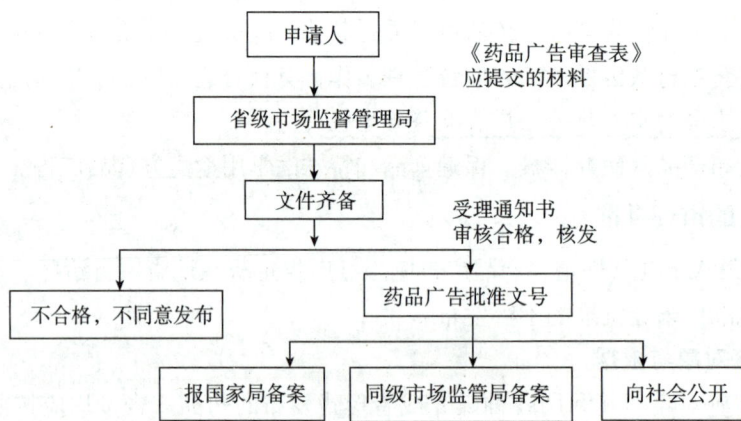

图 6 – 1　药品广告的审查程序

5. 药品广告批准文号格式　药品广告批准文号格式为："（省简称）×药广审（视、声、文）第0000000000 号"，其中"0"由 10 位数字组成，前 6 位代表审查年月，后 4 位代表广告批准序号；"视"、"声"、"文"代表用于广告媒介形式的分类代号。

药品广告批准文号的有效期与产品注册证明文件、备案凭证或者生产许可文件最短的有效期一致。产品注册证明文件、备案凭证或者生产许可文件未规定有效期的，广告批准文号有效期为两年。

考点提示： 药品广告的批准文号格式、有效期

（三）药品广告内容的规定

1.《药品管理法》的规定　《药品管理法》第 90 条规定，药品广告的内容应当真实、合法，以国务院药品监督管理部门核准的药品说明书为准，不得含有虚假的内容。

药品广告不得含有表示功效、安全性的断言或者保证；不得利用国家机关、科研单位、学术机构、行业协会或者专家、学者、医师、药师、患者等的名义或者形象作推荐、证明。

非药品广告不得有涉及药品的宣传。

考点提示：药品广告的原则、"两个不得"的禁止性规定

2.《广告法》的规定 医疗、药品、医疗器械广告不得含有下列内容：①表示功效、安全性的断言或者保证；②说明治愈率或者有效率；③与其他药品、医疗器械的功效和安全性或者其他医疗机构比较；④利用广告代言人作推荐、证明；⑤法律、行政法规规定禁止的其他内容。（第16条）

药品广告的内容不得与国务院药品监督管理部门批准的说明书不一致，并应当显著标明禁忌、不良反应。处方药广告应当显著标明"本广告仅供医学药学专业人士阅读"，非处方药广告应当显著标明"请按药品说明书或者在药师指导下购买和使用"。（第16条）

除医疗、药品、医疗器械广告外，禁止其他任何广告涉及疾病治疗功能，并不得使用医疗用语或者易使推销的商品与药品、医疗器械相混淆的用语。（第17条）

广播电台、电视台、报刊音像出版单位、互联网信息服务提供者不得以介绍健康、养生知识等形式变相发布医疗、药品、医疗器械、保健食品广告。（第19条）

在针对未成年人的大众传播媒介上不得发布医疗、药品、保健食品、医疗器械、化妆品、酒类、美容广告。（第40条）

考点提示："5个不得"的禁止性规定

3.《药品、医疗器械、保健食品、特殊医学用途配方食品广告审查管理暂行办法》的规定 药品广告应当真实、合法，不得含有虚假或者引人误解的内容。

广告主应当对药品、医疗器械等广告内容的真实性和合法性负责。（第3条）

药品广告的内容应当以国务院药品监督管理部门核准的说明书为准。药品广告涉及药品名称、药品适应证或者功能主治、药理作用等内容的，不得超出说明书范围。（第5条）

考点提示：其他禁止性规定

药品广告应当显著标明禁忌、不良反应，处方药广告还应当显著标明"本广告仅供医学药学专业人士阅读"，非处方药广告还应当显著标明非处方药标识（OTC）和"请按药品说明书或者在药师指导下购买和使用"。（第5条）

药品、医疗器械、保健食品和特殊医学用途配方食品广告应当显著标明广告批准文号。（第9条）

药品、医疗器械、保健食品和特殊医学用途配方食品广告中应当显著标明的内容，其字体和颜色必须清晰可见、易于辨认，在视频广告中应当持续显示。（第10条）

药品广告不得违反《中华人民共和国广告法》第九条、第十六条、第十七条、第十八条、第十九条规定，不得包含下列情形：（第11条）①使用或者变相使用国家机关、国家机关工作人员、军队单位或者军队人员的名义或者形象，或者利用军队装备、设施等从事广告宣传。②使用科研单位、学术机构、行业协会或者专家、学者、医师、药师、临床营养师、患者等的名义或者形象作推荐、证明。③违反科学规律，明示或者暗示可以治疗所有疾病、适应所有症状、适应所有人群，或者正常生活和治疗病症所必需等内容。④引起公众对所处健康状况和所患疾病产生不必要的担忧和恐惧，或者使公众误解不使用该产品会患某种疾病或者加重病情的内容。⑤含有"安全"、"安全无毒副作用"、"毒副作用小"；明示或者暗示成分为"天然"，因而安全性有保证等内容。⑥含有"热销、抢购、试用"、"家庭必备、免费治疗、免费赠送"等诱导性内容，"评比、排序、推荐、指定、选用、获奖"等综合性评价内容，"无效退款、保险公司保险"等保证性内容，怂恿消费者任意、过量使用药品、保健食品和特殊医学用途配方食品的内容。⑦含有医疗机构的名称、地址、联系方式、诊疗项目、诊疗方法以及有关义诊、医疗咨询电话、开设特约门诊等医疗服务的内容。⑧法律、行政法规规定不得含有的其他内容。

考点提示：药品广告内容的禁止性规定

> **知识链接**
>
> ### 《中华人民共和国广告法》第九条、第十八条规定
>
> 第九条 广告不得有下列情形：（一）使用或者变相使用中华人民共和国的国旗、国歌、国徽，军旗、军歌、军徽；（二）使用或者变相使用国家机关、国家机关工作人员的名义或者形象；（三）使用"国家级"、"最高级"、"最佳"等用语；（四）损害国家的尊严或者利益，泄露国家秘密；（五）妨碍社会安定，损害社会公共利益；（六）危害人身、财产安全，泄露个人隐私；（七）妨碍社会公共秩序或者违背社会良好风尚；（八）含有淫秽、色情、赌博、迷信、恐怖、暴力的内容；（九）含有民族、种族、宗教、性别歧视的内容；（十）妨碍环境、自然资源或者文化遗产保护；（十一）法律、行政法规规定禁止的其他情形。
>
> 第十八条 保健食品广告不得含有下列内容：（一）表示功效、安全性的断言或者保证；（二）涉及疾病预防、治疗功能；（三）声称或者暗示广告商品为保障健康所必需；（四）与药品、其他保健食品进行比较；（五）利用广告代言人作推荐、证明；（六）法律、行政法规规定禁止的其他内容。
>
> 保健食品广告应当显著标明"本品不能代替药物"。

（四）药品广告行为的规定

1. 广告的注销　申请人有下列情形的，不得继续发布审查批准的广告，并应当主动申请注销药品、医疗器械、保健食品和特殊医学用途配方食品广告批准文号：①主体资格证照被吊销、撤销、注销的；②产品注册证明文件、备案凭证或者生产许可文件被撤销、注销的；③法律、行政法规规定应当注销的其他情形。

广告审查机关发现申请人有前款情形的，应当依法注销其药品广告批准文号。

考点提示：药品广告注销的规定

2. 广告的重新申请　广告主、广告经营者、广告发布者应当严格按照审查通过的内容发布药品广告，不得进行剪辑、拼接、修改。

已经审查通过的广告内容需要改动的，应当重新申请广告审查。

3. 不得发布广告的情形　下列药品、医疗器械、保健食品和特殊医学用途配方食品不得发布广告：①麻醉药品、精神药品、医疗用毒性药品、放射性药品、药品类易制毒化学品，以及戒毒治疗的药品、医疗器械；②军队特需药品、军队医疗机构配制的制剂；③医疗机构配制的制剂；④依法停止或者禁止生产、销售或者使用的药品、医疗器械、保健食品和特殊医学用途配方食品；⑤法律、行政法规禁止发布广告的情形。（第21条）

考点提示：不得发布广告的药品情形

4. 处方药广告发布的限制性规定　本办法第二十一条规定以外的处方药和特殊医学用途配方食品中的特定全营养配方食品广告只能在国务院卫生行政部门和国务院药品监督管理部门共同指定的医学、药学专业刊物上发布。

考点提示：处方药发布广告的刊物限制

不得利用处方药或者特定全营养配方食品的名称为各种活动冠名进行广告宣传。不得使用与处方药名称或者特定全营养配方食品名称相同的商标、企业字号在医学、药学专业刊物以外的媒介变相发布广告，也不得利用该商标、企业字号为各种活动冠名进行广告宣传。

考点提示：处方药的冠名限制

5. 只宣传药品名称的广告不需审查　药品、医疗器械、保健食品和特殊医学用途配方食品广告

中只宣传产品名称（含药品通用名称和药品商品名称）的，不再对其内容进行审查。

6. 药品广告发布范围的规定　经广告审查机关审查通过并向社会公开的药品广告，可以依法在全国范围内发布。

三、《广告法》规定的法律责任

《中华人民共和国广告法》中对违反有关药品广告管理规定的法律责任。具体情况见表6-4。

表6-4　《中华人民共和国广告法》中对违反有关药品广告行为的处罚

处罚情况	处罚措施
（1）发布虚假广告的；	由市场监督管理部门责令停止发布广告，责令广告主在相应范围内消除影响，处广告费用三倍以上五倍以下的罚款，广告费用无法计算或者明显偏低的，处二十万元以上一百万元以下的罚款
（2）医疗机构有前款规定违法行为，情节严重的；	由市场监督管理部门依照本法处罚，卫生行政部门可以吊销诊疗科目或者吊销医疗机构执业许可证
（3）广告经营者、广告发布者明知或者应知广告虚假仍设计、制作、代理、发布的	市场监督管理部门没收广告费用，并处广告费用三倍以上五倍以下的罚款，广告费用无法计算或者明显偏低的，处二十万元以上一百万元以下的罚款
（4）发布虚假广告，欺骗、误导消费者，使购买商品或者接受服务的消费者的合法权益受到损害	由广告主依法承担民事责任。广告经营者、广告发布者不能提供广告主的真实名称、地址和有效联系方式的，消费者可以要求广告经营者、广告发布者先行赔偿
（5）有下列行为之一：①发布本法第9条、第10条规定的禁止情形的广告的；②违反本法第15条规定发布处方药广告、药品类易制毒化学品广告、戒毒治疗的医疗器械和治疗方法广告的；③违反本法第20条规定，发布声称全部或者部分替代母乳的婴儿乳制品、饮料和其他食品广告的；④违反本法第22条规定发布烟草广告的；⑤违反本法第37条规定，利用广告推销禁止生产、销售的产品或者提供的服务，或者禁止发布广告的商品或者服务的；⑥违反本法第40条规定，在针对未成年人的大众传播媒介上发布医疗、药品、保健食品、医疗器械、化妆品、酒类、美容广告，以及不利于未成年人身心健康的网络游戏广告的	由市场监督管理部门责令停止发布广告，对广告主处二十万元以上一百万元以下的罚款，情节严重的，并可以吊销营业执照，由广告审查机关撤销广告审查批准文件、一年内不受理其广告审查申请
（6）有下列行为之一：①违反本法第16条规定发布医疗、药品、医疗器械广告的；②违反本法第17条规定，在广告中涉及疾病治疗功能，以及使用医疗用语或者易使推销的商品与药品、医疗器械相混淆的用语的；……违反本法第46条规定，未经审查发布广告的	由市场监督管理部门责令停止发布广告，责令广告主在相应范围内消除影响，处广告费用一倍以上三倍以下的罚款，广告费用无法计算或者明显偏低的，处十万元以上二十万元以下的罚款
（7）隐瞒真实情况或者提供虚假材料申请广告审查的	广告审查机关不予受理或者不予批准，予以警告，一年内不受理该申请人的广告审查申请
（8）伪造、变造或者转让广告审查批准文件的	由市场监督管理部门没收违法所得，并处一万元以上十万元以下的罚款
（9）广播电台、电视台、报刊音像出版单位发布违法广告，或者以新闻报道形式变相发布广告，或者以介绍健康、养生知识等形式变相发布医疗、药品、医疗器械、保健食品广告	市场监督管理部门依照本法给予处罚的，应当通报新闻出版广电部门以及其他有关部门。新闻出版广电部门以及其他有关部门应当依法对负有责任的主管人员和直接责任人员给予处分；情节严重的，并可以暂停媒体的广告发布业务
（10）市场监督管理部门对在履行广告监测职责中发现的违法广告行为或者对经投诉、举报的违法广告行为，不依法予以查处的	对负有责任的主管人员和直接责任人员，依法给予处分

任务四　药品价格管理

> **情境导入**

　　情境：小陈到药店买药，发现同一款药不同厂家就有好几个价格。该怎么选？选贵的还是便宜的还是中等价格的？

　　思考：药品价格与哪些因素有关？药价与药品质量有关系吗？关于药品价格国家有哪些规定？

一、药品价格的发展和改革历史

　　回溯历史，自 1949 年到改革开放前的计划经济时期，药品价格完全执行政府定价。改革开放后到 1996 年间，为适应社会主义市场经济体制改革，政府逐步放开了药品价格的政府管制。除极少数基本药品和中药材外，其余药品都由市场定价。但是，由于诸多原因，这一时期药品价格飞涨，流通秩序混乱，加之医院公益性拨款不到位等原因导致了一系列问题。因此，自 1996 年开始，政府再次对药品价格进行管制。但是，新的管制又导致了诸多问题。

　　2015 年，药品价格再次放开。自该年 6 月起，发改委取消绝大多数药品的政府定价，转为按照分类管理的原则、通过不同方式由市场形成价格。这一时期，政府角色从直接定价转为价格监管。这一时期国家对药品价格的规制的目的是使市场在资源配置中起决定性作用和更好发挥政府作用，建立以市场为主导的药品价格形成机制，最大限度减少政府对药品价格的直接干预。同时，坚持放管结合，强化价格、医保、招标采购等政策的衔接，同步强化医药费用和价格行为综合监管。取消了大部分药品的最高零售限价，对于医保目录内的品种考虑引入医保支付价（标准），具有垄断性质的品种进行谈判。发改委则主要进行价格行为监管。

　　在药品取消政府定价后，围绕药品价格问题，在深入推进医改过程中，我国已经实施了诸如"零差价销售"、"两票制"、"国家谈判"（医保目录准入谈判和公立医院谈判）、"一致性评价"等一系列的政策措施，也取得了一定的成效。新成立的国家医保局，也在抗癌药品降价、抗癌药品谈判准入以及国家药品集中采购试点几个方面进行了探索。

二、药品价格形成机制改革

　　2015 年第十二届全国人大第十四次会议 2015 年 4 月 24 日通过决议，先期对《药品管理法》进行局部修改，以配合国务院依法推进简政放权的总体布局。修正的《药品管理法》删除了对药品价格政府定价、政府指导价的规定性内容。

　　2015 年 5 月 4 日，为加快推进药品价格改革，建立科学合理的药品价格形成机制，促进医疗卫生事业和医药产业健康发展，满足人民群众不断增长的医疗卫生需求，减轻患者负担，逐步建立以市场为主导的药品价格形成机制，最大限度减少政府对药品价格的直接干预。国家发展改革委员会、国家卫生计生委、人力资源社会保障部、工业和信息化部、财政部、商务部、食品药品监管总局联合印发了《推进药品价格改革的意见》（发改价格〔2015〕904 号）。对药品价格改革作出了具体规定。并明确此前有关药品价格管理政策规定，凡与本规定不符的一律废止，以本规定为准。

　　《意见》的基本原则是：坚持放管结合，强化价格、医保、招标采购等政策的衔接，充分发挥市场机制作用，同步强化医药费用和价格行为综合监管，有效规范药品市场价格行为，促进药品市场价格保持合理水平。

自 2015 年 6 月 1 日起，除麻醉药品和第一类精神药品外，取消药品政府定价，完善药品采购机制，发挥医保控费作用，药品实际交易价格主要由市场竞争形成。其中：

1. 医保基金支付的药品　由医保部门会同有关部门拟定医保药品支付标准制定的程序、依据、方法等规则，探索建立引导药品价格合理形成的机制。

2. 专利药品、独家生产药品　建立公开透明、多方参与的谈判机制形成价格。

3. 医保目录外的血液制品、国家统一采购的预防免疫药品、国家免费艾滋病抗病毒治疗药品和避孕药具　通过招标采购或谈判形成价格。

4. 麻醉药品和第一类精神药品　仍暂时实行最高出厂价格和最高零售价格管理。

5. 其他药品　由生产经营者依据生产经营成本和市场供求情况，自主制定价格。

同时，根据国务院《关于城市公立医院综合改革试点的指导意见》，取消了公立医疗机构的药品加成。采取分步推进的模式，从基层医疗卫生机构起步，逐步延伸到县级公立医院、城市公立医院，渐进式取消了药品加成。

考点提示： 药品价格形成机制

三、与药价有关的医改政策

自新一轮医改以来，医药价格一致都是社会关注的重点。医药价格被视为导致民众看病贵的重要原因，并将医药价格贵归结于价格形成机制的扭曲。昂贵的医药价格，一方面加重了患者的个人负担，另一方面也影响到医保基金的可持续性，同时也直接关系着医疗机构和医务人员的自身利益。因此，医药价格形成机制成为了社会各界的热点，也成为了政府规制和医保治理的难点。

新成立的国家医保局所带来的医保治理体系的重大变革为探索形成合理的医药价格形成机制提供了契机。一方面，整合的国家医保局意味着新一轮三医联动改革的契机，是医药价格改革的重要时间窗口；另一方面，新医保局整合了多个部门的医保相关职能，这些职能的联动和配合，意味着医保局将在医药价格改革、药品集中招标采购、医保支付方式改革等方面将有一系列新的举措。

1. 两票制　药品从药厂卖到一级经销商开一次发票，经销商卖到医院再开一次发票，以"两票"替代目前常见的七票、八票，减少流通环节的层层盘剥，并且每个品种的一级经销商不得超过 2 个。"两票制"的推行通过压缩药品流通环节，促进流通环节扁平化，减少交易费用，降低政府监管难度，减少商业贿赂等寻租成本，从而达到解决市场上"药价虚高"的难题。同时，净化了药品流通渠道，有利于治理药品流通领域环节多且复杂的乱象，打击商业贿赂、倒卖发票、偷税漏税等违法行为。

2. 一致性评价　中国是仿制药大国，5000 家药企，99% 仿制药企业，95% 仿制药。已经批准上市的仿制药，按与原研药品质量和疗效一致的原则，分期分批进行质量一致性评价，即仿制药需在质量与药效上达到与原研药一致的水平。对国内仿制药企来说，想要参与竞价，争夺带量采购 60% ~ 70% 的市场，一个重要前提便是通过仿制药一致性评价。仿制药通过一致性评价之后即可参与带量采购，在一定程度上提高了仿制药的竞争力，一旦成功中选，带量采购的产品在试点城市和联盟地区会有 50% ~ 70% 的市场，这会打乱原本已经成型的市场占有情况。

3. 带量采购　"带量采购"，是医保局的大动作，以"国家"为单位进行药品的集中采购，目的是为了"以量换价"。简单而言是指药品采购机构以公开招标的形式，通过"打包"医疗机构零散的采购量，以类似于"团购"的方式向药品供应商购买明确数量的药品，以期减少流通环节、降低采购成本的采购方式。被形容为是切断中间商的"拼多多"。2018年，带量集采规则横空出世，并在终点挂出"中标企业将获得试点城市公立医疗机构年度药品总用量60%～70%"这个诱人的目标。第一轮包括北京、上海等11个试点城市开展药品集中采购，共有25个药品中选，中选价平均降幅52%，最大降幅达96%，群众用药负担大幅降低；2019年第二轮全国带量采购，与第一轮带量采购中标价相比平均再降幅25%。

国家推行带量采购的目的就是让群众可以以较低的价格用上质量更高的药品。根据《国家医疗保障局关于国家组织药品集中采购和使用试点医保配套措施的意见》：对同一通用名下的原研药、参比制剂、通过一致性评价的仿制药，原则上以集中采购中选价作为该通用名药品的支付标准，医保基金按相同的支付标准进行结算。意味着如果患者坚持要服用同一通用名下非带量采购的药品，那么高出支付标准的部分，需要患者自付，支付标准内的部分按照一定比例支付。

长期来看，带量采购可以挤掉药企销售费用和市场推广成本，让企业更加专注于研发和药品质量，以规模换市场，规模效应也降低了药品的单位生产成本，对冲了药品降价的影响，对企业来说是实在的好处。从国家来讲，带量采购让药企从"带金销售"的无序竞争中解脱出来，有利于引导企业专注于药品质量，对我国药品研发有很大的益处。

4. 医保目录调整　2019年，国家医保目录调整，119个新增谈判药品谈成70个，价格平均下降60.7%。三种丙肝治疗用药降幅平均在85%以上，肿瘤、糖尿病等治疗用药的降幅平均在65%左右。31个续约药品谈成27个，价格平均下降26.4%。

2024年8月7日，国家医保局公开了《2024年国家基本医疗保险、工伤保险和生育保险药品目录调整通过初步形式审查的申报药品名单》，其中244个药品进入目录外药品名单，196个药品进入目录内药品名单。

与2023年相比，今年的药物申报条件新增了纳入《第四批鼓励研发申报儿童药品清单》《第三批鼓励仿制药品目录》和《第二批罕见病目录》的药品。根据国家医保药品目录调整步骤，药品通过初步形式审查，只代表其符合申报条件，具备了参与目录调整的资格，不代表其已经进入了国家医保药品目录。

有一些价格较为昂贵等明显超出基本医保保障范围的药品，最终能否进入国家医保药品目录，还需要经严格评审程序，然后独家药品需谈判、非独家药品需竞价，只有谈判或竞价成功后才能最终被纳入目录。

医改政策还将持续发力。近年来，国家组织集采"团购"10批435种药品平均降价超50%，集采心脏支架、人工关节等8种高值医用耗材平均降价超80%，连同地方联盟采购，多款独家品种的抗癌药、罕见病用药被纳入医保，加上报销后累计为患者减负超5000亿元……我国医保改革交出了一份不俗的"成绩单"。

四、《药品管理法》中对药品价格管理的规定

1. 药品价格管理制度　国家完善药品采购管理制度，对药品价格进行监测，开展成本价格调查，加强药品价格监督检查，依法查处价格垄断、哄抬价格等药品价格违法行为，维护药品价格秩序。(第84条)

2. 药品定价原则　依法实行市场调节价的药品，药品上市许可持有人、药品生产企业、药品经营企业和医疗机构应当按照公平、合理和诚实信用、质价相符的原则制定价格，为用药者提供价格合

理的药品。

药品上市许可持有人、药品生产企业、药品经营企业和医疗机构应当遵守国务院药品价格主管部门关于药品价格管理的规定，制定和标明药品零售价格，禁止暴利、价格垄断和价格欺诈等行为。（第85条）

3. 如实提供价格信息的义务 药品上市许可持有人、药品生产企业、药品经营企业和医疗机构应当依法向药品价格主管部门提供其药品的实际购销价格和购销数量等资料。（第86条）

4. 医疗机构公示价格的义务 医疗机构应当向患者提供所用药品的价格清单，按照规定如实公布其常用药品的价格，加强合理用药管理。具体办法由国务院卫生健康主管部门制定。（第87条）

5. 药品购销中禁止回扣 禁止药品上市许可持有人、药品生产企业、药品经营企业和医疗机构在药品购销中给予、收受回扣或者其他不正当利益。

禁止药品上市许可持有人、药品生产企业、药品经营企业或者代理人以任何名义给予使用其药品的医疗机构的负责人、药品采购人员、医师、药师等有关人员财物或者其他不正当利益。禁止医疗机构的负责人、药品采购人员、医师、药师等有关人员以任何名义收受药品上市许可持有人、药品生产企业、药品经营企业或者代理人给予的财物或者其他不正当利益。

实训 6-1 药品标签、说明书分析讨论

【实训目的】

1. 熟知药品的包装标签和说明书应包含的内容项目和书写要求。
2. 能够准确、有效的从药品标签和说明书中获取所需药品特征的基本信息。
3. 结合药品的包装标签和说明书，从外观上进行假劣药品的辨识。

【实训环境】

1. 模拟药房
2. 电脑、手机、网络等。

【实训内容】

一、对药品的标签和说明书合规性展开研讨

1. 全班学生分组，每组4~6人。小组可进行内部分工、合作。

2. 每个小组应提前检索查阅《药品管理法》《药品说明书和标签管理规定》以及其他相关法规对药品包装标签、说明书内容的管理要求，并上网查阅相关法规管理规定。

3. 每个小组，分别各收集10种中药、化学药品和抗生素等常用药品的包装标签、说明书。对照《药品管理法》《药品说明书和标签管理规定》以及相关法规的要求，研讨药品包装标签、说明书的内容在实际印制中存在的问题。

4. 将收集到的药品包装标签和说明书，对照《药品管理法》《药品说明书和标签管理规定》以及相关法规的要求，进行对比展开研讨：其中的项目格式和内容是否齐全和完整？有哪些内容合格项目？有哪些缺少或书写不规范的项目？

二、研讨后完成以下实训任务

任务、掌握药品标签和说明书应包含的内容项目和书写要求，具备能正确辨识药品标签和说明书是否符合法规要求的基本技能。

具体要求：

1. 对照法规要求，找出药品标签和说明书的合规项目，缺少或书写不规范的项目，并记录结果。

2. 根据药品标签和说明书在印制时存在的问题、缺少或书写不规范的项目等问题，撰写出约 500 字的实训分析报告。

实训 6-2　违法药品广告案例收集研讨

【实训目的】

1. 了解药品广告的审查机关与监督管理部门。

2. 熟悉药事法规中对药品广告的管理要求。

3. 辨识药品广告是否违规。

【实训环境】

1. 模拟药房

2. 电脑、手机、网络等。

【实训内容】

一、对药品广告的合法性展开研讨

1. 全班学生分组，每组 4~6 人。小组可进行内部分工、合作。

2. 每个小组应提前检索查阅《药品管理法》《广告法》《药品广告审查办法》和《药品、医疗器械、保健食品、特殊医学用途配方食品广告审查管理暂行办法》以及相关法律法规的管理要求，并上网查阅相关法规管理规定。

3. 每个小组，分别各收集 10 项处方药与非处方药的药品广告，对照《药品管理法》《广告法》《药品广告审查办法》和《药品、医疗器械、保健食品、特殊医学用途配方食品广告审查管理暂行办法》以及相关法规的要求，研讨药品广告在发布宣传时实际存在的问题。

4. 将收集到的药品广告，依据相关法律法规的规定以及药品广告审查发布管理规定，学生对所收集到的处方药与非处方药的药品广告进行对比、查找、分析、研讨。其中，是否存在有虚假广告；未经审批擅自发布的药品广告；在大众媒体上有无变相或违规发布处方药广告；擅自篡改审查内容发布药品广告等的情形，展开研讨，这些药品广告是否存在有违规之处。

二、研讨后完成以下实训任务

任务一、掌握药品广告的审查机关与监督管理部门，药事法规中对药品广告的管理要求。具备能正确辨识药品广告是否符合法规要求的基本技能。

具体要求：

1. 对照法规要求，指出在违规的药品广告中存在有的问题，并记录结果。

2. 根据药品广告在实际发布活动中存在的问题，撰写出约 500 字的实训研讨报告。

任务二、知熟药品广告的审查批准，药品广告批准文号格式。具备能模拟申请获得药品广告批准文号格式的基本技能。

具体要求：描述依照法规要求申请获得药品广告批准文号应具备条件要求。

项目小结

　　本项目以药品信息为主线，着重学习了药品信息的概念、特征，药品信息的分类、收集、服务与管理。药品标签的主要内容和管理规定，药品说明书的格式和内容要求；药品广告概念、作用，药品广告管理与药品价格管理的规定。学生通过学习应知悉相关概念，熟知法律法规的规定，并能应用法律法规知识指导药学岗位工作。

目标检测

答案解析

一、A 型题（最佳选择题）

1. 药品信息的特征，不包括

　　A. 无限性　　　　　　　　B. 科幻性　　　　　　　　C. 虚假性

　　D. 时效性和动态性　　　　E. 价值性和目的性

2. 药品包装上商品名称的字体以单字面积计不得大于通用名称所用字体的

　　A. 1/2　　　　　　　　　B. 1/3　　　　　　　　　3. 1/4

　　D. 1 倍　　　　　　　　　E. 2 倍

3. 有效期若标注到日，应当为起算日期对应年月日的

　　A. 后一天　　　　　　　　B. 前一天　　　　　　　　C. 前一个月

　　D. 后一个月　　　　　　　E. 对应的当天

4. 药品广告的审查批准机关是

　　A. 国家药品监督管理局　　B. 省级医疗保障局　　　　C. 省级市场监督管理局

　　D. 省级卫健委　　　　　　E. 地、市药品监督管理局

5. 药品包装标签和说明书必须按照（　　）规定的要求印制

　　A. 国家药品监督管理局　　B. 省级药品监督管理局　　C. 省级工商行政管理局

　　D. 地、市药品监督管理局　E. 省级卫健委

6. 说明书中【药品名称】项下列出顺序正确的是

　　A. 通用名称、汉语拼音、商品名称、英文名称

　　B. 通用名称、商品名称、英文名称、汉语拼音

　　C. 通用名称、商品名称、汉语拼音、英文名称

　　D. 通用名称、英文名称、商品名称、汉语拼音

　　E. 通用名称、商品名称、英文名称

7. 下列药品有效期标注格式，错误的是

　　A. 有效期至××××年××月　　　　　B. 有效期至××××年××月××日

　　C. 有效期至××××.××.　　　　　　D. 有效期至××/××/××××

　　E. 有效期至××××/××/××

8. 药品广告须经企业所在省级市场监督管部门批准，取得

　　A. 药品广告注册文号　　　B. 药品广告批准文号　　　C. 药品广告使用文号

　　D. 药品广告发布文号　　　E. 药品广告备案文号

二、B 型题（配伍选择题）

【9 - 11】

  A. 广告主   B. 广告经营者   C. 广告发布者   D. 广告监管部门

9. 制作药品广告的广告公司是

10. 发布药品广告的电视台是

11. 发布药品广告的药品生产企业是

【12 - 13】

  A. 有效期   B. 用法用量   C. 产品批号   D. 执行标准

12. 药品内标签的内容不包括

13. 原料药标签的内容不包括

【14 - 15】

  A. 说明书   B. 标签   C. 注册商标   D. 执行标准

14. 药品生产企业生产供上市销售的药品最小包装内必须附有

15. 药品包装必须印有或贴有

三、X 型题（多项选择题）

16. 药品信息收集的方法包括

  A. 关注国家药事法规政策   B. 利用文献检索

  C. 查阅专业期刊   D. 参加药学实践

  E. 参与学术活动

17. 药品内标签因包装尺寸过小，至少应当标注的内容有

  A. 药品通用名称   B. 药品商品名称   C. 规格

  D. 产品批号   E. 有效期

18. 下列药品中，不得发布广告的是

  A. 新药   B. 处方药   C. 非处方药

  D. 毒性药品   E. 医院制剂

19. 药品的标签或说明书上，应注明的内容有

  A. 批准文号   B. 广告审查批准文号   C. 不良反应，禁忌和注意事项

  D. 注册商标图案   E. 有效期、生产日期、产品批号

20. 必须在药品标签上印有规定标识的药品有

  A. 麻醉药品   B. 精神药品   C. 毒性药品

  D. 放射性药品   E. 非处方药品

（尹 书）

书网融合……

重点小结   微课   习题

项目七　药品注册管理

PPT

[二维码] PPT

学习目标

知识目标：

1. 掌握药品注册申请的类型；药品注册分类；新药、仿制药的定义；药物临床试验分期；药物临床试验申请流程；药品上市注册流程；药品加快上市注册程序。

2. 熟悉药品上市许可持有人制度；药物临床试验机构；药品再注册、药品补充申请流程；GLP和GCP的主要内容。

3. 了解新药研发过程；药品关联审评审批制度；药品变更制度；仿制药一致性评价；药品专利及专利链接等。

能力目标： 能进行新药注册类型的辨别；借助法规文件进行药物临床试验、药品上市许可注册申请资料的整理；对药品侵权案例具有初步的判断能力。

素质目标： 通过本项目的学习，树立始终把公众健康放在首位的道德品质和责任感。

任务一　药品注册的有关概念

情境导入

情境： 2015年以来，国家药品监管领域实施了一系列改革。新药上市加速，仿制药质量提高，我国医药研发整体能力提升，改革红利切实惠及患者，我国正加速从制药大国向制药强国迈进。

在创新药方面，近年来受药政改革助推，我国医药创新陆续进入收获期。2023年获批上市的创新药数量远超上年。2023年共有5款first-in-class（同类首创）药物得到监管机构认可，涉及的疾病领域包括肿瘤、自身免疫、消化、心血管、感染等。得益于国内生物医药产业持续发展和政策扶持，本土药物创新力量不断迸发。据统计，NMPA在2023年批准的新药中有近48%出自国产。另据证券时报统计，2023年我国共有34款国产1类新药获批，数量上较2022年增长156%，也刷新了2021年32款的历史纪录。在审批时长上，创新药械上市速度加快，审评审批按下了"加速键"。一组数据显示，2021年CDE新药审批时长中位数为412天，较2020年477天有所下降。近五年，中位审批时长为400~450天，相比2012~2016年平均679天明显缩短。过去一款药在国内外获批的时差可能是好几年。如今，这种时差已经缩短至按月计算，甚至更短，缩短了患者等待的时间。

思考： 结合给出情形，了解我国药品注册领域近10年发生了哪些变革。

药品的注册管理是国家对于药品研制活动的一种监督，也是政府在药物研制成果合法上市方面的行政许可事项，是控制药品上市的前置性管理制度，是世界各国通用的管理模式之一。尽管各国由于社会经济制度不同而采用不同的药品注册管理模式，但是其管理的出发点与核心是一致的，即建立和规范药品注册管理制度。从制度上保证申报资料和样品的真实性、科学性、规范性，采用规范的法定程序控制药品的市场准入，强化药品安全性要求，严把药品上市关，从而保障人体用药的安全性、有效性和质量可控性。

药品注册工作是保障药品质量的源头，也是药品监管工作的中心环节。不断改进药品注册管理制度是不断提高药品质量监管水平的重要保证。我国现行的《药品注册管理办法》（国家市监总局令第27号）自2020年7月1日起施行。当前，我国药品注册相关的法律规范性文件见表7-1。

表7-1 我国现行药品注册规范性文件

年份	制定的有关法律法规
2015	国务院《关于改革药品医疗器械审评审批制度的意见》（国发〔2015〕44号）【现行】
2016	国务院办公厅《关于开展仿制药质量和疗效一致性评价的意见》（国办发〔2016〕8号）【现行】
2017	《药物非临床研究质量管理规范》（国家食品药品监督管理总局令第34号）【现行】
2017	中共中央办公厅国务院办公厅《关于深化审评审批制度改革鼓励药品医疗器械创新的意见》（厅字〔2017〕42号）【现行】
2017	《关于调整进口药品注册管理有关事项的决定》（国家食品药品监督管理总局令第35号）【现行】
2018	《关于调整药物临床试验审评审批程序的公告》（国家药品监督管理局2018年第50号）【现行】
2019	《进口药材管理办法》（国家市监总局令第9号）【现行】
2019	《中华人民共和国药品管理法》（主席令第31号）【现行】
2019	《国家药监局 国家卫生健康委关于发布药物临床试验机构管理规定的公告》（2019年第101号）【现行】
2020	《药物临床试验质量管理规范》（国家药品监督管理局第57号）【现行】
2020	《国家药监局关于发布生物制品注册分类及申报资料要求的通告》（2020年第43号）【现行】
2020	《国家药监局关于发布化学药品注册分类及申报资料要求的通告》（2020年第44号）【现行】
2020	《国家药监局、国家卫生健康委关于发布药物临床试验质量管理规范的公告》（2020年第57号）【现行】
2020	《药品注册管理办法》（国家市监总局令第27号）【现行】
2020	国家药监局关于发布《中药注册分类及申报资料要求》的通告（2020年第68号）【现行】
2021	《药品上市后变更管理办法（试行）》（国家药品监督管理局2021年第8号）【现行】
2021	国家药监局 国家知识产权局关于发布《药品专利纠纷早期解决机制实施办法（试行）》的公告（2021年第89号）【现行】
2021	《"十四五"国家药品安全及促进高质量发展规划》（国药监综〔2021〕64号）【现行】
2022	国家药监局发布《药品上市许可持有人落实药品质量安全主体责任监督管理规定》（2022年第126号）【现行】
2023	《中药注册管理专门规定》（国家药品监督管理局2023年第20号）【现行】

一、药品注册的基本概念

（一）药品注册

药品注册是指药品注册申请人（以下简称申请人）依照法定程序和相关要求提出药物临床试验、药品上市许可、再注册等申请以及补充申请，药品监督管理部门基于法律法规和现有科学认知进行安全性、有效性和质量可控性等审查，决定是否同意其申请的活动。

申请人应当为能够承担相应法律责任的企业或者药品研制机构等。境外申请人应当指定中国境内的企业法人办理相关药品注册事项。

（二）药品注册申请形式

药品注册包括药物临床试验申请、药品上市许可申请、再注册申请、补充申请等四种主要的申请形式，以及其他备案或者报告事项。

考点提示：药品注册申请的形式

其中，新药临床试验申请简称为 IND（Investigational New Drug），新药上市许可申请简称为 NDA（New Drug Application），仿制药上市许可申请简称为 ANDA（Abbreviated New Drug Application）。图7－1是我国2019年至2023年需技术审评的各类别注册申请受理情况。

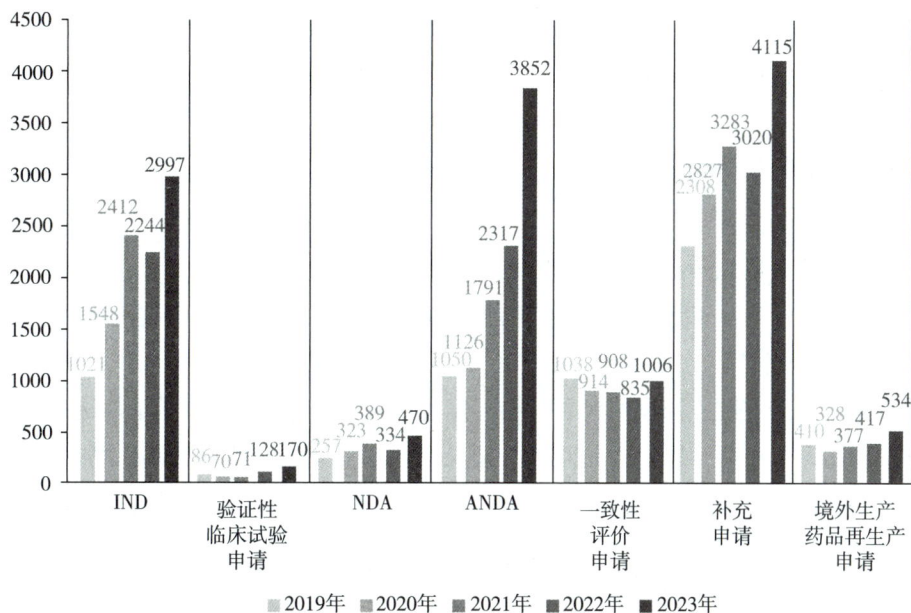

图7－1　2019年至2023年需技术审评的各类别注册申请受理情况

（三）其他概念

1. 药品上市许可持有人　指取得药品注册证书的企业或者药品研制机构等。申请人取得药品注册证书后，为药品上市许可持有人（以下简称持有人）。

考点提示：持有人定义

药品上市许可持有人（Marketing Authorization Holder，MAH）制度是欧洲、美国、日本等制药发达国家和地区在药品监管领域的通行做法。该制度采用药品上市许可与生产许可分离的管理模式，允许药品上市许可持有人自行生产药品，或者委托其他生产企业生产药品。

持有人应当依照《药品注册管理办法》规定，对药品的非临床研究、临床试验、生产经营、上市后研究、不良反应监测及报告与处理等承担责任。

2. 新药　国务院国发〔2015〕44号《关于改革药品医疗器械审评审批制度的意见》中指出为提高药品质量，建立科学高效的药品审评审批体系，将新药的定义调整为"未在中国境内外上市销售的药品"。

考点提示：新药的定义

3. 专利药　在全球最先提出申请，并获得专利保护，在专利保护期内其他企业不得仿制的药品。

4. 原研药品　境内外首个获准上市，且具有完整和充分的安全性、有效性数据作为上市依据的药品。也指过了专利期的、由原生产商生产的药品。

5. 仿制药   是与原研药具有相同的活性成分、剂型、给药途径和治疗作用的药品。也就是当专利药过了保护期，仿制已上市原研药品的药品。以化学药为例，仿制药与原研药的活性成分的分子结构相同，但辅料、制备工艺有可能不同。

考点提示：仿制药的定义

仿制药分为两类，一是仿制境外已上市境内未上市原研药品，二是仿制境内已上市原研药品。仿制药要求与原研药品质量和疗效一致。

6. 参比制剂   是指经国家药品监管部门评估确认的仿制药研制使用的对照药品。参比制剂原则上首选原研药品，也可以选用国际公认的同种药品。参比制剂的遴选与公布按照国家药品监管部门相关规定执行。

二、药品注册的管理机构

（一）国家药品监督管理部门事权

国家药品监督管理局主管全国药品注册管理工作，负责建立药品注册管理工作体系和制度，制定药品注册管理规范，依法组织药品注册审评审批以及相关的监督管理工作。

国家药品监督管理局药品审评中心负责药物临床试验申请、药品上市许可申请、补充申请和境外生产药品再注册申请等的审评。

中国食品药品检定研究院、国家药典委员会、国家药品监督管理局食品药品审核查验中心、国家药品监督管理局药品评价中心、国家药品监督管理局行政事项受理服务和投诉举报中心、国家药品监督管理局信息中心等药品专业技术机构，承担依法实施药品注册管理所需的药品注册检验、通用名称核准、核查、监测与评价、制证送达以及相应的信息化建设与管理等相关工作。

考点提示：药品监督技术机构的事权分工

（二）省级药品监督管理部门事权

省、自治区、直辖市药品监督管理部门负责本行政区域内以下药品注册相关管理工作：①境内生产药品再注册申请的受理、审查和审批；②药品上市后变更的备案、报告事项管理；③组织对药物非临床安全性评价研究机构、药物临床试验机构的日常监管及违法行为的查处；④参与国家药品监督管理局组织的药品注册核查、检验等工作；⑤国家药品监督管理局委托实施的药品注册相关事项。

省、自治区、直辖市药品监督管理部门设置或者指定的药品专业技术机构，承担依法实施药品监督管理所需的审评、检验、核查、监测与评价等工作。

考点提示：省药监部门督的事权分工

三、药品注册分类

药品注册按照中药、化学药和生物制品等进行分类注册管理。药品注册分类在提出上市申请时确定，审评过程中不因其他药品在境内外上市而变更。

考点提示：药品注册分类

（一）中药注册分类

中药是指在我国中医药理论指导下使用的药用物质及其制剂。为全面贯彻落实《中共中央国务院关于促进中医药传承创新发展的意见》，根据《中华人民共和国药品管理法》等法律、法规和规章，国家药监局组织制定了《中药注册管理专门规定》，自 2023 年 7 月 1 日起施行。

中药注册按照中药创新药、中药改良型新药、古代经典名方中药复方制剂、同名同方药等进行分类。前三类均属于中药新药。中药注册分类不代表药物研制水平及药物疗效的高低，仅表明不同注册分类的注册申报资料要求不同。

考点提示： 中药的注册分类

1. 中药创新药 指处方未在国家药品标准、药品注册标准及国家中医药主管部门发布的《古代经典名方目录》中收载，具有临床价值，且未在境外上市的中药新处方制剂。一般包含以下情形。

1.1 中药复方制剂，系指由多味饮片、提取物等在中医药理论指导下组方而成的制剂。

1.2 从单一植物、动物、矿物等物质中提取得到的提取物及其制剂。

1.3 新药材及其制剂，即未被国家药品标准、药品注册标准以及省、自治区、直辖市药材标准收载的药材及其制剂，以及具有上述标准药材的原动、植物新的药用部位及其制剂。

2. 中药改良型新药 指改变已上市中药的给药途径、剂型，且具有临床应用优势和特点，或增加功能主治等的制剂。一般包含以下情形：

2.1 改变已上市中药给药途径的制剂，即不同给药途径或不同吸收部位之间相互改变的制剂。

2.2 改变已上市中药剂型的制剂，即在给药途径不变的情况下改变剂型的制剂。

2.3 中药增加功能主治。

2.4 已上市中药生产工艺或辅料等改变引起药用物质基础或药物吸收、利用明显改变的。

3. 古代经典名方中药复方制剂 古代经典名方是指符合《中华人民共和国中医药法》规定的，至今仍广泛应用、疗效确切、具有明显特色与优势的古代中医典籍所记载的方剂。古代经典名方中药复方制剂是指来源于古代经典名方的中药复方制剂。

为加强对古典医籍精华的梳理和挖掘，改革完善中药审评审批机制，促进中药新药研发和产业发展，将中药注册分类中的第三类古代经典名方中药复方制剂细分为3.1类及3.2类。

3.1 按古代经典名方目录管理的中药复方制剂。

3.2 其他来源于古代经典名方的中药复方制剂。包括未按古代经典名方目录管理的古代经典名方中药复方制剂和基于古代经典名方加减化裁的中药复方制剂。

古代经典名方中药复方制剂两类情形均应采用传统工艺制备，采用传统给药途径，功能主治以中医术语表述。对适用范围不作限定。药品批准文号采用专门格式：国药准字 C + 四位年号 + 四位顺序号。

考点提示： 古代经典名方中药复方制剂药品批准文号格式

3.1 类的研制，应进行药学及非临床安全性研究；

3.2 类的研制，除进行药学及非临床安全性研究外，还应对中药人用经验进行系统总结，并对药物临床价值进行评估。

注册申请人在完成上述研究后一次性直接提出古代经典名方中药复方制剂的上市许可申请。对于3.1类，国家药监局不再审核发布"经典名方物质基准"统一标准。

国家药品监督管理局药品审评中心按照《药品注册管理办法》规定的药品上市许可审评程序组织专家进行技术审评。

4. 同名同方药 指通用名称、处方、剂型、功能主治、用法及日用饮片量与已上市中药相同，且在安全性、有效性、质量可控性方面不低于该已上市中药的制剂。

天然药物是指在现代医药理论指导下使用的天然药用物质及其制剂。天然药物参照中药注册分类。

其他情形，主要指境外已上市境内未上市的中药、天然药物制剂。

（二）化学药品注册分类

化学药品注册分类分为创新药、改良型新药、仿制药、境外已上市境内未上市化学药品，分为以下 5 个类别。

考点提示： 化学药品的注册分类

1 类：境内外均未上市的创新药。指含有新的结构明确的、具有药理作用的化合物，且具有临床价值的药品。含有新的结构明确的、具有药理作用的化合物的新复方制剂，应按照化学药品 1 类申报。

2 类：境内外均未上市的改良型新药。指在已知活性成分的基础上，对其结构、剂型、处方工艺、给药途径、适应症等进行优化，且具有明显临床优势的药品。已知活性成分指境内或境外已上市药品的活性成分。该类药品同时符合多个情形要求的，须在申报时一并予以说明。

2.1 含有用拆分或者合成等方法制得的已知活性成分的光学异构体，或者对已知活性成分成酯，或者对已知活性成分成盐（包括含有氢键或配位键的盐），或者改变已知盐类活性成分的酸根、碱基或金属元素，或者形成其他非共价键衍生物（如络合物、螯合物或包合物），且具有明显临床优势的药品。

2.2 含有已知活性成分的新剂型（包括新的给药系统）、新处方工艺、新给药途径，且具有明显临床优势的药品。

2.3 含有已知活性成分的新复方制剂，且具有明显临床优势。

2.4 含有已知活性成分的新适应症的药品。

3 类：境内申请人仿制境外上市但境内未上市原研药品的药品。具有与参比制剂相同的活性成分、剂型、规格、适应证、给药途径和用法用量，并证明质量和疗效与参比制剂一致。有充分研究数据证明合理性的情况下，规格和用法用量可以与参比制剂不一致。

4 类：境内申请人仿制已在境内上市原研药品的药品。具有与参比制剂相同的活性成分、剂型、规格、适应症、给药途径和用法用量，并证明质量和疗效与参比制剂一致。

5 类：境外上市的药品申请在境内上市。

5.1 境外上市的原研药品和改良型药品申请在境内上市。改良型药品应具有明显临床优势。

5.2 境外上市的仿制药申请在境内上市。

因此，化学药品注册分类中，新药包含注册分类为 1、2.1、2.2、2.3、2.4、5.1 类的药品；仿制药包含注册分类为 3、4、5.2 的药品。

（三）生物制品注册分类

生物制品是指以微生物、细胞、动物或人源组织和体液等为起始原材料，用生物学技术制成，用于预防、治疗和诊断人类疾病的制剂。为规范生物制品注册申报和管理，将生物制品分为预防用生物制品、治疗用生物制品和按生物制品管理的体外诊断试剂。每一种大体按照生物制品创新药、生物制品改良型新药、已上市生物制品（含生物类似药）等进行分类。

考点提示： 生物制品的注册分类

1. 预防用生物制品 是指为预防、控制疾病的发生、流行，用于人体免疫接种的疫苗类生物制品，包括免疫规划疫苗和非免疫规划疫苗。分为 3 类。

1 类：创新型疫苗：境内外均未上市的疫苗。

1.1 无有效预防手段的疾病的疫苗。

1.2 在已上市疫苗基础上开发的新抗原形式，如新基因重组疫苗、新核酸疫苗、已上市多糖疫苗基础上制备的新的结合疫苗等。

1.3 含新佐剂或新佐剂系统的疫苗。

1.4 含新抗原或新抗原形式的多联/多价疫苗。

2 类：改良型疫苗：对境内或境外已上市疫苗产品进行改良，使新产品的安全性、有效性、质量可控性有改进，且具有明显优势的疫苗。

2.1 在境内或境外已上市产品基础上改变抗原谱或型别，且具有明显临床优势的疫苗。

2.2 具有重大技术改进的疫苗，包括对疫苗菌毒种/细胞基质/生产工艺/剂型等的改进。（如更换为其他表达体系或细胞基质的疫苗；更换菌毒株或对已上市菌毒株进行改造；对已上市细胞基质或目的基因进行改造；非纯化疫苗改进为纯化疫苗；全细胞疫苗改进为组分疫苗等）

2.3 已有同类产品上市的疫苗组成的新的多联/多价疫苗。

2.4 改变给药途径，且具有明显临床优势的疫苗。

2.5 改变免疫剂量或免疫程序，且新免疫剂量或免疫程序具有明显临床优势的疫苗。

2.6 改变适用人群的疫苗。

3 类：境内或境外已上市的疫苗。

3.1 境外生产的境外已上市、境内未上市的疫苗申报上市。

3.2 境外已上市、境内未上市的疫苗申报在境内生产上市。

3.3 境内已上市疫苗。

2. 治疗用生物制品 是指用于人类疾病治疗的生物制品，如采用不同表达系统的工程细胞（如细菌、酵母、昆虫、植物和哺乳动物细胞）所制备的蛋白质、多肽及其衍生物；细胞治疗和基因治疗产品；变态反应原制品；微生态制品；人或者动物组织或者体液提取或者通过发酵制备的具有生物活性的制品等。生物制品类体内诊断试剂按照治疗用生物制品管理。分为 3 类。

1 类：创新型生物制品：境内外均未上市的治疗用生物制品。

2 类：改良型生物制品：对境内或境外已上市制品进行改良，使新产品的安全性、有效性、质量可控性有改进，且具有明显优势的治疗用生物制品。

2.1 在已上市制品基础上，对其剂型、给药途径等进行优化，且具有明显临床优势的生物制品。

2.2 增加境内外均未获批的新适应症和/或改变用药人群。

2.3 已有同类制品上市的生物制品组成新的复方制品。

2.4 在已上市制品基础上，具有重大技术改进的生物制品，如重组技术替代生物组织提取技术；较已上市制品改变氨基酸位点或表达系统、宿主细胞后具有明显临床优势等。

3 类：境内或境外已上市生物制品。

3.1 境外生产的境外已上市、境内未上市的生物制品申报上市。

3.2 境外已上市、境内未上市的生物制品申报在境内生产上市。

3.3 生物类似药。

3.4 其他生物制品。

3. 按生物制品管理的体外诊断试剂 包括用于血源筛查的体外诊断试剂、采用放射性核素标记的体外诊断试剂等。分为 2 类。

1 类：创新型体外诊断试剂。

2 类：境内外已上市的体外诊断试剂。

任务二　药品注册的的基本制度和要求

情境导入

情境：在新《药品注册管理办法》实施后，我国建立了一套较为完整的药品注册基本制度。李某即将入职某制药企业药品注册专员，仔细学习了相关内容。

思考：我国现阶段药品注册有哪些制度和要求？为什么选择了这样的制度？

学法用法

案例 7-1　万络撤市事件

默克公司研发了具有选择性的 COX-2 抑制剂类非甾体抗炎药罗非昔布片（商品名：万络），于 1994 年 12 月 20 日向 FDA 提交 IND 申请，30 天后，万络获批进行临床试验。1998 年 11 月 23 日默克公司提交万络 NDA 申请。万络在上市前总共进行了 60 个临床试验，共有近 5000 名受试者参加。基于已有证据，美国 FDA 认为默克公司已经提供了足够的信息来证明万络的安全有效性。因此，历时 178 天后，万络于 1999 年 5 月 20 日获批上市。

万络用于治疗骨关节炎、类风湿关节炎，亦用于治疗急性疼痛、原发性痛经。万络自上市后逐渐成为应用最广泛的处方药之一，截至 2004 年，全球服用过该药品的患者多达 8400 万人，仅 2003 年一年的销售额就达到 25 亿美元。然而，在万络上市后，陆续有文献报道其可能导致严重的心血管不良反应。2004 年 9 月，默克公司自愿召回万络。在万络撤市的过程中，大量相关诉讼案件暴发，引起了舆论的广泛关注。而在撤市之前，默克公司从未公开披露过能证明万络存在心血管系统风险的临床试验结果，其在 2004 年 9 月宣布停售万络后发表的有关该药品安全记录的声明中也承认了临床试验数据披露不完整的行为。美国 FDA 及其他药品审批机构受到了诸多知名医学杂志及媒体的指责，称其忽略了万络在安全性方面的早期风险信号，未能主动尽到保护公众安全的职责，导致大量患者陷于本可避免的风险之中。

问题：如何看待药品注册上市后发现用药风险的现象？在药品上市前后我们能采取哪些措施？

一、药品注册的基本要求

（一）应遵守法定要求

从事药物研制和药品注册活动，应当遵守有关法律、法规、规章、标准和规范；参照相关技术指导原则，采用其他评价方法和技术的，应当证明其科学性、适用性；应当保证全过程信息真实、准确、完整和可追溯。

药品注册申请符合法定要求的，予以批准。药品注册申请有下列情形之一的，不予批准：①药物临床试验申请的研究资料不足以支持开展药物临床试验或者不能保障受试者安全的；②申报资料显示其申请药品安全性、有效性、质量可控性等存在较大缺陷的；③申报资料不能证明药品安全性、有效性、质量可控性，或者经评估认为药品风险大于获益的；④申请人未能在规定时限内补充资料的；⑤申请人拒绝接受或者无正当理由未在规定时限内接受药品注册核查、检验的；⑥药品注册过程中认为申报资料不真实，申请人不能证明其真实性的；⑦药品注册现场核查或者样品检验结果不符合规定的；⑧法律法规规定的不应当批准的其他情形。

（二）应符合法定标准

药品应当符合国家药品标准和经国家药品监督管理局核准的药品质量标准。经国家药品监督管理局核准的药品质量标准，为药品注册标准。药品注册标准应当符合《中华人民共和国药典》通用技术要求，不得低于《中华人民共和国药典》的规定。申报注册品种的检测项目或者指标不适用《中华人民共和国药典》的，申请人应当提供充分的支持性数据。

药品审评中心等专业技术机构，应当根据科学进展、行业发展实际和药品监督管理工作需要制定技术指导原则和程序，并向社会公布。

（三）应能证明药品的安全、有效、可控性

申请药品注册，应当提供真实、充分、可靠的数据、资料和样品，证明药品的安全性、有效性和质量可控性。

申请人在申请药品上市注册前，应当完成药学、药理毒理学和药物临床试验等相关研究工作。一般情况下，药物从研制到上市的过程如图 7 – 2 所示。

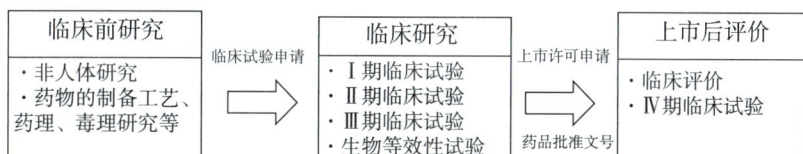

图 7 – 2　药物研制到上市流程图

药物临床前研究，是指不在人体上进行的生物医学研究，亦称为非临床研究。主要内容包括药物的合成工艺、提取方法、理化性质及纯度、剂型选择、处方筛选、制备工艺、检验方法、质量指标、稳定性、药理、毒理、动物药代动力学研究等。中药制剂还包括原药材的来源、加工及炮制等的研究；生物制品还包括菌毒种、细胞株、生物组织等起始原材料的来源、质量标准、保存条件、生物学特征遗传稳定性及免疫学的研究等。

其中，药物非临床安全性评价研究应当在经过药物非临床研究质量管理规范认证的机构开展，并遵守《药物非临床研究质量管理规范》（Good Laboratory Practice for Nonclinical Safety Studies，GLP）。

非临床安全性评价研究，指为评价药物安全性，在实验室条件下用实验系统进行的试验，包括安全药理学试验、单次给药毒性试验、重复给药毒性试验、生殖毒性试验、遗传毒性试验、致癌性试验、局部毒性试验、免疫原性试验、依赖性试验、毒代动力学试验以及与评价药物安全性有关的其他试验。GLP 适用于为申请药品注册而进行的药物非临床安全性评价研究。以注册为目的的其他药物临床前相关研究活动参照 GLP 执行。

药物临床试验应当经批准，其中生物等效性试验应当备案；药物临床试验应当在符合相关规定的药物临床试验机构开展，并遵守《药物临床试验质量管理规范》（Good Clinical Practice，GCP）。关于药物临床试验的规定，在任务三进行介绍，在此不再赘述。

从事药品研制活动，应当遵守 GLP 和 GCP，保证药品研制全过程持续符合法定要求。

中药注册审评，采用中医药理论、人用经验和临床试验相结合的审评证据体系，综合评价中药的安全性、有效性和质量可控性。中药的疗效评价应当结合中医药临床治疗特点，确定与中药临床定位相适应、体现其作用特点和优势的疗效结局指标。对疾病痊愈或者延缓发展、病情或者症状改善、患者与疾病相关的机体功能或者生存质量改善、与化学药品等合用增效减毒或者减少毒副作用明显的化学药品使用剂量等情形的评价，均可用于中药的疗效评价。鼓励将真实世界研究、新型生物标志物、

替代终点决策、以患者为中心的药物研发、适应性设计、富集设计等用于中药疗效评价。

（四）应当符合国际人用药品注册技术要求协调会通行原则

使用境外研究资料和数据支持药品注册的，其来源、研究机构或者实验室条件、质量体系要求及其他管理条件等应当符合国际人用药品注册技术要求协调会通行原则，并符合我国药品注册管理的相关要求。

国际人用药品注册技术要求协调会（The International Council for Harmonisation of Technical Requirements for Pharmaceuticals for Human Use，ICH）成立以来，已逐渐在药品注册领域发展成为国际上最核心的技术规则制订机构，美、欧、日药品监管部门均按照 ICH 的技术指南进行审评，世界其他药品监管机构也全部或部分接受基于 ICH 技术指南开展审评。为提高我国药物研发的质量和水平，逐步实现与国际接轨，2017 年国家药品监督管理部门成为 ICH 正式成员。

为规范注册申请，ICH 统一了药品注册申报资料的格式，即通用技术文档格式（Common Technical Document，CTD）。我国早在 2010 年组织制定了《化学药品 CTD 格式申报资料撰写要求》，要求当时化学药品注册分类 3、4、5 和 6 的生产注册申请的药学部分申报资料，参照印发的 CTD 格式整理提交。2022 年，国家药品监督管理局全面开展和推进了药品电子通用技术文档（electronic Common Technical Document，eCTD）申报相关工作，实现药品注册申请的电子申报，提升"互联网 + 药品监管"应用服务水平。要求自 2021 年 12 月 29 日起，化学药品注册分类 1 类、5.1 类，以及治疗用生物制品 1 类和预防用生物制品 1 类的上市许可申请，可按照 eCTD 进行申报。

二、药品注册的基本制度

（一）药品变更制度

变更原药品注册批准证明文件及其附件所载明的事项或者内容的，申请人应当按照规定，参照相关技术指导原则，对药品变更进行充分研究和验证，充分评估变更可能对药品安全性、有效性和质量可控性的影响，按照变更程序提出补充申请、备案或者报告。

（二）药品再注册制度

药品注册证书有效期为五年，药品注册证书有效期内持有人应当持续保证上市药品的安全性、有效性和质量可控性，并在有效期届满前六个月申请药品再注册。

考点提示： 证书有效期、再注册申请时限

（三）加快上市注册制度

国家药品监督管理局建立药品加快上市注册制度，支持以临床价值为导向的药物创新。对符合条件的药品注册申请，申请人可以申请适用突破性治疗药物、附条件批准、优先审评审批及特别审批程序。在药品研制和注册过程中，药品监督管理部门及其专业技术机构给予必要的技术指导、沟通交流、优先配置资源、缩短审评时限等政策和技术支持。

（四）关联审评审批制度

国家药品监督管理局建立化学原料药、辅料及直接接触药品的包装材料和容器关联审评审批制度。在审批药品制剂时，对化学原料药一并审评审批，对相关辅料、直接接触药品的包装材料和容器一并审评。药品审评中心建立化学原料药、辅料及直接接触药品的包装材料和容器信息登记平台，对相关登记信息进行公示，供相关申请人或者持有人选择，并在相关药品制剂注册申请审评时关联审评。

考点提示： 原辅包关联审批制度

（五）非处方药注册和转换制度

处方药和非处方药实行分类注册和转换管理。药品审评中心根据非处方药的特点，制定非处方药上市注册相关技术指导原则和程序，并向社会公布。药品评价中心制定处方药和非处方药上市后转换相关技术要求和程序，并向社会公布。

（六）沟通交流制度

申请人在药物临床试验申请前、药物临床试验过程中以及药品上市许可申请前等关键阶段，可以就重大问题与药品审评中心等专业技术机构进行沟通交流。药品注册过程中，药品审评中心等专业技术机构可以根据工作需要组织与申请人进行沟通交流。

（七）专家咨询制度

药品审评中心等专业技术机构根据工作需要建立专家咨询制度，成立专家咨询委员会，在审评、核查、检验、通用名称核准等过程中就重大问题听取专家意见，充分发挥专家的技术支撑作用。

任务三　药品上市注册

> ▶▶ 情境导入 ▟▟▟

情境：大二药学生李某正在进行职业生涯规划。在浏览招聘信息时，看到许多公司招聘临床监查员（CRA）。岗位描述为：主要负责参与药物临床试验方案的制定、确保临床试验方案的执行等。

思考：什么是药物临床试验？药学工作者在开展药物临床试验过程中可以做哪些工作？

一、药物临床试验

药物临床试验是指以人体（患者或健康受试者）为对象的试验，意在发现或验证某种试验药物的临床医学、药理学以及其他药效学作用、不良反应，或者试验药物的吸收、分布、代谢和排泄，以确定药物的疗效与安全性的系统性试验。药物临床试验是决定候选药物能否成为新药上市销售的关键阶段。其中，参加一项临床试验，并作为试验用药品的接受者被称为受试者，包括患者、健康受试者。

（一）药物临床试验分期

药物临床试验分为Ⅰ期临床试验、Ⅱ期临床试验、Ⅲ期临床试验、Ⅳ期临床试验以及生物等效性试验。根据药物特点和研究目的，研究内容包括临床药理学研究、探索性临床试验、确证性临床试验和上市后研究。

考点提示：药物临床试验分期

新药在批准上市前，申请新药注册应当完成Ⅰ、Ⅱ、Ⅲ期临床试验。在某些特殊情况下，经批准也可仅进行Ⅱ期、Ⅲ期临床试验或仅进行Ⅲ期临床试验。来源于临床实践的中药新药，人用经验能在临床定位、适用人群筛选、疗程探索、剂量探索等方面提供研究、支持证据的，可不开展Ⅱ期临床试验。

各期临床试验的目的和主要内容如下。

1. Ⅰ期临床试验　初步的临床药理学及人体安全性评价试验。Ⅰ期临床试验要求健康受试者进行研究。目的观察人体对于新药的耐受程度和药代动力学，为制定给药方案提供依据。

2. Ⅱ期临床试验　治疗作用初步评价阶段。其目的是初步评价药物对目标适应症患者的治疗作用和安全性，也包括为Ⅲ期临床试验研究设计和给药剂量方案的确定提供依据。此阶段的研究设计可以根据具体的研究目的，采用多种形式，包括随机盲法对照临床试验。

3. Ⅲ期临床试验　治疗作用确证阶段。其目的是进一步验证药物对目标适应症患者的治疗作用和安全性，评价利益与风险关系，最终为药物注册申请的审查提供充分依据。试验一般应为具有足够样本量的随机盲法对照试验。

4. Ⅳ期临床试验　新药上市后的应用研究阶段。其目的是考察在广泛使用条件下的药物的疗效和不良反应，评价在普通或者特殊人群中使用的利益与风险关系以及改进给药剂量等。

受试者样本量估计是药物临床试验设计的重要组成部分，也是确保研究具有合理性、准确性、可靠性和完整性的重要手段。通常，临床试验的样本量要符合统计学要求，样本量须足够大，以可靠地回答研究假设所针对的临床问题。原《药品注册管理办法》曾规定过临床试验最低病例数要求：Ⅰ期为 20～30 例，Ⅱ期为 100 例，Ⅲ期 300 例，Ⅳ期 2000 例。

5. 生物等效性试验　是指用生物利用度研究的方法，以药代动力学参数为指标，比较同一种药物的相同或者不同剂型的制剂，在相同的试验条件下，其活性成分吸收程度和速度有无统计学差异的人体试验。一般纳入健康志愿者参与研究。入选受试者的例数应使生物等效性评价具有足够的统计学效力，一般不应少于 18 名。

仿制药的研制一般需要进行生物等效性试验。具体是指在相似的试验条件下单次或多次给予相同剂量的试验药物后，受试制剂中药物的吸收速度和吸收程度与参比制剂的差异在可接受范围内。按照研究方法评价效力，其优先顺序为药代动力学研究、药效动力学研究、临床研究和体外研究。

根据药物特点，化学药物仿制药的生物等效性研究可选用①两制剂、单次给药、交叉试验设计；②两制剂、单次给药、平行试验设计；③重复试验设计。对于一般药物，推荐选用第 1 种试验设计，纳入健康志愿者参与研究，每位受试者依照随机顺序接受受试制剂和参比制剂。对于半衰期较长的药物，可选择第 2 种试验设计，即每个制剂分别在具有相似人口学特征的两组受试者中进行试验。第 3 种试验设计（重复试验设计）是前两种的备选方案。食物与药物同服，可能影响药物的生物利用度，因此通常需进行餐后生物等效性研究来评价进食对受试制剂和参比制剂生物利用度影响的差异。

一般情况下，生物等效的接受标准：AUC_{0-t}、$AUC_{0-\infty}$、C_{max}（稳态研究提供 $AUC_{0-\tau}$、$C_{max,ss}$）几何均值比值的 90% 置信区间数值应不低于 80.00%，且不超过 125.00%。

（二）药物临床试验质量管理规范

为保证药物研究实验记录真实、及时、准确、完整，提高药物临床试验质量，保障受试者的合法权益，药物临床试验实行过程管理；药物临床试验必须遵守《药物临床试验质量管理规范》（Good Clinical Practice，GCP）；并执行《药品研究实验记录暂行规定》《药品临床研究若干规定》等相关规定。

GCP 是药物临床试验全过程的质量标准，包括方案设计、组织实施、监查、稽查、记录、分析、总结和报告，适用于为申请药品注册而进行的药物临床试验。我国借鉴了国际上通行的临床试验指导原则，修订了 GCP（2020 年第 57 号），由国家药品监督管理局会同国家卫生健康委员会发布，于 2020 年 7 月 1 日起施行。对伦理委员会、研究者、申办者、试验方案、研究者手册等内容进行了具体规定。

考点提示：GCP 主要内容

药物临床试验应当符合《世界医学大会赫尔辛基宣言》原则及相关伦理要求，受试者的权益和安全是考虑的首要因素，优先于对科学和社会的获益。伦理审查与知情同意是保障受试者权益的重要措施。临床试验机构应成立伦理委员会，开展药物临床试验，应当经伦理委员会审查同意。注册申请人提出临床试验申请前，应先将临床试验方案提交临床试验机构伦理委员会审查批准。临床试验应符合伦理道德标准，保证受试者在自愿参与前被告知足够的试验信息，理解并签署知情同意书，保护受试者的安全、健康和权益。

药物临床试验应当有充分的科学依据。临床试验应当权衡受试者和社会的预期风险和获益，只有当预期的获益大于风险时，方可实施或者继续临床试验。

临床试验用药品的制备和质量控制应当遵循《药品生产质量管理规范》及其配套的《临床试验用药品（试行）》附录，最大限度确保临床试验用药品质量。

试验方案应当清晰、详细、可操作。试验药物的使用应当符合试验方案。临床试验的质量管理体系应当覆盖临床试验的全过程，重点是受试者保护、试验结果可靠，以及遵守相关法律法规。临床试验的实施应当遵守利益冲突回避原则。

（三）药物临床试验机构备案制

根据国家药品监督管理局会同国家卫生健康委员会制定的《药物临床试验机构管理规定》（2019年第101号），药物临床试验机构是指具备相应条件，按照GCP和药物临床试验相关技术指导原则等要求，开展药物临床试验的机构。

从事药品研制活动，在中华人民共和国境内开展经国家药品监督管理局批准的药物临床试验（包括备案后开展的生物等效性试验），应当在药物临床试验机构中进行。

药物临床试验机构应当符合相应条件，实行备案管理。仅开展与药物临床试验相关的生物样本等分析的机构，无需备案。药物临床试验机构未按照规定备案的，国家药品监督管理局不接受其完成的药物临床试验数据用于药品行政许可。具备临床试验条件的机构在药品监管部门指定网站登记备案后，可接受药品注册申请人委托开展临床试验。

考点提示：药物临床试验机构备案制

鼓励社会力量投资设立临床试验机构来参与临床试验，解决临床试验资源不够的瓶颈。

药物临床试验机构应当具有医疗机构执业许可证，具有二级甲等以上资质，试验场地应当符合所在区域卫生健康主管部门对院区（场地）的管理规定。开展以患者为受试者的药物临床试验的专业应当与医疗机构执业许可的诊疗科目相一致。开展健康受试者的1期药物临床试验、生物等效性试验应当为Ⅰ期临床试验研究室专业。药物临床试验机构是药物临床试验中受试者权益保护的责任主体。伦理委员会负责审查药物临床试验方案的科学性和伦理合理性，审核和监督药物临床试验研究者的资质，监督药物临床试验开展情况，保证伦理审查过程独立、客观、公正。

（四）药物临床试验申请的默示许可

1. 管理事权　开展药物临床试验，应按规定如实报送研制方法、质量指标、药理及毒理试验结果等有关数据、资料和样品，经国务院药品监督管理部门批准后实施。其中，开展生物等效性试验的，报国务院药品监督管理部门备案。

2. 默示许可　药品审评中心应当组织药学、医学和其他技术人员对已受理的药物临床试验申请进行审评对药物临床试验申请应当自受理之日起60日内决定是否同意开展，并通过药品审评中心网站通知申请人审批结果；逾期未通知的，视为同意，申请人可以按照提交的方案开展药物临床试验。申请人获准开展药物临床试验的为药物临床试验申办者。

3. 平台登记　申办者应当在开展药物临床试验前在药物临床试验登记与信息公示平台登记药物临床试验方案等信息。药物临床试验期间，申办者应当持续更新登记信息，并在药物临床试验结束后登记药物临床试验结果等信息。登记信息在平台进行公示，申办者对药物临床试验登记信息的真实性负责。

4. 实施 药物临床试验应当在批准后三年内实施。药物临床试验申请自获准之日起，三年内未有受试者签署知情同意书的，该药物临床试验许可自行失效。仍需实施药物临床试验的，应当重新申请。

考点提示：药物临床试验申请流程

申办者应当定期在药品审评中心网站提交研发期间安全性更新报告。研发期间安全性更新报告应当每年提交一次，于药物临床试验获准后每满 1 年后的 2 个月内提交。

药物临床试验期间，发现存在安全性问题或者其他风险的，申办者应当及时调整临床试验方案、暂停或者终止临床试验，并向药品审评中心报告。药物临床试验中出现大范围、非预期的严重不良反应，或者有证据证明临床试验用药品存在严重质量问题时，申办者和药物临床试验机构应当立即停止药物临床试验。

（五）接受境外临床试验数据

在境外多中心取得的临床试验数据，符合中国药品注册相关要求的，可用于在中国申报注册申请。对在中国首次申请上市的药品，注册申请人应提供是否存在人种差异的临床试验数据。

接受境外临床试验数据是国际惯例，其目的是减少重复试验，降低研发成本，提高上市效率。但不是所有境外临床数据都是高质量的，对于境外临床数据，需要进行核查，保证数据质量。

有条件接受境外多中心临床试验数据，其目的是缩短审批时间。按照之前法规，国外药物研究在境外完成Ⅰ期临床试验后，才能到我国申请Ⅰ期临床试验；即使企业在境外进行了临床试验，到我国申请上市还要重复进行临床试验，导致研发成本增加。国内部分企业高质量仿制药选择在美国以及欧洲上市，不在国内申请上市。现在改变为有条件接受境外多中心临床试验数据，国外的数据符合我国药品注册要求的可以用于我们的药品审评，并应证明不存在人种差异。

二、药品上市许可

（一）基本程序

1. 申请 申请人在完成支持药品上市注册的药学、药理学、毒理学和药物临床试验等研究，确定质量标准，完成商业规模生产工艺验证，并做好接受药品注册核查检验的准备后，提出药品上市许可申请，按照申报资料要求提交相关研究资料。经对申报资料进行形式审查，符合要求的，予以受理。

考点提示：药品上市许可申请流程

2. 审评 药品审评中心应当组织药学、医学和其他技术人员，按要求对已受理的药品上市许可申请进行审评。

审评过程中基于风险启动药品注册核查、检验，相关技术机构应当在规定时限内完成核查、检验工作。

药品审评中心根据药品注册申报资料、核查结果、检验结果等，对药品的安全性、有效性和质量可控性等进行综合审评，非处方药还应当转药品评价中心进行非处方药适宜性审查。

药品上市许可申请审评期间，发生可能影响药品安全性、有效性和质量可控性的重大变更的，申请人应当撤回原注册申请，补充研究后重新申报。申请人名称变更、注册地址名称变更等不涉及技术审评内容的，应当及时书面告知药品审评中心并提交相关证明性资料。

3. 批准上市 综合审评结论通过的，批准药品上市，发给药品注册证书。综合审评结论不通过的，作出不予批准决定。药品注册证书载明药品批准文号、持有人、生产企业等信息。非处方药的药品注册证书还应当注明非处方药类别。

经核准的药品生产工艺、质量标准、说明书和标签作为药品注册证书的附件一并发给申请人，必要时还应当附药品上市后研究要求。上述信息纳入药品品种档案，并根据上市后变更情况及时更新。

药品批准上市后，持有人应当按照国家药品监督管理局核准的生产工艺和质量标准生产药品，并按照药品生产质量管理规范要求进行细化和实施。

（二）非处方药上市许可申请

符合以下情形之一的，可以直接提出非处方药上市许可申请：

（1）境内已有相同活性成分、适应证（或者功能主治）、剂型、规格的非处方药上市的药品；

（2）经国家药品监督管理局确定的非处方药改变剂型或者规格，但不改变适应证（或者功能主治）、给药剂量以及给药途径的药品；

（3）使用国家药品监督管理局确定的非处方药的活性成分组成的新的复方制剂；

（4）其他直接申报非处方药上市许可的情形。

（三）申报药品拟使用药品名称

申报药品拟使用的药品通用名称，未列入国家药品标准或者药品注册标准的，申请人应当在提出药品上市许可申请时同时提出通用名称核准申请。药品上市许可申请受理后，通用名称核准相关资料转药典委，药典委核准后反馈药品审评中心。

申报药品拟使用的药品通用名称，已列入国家药品标准或者药品注册标准，药品审评中心在审评过程中认为需要核准药品通用名称的，应当通知药典委核准通用名称并提供相关资料，药典委核准后反馈药品审评中心。

药典委在核准药品通用名称时，应当与申请人做好沟通交流，并将核准结果告知申请人：

三、药品关联审评审批

药品审评中心在审评药品制剂注册申请时，对药品制剂选用的化学原料药、辅料及直接接触药品的包装材料和容器进行关联审评。

考点提示：药品关联审评审批制度

（一）原辅包信息登记和公示

化学原料药、辅料及直接接触药品的包装材料和容器生产企业应当按照关联审评审批制度要求，在化学原料药、辅料及直接接触药品的包装材料和容器登记平台登记产品信息和研究资料。药品审评中心向社会公示登记号、产品名称、企业名称、生产地址等基本信息，供药品制剂注册申请人选择。

（二）原辅包的选用

药品制剂申请人提出药品注册申请，可以直接选用已登记的化学原料药、辅料及直接接触药品的包装材料和容器；选用未登记的化学原料药、辅料及直接接触药品的包装材料和容器的，相关研究资料应当随药品制剂注册申请一并申报。仿制境内已上市药品所用的化学原料药的，可以申请单独审评审批。

（三）关联审评审批

药品审评中心在审评药品制剂注册申请时，对药品制剂选用的化学原料药、辅料及直接接触药品的包装材料和容器进行关联审评，需补充资料的，按照补充资料程序要求药品制剂申请人或者化学原料药、辅料及直接接触药品的包装材料和容器登记企业补充资料，可以基于风险提出对化学原料药、辅料及直接接触药品的包装材料和容器企业进行延伸检查。

（四）信息更新公示

化学原料药、辅料及直接接触药品的包装材料和容器关联审评通过的或者单独审评审批通过的，药品审评中心在化学原料药、辅料及直接接触药品的包装材料和容器登记平台更新登记状态标识，向社会公示相关信息。

四、药品注册核查

药品注册核查，是指为核实申报资料的真实性、一致性以及药品上市商业化生产条件，检查药品研制的合规性、数据可靠性等，对研制现场和生产现场开展的核查活动，以及必要时对药品注册申请所涉及的化学原料药、辅料及直接接触药品的包装材料和容器生产企业、供应商或者其他受托机构开展的延伸检查活动。

（一）药品注册研制现场核查

药品审评中心根据药物创新程度、药物研究机构既往接受核查情况等，基于风险决定是否开展药品注册研制现场核查。药品审评中心决定启动药品注册研制现场核查的，通知药品核查中心在审评期间组织实施核查，同时告知申请人。药品核查中心应当在规定时限内完成现场核查，并将核查情况、核查结论等相关材料反馈药品审评中心进行综合审评。

（二）药品注册生产现场核查

药品审评中心根据申报注册的品种、工艺、设施、既往接受核查情况等因素，基于风险决定是否启动药品注册生产现场核查。

对于创新药、改良型新药以及生物制品等，应当进行药品注册生产现场核查和上市前药品生产质量管理规范检查。

对于仿制药等，根据是否已获得相应生产范围药品生产许可证且已有同剂型品种上市等情况，基于风险进行药品注册生产现场核查、上市前药品生产质量管理规范检查。

（三）药品注册核查的实施

药品注册申请受理后，药品审评中心应当在受理后四十日内进行初步审查。需要药品注册生产现场核查的，通知药品核查中心组织核查，提供核查所需的相关材料，同时告知申请人以及申请人或者生产企业所在地省、自治区、直辖市药品监督管理部门。药品核查中心原则上应当在审评时限届满四十日前完成核查工作，并将核查情况、核查结果等相关材料反馈至药品审评中心。

需要上市前药品生产质量管理规范检查的，由药品核查中心协调相关省、自治区、直辖市药品监督管理部门与药品注册生产现场核查同步实施。上市前药品生产质量管理规范检查的管理要求，按照药品生产监督管理办法的有关规定执行。

申请人应当在规定时限内接受核查。

药品审评中心在审评过程中，发现申报资料真实性存疑或者有明确线索举报等，需要现场检查核实的，应当启动有因检查，必要时进行抽样检验。

申请药品上市许可时，申请人和生产企业应当已取得相应的药品生产许可证。

五、药品注册检验

药品注册检验，包括标准复核和样品检验。标准复核，是指对申请人申报药品标准中设定项目的科学性、检验方法的可行性、质控指标的合理性等进行的实验室评估。样品检验，是指按照申请人申报或者药品审评中心核定的药品质量标准对样品进行的实验室检验。

与国家药品标准收载的同品种药品使用的检验项目和检验方法一致的，可以不进行标准复核，只进行样品检验。其他情形应当进行标准复核和样品检验。

（一）注册检验的职责分工

中检院或者经国家药品监督管理局指定的药品检验机构承担以下药品注册检验。

（1）创新药；

（2）改良型新药（中药除外）；

（3）生物制品、放射性药品和按照药品管理的体外诊断试剂；

（4）国家药品监督管理局规定的其他药品。

境外生产药品的药品注册检验由中检院组织口岸药品检验机构实施。

其他药品的注册检验，由申请人或者生产企业所在地省级药品检验机构承担。

（二）注册检验申请或启动

申请人完成支持药品上市的药学相关研究，确定质量标准，并完成商业规模生产工艺验证后，可以在药品注册申请受理前向中检院或者省、自治区、直辖市药品监督管理部门提出药品注册检验；申请人未在药品注册申请受理前提出药品注册检验的，在药品注册申请受理后四十日内由药品审评中心启动药品注册检验。原则上申请人在药品注册申请受理前只能提出一次药品注册检验，不得同时向多个药品检验机构提出药品注册检验。

（三）抽样及送检

境内生产药品的注册申请，申请人在药品注册申请受理前提出药品注册检验的，向相关省、自治区、直辖市药品监督管理部门申请抽样，省、自治区、直辖市药品监督管理部门组织进行抽样并封签，由申请人将抽样单、样品、检验所需资料及标准物质等送至相应药品检验机构。

境外生产药品的注册申请，申请人在药品注册申请受理前提出药品注册检验的，申请人应当按规定要求抽取样品，并将样品、检验所需资料及标准物质等送至中检院。

申请人提交的药品注册检验资料应当与药品注册申报资料的相应内容一致，不得在药品注册检验过程中变更药品检验机构、样品和资料等。

（四）时限要求

境内生产药品的注册申请，药品注册申请受理后需要药品注册检验的，药品审评中心应当在受理后四十日内向药品检验机构和申请人发出药品注册检验通知。

药品检验机构应当在五日内对申请人提交的检验用样品及资料等进行审核，作出是否接收的决定，同时告知药品审评中心。需要补正的，应当一次性告知申请人。

药品检验机构原则上应当在审评时限届满四十日前，将标准复核意见和检验报告反馈至药品审评中心。

任务四　药品加快上市注册程序

> **情境导入**

情境： 2023年，我国持续深化审评审批制度改革，加大对创新药械研发的支持力度，对临床急需、罕见病药品实行优先审评审批，约20%的新药或新适应症是得益于优先审评、附条件批准、应急审评审批等政策，更快来到患者身边。

2024 年 2 月 4 日，中国国家药监局药品审评中心（CDE）官网发布了《2023 年度药品审评报告》。2023 年，CDE 采取多种措施提高审评效率，加快药品审评速度，以临床价值为导向，为患者提供更多的用药选择。全年批准上市 1 类创新药 40 个品种，其中 9 个品种（22.5%）通过优先审评审批程序批准上市，13 个品种（32.5%）为附条件批准上市，8 个品种（20%）在临床研究阶段纳入了突破性治疗药物程序、4 个新冠治疗药物（10%）通过特别审批程序批准上市。全年批准 CAR–T 细胞治疗产品 3 个，包括附条件批准伊基奥仑赛注射液、纳基奥仑赛注射液上市，附条件批准阿基仑赛注射液增加新适应症。

思考：为什么设置药品加快上市注册程序？药品需要满足什么样的条件才能申请加快上市程序？

💡 学法用法

案例 7 - 2　国家药监局通过优先审评审批程序批准阿基仑赛注射液上市

2021 年 6 月 22 日，国家药品监督管理局通过优先审评审批程序批准复星凯特生物技术有限公司申报的阿基仑赛注射液（商品名：奕凯达）上市。该药品为我国首个批准上市的 CAR–T 细胞治疗产品。用于治疗既往接受二线或以上系统性治疗后复发或难治性大 B 细胞淋巴瘤成人患者。

阿基仑赛注射液是一种自体免疫细胞注射剂，由携带 CD19CAR 基因的逆转录病毒载体进行基因修饰的自体靶向人 CD19 嵌合抗原受体 T 细胞（CAR–T）制备。

阿基仑赛注射液于 2018 年 5 月申报 IND，2018 年 8 月 IND 获得批准；2020 年 2 月，NDA 获 NMPA 受理，3 月获得优先审评资格，2021 年 6 月获得上市批准。

问题：什么是优先审评审批程序？与一般药品上市速度相比，能多大程度地加速上市呢？

为了加快药物开发和上市，加速满足临床急需医疗需求，包括 NMPA、FDA、EMA 等在内的各国药品监管机构均颁布了相关加快上市程序。

NMPA 在 2020 年版的《药品注册管理办法》中，设立了"突破性治疗药物、附条件批准、优先审评审批、特别审批"四个加快上市程序。

为配合《药品注册管理办法》实施，NMPA 在 2020 年 7 月发布了《突破性治疗药物审评工作程序（试行）》《药品附条件批准上市申请审评审批工作程序（试行）》《药品上市许可优先审评审批工作程序（试行）》。

考点提示：药品加快上市注册程序

当前我国已建立起相对完善的药品审评审批程序和制度，对于严重危及生命且无有效治疗手段及有明显临床优势的药品，通过给予指导、加快研发进程、加速上市申请的审评等方式，帮助加快药品上市注册程序。

一、突破性治疗药物程序

突破性治疗药物程序是《药品注册管理办法》新设立的加快上市注册程序，旨在鼓励研究和创制具有明显临床优势的药物。

（一）认定标准

申请人可在 Ⅰ、Ⅱ 期临床试验阶段，通常不晚于 Ⅲ 期临床试验开展前，针对用于防治严重危及生命或者严重影响生存质量的疾病且尚无有效防治手段或者与现有治疗手段相比有足够证据表明具有明显临床优势的创新药或者改良型新药等情况，申请适用突破性治疗药物程序。

严重危及生命是指病情严重、不可治愈或者发展不可逆，显著缩短生命或者导致患者死亡的情形；严重影响生存质量是指病情发展严重影响日常生理功能，如果得不到有效治疗将会导致残疾、重要生理和社会功能缺失等情形。对于尚无有效防治手段的，该药物可以提供有效防治手段；或者与现有治疗手段相比，该药物具有明显临床优势，即单用或者与一种或者多种其他药物联用，在一个或者多个具有临床意义的终点上有显著改善。

（二）政策支持

纳入突破性治疗药物程序的药物临床试验，给予以下政策支持。

（1）申请人可以在药物临床试验的关键阶段向药品审评中心提出沟通交流申请，药品审评中心安排审评人员进行沟通交流；沟通交流包括首次沟通交流、因重大安全性问题/重大技术问题而召开的会议、药物临床试验关键阶段会议以及一般性技术问题咨询等，药审中心优先配置资源进行沟通交流，加强指导并促进药物研发。

（2）申请人可以将阶段性研究资料提交药品审评中心，药品审评中心基于已有研究资料，对下一步研究方案提出意见或者建议，并反馈给申请人。

二、附条件批准程序

附条件批准程序也是《药品注册管理办法》中新明确的加快上市注册程序，目的是缩短药物临床试验的研发时间，使其尽早应用于无法继续等待的危重疾病或公共卫生方面急需的患者。

（一）认定标准

药物临床试验期间，符合以下情形的药品，可以申请附条件批准。

（1）治疗严重危及生命且尚无有效治疗手段的疾病的药品，药物临床试验已有数据证实疗效并能预测其临床价值的；

（2）公共卫生方面急需的药品，药物临床试验已有数据显示疗效并能预测其临床价值的；

（3）应对重大突发公共卫生事件急需的疫苗或者国家卫生健康委员会认定急需的其他疫苗，经评估获益大于风险的。

（二）政策支持

对纳入突破性治疗药物程序的药物临床试验，给予以下政策支持。

（1）早期沟通交流申请：鼓励申请人在药物临床试验期间，经充分评估后，按照相关技术指导原则的要求就附条件批准的临床研究计划、关键临床试验设计及疗效指标选择、其他附条件批准的前提条件、上市后临床试验的设计和实施计划等与药审中心进行沟通。

（2）上市申请前的沟通交流申请：拟申请附条件批准上市的，药品上市许可申请递交前，申请人应当就附条件批准上市的条件和上市后继续完成的研究工作等与药审中心沟通交流。

（3）经审评，符合附条件批准要求的，在药品注册证书中载明附条件批准药品注册证书的有效期、上市后需要继续完成的研究工作及完成时限等相关事项。

（4）药品上市许可持有人应当在药品上市后采取相应的风险管理措施，并在规定期限内按照要求完成药物临床试验等相关研究，以补充申请方式申报。

（5）药品上市许可持有人提交的上市后研究证明其获益大于风险，审评通过的，换发有效期为5年的药品注册证书，证书有效期从上市申请批准之日起算。

三、优先审评审批程序

我国药品优先审评审批程序的首次建立是在2016年，并在2017年进行了一次修订。作为药品审评审批体系改革的一大亮点，这一制度有效地解决了在审评积压的大环境下如何加快危及生命的、具有临床优势的、临床急需的药物的审评审批。

随着审评任务积压问题得到解决，监管体系不断完善，2020年《药品注册管理办法》对优先审评审批程序在范围上进行了较大调整、具体如下。

（一）认定标准

药品上市许可申请时，以下具有明显临床价值的药品，可以申请适用优先审评审批程序。

（1）临床急需的短缺药品、防治重大传染病和罕见病等疾病的创新药和改良型新药；

（2）符合儿童生理特征的儿童用药品新品种、剂型和规格；

（3）疾病预防、控制急需的疫苗和创新疫苗；

（4）纳入突破性治疗药物程序的药品；

（5）符合附条件批准的药品；

（6）国家药品监督管理局规定其他优先审评审批的情形。

（二）政策支持

对纳入优先审评审批程序的药品上市许可申请，给予以下政策支持。

（1）药品上市许可申请的审评时限由常规程序的两百日缩短为一百三十日；

（2）临床急需的境外已上市境内未上市的罕见病药品，审评时限为七十日；

（3）需要核查、检验和核准药品通用名称的，予以优先安排；

（4）经沟通交流确认后，可以补充提交技术资料。

四、特别审批程序

这是一种特殊的加快审批程序，旨在有效预防、及时控制和消除突发公共卫生事件的危害，保障公众身体健康。

（一）认定标准

在发生突发公共卫生事件的威胁时以及突发公共卫生事件发生后，国家药品监督管理局可以依法决定对突发公共卫生事件应急所需防治药品实行特别审批。

（二）政策支持

对实施特别审批的药品注册申请，国家药品监督管理局按照统一指挥、早期介入、快速高效、科学审批的原则，组织加快并同步开展药品注册受理、审评、核查、检验工作。

对纳入特别审批程序的药品，可以根据疾病防控的特定需要，限定其在一定期限和范围内使用。

任务五 药品上市后变更和再注册

>> 情境导入 //

情境：某药品生产企业在某品种药品注册证书有效期届满前七个月时减少了原料药的供应商，由于属于微小变更，不需要审批或备案，故该企业想要在申请再注册的同时报告这次变更。

思考：是否可以在申报药品再注册的过程中，同时进行药品上市后变更？

一、药品上市后研究的要求

持有人应当主动开展药品上市后研究,对药品的安全性、有效性和质量可控性进行进一步确证,加强对已上市药品的持续管理。

药品注册证书及附件要求持有人在药品上市后开展相关研究工作的,持有人应当在规定时限内完成并按照要求提出补充申请、备案或者报告。

药品批准上市后,持有人应当持续开展药品安全性和有效性研究,根据有关数据及时备案或者提出修订说明书的补充申请,不断更新完善说明书和标签。药品监督管理部门依职责可以根据药品不良反应监测和药品上市后评价结果等,要求持有人对说明书和标签进行修订。

二、药品上市后变更的要求

国家鼓励持有人运用新生产技术、新方法、新设备、新科技成果,不断改进和优化生产工艺,持续提高药品质量,提升药品安全性、有效性和质量可控性。药品上市后变更不得对药品的安全性、有效性和质量可控性产生不良影响。药品上市后变更研究的技术指导原则,由药品审评中心制定,并向社会公布。例如,《已上市化学药品药学变更研究技术指导原则(试行)》《已上市中药生产工艺变更研究技术指导原则》等。持有人应当按照相关规定,参照相关技术指导原则,全面评估、验证变更事项对药品安全性、有效性和质量可控性的影响,进行相应的研究工作。

为贯彻《药品管理法》有关规定,进一步加强药品上市后变更管理,国家药监局组织制定了《药品上市后变更管理办法(试行)》(2021年第8号),自2021年1月13日起施行。《药品上市后变更管理办法(试行)》规定,药品上市后变更包括注册管理事项变更和生产监管事项变更。

考点提示: 药品变更制度

生产监管事项变更包括药品生产许可证载明的许可事项变更和登记事项变更,具体变更管理要求按照《药品注册管理办法》《药品生产监督管理办法》及药品生产质量管理规范的有关规定执行。此内容在项目八药品生产管理中进行详细介绍。

注册管理事项变更包括药品注册批准证明文件及其附件载明的技术内容和相应管理信息的变更,具体变更管理要求按照《药品注册管理办法》及相关技术指导原则的有关规定执行。注册变更管理类别根据法律法规要求和变更对药品安全、有效和质量可控性可能产生影响的风险程度,分为审批类变更、备案类变更和报告类变更。

(一)审批类变更

以下变更,持有人应当以补充申请方式申报,经批准后实施。

(1)药品生产过程中的重大变更;

(2)药品说明书中涉及有效性内容以及增加安全性风险的其他内容的变更;

(3)持有人转让药品上市许可;

(4)国家药品监督管理局规定需要审批的其他变更。

2024年2月7日,《国家药监局关于印发优化药品补充申请审评审批程序改革试点工作方案的通知》(国药监药注〔2024〕10号)中提到,在有能力、有条件的省级药品监管部门开展试点工作,现阶段以化学药品为重点,试点省级药品监管部门按照"提前介入、一企一策、全程指导、研审联动"的原则,为辖区内药品重大变更申报前提供前置指导、核查、检验和立卷服务,探索建立上下联动的一支队伍、一张网络和一套标准,优化药品补充申请审评审批程序,大幅缩短需要核查检验补充申请的技术审评用时,不断提高药品审评审批的质量和效率。

考点提示： 药品补充申请范围、受理部门

（二）备案类变更

以下变更，持有人应当在变更实施前，报所在地省、自治区、直辖市药品监督管理部门备案。

（1）药品生产过程中的中等变更；

（2）药品包装标签内容的变更；

（3）药品分包装；

（4）国家药品监督管理局规定需要备案的其他变更。

境外生产药品发生上述变更的，应当在变更实施前报药品审评中心备案。药品分包装备案的程序和要求，由药品审评中心制定发布。

考点提示： 备案类变更的受理部门

（三）报告类变更

以下变更，持有人应当在年度报告中报告。

（1）药品生产过程中的微小变更；

（2）国家药品监督管理局规定需要报告的其他变更。

境内持有人在充分研究、评估和必要的验证基础上无法确定变更管理类别的，可以与省级药品监管部门进行沟通，省级药品监管部门应当在 20 日内书面答复，意见一致的按规定实施；对是否属于审批类变更意见不一致的，持有人应当按照审批类变更，向药审中心提出补充申请；对属于备案类变更和报告类变更意见不一致的，持有人应当按照备案类变更，向省级药品监管部门备案。具体沟通程序由各省级药品监管部门自行制定。

境外持有人在充分研究、评估和必要的验证的基础上，无法确认变更管理类别的，可以与药审中心沟通，具体沟通程序按照药品注册沟通交流的有关程序进行。

（四）已上市中药变更

已上市中药的变更应当遵循中药自身特点和规律，符合必要性、科学性、合理性的有关要求。持有人应当履行变更研究及其评估、变更管理的主体责任，全面评估、验证变更事项对药品安全性、有效性和质量可控性的影响。根据研究、评估和相关验证结果，确定已上市中药的变更管理类别，变更的实施应当按照规定经批准、备案后进行或者报告。持有人在上市后变更研究过程中可与相应药品监督管理部门及时开展沟通交流。

具体要求如下：

（1）变更药品规格应当遵循与处方药味相对应的原则以及与适用人群、用法用量、装量规格相协调的原则。对于已有同品种上市的，所申请的规格一般应当与同品种上市规格一致。

（2）生产工艺及辅料等的变更不应当引起药用物质或者药物吸收、利用的明显改变。生产设备的选择应当符合生产工艺及品质保障的要求。

（3）变更用法用量或者增加适用人群范围但不改变给药途径的，应当提供支持该项改变的非临床安全性研究资料，必要时应当进行临床试验。除符合第六十四条规定之情形外，变更用法用量或者增加适用人群范围需开展临床试验的，应当循序开展Ⅱ期临床试验和Ⅲ期临床试验。

（4）已上市儿童用药【用法用量】中剂量不明确的，可根据儿童用药特点和人用经验情况，开展必要的临床试验，明确不同年龄段儿童用药的剂量和疗程。

（5）已上市中药申请变更用法用量或者增加适用人群范围，功能主治不变且不改变给药途径，人用经验证据支持变更后的新用法用量或者新适用人群的用法用量的，可不开展Ⅱ期临床试验，仅开展Ⅲ期临床试验。

（6）替代或者减去国家药品标准处方中的毒性药味或者处于濒危状态的药味，应当基于处方中药味组成及其功效，按照相关技术要求开展与原药品进行药学、非临床有效性和/或者非临床安全性的对比研究。替代或者减去处方中已明确毒性药味的，可与安慰剂对照开展Ⅲ期临床试验。替代或者减去处方中处于濒危状态药味的，至少开展Ⅲ期临床试验的比较研究。必要时，需同时变更药品通用名称。

（7）中药复方制剂处方中所含按照新药批准的提取物由外购变更为自行提取的，申请人应当提供相应研究资料，包括但不限于自行研究获得的该提取物及该中药复方制剂的药学研究资料，提取物的非临床有效性和安全性对比研究资料，以及该中药复方制剂Ⅲ期临床试验的对比研究资料。该提取物的质量标准应当附设于制剂标准后。

（8）对主治或者适用人群范围进行删除的，应当说明删除该主治或者适用人群范围的合理性，一般不需开展临床试验。

三、药品再注册

药品再注册的目的在于对已上市药品的安全性、有效性和质量可控性进行延续审查和系统评价，以淘汰在药品批准证明文件上载明的有效期内未上市，没有履行持续考察药品质量、疗效和不良反应责任，以及安全风险较大的品种，实现上市后药品的安全风险控制和药品的全生命周期管理。

（一）再注册受理

持有人应当在药品注册证书有效期届满前六个月申请再注册。境内生产药品再注册申请由持有人向其所在地省、自治区、直辖市药品监督管理部门提出，境外生产药品再注册申请由持有人向药品审评中心提出。

考点提示：药品再注册申请时限、受理部门

（二）再注册批准

药品再注册申请受理后，省、自治区、直辖市药品监督管理部门或者药品审评中心对持有人开展药品上市后评价和不良反应监测情况，按照药品批准证明文件和药品监督管理部门要求开展相关工作情况，以及药品批准证明文件载明信息变化情况等进行审查，符合规定的，予以再注册，发给药品再注册批准通知书。不符合规定的，不予再注册，并报请国家药品监督管理局注销药品注册证书。

考点提示：药品再注册审查内容、批准证明

（三）不予再注册的情形

有下列情形之一的，不予再注册。

（1）有效期届满未提出再注册申请的；

（2）药品注册证书有效期内持有人不能履行持续考察药品质量、疗效和不良反应责任的；

（3）未在规定时限内完成药品批准证明文件和药品监督管理部门要求的研究工作且无合理理由的；

（4）经上市后评价，属于疗效不确切、不良反应大或者因其他原因危害人体健康的；

（5）法律、行政法规规定的其他不予再注册情形。

对不予再注册的药品，药品注册证书有效期届满时予以注销。

（四）化学原料药再注册

我国是化学原料药生产、出口大国，为优化化学原料药管理，新修订实施的《药品管理法》明确，化学原料药实施审批制，其登记注册属于行政许可事项。2020年7月新修订实施的《药品注册

管理办法》进一步明确，对化学原料药审评通过的，发给化学原料药批准通知书。2023 年 10 月，《国家药监局关于化学原料药再注册管理等有关事项的公告》（2023 年第 129 号）进一步明确化学原料药批准通知书发放及再注册管理等有关事宜。

对化学原料药实施再注册，可以在确定的监管周期内对生产能力、质量管理符合情况进行确认，对生产、销售、抽检、变更等情况进行总结，对于落实化学原料药的属地监管职责、强化化学原料药生产企业的主体责任具有重要意义，有利于化学原料药产业发展和确保药品质量安全。

（1）境内生产化学原料药由属地省级药品监管部门开展再注册，境外生产化学原料药由国家药品监督管理局药品审评中心开展再注册。已取得药品批准文号的化学原料药，基于原批准证明文件进行再注册；未取得药品批准文号、已通过审评审批标识为"A"的化学原料药，基于发放的化学原料药批准通知书进行再注册。化学原料药登记人应在药品批准文号或化学原料药批准通知书有效期届满前 6 个月向省级药品监管部门（或药审中心）申请再注册，审查通过的，发给再注册批准通知书；审查不通过的，发给不予批准通知书。

制剂选用未在原辅包登记平台登记、相关研究资料随药品制剂注册申请一并提交的化学原料药，关联审评审批通过后，该化学原料药再注册随关联制剂一起完成。

（2）为有序开展化学原料药再注册工作，给予一定过渡期。自本公告发布之日起，化学原料药批准证明文件剩余有效期在 6 个月以上的，按照规定申请再注册；批准证明文件剩余有效期不满 6 个月或已过有效期的，登记人应在本公告发布之日起一年内，向省级药品监管部门（或药审中心）提出再注册申请。

过渡期期间，登记人可以对化学原料药上市后变更申报补充申请或备案。

（3）对化学原料药再注册申请，审评通过的，原辅包登记平台仍保留"A"标识；审评未通过的，将化学原料药标识由"A"调整为"I"；对于未在批准证明文件有效期或上述过渡期限内申请再注册的，将化学原料药标识由"A"调整为"I"；已按期申请但未完成审评、批准证明文件超过有效期的，在该化学原料药登记项备注栏增加"再注册审评中"的说明。

（4）省级药品监管部门将境内生产化学原料药再注册申报及批准信息、上市后变更的备案信息及时推送至登记平台，与该化学原料药登记信息相关联，平台及时对化学原料药批准证明文件有效期信息进行更新。

（5）再注册审评审批未通过的境内生产化学原料药，省级药品监管部门作出不予再注册决定后，药审中心根据省级药品监管部门推送的审批结果及时调整标识为"I"，同时，省级药品监管部门向药审中心书面来函提出注销该化学原料药批准证明文件；再注册审评审批未通过的境外生产化学原料药，由药审中心做出不予再注册决定后，及时调整标识为"I"，并按程序注销该化学原料药批准证明文件；完成注销后，在原辅包登记平台相应标注为"已注销"。

任务六　仿制药一致性评价

情境导入

情境：顾客在药店购药时发现两盒相同名字的药品，一个印有"仿制药一致性"字样的标识，一个没有，便向店员李某询问两盒药的区别。同时提出了仿制药作为"仿制品"，是否比被仿品的质量差的疑惑。

思考：如何看待仿制药？什么是仿制药一致性评价？

长期以来，我国仿制药注册审评以《中华人民共和国药典》、局颁、部颁标准等作为审查标准，即"仿标准、不仿产品"。与此同时，同通用名药品多家企业生产的情况在我国较为普遍，而不同的生产企业通常在研发能力、生产工艺、生产设备等方面差异较大，导致我国同通用名药品质量和疗效的参差不齐。

《国家药品安全"十二五"规划》提出开展仿制药一致性评价。2015 年 8 月，国务院启动药品医疗器械审评审批制度改革，其中推进"仿制药质量和疗效一致性评价"是改革的重点任务之一。2016 年 3 月 5 日，国务院办公厅印发《关于开展仿制药质量和疗效一致性评价的意见》（国办发〔2016〕8 号），标志着我国已上市仿制药质量和疗效一致性评价工作全面展开。

随后，国家食品药品监管总局出台《关于发布仿制药质量和疗效一致性评价参比制剂备案与推荐程序的公告》（2016 年第 99 号）、《关于发布仿制药质量和疗效一致性评价工作程序的公告》（2016 年第 105 号）等一系列文件。2016 年 5 月 26 日，总局又发布了《关于落实〈国务院办公厅关于开展仿制药质量和疗效一致性评价的意见〉的公告》（2016 年第 106 号），对仿制药一致性评价工作进行了部署。

开展仿制药一致性评价，是原国家食品药品监督管理总局自 2013 成立以来为保证群众用药安全有效所采取的一项重大举措，将对医药产业健康发展产生深远影响。也因为此，仿制药一致性评价也是近年来医药行业内关注度较高的问题。

一、开展仿制药一致性评价的意义

仿制药一致性评价，是指对已经批准上市的仿制药，按与原研药品质量和疗效一致的原则，分期分批进行质量一致性评价，使其在临床上与原研药品可以相互替代。这不仅可以节约医疗费用，同时也可提升我国的仿制药质量和制药行业的整体发展水平，保证公众用药安全有效。做到与原研药质量疗效一致，我们离创制新药也就不远了。

考点提示：仿制药一致性评价定义

近些年在我国开展此项工作的意义，可以用四个"有利于"来概括。

一是有利于提高药品的有效性。百姓用药须安全、有效、可及。1949 年后，仿制药在保障百姓健康和推动中国医疗卫生事业发展中发挥了不可替代的作用。但不可否认的是，我国仿制药虽然能够保证安全性，但部分品种在质量和疗效上跟原研药存在一定差异。通过一致性评价工作，我国仿制药质量能够得到大幅提升，百姓用药的有效性也能随之得到保障。

二是有利于降低百姓用药支出，节约医疗费用。通过一致性评价的仿制药，其质量跟原研药一样。临床上优先使用这些"可替代"的仿制药，能够大大降低百姓的用药负担，减少医保支出，提高医保基金的使用效率。

三是有利于提升医药行业发展质量，进一步推动医药产业国际化。我国是制药大国，但并非制药强国。在国际医药市场，我国还是以原料药出口为主，制剂出口无论是品种还是金额，所占的比重都较小，而造成这一现象的根本原因在于制剂水平的相对落后。仿制药一致性评价，将持续提高我国的药用辅料、包材以及仿制药质量，加快我国医药产业的优胜劣汰、转型升级步伐，提升我国制剂生产水平，进一步推动我国制剂产品走向国际市场，提高国际竞争能力。

四是有利于推进供给侧结构性改革。产品质量是供给侧问题，是如何更好地满足市场需求的问题，也是结构性问题。仿制药质量提高了，临床上实现与原研药相互替代，就能够推动药品生产领域的结构性改革、改变现在原研药在部分医院药品销售比达到 80% 的局面，有利于降低医药总费用支出、淘汰落后产能、提高仿制药的竞争力。医药企业通过开展仿制药一致性评价，也有利于创新。制剂是有效成分、辅料和包材的有机结合，一致性评价将促进企业更多地进行生产工艺和辅料、包材的综合研究，全面提高制剂水平。

二、开展一致性评价的药品范围

《关于开展仿制药质量和疗效一致性评价的意见》（国办发〔2016〕8号）明确提出：化学药品新注册分类实施前（此处指2016年3月4日）批准上市的仿制药，凡未按照与原研药品质量和疗效一致原则审批的，均须开展一致性评价。

（一）化学药品仿制药口服固体制剂

国办发〔2016〕8号提出首批将对国家基本药物目录（2012年版）中2007年10月1日前批准上市的化学药品仿制药口服固体制剂进行一致性评价。这部分药品原则上应在2018年底前完成一致性评价。为什么首先要对基本药物目录中的化学药品口服固体制剂进行一致性评呢？主要有两点：一是因为口服固体制剂量大面广、最为常用；二是基本药物是保障群众基本用药需求的品种。

上述以外的其他化学药品仿制药口服固体制剂，企业可自行组织一致性评价工作，自首家品种通过一致性评价后，三年后不再受理其他药品生产企业相同品种的一致性评价申请。

（二）化学药品注射剂仿制药

2020年5月发布的《国家药监局关于开展化学药品注射剂仿制药质量和疗效一致性评价工作的公告（2020年第62号）》提出：已上市的化学药品注射剂仿制药，未按照与原研药品质量和疗效一致原则审批的品种均需开展一致性评价。

（三）鼓励仿制的药品品种

除了以上这些药品，由于涉及品种众多、情况复杂，国家药品监管局将分期分批发布开展质量和疗效一致性评价的品种名单。对这些品种，鼓励企业提前开展评价。

2018年4月，国务院办公厅印发《关于改革完善仿制药供应保障及使用政策的意见》，明确提出促进"临床必需、疗效确切、供应短缺"的仿制药研发，鼓励仿制重大传染病防治和罕见病治疗所需药品、处置突发公共卫生事件所需药品、儿童使用药品以及专利到期前一年尚没有提出注册申请的药品。目标是推动医药产业供给侧结构性改革，提高药品供应保障能力，降低全社会药品费用负担，保障广大人民群众用药需求。

三、企业对一致性评价的应对策略

药品生产企业是开展一致性评价的主体。国家药监局建议企业对照国家局发布的名单，分期分批对所生产的仿制药品开展一致性评价的研究。

初步统计，2007年10月前批准上市的化学药品仿制药口服固体制剂，在基药目录中有289个品种、17740个批准文号或注册证号，涉及1817家国内生产企业、42家进口药品企业。低水平重复严重，同质化竞争和资源浪费问题突出。一致性评价对企业是生死问题，是优胜劣汰的过程，质量疗效与原研药一致的品种才能有市场价值。企业要选择有把握的品种，对晶型、辅料、工艺等做好基础研究，进行体外溶出度试验，再做生物利用度临床试验，少走弯路。一个企业有几个品种完成一致性评价，加上上市许可持有人制度实施，可以在竞争中取得先机。

我国药品产能严重过剩，企业数量过多，部分企业通不过一致性评价很正常。通过一致性评价的药品企业，可以作为药品的上市许可持有人委托其他企业生产；通不过一致性评价的企业，可以利用自身的优势从事药品的委托加工。关键是企业要找准定位。

四、一致性评价的实施

（一）选择参比制剂

"参比制剂"是指用于仿制药质量和疗效一致性评价的对照药品，通常为被仿制的对象，如原研药品或国际公认的同种药物。

药品生产企业对拟进行一致性评价的品种，按照《化学仿制药参比制剂遴选与确定程序》（国家药监管局公告 2019 年第 25 号），参比制剂遴选应以为公众提供高质量的仿制药品为目标，按如下顺序选择。

（1）原研药品选择顺序依次为：国内上市的原研药品、经审核确定的国外原研企业在中国境内生产或经技术转移生产的药品、未进口原研药品。

（2）在原研药品停止生产或因质量等原因所致原研药品不适合作为参比制剂的情况下，可选择在美国、日本或欧盟等管理规范的国家获准上市的国际公认的同种药品、经审核确定的在中国境内生产或经技术转移生产的国际公认的同种药品。

国际公认的同种药物是指在美国、日本或欧盟等获准上市并获得参比制剂地位的仿制药。

（3）其他经国家药品监督管理局评估确定具有安全性、有效性和质量可控性的药品

（二）开展一致性评价研究

在开展一致性评价的过程中，药品生产企业须以参比制剂为对照，全面深入地开展比对研究。包括处方、质量标准、晶型、粒度和杂质等主要药学指标的比较研究，以及固体制剂溶出曲线的比较研究，以提高体内生物等效性试验的成功率，并为将药品特征溶出曲线列入相应的质量标准提供依据。

对符合《人体生物等效性试验豁免指导原则》（食品药品监管总局通告 2016 年第 87 号）的品种，由药品生产企业申报，一致性评价办公室组织审核后公布，允许该药品生产企业采取体外溶出试验的方法进行一致性评价。符合豁免药物临床试验条件的，申请人可以直接提出药品上市许可申请。

开展生物等效性试验的品种，应根据《关于化学药生物等效性试验实行备案管理的公告》（食品药品监管总局公告 2015 年第 257 号）规定的程序备案，并按照《以药动学参数为终点评价指标的化学药物仿制药人体生物等效性研究技术指导原则》（食品药品监管总局通告 2016 年第 61 号）等的有关要求进行试验研究。

对无参比制剂需开展临床有效性试验的品种，应区分两种情况处理：①如属于未改变处方、工艺的，应按一致性评价办公室的要求进行备案，并按照有关药品临床试验指导原则的相应要求开展试验研究；②如属于改变已批准处方、工艺的，按照《药品注册管理办法》补充申请有关要求开展试验研究。

（三）申报评审

企业在完成一致性评价研究后，应按照《仿制药质量和疗效一致性评价工作程序》（食品药品监管总局公告 2016 年第 105 号）进行申报。

国产仿制药由省级药品监督管理部门，进口仿制药由国家药品监督管理局行政服务受理和投诉举报中心（以下称受理中心）负责一致性评价资料的接收和相关补充申请资料的受理，组织研制现场核查和生产现场检查，现场抽取连续生产的三批样品送到指定的药品检验机构进行复核检验。

对申请人提交的国内仿制药品的临床研究数据，由省级药品监督管理部门进行核查，核查中心进行抽查。对申请人提交的进口仿制药品的国内临床研究数据，由核查中心进行核查。对申请人提交的

进口仿制药品的国外临床研究数据，由核查中心进行抽查对生物等效性试验和临床有效性试验等临床研究数据的真实性、规范性和完整性的核查。

完成上述工作后，由省级药品监督管理部门（受理中心）汇总报送一致性评价办公室。

一致性评价办公室组织人员，对初审意见、药品研制现场核查报告、药品生产现场检查报告、境内临床研究核查报告、已转交的境外检查和核查报告、药品复核检验结果和申报资料进行技术评审。一致性评价办公室形成的综合意见和补充申请审评意见，均提交专家委员会审议。审议通过的品种，报国家药品监督管理局发布。

五、一致性评价的支持鼓励政策

一致性评价是一项需要企业投入资金、技术和时间的质量攻关、工艺改进和技术提升的科学研究，对通过了一致性评价的仿制药品种应当给予更多的扶持政策。

（一）"通过一致性评价"标识

通过及视同通过一致性评价的药品，自国家药品监督管理局核发批准证明文件之日起，可在药品标签、说明书中使用"通过一致性评价"标识，如图 7-3 所示。该标识是用于通过或视同通过一致性评价药品的药品标签、说明书的标识。标识的图样、颜色、字体必须与国家药品监督管理局公布的一致，不得擅自更改。标识应与药品使用说明书、标签一体化印刷，如标签、说明书中同时印有麻醉药品、精神药品、医疗用毒性药品、放射性药品、外用药品和非处方药品等国家规定专用标识的，标识大小不得超过国家规定专用标识的大小。

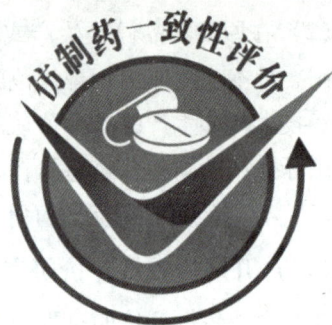

图 7-3 "通过一致性评价"标识

（二）《中国上市药品目录集》

通过质量和疗效一致性评价的药品收录进《中国上市药品目录集》。

《中国上市药品目录集》是为深化药品审评审批制度改革，保护和促进公众健康，维护公众用药权益，降低用药负担，提高药品可及性；促进药物研发创新，保护专利权人合法权益；鼓励仿制药发展，提高仿制药质量，明确仿制药的标准，降低仿制药专利侵权风险；明确药品审评审批与创新药专利权人、仿制药申请人的责任与义务，探索建立药品专利链接、专利挑战、专利期限补偿等制度；方便行业和公众及时、准确、全面了解上市药品的相关信息，借鉴国际经验、结合中国具体实际，由国家药品监督管理部门组织制定的，收录具有安全性、有效性和质量可控性的药品，并确定参比制剂和标准制剂。

目录集由前言、使用指南、药品目录、附录和索引五部分内容以及品种组成。使用指南主要介绍了目录集的使用说明、收录内容及相关术语的具体含义；药品目录则具体列出了药品的活性成分、药品名称、规格、剂型、生产厂商等基本信息；附录包含专利等信息；索引帮助使用者检索信息。目录集实行动态管理，及时将新批准上市的药品纳入目录集，将存在安全风险和因安全性、有效性原因撤市的药品从目录集中调出。

（三）医保支付和药品集中采购

为了鼓励企业进行仿制药一致性评价，国家在医保支付、集中采购等方面给予政策支持。已经实施的政策是：通过一致性评价的药品品种，社会保障部门在医保支付方面予以适当支持，医疗机构应优先采购并在临床中优先选用。同品种药品通过一致性评价的生产企业达到 3 家以上的，在药品集中采购等方面不再选用未通过一致性评价的品种。

通过一致性评价药品生产企业的技术改造，在符合有关条件的情况下，可以向发展改革、工信和财政等部门申请中央基建投资、产业基金等资金支持。

六、一致性评价的政策调整与进展

2016年提出的一致性评价工作有时间限制，比如289个目录内品种通过评价时间原则上是2018年底，其他品种在首家通过评价之后的3年内也应通过一致性评价，否则取消批准文号，不予再注册，但在实际执行的过程中遇到了很多困难。

根据实际情况，原国家食品药品监督管理总局在《国家药品监督管理局关于仿制药质量和疗效一致性评价有关事项的公告（2018年第102号）》中提到要合理调整时限，时间要随质量变化，不再设定2018年底大限，如果药品是临床上缺少的必要品种，还可以申请延期。主要是基于两方面原因的考虑：

一是《国家基本药物目录》已建立动态调整机制，通过一致性评价的品种优先纳入目录，未通过一致性评价的品种将逐步调出目录。基本药物品种的一致性评价工作已经与基本药物目录动态调整工作联动推进，因此不再对基本药物品种单独设置评价时限要求。

二是一致性评价工作在我国全面推进过程中，面临着提升科学认知，以及参比制剂选择、评价方法确定、临床试验资源不足等诸多挑战。其中所发现的技术问题需要加以科学评估，逐步研究解决。基本药物是一致性评价工作的重点，对于保障公众用药具有重要意义。在基药品种中，有180余个品种为低价药，例如氨苯砜片、地塞米松片、巯嘌呤片等，其中部分品种为临床必需、市场短缺用药。保障基本药物可及性，事关公众临床用药基本需求，需要一致性评价政策的积极配合，并作出相应调整。

考虑到药品临床需求存在地域性和时效性等特点，为确保市场供应和人民群众用药可及性，企业未能按要求完成评价的，经评估认为属于临床必需、市场短缺的品种，可向所在地省级药监部门提出延期评价申请，说明理由并提供评估报告，省级药监部门会同卫生行政部门组织研究论证，经研究认定为临床必需、市场短缺品种的，可适当予以延期，原则上不超过5年。同时，对同意延期的品种，省级药监部门会同相关部门要继续指导、监督并支持企业开展评价工作。届时仍未完成的，药监部门不予批准其药品再注册申请。

自化学仿制药质量和疗效一致性评价工作开展以来，截止2023年底，我国累计通过一致性评价申请共3797件（共计666个品种），其中，口服固体制剂通过1836件（计417个品种）；注射剂通过1961件（计249个品种），如图7-4所示。已上市仿制药的质量得到持续提升，为深化医药卫生体制改革提供了有力支撑。

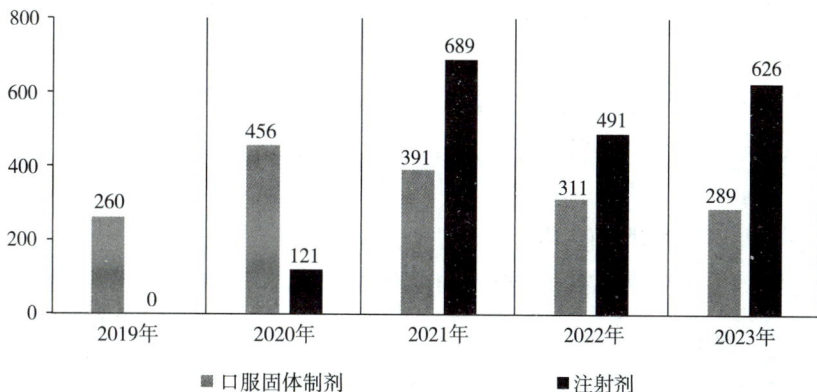

图7-4 2019年至2023年一致性评价申请批准量（件）

国家药监局高度重视仿制药质量和疗效一致性评价工作，建立完善审评技术标准体系，不断优化参比制剂遴选工作，一致性评价工作稳步推进。国家药监局也将对通过一致性评价的品种加强上市后监管，加大各类检查，特别是飞行检查力度，推动药品生产企业严格持续合规，促进企业管理水平持续提高，严防一致性评价变为"一次性"评价。部分重视研发投入、具备研发能力企业的品种，相继通过一致性评价，促进了医药产业高质量发展。

拓展任务　药品知识产权保护

>> 情境导入

情境：药学生小乐在观看了电影《我不是药神》后，了解到了什么是专利药和仿制药。站在药品研发企业的立场上，小乐认为申请专利能支持药物创新，提高企业的积极性。站在患者的角度上，小乐认为仿制药的尽早上市能大幅降低药品价格，减少患者负担。小乐为此陷入了困惑。

思考：如何平衡药品专利权人与社会公众的利益呢？

知识产权是指公民、法人或其他组织在科学技术或文学艺术等方面，对创造性的脑力劳动所完成的智力成果依法享有的专有权利。在知识经济的大潮中，知识产权已日益成为各国经济发展的重要推动力。我国加入了 WTO 后，知识产权保护问题也越来越受到医药行业的关注。而在所有知识产权保护的现有形式中，专利保护的效力最强。由此，我国药品注册过程中，专利保护的问题就凸现出来。

一、药品知识产权

（一）药品知识产权的类型

药品知识产权是指一切与医药行业有关的发明创造和智力劳动成果依法享有的权利。药品知识产权分为两大类：医药文学产权和药品工业产权。药品工业产权包括药品专利、药品商标权、药品商业秘密。

考点提示：药品工业产权的内容

1. 药品专利

（1）药品发明专利　包括药品专利（如新药物化合物、新晶形专利、新药物组合、新发现的天然物质等）、制备方法专利和医药用途专利 3 种类型。

（2）实用新型专利　包括与功能相关的药物剂型、形状、结构的改变，如某种新型缓释制剂，某种单剂量给药器。

（3）外观设计专利　涉及药品、包装、容器外观等，如有形状药品产品的新的造型或其与图案色彩的搭配和组合；新的容器，如药瓶、药袋、药品瓶盖等；富有美感和特色的说明书、容器和包装盒等。

2. 药品商标权　即商标的独占使用权、许可权、转让权等。

3. 药品商业秘密　主要保护药品经营秘密和技术秘密等。

（二）药品知识产权的意义

1. 独占性产生巨额利润　新药的研制开发必须投入大量资金，并耗费大量的时间和创造性劳动。若没有专利制度的保护，耗费了巨大成本而研制出来的新药，会被他人任意仿制，发明人的成本难以收回时，其积极性将会严重受挫。专利制度则可以赋予新药研发者在一定时间内独占市场的权利，使其凭借这种合法的垄断地位，及时收回研发成本，同时获得丰厚的回报，从而促使其继续投入新的研发活动中。

2. 保护范围广、力度大　药品知识产权保护，从著作权保护、专利保护、商标保护、商业秘密和数据保护，制止不正当竞争权的保护等为药品研发、生产、管理、流通等各个环节实行全方位的保护，依托《专利法》《著作权法》《商标法》《反不正当竞争法》《药品管理法》《关于侵犯商业秘密行为的若干规定》等法律法规以及《巴黎公约》《伯尔尼公约》《与贸易有关的知识产权协议》等国际公约，对医药知识产权领域内的侵权行为予以打击，从根本上保证权利人的合法权益。

二、药品专利保护

药品专利制度是一把双刃剑。药品发明具有投资大、风险高、周期长的特点，且从药物的筛选到最终产品上市，往往要长达十年以上的时间。药品专利制度通过保证专利药品的市场独占地位，使得专利权人在专利期内能够获取高额垄断利润，从而刺激了药品研发企业加大新药的研发投入，使得社会不断获得更安全、更有效的新药。为了鼓励药品领域的研究开发，多数国家都建立了促进创新的专利保护制度。

考点提示：药品专利制度

（一）专利权的限制

专利权的限制主要包括以下三个方面。

1. 专利法规定的不视为侵犯专利权的五种情形

（1）权利用尽原则　专利权人制造、进口或者经专利权人许可而制造、进口的专利产品或者依照专利方法直接获得的产品售出后，使用、许诺销售或者销售该产品的。

（2）先用权制度　在专利申请日前已经制造相同产品、使用相同方法或者已经作好制造、使用的必要准备，并且仅在原有范围内继续制造、使用的。

（3）临时过境原则　临时通过中国领陆、领水、领空的外国运输工具，依照其所属国同中国签订的协议或者共同参加的国际条约，或者依照互惠原则，为运输工具自身需要而在其装置和设备中使用有关专利的。

（4）实验例外　专为科学研究和实验而使用有关专利的。其目的是为了鼓励进行科学技术研究，但限于"专为"进行科学研究和科学实验，即仅限于不是为了生产经营，不以营利为目的的科研活动。

（5）"Bolar 例外"　为提供行政审批所需要的信息，制造、使用、进口专利药品或者专利医疗器械的，以及专门为其制造、进口专利药品或者专利医疗器械的。

如果仿制药商只能等到专利权保护期限届满后才能开始进行仿制药的开发和注册申请，在经过冗长的审批程序后才可真正将仿制药推向市场。这样，尽管专利权已终止了，但在其后相当长一段时间内，仍没有同类的仿制药投放市场，这相当于延长了专利保护期，对于公众以及仿制药商来说，显然是不合理的，也不符合专利制度的精神。因此，Bolar 例外是指在药品专利到期前允许其他人未经专利权人的同意而进口、制造使用专利药品进行试验，以获取药品管理部门所要求的数据等信息。

许多国家在专利法制度中引入了 Bolar 例外条款。一旦专利保护期届满，价格低廉的仿制药就可在第一时间投放市场。美国将 Bolar 例外延及所有医药产品，包括人用或兽用药品、生物制品、医疗器械和保健品。

知识链接

"Bolar 例外"

又称为 Bolar 豁免，是一项专门适用于药品和医疗器械等相关领域的专利侵权豁免原则，因来源于 1984 年美国 Roche 公司诉 Bolar 公司药品专利侵权案而得名。

1984 年，Bolar 公司（被告）为了赶在 Roche 公司（原告）所拥有的一项安眠药有效成分专利到期之时推出其仿制产品，在专利到期 6 个月前从国外获取了少量专利药品，并通过对这些药品进行实验来收集报批所需要的数据。Roche 公司对其行为提起了专利侵权诉讼。结果，地区法院认为被控侵权行为属于研究实验行为，判决被告不侵权。原告不服，上诉到美国联邦巡回上诉法院（CAFC）。CAFC 认为实验使用例外不应延伸到"带有商业目的"的应用。Bolar 公司的行为是出于商业目的，不能使用实验使用例外，因此判其侵权。

这一判决结果引起了仿制药厂商的强烈反应，仿制药厂商们积极游说国会，最终促成了《药品价格竞争和专利期限恢复法案》（又称"Hatch - Waxman"法案）的诞生。主要解决了两个问题。第一，为了解决专利权到期后仿制药在一段时间内无法及时上市，以致非法延长专利保护期限的问题，"Hatch - Waxman"法案第 202 条允许仿制药厂商在专利到期前进行临床实验和收集 FDA 审批所需的数据，并不视之为侵权。第二，专利权人在专利授权后，由于 FDA 审批仍在进行中而无法立即上市造成的保护期限损失进行补偿。第 202 条随后被编入美国法典中，也即美国专利法"Bolar 例外"条款。

2. 专利实施的强制许可　鼓励创新与保障公共健康，一直是药品专利保护制度所面临的两难困境。一项好的药品专利保护制度应该是尽可能地在二者之间找到平衡点。因此，很多国家通过引入 Bolar 例外、药品专利链接等制度积极促进仿制药的尽早上市，提高药品的可及性。而专利强制许可制度是解决非常规状态下药品用药困难的重要手段。

药品专利强制许可属于通过国家强制力实施的强行仿制，不需要经过药品专利权人同意。但是，强制许可的实施需要满足两个前提条件：第一，有法律授权；第二，基于紧急状态、非常情况或公共利益。

2017 年 10 月，中办、国办印发了《关于深化审评审批制度改革鼓励药品医疗器械创新的意见》，规定在公共健康受到重大威胁情况下，对取得实施强制许可的药品注册申请，予以优先审评审批。2018 年 4 月，国办出台了《关于改革完善仿制药供应保障及使用政策的意见》，提出了在国家出现重特大传染病疫情及其他突发公共卫生事件或防治重特大疾病药品出现短缺，对公共卫生安全或公共健康造成严重威胁等非常情况时，为了维护公共健康，由国家卫生健康委员会会同工业和信息化部、国家药品监督管理局等部门进行评估论证，向国家知识产权局提出实施强制许可的建议，国家知识产权局依法作出给予实施强制许可或驳回的决定。

专利强制许可是解决非常规状态下专利权滥用的有效手段。但同时，专利强制许可也是对专利制度的一种挑战，不能作为一种常规手段经常使用，否则会动摇专利制度的根基，造成对药品可及性的更大威胁。

3. 发明专利的强制推广　发明专利的强制推广应用又被称为指定许可，是指对我国国有企业事业单位的发明专利，对国家利益或者公共利益具有重大意义的，国务院有关主管部门和省、自治区、直辖市人民政府报经国务院批准，可以决定在批准的范围内推广应用，允许指定的单位实施，由实施单位按照国家规定向专利权人支付使用费。

（二）专利保护

《专利法》第四十二条规定，发明专利权的期限为 20 年，实用新型专利权的期限为 10 年，外观设计专利权的期限为 15 年，均自申请日起计算。

1. 禁止他人未经许可实施其专利的权利 发明和实用新型专利被授予后，除法律另有规定的以外，任何单位和个人未经专利权人许可，不得为生产经营目的制造、使用、销售其专利产品或者使用专利方法以及使用、销售依照该专利方法直接获得的产品。外观设计专利权被授予后，任何单位和个人未经专利权人许可，不得为生产经营目的制造、销售其外观设计专利产品。

2. 阻止他人未经许可进口其专利产品的权利 专利权被授予后，除法律另有规定的以外，专利权人有权阻止他人未经专利权人许可，为上述用途进口其专利产品或者进口依照其专利方法直接获得的产品。

3. 许可他人实施其专利的权利 指专利权人通过实施许可合同的方式，许可他人实施其专利并收取专利使用费的权利。

4. 转让其专利的权利 专利权可转让，但这种转让有一定限制，即全民所有制单位持有的专利权转让时，必须经上级主管机关批准，当向外国人转让时，不管是单位或个人都必须经国务院有关主管部门批准。

5. 注明标记的权利 有权在其专利产品或产品包装上标明专利标记和专利号。

（三）药品注册中的专利链接、专利期补偿和数据保护

《关于深化审评审批制度改革鼓励药品医疗器械创新的意见》明确提出要探索建立药品专利的链接制度，开展药品专利期补偿的试点，完善和落实数据保护制度。药品专利链接、专利期补偿以及数据保护是基于知识产权保护的制度设计。这些制度在一些欧美国家和发达国家实施后，对创新企业积极性起到很好的作用，也激发了仿制药生产的积极性。

考点提示：药品注册中的三项专利保护制度

1. 药品专利链接 药品专利链接制度是指将仿制药上市批准与创新药品专利有效性相链接的制度，即仿制药提交注册申请时需要查看创新药的专利信息，避免仿制药对原研药构成专利侵权。

考点提示：药品专利链接

药品审批是药品监督管理部门负责，专利纠纷则涉及知识产权局以及知识产权法院。把它们关联起来，意味着在药品审批过程当中，如果发现有专利侵权纠纷就可以通过法院裁定解决，可以把专利纠纷和侵权风险解决在药品上市之前。

药品专利链接制度在激发企业创新活力的同时，鼓励仿制药企业进行专利挑战，从而促进仿制药上市、平抑药价。该制度既考虑了原研药开发付出的成本，也考虑到广大患者的用药可及性，适当鼓励仿制药参与竞争、发起专利挑战，通过双方的博弈，促进药品的开发、使用进入良性循环。

国家药品监督管理局、国家知识产权局会同有关部门在新修正的《专利法》相关规定的框架下，于 2021 年 7 月 4 日联合印发了《关于发布〈药品专利纠纷早期解决机制实施办法（试行）〉的公告》（2021 年第 89 号）。同日，最高人民法院公布了《最高人民法院关于审理申请注册的药品相关的专利权纠纷民事案件适用法律若干问题的规定》；2021 年 7 月 5 日，国家知识产权局发布了《药品专利纠纷早期解决机制行政裁决办法》。这一系列举措标志着具有中国特色的药品专利链接制度——药品专利纠纷早期解决机制正式建立。

考点提示：药品专利纠纷早期解决机制

《药品专利纠纷早期解决机制实施办法（试行）》旨在为当事人在相关药品上市审评审批环节提供相关专利纠纷解决的机制，保护药品专利权人合法权益，降低仿制药上市后专利侵权风险。

（1）平台建设和信息公开制度 中国上市药品专利信息登记平台（网址：https：//zldj．cde．org．cn/home）已于 2021 年 7 月正式运行。相关药品上市许可持有人可根据需要提前在中国上市药品专利信息登记平台完成相关药品专利信息登记与主动公开。已登记并公开的相关专利信息作为化学仿制药、中药同名同方药、生物类似药上市注册申请人作出专利声明的依据。

为进一步提高工作效率，在平台上设置了法律文书提交模块。专利权人、利害关系人或仿制药申请人可直接在中国上市药品专利信息登记平台提交"设置等待期申请书"、受理通知书、判决书、决定书或和解书等，无需再通过公文进行提交。

（2）仿制药专利声明制度 化学仿制药申请人提交药品上市许可申请时，应当对照已在中国上市药品专利信息登记平台公开的专利信息，针对被仿制药每一件相关的药品专利作出声明。声明分为四类。

1 类声明：中国上市药品专利信息登记平台中没有被仿制药的相关专利信息；

2 类声明：中国上市药品专利信息登记平台收录的被仿制药相关专利权已终止或者被宣告无效，或者仿制药申请人已获得专利权人相关专利实施许可；

3 类声明：中国上市药品专利信息登记平台收录有被仿制药相关专利，仿制药申请人承诺在相应专利权有效期届满之前所申请的仿制药暂不上市；

4 类声明：中国上市药品专利信息登记平台收录的被仿制药相关专利权应当被宣告无效，或者其仿制药未落入相关专利权保护范围。其中，4.1 类：中国上市药品专利信息登记平台收录的被仿制药品相关专利权应当被宣告无效；4.2 类：仿制药未落入中国上市药品专利信息登记平台收录的被仿制药品相关专利权保护范围。

考点提示：四类专利声明的内容

（3）司法链接和行政链接制度 专利权人或者利害关系人对相关专利声明有异议的，可以自国家药品审评机构公开药品上市许可申请之日起 45 日内，就申请上市药品的相关技术方案是否落入相关专利权保护范围向人民法院提起诉讼或者向国务院专利行政部门请求行政裁决，即：司法途径和行政途径。

（4）批准等待期制度 收到人民法院立案或者国务院专利行政部门受理通知书副本后，国务院药品监督管理部门对化学仿制药注册申请设置 9 个月的等待期。等待期自人民法院立案或者国务院专利行政部门受理之日起，只设置一次。等待期内国家药品审评机构不停止技术审评。超过等待期，国务院药品监督管理部门未收到人民法院的生效判决或者调解书，或者国务院专利行政部门的行政裁决，国家药品审评机构按照程序将相关化学仿制药注册申请转入行政审批环节。如果当事人选择向国务院专利行政部门请求行政裁决，对行政裁决不服又向人民法院提起行政诉讼的 9 个月的等待期并不延长。

专利权人或者利害关系人未在规定期限提起诉讼或者请求行政裁决的，仿制药申请人可以按相关规定提起诉讼或者请求行政裁决，以确认其相关药品技术方案不落入相关专利权保护范围。

（5）首仿药市场独占期制度 对首个挑战专利成功并首个获批上市的化学仿制药，给予市场独占期。国务院药品监督管理部门在该药品获批之日起 12 个月内不再批准同品种仿制药上市，共同挑战专利成功的除外。市场独占期限不超过被挑战药品的原专利权期限。

考点提示：市场独占期的规定

挑战专利成功是指化学仿制药申请人提交四类声明，且根据其提出的宣告专利权无效请求，相关专利权被宣告无效，因而使仿制药可获批上市。

2. 专利期补偿 专利保护期限从专利申请之日起计算，但药品的核心专利通常在药物研发的早期阶段，即实验室研究阶段提出。新药上市之前还需要经过漫长的临床前研究、临床研究以及上市申请和审批，因此，新药正式获批上市时，剩余的专利保护期远远小于 20 年，平均为 10 年左右，甚至有的药品仅剩下 3 至 5 年。

专利期补偿是针对在行政审批过程当中被占用的专利权人的时间，监管部门为占用的专利时间给予一些合理的补偿。专利从研发开始到最后上市，审批时间越长，占用专利保护时间就越长，减损了专利权人的权益。

因此，《专利法》第四十二条规定自发明专利申请日起满 4 年，且自实质审查请求之日起满 3 年后授予发明专利权的，国务院专利行政部门应专利权人的请求，就发明专利在授权过程中的不合理延迟给予专利权期限补偿，但由申请人引起的不合理延迟除外。为补偿新药上市审评审批占用的时间，对在中国获得上市许可的新药相关发明专利，国务院专利行政部门应专利权人的请求给予专利权期限补偿。补偿期限不超过 5 年，新药批准上市后总有效专利权期限不超过 14 年。

考点提示：专利期补偿的期限规定

3. 数据保护 数据保护，是指研究者自行取得的数据不被别人商业利用，行政部门对企业申报的数据要采取保护措施。药品注册申请人在提交注册申请时，可同时提交试验数据保护申请。对创新药、罕见病治疗药品、儿童专用药、创新治疗用生物制品以及挑战专利成功药品注册申请人提交的自行取得且未披露的试验数据和其他数据，给予一定的数据保护期。数据保护期自药品批准上市之日起计算。数据保护期内，不批准其他申请人同品种上市申请，申请人自行取得的数据或获得上市许可的申请人同意的除外。

现行《中华人民共和国药品管理法实施条例》第三十四条对药品试验数据保护作出规定：自药品生产者或者销售者获得生产、销售新型化学成分药品的许可证明文件之日起 6 年内，对其他申请人未经已获得许可的申请人同意，使用前款数据申请生产、销售新型化学成分药品许可的，药品监督管理部门不予许可；但是，其他申请人提交自行取得数据的除外。即对含新型化学成分的药品提供 6 年数据保护期。

考点提示：数据保护期

后续，国家药监局将继续有序推进数据保护相关法规完善工作。

实训 7-1   了解药品注册相关网站

【实训目的】

1. 学会检索注册相关的法律法规的发布和更新。

2. 查阅注册相关资料，包括指导原则等。

【实训环境】

电脑、网络。

【实训内容】

一、学习使用与注册相关的网站

熟悉检索、查阅法律法规、指导原则、药品注册相关数据查询、申报信息等

1. 国内网站

（1）国家药品监督管理局 网址 https：//www. nmpa. gov. cn/index. html

（2）国家药品监督管理局药品审评中心　网址 https：//www.cde.org.cn/

（3）各省市的药监局

2. 国外网站

（1）美国食品药品监督管理局 FDA　网址 http：//www.fda.gov/

（2）欧盟药监局　网址 http：//www.ema.europa.eu/ema/

3. 支持性网站

（1）药智网　网址 http：//www.yaozh.com/

（2）药物在线　网址 https：//www.drugfuture.com/

二、模拟药品注册流程

根据药品注册申请分类，任意选择药物临床试验申请、药品上市许可申请、再注册申请、补充申请中的一种，在中药、化学药、生物制品中任意择一类型，通过教材内容的学习和网站检索，模拟该种药品注册流程，包括如何提交材料，审查时限，材料格式要求等内容。最后整理出实训报告。

实训 7－2　辨别药品通用名、商品名和商标

【实训目的】

1. 辨识药品通用名、商品名及注册商标。

2. 判断药品商品名及注册商标的合法性。

【实训环境】

社会药店或其他场所、网络。

【实训内容】

一、辨识药品通用名、商品名及注册商标。

学生分组。自行收集、准备不同剂型的药品包装盒，每组不低于 10 个。对收集到的药品名称进行辨识，列表写出收集药品的通用名、商品名和商标名。

二、查找相同通用名称的其他药品

选择 1～2 种药品，药店调研或通过网络找出与该药品相同通用名称的其他厂家药品；查找该药品相同通用名称的其他厂家药品的商品名。并试着判断以上药品是否是仿制药和原研药。列表写出以上信息。

整理完成实训报告。

实训 7－3　药品专利侵权案件分析

【实训目的】

分辨是否构成药品专利侵权及类型。

【实训环境】

教室。

【实训内容】

分辨是否构成药品专利侵权、侵权类型以及判决依据。

1. 三共制药诉北京万生药业专利侵权案

案情简介：万生药业等国内公司为了向 SFDA 申请奥美沙坦酯的新药证书和生产批件，在临床试验和注册申请过程中使用了三共株式会社的专利制备方法，该专利方法为三共株式会社于 2003 年 9 月在我国获得授权。2006 年 12 月，北京第二中级人民法院针对该专利侵权案作出一审判决，认定万生公司为了获得临床试验用药而使用三共株式会社的专利方法生产药品，以及使用这些药品进行临床试验和相关申报注册活动的行为，不构成专利侵权。

2. 邕江药业于 1996 年 7 月获得"L－赖氨酸盐酸用于制备治疗颅脑外伤药物的应用"发明专利权。

2003 年夏季，邕江药业在市场上发现了三峡药业生产的药品舒朗 L－盐酸赖氨酸氯化钠注射液（以下简称舒朗注射液），该药品的宣传资料注明适应证为"颅脑外伤及其综合征"。邕江药业请求法院判令被告立即停止生产侵害产品，并销毁所有现存侵权药品，赔偿经济损失 60 万元。法院判决被告三峡药业生产的舒朗注射液不得使用于治疗颅脑外伤；生产的舒朗盐酸赖氨酸氯化钠注射液的外包装盒、使用说明书及药瓶标签上不得出现"本品能提高血－脑屏障通透性，有助于药物进入脑细胞内，可作为脑病的辅助治疗"字样。被告三峡药业赔偿原告邕江药业经济损失 40 万元。

3. 2006 年原告奥诺（中国）制药有限公司从专利人孔某购得一项"葡萄糖酸钙锌口服液"专利技术。该专利在审查过程中被审查员要求其修改，申请人对其专利要求进行了进一步限定，即将原权利要求书中的可溶性钙剂更改为活性钙。后来原告发现被告湖北午时药业公司生产并在河北等地广泛销售其产品新钙特牌"葡萄糖酸钙锌口服液"，遂原告提起诉讼。

【实训任务】

请同学们讨论，分辨以上案例是否构成药品专利侵权、侵权类型以及判决依据。

..... 项目小结

本项目以药品生产企业或经营企业药品注册人员面对的基本工作任务设计安排了教学任务和内容。学生通过该项目的学习，应做到掌握药品注册管理的重要知识点，熟悉药品注册管理法律法规的基本内容，了解药品注册工作在企业中的作用及基本工作内容，对药学工作建立起完整的职业认知。

..... 目标检测

答案解析

一、名词解释

1. 药品注册

2. 新药

3. 仿制药

4. 药物临床试验

5. 药品再注册

二、A 型题（最佳选择题）

1. 不属于化学药品注册分类 2 类的是

    A. 改变已知盐类活性成分的酸根

    B. 新的结构明确的、具有药理作用的化合物

    C. 含有已知活性成分的新剂型

    D. 含有已知活性成分的新适应症的药品

    E. 含有已知活性成分的新复方制剂，且具有明显临床优势

2. 治疗作用确证阶段属于临床试验的分期是

    A. Ⅰ期临床试验   B. Ⅱ期临床试验   C. Ⅲ期临床试验

    D. Ⅳ期临床试验   E. 生物等效性试验

3. 药品包装标签内容的变更属于

    A. 审批类变更   B. 备案类变更   C. 报告类变更

    D. 补充类变更   E. 许可类变更

4. "仿制药一致性评价"中的"一致性"指的是

    A. 标准和质量一致性   B. 标准和疗效一致性

    C. 质量和疗效一致性   D. 标准和原研一致性

    E. 质量和原研一致性

5. 发明专利权的期限为

    A. 10 年   B. 15 年   C. 20 年

    D. 25 年   E. 30 年

三、简答题

1. 简述我国新药注册的流程。

2. 简述药物临床的分期和各期的目的。

3. 简述药品注册申请的分类。

4. 简述我国的药品补充申请制度与再注册制度对保障药品质量的作用。

（杨怡君）

书网融合……

        重点小结   微课1   微课2   习题

项目八 药品生产管理

学习目标

知识目标：

1. 掌握药品生产企业开办的基本条件，从事药品生产准入的法定资格及管理；药品生产质量管理规范的基本内容和要求。

2. 熟悉药品生产监督检查的主要内容。

3. 了解药品生产许可管理制度及药品委托生产的管理。

能力目标： 能根据国家现行GMP等法规要求，正确开展药品生产和质量管理工作，确保生产药品的合格性。

素质目标： 培养学生良好的医药职业素养、科学严谨的工作作风，独立分析问题和解决问题的能力，牢固树立药品生产安全的法律意识与责任意识。

任务一 药品生产准入、监督管理

情境导入

情境： 小王具有十多年的药品生产企业管理从业经验，且有一定的资本积累，打算开办自己的药品生产企业。

思考： 1. 开办药品生产企业应该具备哪些条件？

2. 申办药品生产许可证需提交哪些材料？

3. 药品生产许可要走什么样的申请与审批程序？

学法用法

案例 8-1 无证生产药品案

2020年4月，邛崃市市场监管局执法人员在一处民房进行检查，现场发现有各种中药材205kg、4箱袋装的液体共118.5kg、罐装液体共642kg、袋装丸状物品共188kg、桶装液体22桶，以及各种型号、大小的盛装器具和蒸煮锅具，其中有7个锅中正在热煮药材，1台煎药机，1台药液包装机，2台药粒包装机。

经查，当事人彭某某在未办理《药品生产许可证》的情况下，利用自购的"地黄""桂枝""透骨草""五味子"等中药材，通过简易锅具设备按照不同的配方，生产加工成不同名称的药膏、药液、药丸等药品。当事人将生产的42种药品通过网店进行销售，销售额高达130余万元，加上执法人员现场查扣的药品，合计涉案货值金额140余万元。

由于彭某某的行为违反了《药品管理法》第四十一条第一款"从事药品生产活动，应当经所在地省、自治区、直辖市人民政府药品监督管理部门批准，取得药品生产许可证。无药品生产许可证的，不得生产药品"的规定，依据《药品管理法》第一百一十五条第一款的规定，邛崃市市场监管局作出没收违法生产的 642kg 药膏、118.5kg 药液、161kg 药丸，没收扣押在案的半成品 2 桶，没收违法所得 1301106.07 元，罚款人民币 3000 万元的行政处罚。

问题：该案例中彭某某行为的违法依据是什么？

一、药品生产和药品生产企业

（一）药品生产的定义及分类

药品生产是指药品生产企业将原料加工制备成能供医疗用的药品的过程。药品的生产包括原料药生产和制剂生产。

1. 原料药的生产 原料药有植物、动物或其他生物产品、无机物和有机化合物等。原料药的生产根据原材料性质的不同、加工制造方法的不同，大体可分以下几种。

（1）生药的加工制造 生药一般来自植物、动物和矿物等，通常为植物或动物机体、器官、分泌物以及矿物。我国传统用中药进行加工处理的方法称为炮制，中药材必须经过蒸、炒、炙、煅等炮制操作制成中药饮片。

（2）药用元素和化合物的加工制造 主要包括从天然物（植物、动物）分离提取制备；用化学合成法（合成法、半合成法）制备，如维生素、甾体、激素等。

（3）用生物技术（普通生物技术、基因工程、细胞工程、蛋白质工程、发酵工程等）获得的生物材料的生物制品 生产材料有微生物、细胞、各种动物和人体的细胞及体液等。

2. 制剂的生产 制剂生产是指将原料药制成能供临床使用的各种剂型药品的过程。如大输液、粉针剂、水针剂、片剂、胶囊剂、颗粒剂、丸剂、软膏剂等。各种不同的剂型有不同的加工制造方法。

（二）药品生产企业的概念及分类

药品生产企业是指生产药品的专营企业或者兼营企业，是应用现代科学技术，获准从事药品生产活动，实行自主经营、独自核算、自负盈亏，具有法人资格的基本经济组织。

药品生产企业按经济所有制类型的不同可分为全民所有制、集体所有制、民营企业、股份公司、中外合资、中外合作、外资企业等；按企业规模可分为大型企业、中型企业和小型企业；按所生产的产品大致可分为化学药生产企业（包括原料和制剂）、中药制剂生产企业、生化制药企业、中药饮片生产企业和生物制品生产企业等。

二、药品生产企业开办

《药品管理法》第四十一条 规定：从事药品生产活动，应当经所在地省、自治区、直辖市人民政府药品监督管理部门批准，取得药品生产许可证。无药品生产许可证的，不得生产药品。

考点提示：药品生产企业开办许可

（一）药品生产企业的开办条件

开办药品生产企业应符合国家发布的药品行业发展规划和产业政策，从事药品生产，应当符合以下条件：①有依法经过资格认定的药学技术人员、工程技术人员及相应的技术工人，法定代表人、企业负责人、生产管理负责人（以下称生产负责人）、质量管理负责人（以下称质量负责人）、质量受权人及其他相关人员符合《药品管理法》《疫苗管理法》规定的条件；②有与药品生产相适应的厂房、设施、设备和卫生环境；③有能对所生产药品进行质量管理和质量检验的机构、人员、必要的仪器设备；④有保证药品质量的规章制度，并符合药品生产质量管理规范要求。

从事疫苗生产活动的，还应当具备下列条件：①具备适度规模和足够的产能储备；②具有保证生物安全的制度和设施、设备；③符合疾病预防、控制需要。

国家有关法律、法规对生产麻醉药品、精神药品、医疗用毒性药品、放射性药品、药品类易制毒化学品等另有规定的，依照其规定。

（二）申办药品生产许可证需提交的材料

申请《药品生产许可证》，药品上市许可持有人自行生产的情形，应当向省级药品监督管理局提交下列材料。

1. 基本情况，包括企业名称、生产线、拟生产品种、剂型、工艺及生产能力（含储备产能）。

2. 组织机构图（注明各部门的职责及相互关系、部门负责人）。

3. 法定代表人、企业负责人、生产负责人、质量负责人、质量受权人及部门负责人简历、学历职称证书和身份证（护照）复印件；依法经过资格认定的药学及相关专业技术人员、工程技术人员、技术工人登记表，并标明所在部门及岗位；高级、中级、初级技术人员的比例情况表。

4. 周边环境图、总平面布置图、仓储平面布置图、质量检验场所平面布置图。

5. 生产工艺布局平面图（包括更衣室、盥洗间、人流和物流通道、气闸等，并标明人、物流向和空气洁净度等级），空气净化系统的送风、回风、排风平面布置图，工艺设备平面布置图。

6. 拟生产的范围、剂型、品种、质量标准及依据。

7. 拟生产剂型及品种的工艺流程图，并注明主要质量控制点与项目、拟共线生产情况。

8. 空气净化系统、制水系统、主要设备确认或验证概况；生产、检验用仪器、仪表、衡器校验情况。

9. 主要生产设备及检验仪器目录。

10. 生产管理、质量管理主要文件目录。

11. 企业的场地、周边环境、基础设施、设备等条件说明以及投资规模等情况说明。

12. 药品出厂、上市放行规程。

13. 疫苗的储存、运输管理情况，并明确相关的单位及配送方式（疫苗上市许可持有人提供）。

14. 申请材料全部内容真实性承诺书。

15. 凡申请企业申报材料时，申请人不是法定代表人本人的，企业应当提交《授权委托书》。

16. 药品监督管理部门认为应当提供的其他材料。

17. 创新通道的理由及材料；快捷通道的理由及材料。

（三）药品生产许可的申请与审批程序

1. 申请　药品生产企业的申请人，应当向拟办企业所在地省级药品监管部门提出申请，并根据规定提交申请材料。

2. 受理　省级药品监督管理部门收到申请后，申请材料符合受理条件，受理；申请材料不全或不符合法定形式，要求其补齐补正或不予受理。

3. 行政许可　省级药品监督管理部门对资料进行审核，应当根据不同情况分别作出处理，应当自受理之日起三十日内，作出决定。省级药品监督管理部门按照药品生产质量管理规范等有关规定组织开展申报资料技术审查和评定、现场检查。

经审查符合规定的，予以批准，并自书面批准决定作出之日起十日内颁发药品生产许可证；不符合规定的，作出不予批准的书面决定，并说明理由。具体核发流程见图 8 – 1。

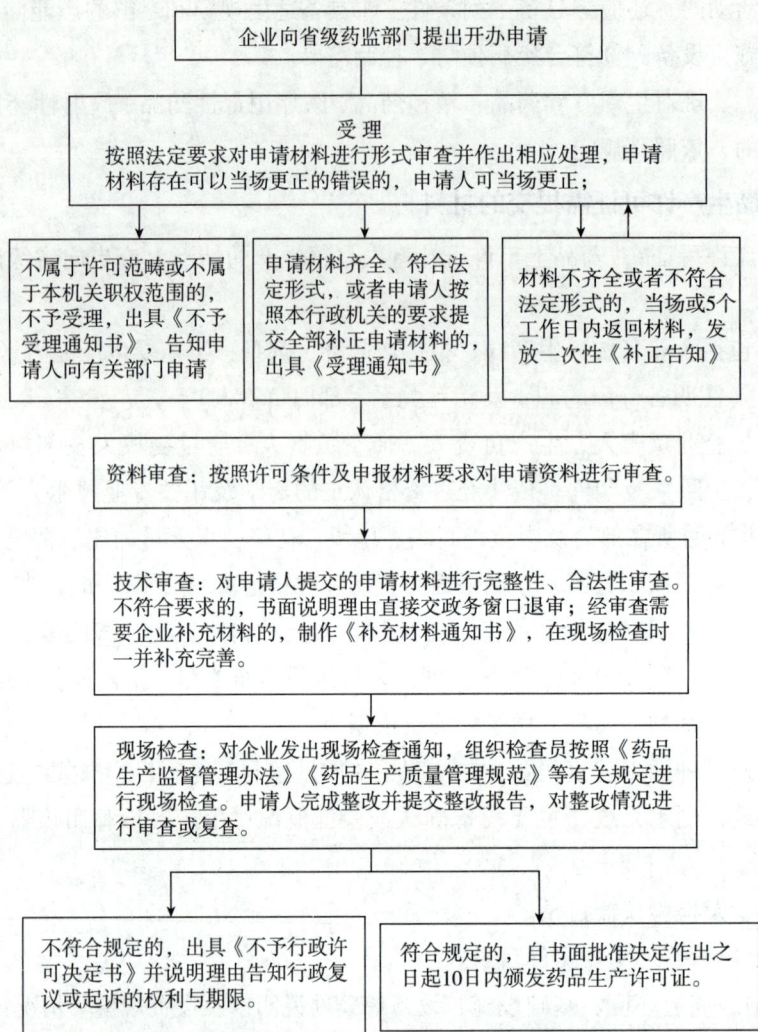

```
                    ┌──────────────────────────────┐
                    │   企业向省级药监部门提出开办申请    │
                    └──────────────────────────────┘
                                    │
                    ┌──────────────────────────────────────────────┐
                    │ 受理                                           │
                    │ 按照法定要求对申请材料进行形式审查并作出相应处理，申请  │
                    │ 材料存在可以当场更正的错误的，申请人可当场更正；       │
                    └──────────────────────────────────────────────┘
                                    │
        ┌───────────────────┬───────────────────┬───────────────────┐
        │ 不属于许可范畴或不属  │ 申请材料齐全、符合法  │ 材料不齐全或者不符合  │
        │ 于本机关职权范围的，  │ 定形式，或者申请人按  │ 法定形式的，当场或5个 │
        │ 不予受理，出具《不予  │ 照本行政机关的要求提  │ 工作日内返回材料，发  │
        │ 受理通知书》，告知申  │ 交全部补正申请材料的， │ 放一次性《补正告知》   │
        │ 请人向有关部门申请    │ 出具《受理通知书》    │                   │
        └───────────────────┴───────────────────┴───────────────────┘
                                    │
                    ┌──────────────────────────────────────────────┐
                    │ 资料审查：按照许可条件及申报材料要求对申请资料进行审查。 │
                    └──────────────────────────────────────────────┘
                                    │
                    ┌──────────────────────────────────────────────┐
                    │ 技术审查：对申请人提交的申请材料进行完整性、合法性审查。 │
                    │ 不符合要求的，书面说明理由直接交政务窗口退审；经审查需  │
                    │ 要企业补充材料的，制作《补充材料通知书》，在现场检查时  │
                    │ 一并补充完善。                                   │
                    └──────────────────────────────────────────────┘
                                    │
                    ┌──────────────────────────────────────────────┐
                    │ 现场检查：对企业发出现场检查通知，组织检查员按照《药品  │
                    │ 生产监督管理办法》《药品生产质量管理规范》等有关规定进  │
                    │ 行现场检查。申请人完成整改并提交整改报告，对整改情况进  │
                    │ 行审查或复查。                                   │
                    └──────────────────────────────────────────────┘
                                    │
        ┌───────────────────────────┬───────────────────────────┐
        │ 不符合规定的，出具《不予行政许  │ 符合规定的，自书面批准决定作出之  │
        │ 可决定书》并说明理由告知行政复  │ 日起10日内颁发药品生产许可证。   │
        │ 议或起诉的权利与期限。        │                           │
        └───────────────────────────┴───────────────────────────┘
```

图 8 – 1　药品生产许可证核发流程

三、药品生产许可证的管理

（一）药品生产许可证的内容

药品生产许可证内容包括：许可证编号、分类码、企业名称、统一社会信用代码、住所（经营场所）、法定代表人、企业负责人、生产负责人、质量负责人、质量受权人、生产地址和生产范围、发证机关、发证日期、有效期限等项目，其中企业名称、统一社会信用代码、住所（经营场所）、法定代表人等项目应当与市场监督管理部门核发的营业执照中载明的相关内容一致。

2019 年 7 月，国家药监局发布"关于启用新版《药品生产许可证》等许可证书的通知（药监综药管〔2019〕72 号）"，自 2019 年 9 月 1 日起启用新版《药品生产许可证书》（包括正、副本）式样（图 8 - 2，图 8 - 3）。新版证书的正、副本上须注明日常监管机构和监督举报电话，落实监管责任，接受社会监督。

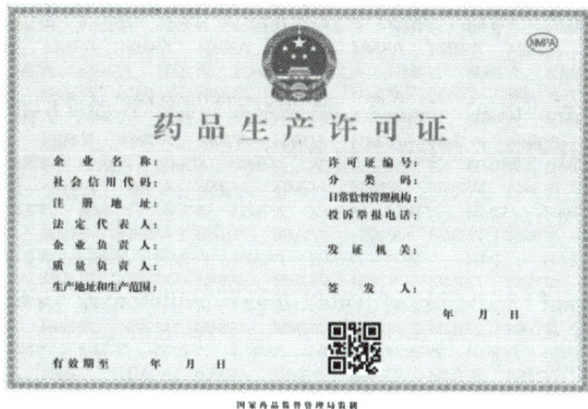

图 8-2 药品生产许可证正本　　　　　　　图 8-3 药品生产许可证副本

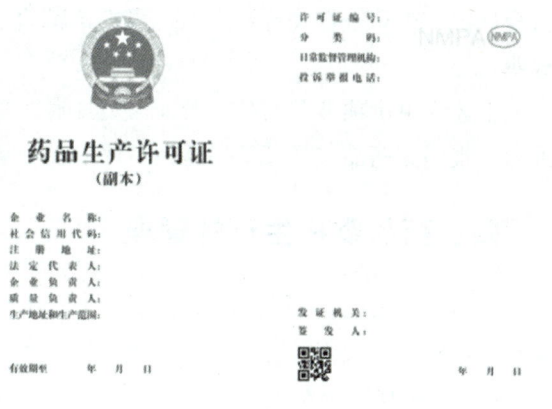

（二）药品生产许可证的换发

药品生产许可证有效期为五年，分为正本和副本。药品生产许可证样式由国家药品监督管理局统一制定。药品生产许可证电子证书与纸质证书具有同等法律效力。药品生产许可证有效期届满，需要继续生产药品的，应当在有效期届满前六个月，向原发证机关申请重新发放药品生产许可证。

考点提示：药品生产许可证的换发

1. 药品生产许可证的换发条件

（1）《药品生产许可证》必须在有效期届满前 6 个月提出申请。

（2）申请换证的药品生产企业必须遵守法律法规要求，符合《药品生产质量管理规范》且企业的质量体系运行情况符合要求。申请《药品生产许可证》换发事项的条件必须符合新开办药品生产企业的规定条件。

2. 不予换发的情形　有下列情形之一的，《药品生产许可证》）由原发证机关注销，并予以公告。

（1）主动申请注销《药品生产许可证》的。

（2）《药品生产许可证》有效期届满未重新发证的。

（3）营业执照依法被吊销或者注销的。

（4）《药品生产许可证》依法被吊销或者撤销的。

（5）法律、法规规定应当注销行政许可的其他情形。

（三）药品生产许可证的变更

药品生产许可证载明事项分为许可事项和登记事项。许可事项是指生产地址和生产范围等。登记事项是指企业名称、住所（经营场所）、法定代表人、企业负责人、生产负责人、质量负责人、质量受权人等。

考点提示：许可事项、登记事项的内容

变更《药品生产许可证》许可事项的，向原发证机关提出《药品生产许可证》变更申请。未经批准，不得擅自变更许可事项。

1. 生产地址或者生产范围的变更　变更生产地址或者生产范围，药品生产企业应当按照药品生产企业开办条件的规定及相关变更技术要求，提交涉及变更内容的有关材料，并报经所在地省、自治区、直辖市药品监督管理部门审查决定。

2. 原址或者异地新建、改建、扩建车间或者生产线　原址或者异地新建、改建、扩建车间或者生产线的应当符合相关规定和技术要求，提交涉及变更内容的有关材料，并报经所在地省、自治区、

直辖市药品监督管理部门进行药品生产质量管理规范符合性检查，检查结果应当通知企业。检查结果符合规定，产品符合放行要求的可以上市销售。有关变更情况，应当在《药品生产许可证》副本中载明。

上述变更事项涉及药品注册证书及其附件载明内容的由省、自治区、直辖市药品监督管理部门批准后，报国家药品监督管理局药品审评中心更新药品注册证书及其附件相关内容。

四、药品委托生产的管理

《药品管理法》规定：药品上市许可持有人可以自行生产药品，也可以委托药品生产企业生产。委托生产的，应当委托符合条件的药品生产企业。

（一）委托生产的含义

药品委托生产，是指药品研制机构或药品生产企业（即委托方）在因技术改造暂不具备生产条件和能力或产能不足暂不能保障市场供应的情况下，将其持有药品批准文号的药品委托其他药品生产企业（即受托方）全部生产的行为，不包括部分工序的委托加工行为。

考点提示： 药品委托生产的定义、前置条件

对于委托方来说，可以在不丧失该药品批准文号的前提下组织生产，减少投入，取得一定的经济效益。对受托方来说，可以充分利用企业的生产资源，创造更多的经济效益。受托方不得将接受委托生产的药品再次委托第三方生产。

委托生产的药品，其批准文号不变，质量责任仍由委托方承担，受托方只负责按照委托方要求的标准生产药品。生产的药品由委托方进行销售。

考点提示： 质量责任

（二）药品委托生产的条件

申请药品委托生产，委托方和受托方应当具备下列条件。

1. 双方均为合法企业 委托方和受托方均应是持续遵守与委托生产药品相适应的《药品生产质量管理规范》的药品生产企业。

2. 委托方持有药品批准证明文件 委托方应当取得委托生产药品的注册证书。

3. 双方签订委托合同、明确质量责任 委托生产药品的双方应当签订书面合同，内容应当包括质量协议，明确双方的权利与义务，并具体规定双方在药品委托生产管理、质量控制等方面的质量责任及相关的技术事项，且应当符合国家有关药品管理的法律法规。

4. 委托方负责确认受托方的生产能力、产品的监督放行 委托方应当对受托方的生产条件、技术水平和质量管理情况进行详细考查，向受托方提供委托生产药品的技术和质量文件，确认受托方具有受托生产的条件和能力。委托生产期间，委托方应当对委托生产的全过程进行指导和监督，负责委托生产药品的批准放行。

5. 受托方确保生产的药品符合法定标准和规范要求 受托方应当严格执行质量协议，有效控制生产过程，确保委托生产药品及其生产符合注册和《药品生产质量管理规范》的要求。委托生产药品的质量标准应当执行国家药品标准，其药品名称、剂型、规格、处方、生产工艺、原料药来源、直接接触药品的包装材料和容器、包装规格、标签、说明书、批准文号等应当与委托方持有的药品批准证明文件的内容相同。

6. 所有活动符合 GMP 规范要求 委托方和受托方有关药品委托生产的所有活动应当符合《药品生产质量管理规范》的相关要求。

7. 标签双标注 在委托生产的药品包装、标签和说明书上，应当标明委托方企业名称和注册地

址、受托方企业名称和生产地址。

8. 不得委托生产的品种　麻醉药品、精神药品、药品类易制毒化学品及其复方制剂，医疗用毒性药品，生物制品，多组分生化药品，中药注射剂和原料药不得委托生产。国家药品监督管理局可以根据监督管理工作需要调整不得委托生产的药品。放射性药品的委托生产按照有关法律法规规定办理。

考点提示： 不得委托生产的药品品种

（三）药品委托生产的受理和审批

申请药品委托生产，由委托方向所在地省、自治区、直辖市药品监督管理部门提出申请。委托方应当填写《药品委托生产申请表》，并按照规定要求提交申请材料。对于委托方和受托方不在同一省、自治区、直辖市的，委托方应当首先将《药品委托生产申请表》连同申请材料报受托方所在地省、自治区、直辖市药品监督管理部门审查；经审查同意后，方可按照规定申报。

委托方所在地省、自治区、直辖市药品监督管理部门组织对药品委托生产的申报资料进行审查。对于首次申请，应当组织对受托生产现场进行检查；对于延续申请，必要时，也可以组织检查。生产现场检查的重点是考核受托方的生产条件、技术水平和质量管理情况以及受托生产的药品处方、生产工艺、质量标准与委托方的一致性。

对于委托方和受托方不在同一省、自治区、直辖市的，生产现场检查由委托方所在地省、自治区、直辖市药品监督管理部门联合受托方所在地省、自治区、直辖市药品监督管理部门组织开展。检查组成员应当包括委托生产双方所在地省、自治区、直辖市药品监督管理部门派出的检查人员，检查报告应当由检查组全体人员签名，并报送委托生产双方所在地省、自治区、直辖市药品监督管理部门。

经审查符合规定的，应当予以批准，并自书面批准决定作出之日起10个工作日内向委托方发放《药品委托生产批件》；不符合规定的，书面通知委托方并说明理由。《药品委托生产批件》有效期不得超过3年。

考点提示： 药品委托生产批件的名称、时效

五、药品生产监督检查

2020年1月22日，国家市场监督管理总局令第28号公布《药品生产监督管理办法》，自2020年7月1日起施行。

药品生产监督检查是指药品监督管理部门依法对药品生产条件和生产过程进行审查、许可、监督检查等管理活动。国家药品监督管理局主管全国药品生产监督管理工作；省、自治区、直辖市药品监督管理部门负责对本行政区域内药品上市许可持有人，制剂、化学原料药、中药饮片生产企业的监督管理。监督检查包括许可检查、常规检查、有因检查和其他检查。省、自治区、直辖市药品监督管理部门应当对原料、辅料、直接接触药品的包装材料和容器等供应商、生产企业开展日常监督检查，必要时开展延伸检查。

（一）药品生产监督检查的主要内容

1. 药品上市许可持有人、药品生产企业执行有关法律、法规及实施药品生产质量管理规范、药物警戒质量管理规范以及有关技术规范等情况；

2. 药品生产活动是否与药品品种档案载明的相关内容一致；

3. 疫苗储存、运输管理规范执行情况；

4. 药品委托生产质量协议及委托协议；

5. 风险管理计划实施情况；

6. 变更管理情况。

（二）药品生产企业需提供的情况和材料

监督检查时，药品上市许可持有人和药品生产企业应当根据检查需要说明情况、提供有关材料：

1. 药品生产场地管理文件以及变更材料；

2. 药品生产企业接受监督检查及整改落实情况；

3. 药品质量不合格的处理情况；

4. 药物警戒机构、人员、制度制定情况以及疑似药品不良反应监测、识别、评估、控制情况；

5. 实施附条件批准的品种，开展上市后研究的材料；

6. 需要审查的其他必要材料。

> **知识链接**
>
> #### 监督检查发现药品生产管理存在缺陷采取的应对措施
>
> 国家药品监督管理局和省、自治区、直辖市药品监督管理部门通过监督检查发现药品生产管理或者疫苗储存、运输管理存在缺陷，有证据证明可能存在安全隐患的，应当依法采取相应措施：
>
> （一）基本符合药品生产质量管理规范要求，需要整改的，应当发出告诫信并依据风险相应采取告诫、约谈、限期整改等措施；
>
> （二）药品存在质量问题或者其他安全隐患的，药品监督管理部门根据监督检查情况，应当发出告诫信，并依据风险相应采取暂停生产、销售、使用、进口等控制措施。药品存在质量问题或者其他安全隐患的，药品上市许可持有人应当依法召回药品而未召回的，省、自治区、直辖市药品监督管理部门应当责令其召回。风险消除后，采取控制措施的药品监督管理部门应当解除控制措施。
>
> 开展药品生产监督检查过程中，发现存在药品质量安全风险的，应当及时向派出单位报告。药品监督管理部门经研判属于重大药品质量安全风险的，应当及时向上一级药品监督管理部门和同级地方人民政府报告。
>
> 开展药品生产监督检查过程中，发现存在涉嫌违反药品法律、法规、规章的行为，应当及时采取现场控制措施，按照规定做好证据收集工作。药品监督管理部门应当按照职责和权限依法查处，涉嫌犯罪的移送公安机关处理。

任务二　GMP 认知

> **情境导入**
>
> 情境：小王新开办了自己的药品生产企业，为提高企业员工的履职能力，组织全体员工认真学习GMP，并要求所有员工熟悉各自的岗位职责、管理制度及岗位操作规程，了解GMP的基本要求。
>
> 思考：什么是GMP？GMP的作用是什么？

> **学法用法**
>
> #### 案例8-2　齐二药"亮菌甲素注射液"事件
>
> 2006年4月，广州市中山三院连续发生15起因使用齐齐哈尔第二制药有限公司（以下简称"齐

二药"）生产的"亮菌甲素注射液"导致患者肾功能衰竭的重大事件，引起全国广泛关注。经调查发现，2005 年 9 月，齐二药违反相关规定，采购物料时没有对供货方进行实地考察，也未要求供货方提供原、辅料样品进行检验，购进了一批假冒"丙二醇"的"二甘醇"；发现药品原料密度超标后，也没有进一步检测，直接非法出具了合格的化验单。2006 年 3 月 28 日，该公司用假丙二醇辅料生产了"亮菌甲素注射液"并投入市场使用。

　　问题：请分析齐二药"亮菌甲素注射液"事件发生的原因。

一、药品生产的基本概念

　　药品生产包含了物料的采购、原辅料的加工、质量控制、审核放行、贮存、发运及相关控制等一系列活动。

　　考点提示：药品生产相关概念

　　1. 物料　指原料、辅料和包装材料等。例如：化学药品制剂的原料是指原料药；生物制品的原料是指原材料；中药制剂的原料是指中药材、中药饮片和外购中药提取物；原料药的原料是指用于原料药生产的除包装材料以外的其他物料。

　　2. 原辅料　除包装材料之外，药品生产中使用的任何物料。

　　3. 包装材料　药品包装所用的材料，包括与药品直接接触的包装材料和容器、印刷包装材料，但不包括发运用的外包装材料。

　　4. 包装　待包装产品变成成品所需的所有操作步骤，包括分装、贴签等。但无菌生产工艺中产品的无菌灌装，以及最终灭菌产品的灌装等不视为包装。

　　5. 产品　包括药品的中间产品、待包装产品和成品。

　　6. 中间产品　指完成部分加工步骤的产品，尚需进一步加工方可成为待包装产品。

　　7. 待包装产品　尚未进行包装但已完成所有其他加工工序的产品。

　　8. 成品　已完成所有生产操作步骤和最终包装的产品。

　　9. 产品生命周期　产品从最初的研发、上市直至退市的所有阶段。

　　10. 工艺用水　药品生产工艺中使用的水包括：饮用水、纯化水、注射用水。

　　11. 纯化水　为饮用水经蒸馏法、离子交换法、反渗透法或其他适宜的方法制备的制药用水，不含任何附加剂。

　　12. 洁净区　需要对环境中尘粒及微生物数量进行控制的房间（区域），其建筑结构、装备及其使用应当能够减少该区域内污染物的引入、产生和滞留。

　　13. 气锁间　设置于两个或数个房间之间（如不同洁净度级别的房间之间）的具有两扇或多扇门的隔离空间。设置气锁间的目的是在人员或物料出入时，对气流进行控制。气锁间有人员气锁间和物料气锁间。

　　14. 污染　在生产、取样、包装或重新包装、贮存或运输等操作过程中原辅料、中间产品、待包装产品、成品受到具有化学或微生物特性的杂质或异物的不利影响。

　　15. 交叉污染　不同原料、辅料及产品之间发生的相互污染。

　　16. 操作规程　经批准用来指导设备操作、维护与清洁、验证、环境控制、取样和检验等药品生产活动的通用性文件，也称标准操作规程。

　　17. 工艺规程　为生产特定数量的成品而制定的一个或一套文件，包括生产处方、生产操作要求和包装操作要求，规定原辅料和包装材料的数量、工艺参数和条件、加工说明（包括中间控制）、注意事项等内容。

18. 批　经一个或若干加工过程生产的、具有预期均一质量和特性的一定数量的原辅料、包装材料或成品。为完成某些生产操作步骤，可能有必要将一批产品分成若干亚批，最终合并成为一个均一的批。在连续生产情况下，批必须与生产中具有预期均一特性的确定数量的产品相对应，批量可以是固定数量或固定时间段内生产的产品量。例如：口服或外用的固体、半固体制剂在成型或分装前使用同一台混合设备一次混合所生产的均质产品为一批；口服或外用的液体制剂以灌装（封）前经最后混合的药液所生产的均质产品为一批。

19. 批号　用于识别一个特定批的具有唯一性的数字和（或）字母的组合。

20. 批记录　用于记述每批药品生产、质量检验和放行审核的所有文件和记录，可追溯所有与成品质量有关的历史信息。

21. 物料平衡　产品或物料实际产量或实际用量及收集到的损耗之和与理论产量或理论用量之间的比较，并考虑可允许的偏差范围。

22. 校准　在规定条件下，确定测量、记录、控制仪器或系统的示值（尤指称量）或实物量具所代表的量值，与对应的参照标准量值之间关系的一系列活动。

23. 验证　证明任何操作规程（或方法）、生产工艺或系统能够达到预期结果的一系列活动。

24. 确认　证明厂房、设施、设备能正确运行并可达到预期结果的一系列活动。

25. 阶段性生产方式　指在共用生产区内，在一段时间内集中生产某一产品，再对相应的共用生产区、设施、设备、器具等进行彻底清洁，更换生产另一种产品的方式。

26. 中间控制　也称过程控制，指为确保产品符合有关标准，生产中对工艺过程加以监控，以便在必要时进行调节而做的各项检查。可将对环境或设备控制视作中间控制的一部分。

27. 警戒限度　系统的关键参数超出正常范围，但未达到纠偏限度，需要引起警觉，可能需要采取纠正措施的限度标准。

28. 纠偏限度　系统的关键参数超出可接受标准，需要进行调查并采取纠正措施的限度标准。

二、《药品生产质量管理规范》（GMP）概述

GMP 是 Good Manufacturing Practice for Drugs 的缩写，即《药品生产质量管理规范》，是在药品生产全过程中用科学、合理、规范化的条件和方法来保证生产优良药品的一整套科学管理办法，是药品生产和质量管理的基本准则，也是一套适用于制药、食品等行业的强制性标准。

考点提示： GMP 的含义

GMP 是为保证药品在规定的质量下持续生产的体系。制订和实施 GMP 的主要目的主要表现在以下几方面：①将人为的差错控制在最低的限度，防止对药品的污染和降低质量，保护消费者的利益，保证人们用药安全有效。②保护药品生产企业，使企业有法可依、有章可循。③是政府和法律赋予制药行业的责任，并且也是中国加入 WTO 之后，实行药品质量保证制度的需要。

GMP 在我国是 70 年代末随着对外开放政策和出口药品的需要而受到各方面的重视，并在一些企业和某些产品生产中得到部分的应用。中国医药工业公司于 1982 年制订了《药品生产管理规范（试行本）》。1985 年经修改，由原国家医药管理局作为《药品生产管理规范》推行并颁发，作为行业的 GMP 要求正式执行。同时由中国医药工业公司编制了《药品生产管理规范实施指南》（1985 年版），于当年 12 月颁发，在推动我国药品生产企业实施 GMP 制度方面，发挥了积极的作用。

1988 年 3 月 17 日卫生部以（88）卫药字第 20 号文件"关于颁布《药品生产质量管理规范》的通知"下达了我国法定的 GMP。之后又进行修订，颁布了 1992 年修订版。1993 年中国医药工业公司

颁布了修订的《药品生产管理规范实施指南》。国家药品监督管理局 1999 年 6 月 18 日以第 9 号令颁布《药品生产质量管理规范》（1998 年修订）。

2010 年卫生部对 GMP 进行再次修订完善出台了《药品生产质量管理规范》（2010 年修订）并陆续发布了 8 个附录，2010 版 GMP 于 2011 年 3 月起实施。这部 GMP 以欧盟 GMP 为蓝本，参考了 WHO、美国和日本的 GMP，根据我国药品生产企业实际情况制订，应注意的是 GMP 是保证药品生产质量的最低标准，达到 GMP 标准是企业生产药品的最低要求，企业可以结合自身技术与市场竞争要求采取多样化的手段制订企业内部产品标准，但以不会影响和降低 GMP 本身要求为限，尽管各国 GMP 在规定的内容上基本相同，但由于各国的国情与制药工业的发展水平各不相同，因此在内容要求的精度和严格程度上各不相同。

三、我国 GMP 的基本内容

GMP（2010 年版）共 14 章 313 条（表 8 - 1），相对于 1998 年版药品 GMP，篇幅大量增加。吸收了国际先进经验，结合我国国情，按照"软件硬件并重"的原则，贯彻质量风险管理和药品生产全过程管理的理念，更加注重科学性，强调指导性和可操作性，达到了与世界卫生组织药品 GMP 的一致。

考点提示：GMP 的主要内容

表 8 - 1　《药品生产质量管理规范》主要内容

01	总则	08	文件管理
02	质量管理	09	生产管理
03	机构与人员	10	质量控制与质量保证
04	厂房与设施	11	委托生产与委托检验
05	设备	12	产品发运与召回
06	确认与验证	13	自检
07	物料	14	附则

2010 年版药品 GMP 的主要特点：一是加强了药品生产质量管理体系建设，大幅提高对企业质量管理软件方面的要求。细化了对构建实用、有效质量管理体系的要求，强化药品生产关键环节的控制和管理，以促进企业质量管理水平的提高。二是全面强化了从业人员的素质要求。增加了对从事药品生产质量管理人员素质要求的条款和内容，进一步明确职责。如，新版药品 GMP 明确药品生产企业的关键人员包括企业负责人、生产管理负责人、质量管理负责人、质量受权人等必须具有的资质和应履行的职责。三是细化了操作规程、生产记录等文件管理规定，增加了指导性和可操作性。四是进一步完善了药品安全保障措施。引入了质量风险管理的概念，在原辅料采购、生产工艺变更、操作中的偏差处理、发现问题的调查和纠正、上市后药品质量的监控等方面，增加了供应商审计、变更控制、纠正和预防措施、产品质量回顾分析等新制度和措施，对各个环节可能出现的风险进行管理和控制，主动防范质量事故的发生。提高了无菌制剂生产环境标准，增加了生产环境在线监测要求，提高无菌药品的质量保证水平。

（一）总则

总则部分从法律角度明确了《药品生产质量管理规范》是国家在法律授权范围内颁布的规章。企业应当建立药品质量管理体系，该体系应当涵盖影响药品质量的所有因素，包括确保药品质量符合预定用途的有组织、有计划的全部活动。企业应当严格执行 GMP，坚持诚实守信，禁止任何虚假、欺骗行为。

质量管理体系是为保证产品质量或服务质量满足规定的或潜在的要求和实施质量管理，由组织机构、职责、程序、活动、能力和资源等构成的有机整体。

质量管理体系概念的提出，强调产品质量首先是设计出来的，其次才是制造出来的，将质量管理从制造阶段进一步提前到设计阶段，并将质量扩展到产品周期的全过程。包括：产品开发、技术转移、商业生产、产品终止等四个阶段。

提出 GMP 只是药品质量管理体系的一部分，并明确 GMP 的基本控制目标是"四防"（防污染、交叉污染、防混淆、防差错），并作为各章节编写的基础和灵魂，贯穿药品生产的全过程，其他条文均围绕这一规定设定。

（二）质量管理

企业应当建立符合药品质量管理要求的质量目标，将药品注册的有关安全、有效和质量可控的所有要求，系统地贯彻到药品生产、控制及产品放行、贮存、发运的全过程中，确保所生产的药品符合预定用途和注册要求。

1. 质量保证（QA）　质量保证指为使人们确信某一产品、过程或服务的质量所必需全部有计划有组织的活动。质量保证分为内部质量保证和外部质量保证，内部质量保证是企业管理的一种手段，目的是为了取得企业领导的信任。外部质量保证是在合同环境中，供方取信于需方信任的一种手段。也可以说是为了提供信任表明实体能够满足质量要求，而在质量体系中实施并根据需要进行证实的全部有计划和有系统的活动。因次，质量保证的内容绝非是单纯的保证质量，而更重要的是要通过对那些影响质量的质量体系要素进行一系列有计划、有组织的评价活动，为取得企业领导和客户的信任而提出充分可靠的证据。它涵盖影响质量产品的所有因素，是为了确保药品符合其预定用途、并达到规定的质量要求，所采取的所有措施的总和。

质量保证是质量管理体系的一部分。企业必须建立质量保证系统，同时建立完整的文件体系，以保证系统有效运行。

质量保证系统包括：药品的设计与研发体现 GMP 要求；生产管理和质量控制活动符合 GMP 要求；管理职责明确；采购和使用的原辅料和包装材料正确无误；中间产品得到有效控制；确认、验证的实施；严格按照规程进行生产、检查、检验和复核；每批产品经质量受权人批准后方可放行；在贮存、发运和随后的各种操作过程中有保证药品质量的适当措施；按照自检操作规程，定期检查评估质量保证系统的有效性和适用性。

2. 质量控制（QC）　也是质量管理的一部分，强调的是质量要求，企业应建立有效的质量控制以保证药品的安全有效。具体是指按照规定的方法和规程对原辅料、包装材料、中间产品和成品进行取样、检验和复核，以保证这些物料和产品的成分、含量、纯度和其他性状符合已经确定的质量标准。

质量控制包括相应的组织机构、文件系统以及取样、检验等，确保物料或产品在放行前完成必要的检验，确认其质量符合要求。

企业应配备适当的设施、必要的检验仪器和设备，还要有足够并经培训合格的人员来完成所有质量控制的相关活动。法规允许的委托检验应按照法规的要求进行备案。所有质量控制的相关活动都应按照经批准的操作规程进行并有手工或仪器的记录。检验方法应经过验证或确认。物料、中间产品、待包装产品和成品都必须按照质量标准进行检查和检验，只有经产品放行责任人审核、符合注册批准或规定的要求和质量标准的成品方可放行。

3. 质量风险管理（QRM）　产品生命周期指产品从最初的研发、上市直至退市的所有阶段。质量风险管理是在整个产品生命周期中采用前瞻或回顾的方式，对质量风险进行评估、控制、沟通、审核的系统过程。应当根据科学知识及经验对质量风险进行评估，以保证产品质量。质量风险管理过程所采用的方法、措施、形式及形成的文件应当与存在风险的级别相适应。

（三）机构与人员

企业应当建立与药品生产相适应的管理机构，并有组织机构图。应当设立独立的质量管理部门，履行质量保证和质量控制的职责。质量管理部门应当参与所有与质量有关的活动，负责审核所有与 GMP 有关的文件。所有人员应当明确并理解自己的职责，熟悉与其职责相关的要求，并接受必要的培训，包括上岗前培训和继续培训。

1. 关键人员　关键人员应当为企业的全职人员，至少应当包括企业负责人、生产管理负责人、质量管理负责人和质量受权人。质量管理负责人和生产管理负责人不得互相兼任，质量管理负责人和质量受权人可以兼任。应当制定操作规程确保质量受权人独立履行职责，不受企业负责人和其他人员的干扰。

考点提示：关键岗位人员的资质要求

药品生产企业关键人员资质要求及工作职责详见表 8-2。

表 8-2　药品生产企业关键人员资质要求表

关键人员岗位	资质	工作职责
企业负责人	提供必要的资源，合理计划、组织和协调，保证质量管理部门独立履行其职责，确保企业实现质量目标并按照 GMP 规范要求生产药品	药品质量的主要责任人，全面负责企业日常管理
生产管理负责人	应当至少具有药学或相关专业本科学历（或中级专业技术职称或执业药师资格），具有至少三年从事药品生产和质量管理的实践经验，其中至少有一年的药品生产管理经验，接受过与所生产产品相关的专业知识培训	①确保药品按照批准的工艺规程生产、贮存，以保证药品质量；②确保严格执行与生产操作相关的各种操作规程；③确保批生产记录和批包装记录经过指定人员审核并送交质量管理部门；④确保厂房和设备的维护保养，以保持其良好的运行状态；⑤确保完成各种必要的验证工作；⑥确保生产相关人员经过必要的上岗前培训和继续培训，并根据实际需要调整培训内容
质量管理负责人	应当至少具有药学或相关专业本科学历（或中级专业技术职称或执业药师资格），具有至少五年从事药品生产和质量管理的实践经验，其中至少一年的药品质量管理经验，接受过与所生产产品相关的专业知识培训	①确保原辅料、包装材料、中间产品、待包装产品和成品符合经注册批准的要求和质量标准；②确保在产品放行前完成对批记录的审核；③确保完成所有必要的检验；④批准质量标准、取样方法、检验方法和其他质量管理的操作规程；⑤审核和批准所有与质量有关的变更；⑥确保所有重大偏差和检验结果超标已经过调查并得到及时处理；⑦批准并监督委托检验；⑧监督厂房和设备的维护，以保持其良好的运行状态；⑨确保完成各种必要的确认或验证工作，审核和批准确认或验证方案和报告；⑩确保完成自检；⑪评估和批准物料供应商；⑫确保所有与产品质量有关的投诉已经过调查，并得到及时、正确的处理；⑬确保完成产品的持续稳定性考察计划，提供稳定性考察的数据；⑭确保完成产品质量回顾分析；⑮确保质量控制和质量保证人员都已经过必要的上岗前培训和继续培训，并根据实际需要调整培训内容
质量受权人	应当至少具有药学或相关专业本科学历（或中级专业技术职称或执业药师资格），具有至少五年从事药品生产和质量管理的实践经验，从事过药品生产过程控制和质量检验工作。质量受权人应当具有必要的专业理论知识，并经过与产品放行有关的培训，方能独立履行其职责	①参与企业质量体系建立、内部自检、外部质量审计、验证以及药品不良反应报告、产品召回等质量管理活动；②承担产品放行的职责，确保每批已放行产品的生产、检验均符合相关法规、药品注册要求和质量标准；③在产品放行前，质量受权人必须按照上述第 2 项的要求出具产品放行审核记录，并纳入批记录

2. 培训　企业应当指定部门或专人负责培训管理工作，应当有经生产管理负责人或质量管理负

责人审核或批准的培训方案或计划，培训记录应当予以保存。与药品生产、质量有关的所有人员都应当经过培训，培训的内容应当与岗位的要求相适应。除进行 GMP 理论和实践的培训外，还应当有相关法规、相应岗位的职责、技能的培训，并定期评估培训的实际效果。高风险操作区（如高活性、高毒性、传染性、高致敏性物料的生产区）的工作人员应当接受专门的培训。

3. 人员卫生　所有人员都应当接受卫生要求的培训，企业应当建立人员卫生操作规程，最大限度地降低人员对药品生产造成污染的风险。污染包括在生产、取样、包装或重新包装、贮存或运输等操作过程中，原辅料、中间产品、待包装产品、成品受到具有化学或微生物特性的杂质或异物的不利影响。卫生操作规程应当包括与健康、卫生习惯及人员着装相关的内容。企业应当采取措施确保人员卫生操作规程的执行，并对人员健康进行管理，并建立健康档案。直接接触药品的生产人员上岗前应当接受健康检查，以后每年至少进行一次健康检查。企业应当采取适当措施，避免体表有伤口、患有传染病或其他可能污染药品疾病的人员从事直接接触药品的生产。

考点提示： 健康检查要求

参观人员和未经培训的人员不得进入生产区和质量控制区，特殊情况确需进入的，应当事先对个人卫生、更衣等事项进行指导。任何进入生产区的人员均应当按照规定更衣，工作服的选材、式样及穿戴方式应当与所从事的工作和空气洁净度级别要求相适应。进入洁净生产区的人员不得化妆和佩带饰物。生产区、仓储区应当禁止吸烟和饮食，禁止存放食品、饮料、香烟和个人用药品等非生产用物品。操作人员应当避免裸手直接接触药品、与药品直接接触的包装材料和设备表面。

考点提示： 人员卫生要求

（四）厂房与设施

厂房的选址、设计、布局、建造、改造和维护必须符合药品生产要求，应当能够最大限度地避免污染、交叉污染、混淆和差错，便于清洁、操作和维护。应当根据厂房及生产防护措施综合考虑选址，厂房所处的环境应当能够最大限度地降低物料或产品遭受污染的风险。企业应当有整洁的生产环境，厂区的地面、路面及运输等不应当对药品的生产造成污染，生产、行政、生活和辅助区的总体布局应当合理，不得互相妨碍。厂区和厂房内的人、物流走向应当合理。

考点提示： 厂区布局要求

厂房应当有适当的照明、温度、湿度和通风，确保生产和贮存的产品质量以及相关设备性能不会直接或间接地受到影响。厂房、设施的设计和安装应当能够有效防止昆虫或其他动物进入。采取必要的措施，避免所使用的灭鼠药、杀虫剂、烟熏剂等对设备、物料、产品造成污染。防止未经批准人员的进入。生产、贮存和质量控制区不应当作为非本区工作人员的直接通道。

1. 生产区　为降低污染和交叉污染的风险，厂房、生产设施和设备应当根据所生产药品的特性、工艺流程及相应洁净度级别要求合理设计、布局和使用，并符合下列要求：

（1）应当综合考虑药品的特性、工艺和预定用途等因素，确定厂房、生产设施和设备多产品共用的可行性，并有相应评估报告。

（2）生产特殊性质的药品，如高致敏性药品（如青霉素类）或生物制品（如卡介苗或其他用活性微生物制备而成的药品），必须采用专用和独立的厂房、生产设施和设备。青霉素类药品产尘量大的操作区域应当保持相对负压，排至室外的废气应当经过净化处理并符合要求，排风口应当远离其他空气净化系统的进风口。

（3）生产 β-内酰胺结构类药品、性激素类避孕药品必须使用专用设施（如独立的空气净化系统）和设备，并与其他药品生产区严格分开。

（4）生产某些激素类、细胞毒性类、高活性化学药品应当使用专用设施（如独立的空气净化系统）和设备；特殊情况下，如采取特别防护措施并经过必要的验证，上述药品制剂则可通过阶段性生产方式（阶段性生产方式是指在共用生产区内，在一段时间内集中生产某一产品，再对相应的共用生产区、设施、设备、工器具等进行彻底清洁，更换生产另一种产品的方式）共用同一生产设施和设备。

考点提示： 特殊性质药品的防污染要求

（5）用于上述第（2）、（3）、（4）项的空气净化系统，其排风应当经过净化处理。

生产区和贮存区应当有足够的空间，确保有序地存放设备、物料、中间产品、待包装产品和成品，避免不同产品或物料的混淆、交叉污染，避免生产或质量控制操作发生遗漏或差错。

考点提示： 生产区的要求

2. 洁净区　洁净区应当根据药品品种、生产操作要求及外部环境状况等配置空调净化系统，使生产区有效通风，并有温度、湿度控制和空气净化过滤，保证药品的生产环境符合要求。洁净区与非洁净区之间、不同级别洁净区之间的压差应当不低于 10 帕斯卡。必要时，相同洁净度级别的不同功能区域（操作间）之间也应当保持适当的压差梯度。

洁净区的内表面（墙壁、地面、天棚）应当平整光滑、无裂缝、接口严密、无颗粒物脱落，避免积尘，便于有效清洁，必要时应当进行消毒。各种管道、照明设施、风口和其他公用设施的设计和安装应当避免出现不易清洁的部位，应当尽可能在生产区外部对其进行维护。排水设施应当大小适宜，并安装防止倒灌的装置。应当尽可能避免明沟排水；不可避免时，明沟宜浅，以方便清洁和消毒。

2010 版本 GMP 较上一版提高了部分生产条件的标准，主要是调整了无菌制剂的洁净度要求。为确保无菌药品的质量安全，此版 GMP 在无菌药品附录中采用了 WHO 和欧盟最新的 A、B、C、D 分级标准，对无菌药品生产的洁净度级别提出了具体要求（表 8 - 3）；增加了在线监测的要求，特别对悬浮粒子，也就是生产环境中的悬浮微粒的静态、动态监测，对浮游菌、沉降菌（生产环境中的微生物）和表面微生物的监测都作出了详细的规定（表 8 - 4）。

考点提示： 洁净区的要求

表 8 - 3　药品生产洁净等级划分要求

洁净度级别	悬浮粒子最大允许数/立方米			
	静态		动态	
	≥0.5μm	≥5.0μm	≥0.5μm	≥5.0μm
A 级	3520	20	3520	20
B 级	3520	29	352000	2900
C 级	352000	2900	3.520000	29.000
D 级	3520000	29000	不作规定	不作规定

表 8 - 4　洁净区微生物监测的动态标准

洁净度级别	浮游菌 cfu/m²	沉降菌 (φ90mm) cfu/4h	表面微生物	
			接触（φ55mm）cfu/碟	5 指手套 cfu/手套
A 级	<1	<1	<1	<1
B 级	10	5	5	5
C 级	100	50	25	
D 级	200	100	50	

新版 A、B、C、D 级控制上有动静态之分，而百级、万级、十万级则不包含动态要求，两者之间有着明显的差异。静态测量是指所有设备均已安装就绪，但未运行且没有操作人员在现场的状态。动态测量是指生产设备均按预定的工艺模式运行且有规定数量的操作人员在现场操作的状态。

3. 仓储区 仓储区应当有足够的空间，确保有序存放待验、合格、不合格、退货或召回的原辅料、包装材料、中间产品、待包装产品和成品等各类物料和产品。仓储区的设计和建造应当确保良好的仓储条件，并有通风和照明设施。仓储区应当能够满足物料或产品的贮存条件（如温湿度、避光）和安全贮存的要求，并进行检查和监控。高活性的物料或产品以及印刷包装材料应当贮存于安全的区域。此外还对质量控制区和休息室等辅助区作出相关要求。

（五）设备

设备的设计、选型、安装、改造和维护必须符合预定用途，应当尽可能降低产生污染、交叉污染、混淆和差错的风险，便于操作、清洁、维护，以及必要时进行的消毒或灭菌。应当建立设备使用、清洁、维护和维修的操作规程，并保存相应的操作记录。应当建立并保存设备采购、安装、确认的文件和记录。

1. 设计和安装 生产设备不得对药品质量产生任何不利影响。与药品直接接触的生产设备表面应当平整、光洁、易清洗或消毒、耐腐蚀，不得与药品发生化学反应、吸附药品或向药品中释放物质。配备有适当量程和精度的衡器、量具、仪器和仪表。应当选择适当的清洗、清洁设备，并防止这类设备成为污染源。设备所用的润滑剂、冷却剂等不得对药品或容器造成污染，应当尽可能使用食用级或级别相当的润滑剂。

考点提示： 设备设计安装的要求

2. 维护和维修 设备的维护和维修不得影响产品质量。应当制定设备的预防性维护计划和操作规程，设备的维护和维修应当有相应的记录。经改造或重大维修的设备应当进行再确认，符合要求后方可用于生产。

3. 使用和清洁 主要生产和检验设备都应当有明确的操作规程。生产设备应当在确认的参数范围内使用，按照详细规定的操作规程清洁生产设备。用于药品生产或检验的设备和仪器，应当有使用日志，记录内容包括使用、清洁、维护和维修情况以及日期、时间、所生产及检验的药品名称、规格和批号等。生产设备应当有明显的状态标识（图 8-4），标明设备编号和内容物（如名称、规格、批号），没有内容物的应当标明清洁状态。主要固定管道应当标明内容物名称和流向。

考点提示： 设备使用与清洁的要求

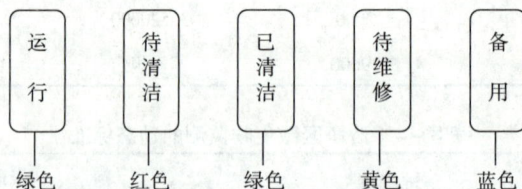

运行	待清洁	已清洁	待维修	备用
绿色	红色	绿色	黄色	蓝色

图 8-4 药品生产设备状态标识

4. 校准 应当按照操作规程和校准计划定期对生产和检验用衡器、量具、仪表、记录和控制设备以及仪器进行校准和检查，并保存相关记录。校准的量程范围应当涵盖实际生产和检验的使用范围。确保生产和检验使用的关键衡器、量具、仪表、记录和控制设备以及仪器经过校准，所得出的数据准确、可靠。在生产、包装、仓储过程中使用自动或电子设备的，应当按照操作规程定期进行校准和检查，确保其操作功能正常。校准和检查应当有相应的记录。

5. 制药用水　制药用水应当适合其用途，并符合《中华人民共和国药典》的质量标准及相关要求。制药用水至少应当采用饮用水。

水处理设备及其输送系统的设计、安装、运行和维护应当确保制药用水达到设定的质量标准。水处理设备的运行不得超出其设计能力。纯化水、注射用水储罐和输送管道所用材料应当无毒、耐腐蚀；储罐的通气口应当安装不脱落纤维的疏水性除菌滤器；管道的设计和安装应当避免死角、盲管。纯化水、注射用水的制备、贮存和分配应当能够防止微生物的滋生。纯化水可采用循环，注射用水可采用70℃以上保温循环。应当对制药用水及原水的水质进行定期监测，按照操作规程对纯化水、注射用水管道进行清洗消毒，并有相关记录。发现制药用水微生物污染达到警戒限度、纠偏限度时应当按照操作规程处理。

考点提示：制药用水的要求

（六）物料与产品

药品生产所用的原辅料、与药品直接接触的包装材料应当符合相应的质量标准。药品上直接印字所用油墨应当符合食用标准要求。进口原辅料应当符合国家相关的进口管理规定。应当建立物料和产品的操作规程，确保物料和产品的正确接收、贮存、发放、使用和发运，防止污染、交叉污染、混淆和差错。

产品包括药品的中间产品、待包装产品和成品。原辅料、中间产品和待包装产品、包装材料、成品、特殊管理的物料和产品均应符合相应的操作规程，确保物料与产品的正确无误。所有到货物料均应当检查，以确保与订单一致，并确认供应商已经质量管理部门批准。物料的外包装应当有标签，并注明规定的信息。每次接收均应当有记录（表8-5）。

考点提示：物料接收的要求

表 8 - 5　物料接收记录

部门：　　　　　　　　　　　　　　　　　　　　　　编号：

交货单与物料容器包装上名称是否一致		一致　　　　不一致	
物料名称		物料代码	
供应商名称			
生产商名称			
物料数量（kg）：		包装容器数量：　　　　袋（个）	
物料批号（流水号）：			
备注（说明包装情况等）：			

接收日期：　　　　　　　　　　接收人签字：

不合格的物料、中间产品、待包装产品和成品的每个包装容器上均应当有清晰醒目的标志，并在隔离区内妥善保存。产品回收需经预先批准，并对相关的质量风险进行充分评估，根据评估结论决定是否回收。

（七）确认与验证

企业应当确定需要进行的确认或验证工作，以证明有关操作的关键要素能够得到有效控制。确认或验证的范围和程度应当经过风险评估来确定。企业的厂房、设施、设备和检验仪器应当经过确认，应当采用经过验证的生产工艺、操作规程和检验方法进行生产、操作和检验，并保持持续的验证状态。应当建立确认与验证的文件和记录，并能以文件和记录证明达到预定的目标。

考点提示：确认与验证的要求

不同确认与验证类型的具体要求见表8-6。

表 8 – 6　不同确认与验证类型的具体要求

序号	类型	要求
1	设计确认	应当证明厂房、设施、设备的设计符合预定用途和本规范要求
2	安装确认	应当证明厂房、设施、设备的建造和安装符合设计标准
3	运行确认	应当证明厂房、设施、设备的运行符合设计标准
4	性能确认	应当证明厂房、设施、设备在正常操作方法和工艺条件下能够持续符合标准
5	工艺验证	应当证明一个生产工艺按照规定的工艺参数能够持续生产出符合预定用途和注册要求的产品

　　采用新的生产处方或生产工艺前以及当影响产品质量的主要因素等发生变更时均应当进行确认或验证。确认和验证不是一次性的行为。首次确认或验证后，应当根据产品质量回顾分析情况进行再确认或再验证。关键的生产工艺和操作规程应当定期进行再验证，确保其能够达到预期结果。

　　企业应当制定验证总计划，以文件形式说明确认与验证工作的关键信息。验证总计划或其他相关文件中应当作出规定，确保厂房、设施、设备、检验仪器、生产工艺、操作规程和检验方法等能够保持持续稳定。应当根据确认或验证的对象制定确认或验证方案，并经审核、批准。确认或验证方案应当明确职责。确认或验证应当按照预先确定和批准的方案实施，并有记录。确认或验证工作完成后，应当写出报告，并经审核、批准。确认或验证的结果和结论（包括评价和建议）应当有记录并存档。应当根据验证的结果确认工艺规程和操作规程。

（八）文件管理

　　文件是质量保证系统的基本要素。企业必须有内容正确的书面质量标准、生产处方和工艺规程、操作规程以及记录等文件。企业应当建立文件管理的操作规程，系统地设计、制定、审核、批准和发放文件。与 GMP 有关的文件应当经质量管理部门的审核。文件的内容应当与药品生产许可、药品注册等相关要求一致，并有助于追溯每批产品的历史情况。文件的起草、修订、审核、批准、替换或撤销、复制、保管和销毁等应当按照操作规程管理，并有相应的文件分发、撤销、复制、销毁记录。文件的起草、修订、审核、批准均应当由适当的人员签名并注明日期。文件应当标明题目、种类、目的以及文件编号和版本号。文字应当确切、清晰、易懂，不能模棱两可。

　　文件应当分类存放、条理分明，便于查阅。原版文件复制时，不得产生任何差错；复制的文件应当清晰可辨。文件应当定期审核、修订；文件修订后，应当按照规定管理，防止旧版文件的误用。分发、使用的文件应当为批准的现行文本，已撤销的或旧版文件除留档备查外，不得在工作现场出现。

　　与 GMP 有关的每项活动均应当有记录，以保证产品生产、质量控制和质量保证等活动可以追溯。记录应当留有填写数据的足够空格。记录应当及时填写，内容真实，字迹清晰、易读，不易擦除。应当尽可能采用生产和检验设备自动打印的记录、图谱和曲线图等，并标明产品或样品的名称、批号和记录设备的信息，操作人应当签注姓名和日期。记录应当保持清洁，不得撕毁和任意涂改。记录填写的任何更改都应当签注姓名和日期，并使原有信息仍清晰可辨，必要时，应当说明更改的理由。记录如需重新誊写，则原有记录不得销毁，应当作为重新誊写记录的附件保存。每批药品应当有批记录，包括批生产记录、批包装记录、批检验记录和药品放行审核记录等与本批产品有关的记录。批记录应当由质量管理部门负责管理，至少保存至药品有效期后一年。

　　每批产品均应当有相应的批生产记录，可追溯该批产品的生产历史以及与质量有关的情况。批生产记录应当依据现行批准的工艺规程的相关内容制定。每批产品或每批中部分产品的包装，都应当有批包装记录，以便追溯该批产品包装操作以及与质量有关的情况。批包装记录应当依据工艺规程中与包装相关的内容制定。

　　考点提示：记录类别、要求、保存

质量标准、工艺规程、操作规程、稳定性考察、确认、验证、变更等其他重要文件应当长期保存。如使用电子数据处理系统、照相技术或其他可靠方式记录数据资料，应当有所用系统的操作规程，记录的准确性应当经过核对。使用电子数据处理系统的，只有经授权的人员方可输入或更改数据，更改和删除情况应当有记录；应当使用密码或其他方式来控制系统的登录；关键数据输入后，应当由他人独立进行复核。用电子方法保存的批记录，应当采用磁带、缩微胶卷、纸质副本或其他方法进行备份，以确保记录的安全，且数据资料在保存期内便于查阅。

考点提示： 文件管理的要求

每种药品的每个生产批量均应当有经企业批准的工艺规程，不同药品规格的每种包装形式均应当有各自的包装操作要求。工艺规程的制定应当以注册批准的工艺为依据。工艺规程不得任意更改。如需更改，应当按照相关的操作规程修订、审核、批准。

（九）生产管理

所有药品的生产和包装均应当按照批准的工艺规程和操作规程进行操作并有相关记录，以确保药品达到规定的质量标准，并符合药品生产许可和注册批准的要求。

企业应当建立划分产品生产批次的操作规程，生产批次的划分应当能够确保同一批次产品质量和特性的均一性。应当建立编制药品批号和确定生产日期的操作规程。每批药品均应当编制唯一的批号。除另有法定要求外，生产日期不得迟于产品成型或灌装（封）前经最后混合的操作开始日期，不得以产品包装日期作为生产日期。

考点提示： 生产日期的确定、批号的编制

每批产品应当检查产量和物料平衡，确保物料平衡符合设定的限度。如有差异，必须查明原因，确认无潜在质量风险后，方可按照正常产品处理。物料平衡是指产品或物料实际产量或实际用量及收集到的损耗之和与理论产量或理论用量之间的比较，并考虑可允许的偏差范围。

在生产的每一阶段，应当保护产品和物料免受微生物和其他污染。在干燥物料或产品，尤其是高活性、高毒性或高致敏性物料或产品的生产过程中，应当采取特殊措施，防止粉尘的产生和扩散。生产期间使用的所有物料、中间产品或待包装产品的容器及主要设备、必要的操作室应当贴签标识或以其他方式标明生产中的产品或物料名称、规格和批号，如有必要，还应当标明生产工序。

容器、设备或设施所用标识应当清晰明了，标识的格式应当经企业相关部门批准。除在标识上使用文字说明外，还可采用不同的颜色区分被标识物的状态（如待验、合格、不合格或已清洁等）。应当检查产品从一个区域输送至另一个区域的管道和其他设备连接，确保连接正确无误。每次生产结束后应当进行清场，确保设备和工作场所没有遗留与本次生产有关的物料、产品和文件。下次生产开始前，应当对前次清场情况进行确认。应当尽可能避免出现任何偏离工艺规程或操作规程的偏差。一旦出现偏差，应当按照偏差处理操作规程执行。

此外，对生产操作、包装操作以及如何防止生产过程中的污染和交叉污染做出了规定。

考点提示： 生产管理的要求

（十）质量控制与质量保证

1. 质量控制实验室管理　质量控制实验室的人员、设施、设备应当与产品性质和生产规模相适应。质量控制负责人应当具有足够的管理实验室的资质和经验，可以管理同一企业的一个或多个实验室。质量控制实验室的检验人员至少应当具有相关专业中专或高中以上学历，并经过与所从事的检验操作相关的实践培训且通过考核。质量控制实验室应当配备药典、标准图谱等必要的工具书，以及标准品或对照品等相关的标准物质。

此外，GMP对于质量控制实验室文件、取样、物料和不同生产阶段产品的检验、留样、标准品

或对照品的管理以及试剂、试液、培养基和检定菌的管理等提出了具体要求。

考点提示：质量控制与质量保证的要求

2. 物料和产品放行　GMP规定应当分别建立物料和产品批准放行的操作规程，明确批准放行的标准、职责，并有相应的记录。对物料、产品的放行提出了具体要求。

3. 持续稳定性考察　持续稳定性考察的目的是在有效期内监控已上市药品的质量，以发现药品与生产相关的稳定性问题（如杂质含量或溶出度特性的变化），并确定药品能够在标示的贮存条件下，符合质量标准的各项要求。

持续稳定性考察主要针对市售包装药品，但也需兼顾待包装产品。持续稳定性考察的时间应当涵盖药品有效期。考察批次数和检验频次应当能够获得足够的数据，以供趋势分析。通常情况下，每种规格、每种内包装形式的药品，至少每年应当考察一个批次，除非当年没有生产。某些情况下，持续稳定性考察中应当额外增加批次数，如重大变更或生产和包装有重大偏差的药品应当列入稳定性考察。此外，重新加工、返工或回收的批次，也应当考虑列入考察，除非已经过验证和稳定性考察。

应当对不符合质量标准的结果或重要的异常趋势进行调查。对任何已确认的不符合质量标准的结果或重大不良趋势，企业都应当考虑是否可能对已上市药品造成影响，必要时应当实施召回，调查结果以及采取的措施应当报告当地药品监督管理部门。

应当根据所获得的全部数据资料，包括考察的阶段性结论，撰写总结报告并保存。应当定期审核总结报告。

4. 变更控制　企业应当建立变更控制系统，对所有影响产品质量的变更进行评估和管理。需要经药品监督管理部门批准的变更应当在得到批准后方可实施。

应当建立操作规程，规定原辅料、包装材料、质量标准、检验方法、操作规程、厂房、设施、设备、仪器、生产工艺和计算机软件变更的申请、评估、审核、批准和实施。质量管理部门应当指定专人负责变更控制。

变更都应当评估其对产品质量的潜在影响。变更实施时，应当确保与变更相关的文件均已修订。质量管理部门应当保存所有变更的文件和记录。

5. 偏差处理　各部门负责人应当确保所有人员正确执行生产工艺、质量标准、检验方法和操作规程，防止偏差的产生。企业应当建立偏差处理的操作规程，规定偏差的报告、记录、调查、处理以及所采取的纠正措施，并有相应的记录。

任何偏差都应当评估其对产品质量的潜在影响。任何偏离生产工艺、物料平衡限度、质量标准、检验方法、操作规程等的情况均应当有记录，并立即报告主管人员及质量管理部门，应当有清楚的说明，重大偏差应当由质量管理部门会同其他部门进行彻底调查，并有调查报告。偏差调查报告应当由质量管理部门的指定人员审核并签字。企业还应当采取预防措施有效防止类似偏差的再次发生。质量管理部门应当负责偏差的分类，保存偏差调查、处理的文件和记录。

6. 纠正措施和预防措施　企业应当建立纠正措施和预防措施系统，对投诉、召回、偏差、自检或外部检查结果、工艺性能和质量监测趋势等进行调查并采取纠正和预防措施。调查的深度和形式应当与风险的级别相适应。纠正措施和预防措施系统应当能够增进对产品和工艺的理解，改进产品和工艺。企业应当建立实施纠正和预防措施的操作规程。

7. 供应商的评估和批准　供应商指物料、设备、仪器、试剂、服务等的提供方，如生产商、经销商等。质量管理部门应当对所有生产用物料的供应商进行质量评估，会同有关部门对主要物料供应商（尤其是生产商）的质量体系进行现场质量审计，并对质量评估不符合要求的供应商行使否决权。

应当建立物料供应商评估和批准的操作规程，明确供应商的资质、选择的原则、质量评估方式、评估标准、物料供应商批准的程序。质量管理部门应当指定专人负责物料供应商质量评估和现场质量审计，分发经批准的合格供应商名单。

同时，对于质量管理部门对物料供应商的评估内容、质量管理部门应当向物料管理部门分发经批准的合格供应商名单内容以及企业对每家物料供应商建立质量档案的内容均作出相关规定。

8. 产品质量回顾分析　应当按照操作规程，每年对所有生产的药品按品种进行产品质量回顾分析，以确认工艺稳定可靠，以及原辅料、成品现行质量标准的适用性，及时发现不良趋势，确定产品及工艺改进的方向。应当考虑以往回顾分析的历史数据，还应当对产品质量回顾分析的有效性进行自检。当有合理的科学依据时，可按照产品的剂型分类进行质量回顾，如固体制剂、液体制剂和无菌制剂等，回顾分析应当有报告。GMP 同时对企业应当进行回顾分析的情形以及对回顾分析的结果进行评估的情形做出了规定。

9. 投诉与不良反应报告　企业应当建立药品不良反应报告和监测管理制度，设立专门机构并配备专职人员负责管理。主动收集药品不良反应，对不良反应应当详细记录、评价、调查和处理，及时采取措施控制可能存在的风险，并按照要求向药品监督管理部门报告。应当有专人及足够的辅助人员负责进行质量投诉的调查和处理，所有投诉、调查的信息应当向质量受权人通报。投诉调查和处理应当有记录，并注明所查相关批次产品的信息。应当定期回顾分析投诉记录，以便发现需要警觉、重复出现以及可能需要从市场召回药品的问题，并采取相应措施。

(十一) 委托生产与委托检验

为确保委托生产产品的质量和委托检验的准确性和可靠性，委托方和受托方必须签订书面合同，明确规定各方责任、委托生产或委托检验的内容及相关的技术事项。委托生产或委托检验的所有活动，包括在技术或其他方面拟采取的任何变更，均应当符合药品生产许可和注册的有关要求。

委托方应当对受托方进行评估，对受托方的条件、技术水平、质量管理情况进行现场考核，确认其具有完成受托工作的能力，并能保证符合 GMP 的要求。应当向受托方提供所有必要的资料，以使受托方能够按照药品注册和其他法定要求正确实施所委托的操作。并对受托生产或检验的全过程进行监督。委托方应当确保物料和产品符合相应的质量标准。

受托方必须具备足够的厂房、设备、知识和经验以及人员，满足委托方所委托的生产或检验工作的要求。不得从事对委托生产或检验的产品质量有不利影响的活动。

委托方与受托方之间签订的合同应当详细规定各自的产品生产和控制职责，其中的技术性条款应当由具有制药技术、检验专业知识和熟悉 GMP 的主管人员拟订。委托生产及检验的各项工作必须符合药品生产许可和药品注册的有关要求并经双方同意。合同应当详细规定质量受权人批准放行每批药品的程序，确保每批产品都已按照药品注册的要求完成生产和检验；规定何方负责物料的采购、检验、放行、生产和质量控制；规定由受托方保存的生产、检验和发运记录及样品，委托方应当能够随时调阅或检查；出现投诉、怀疑产品有质量缺陷或召回时，委托方应当能够方便地查阅所有与评价产品质量相关的记录。合同还应当明确规定委托方可以对受托方进行检查或现场质量审计，受托方有义务接受药品监督管理部门检查等内容。

(十二) 产品发运与召回

企业应当建立产品召回系统，必要时可迅速、有效地从市场召回任何一批存在安全隐患的产品。因质量原因退货和召回的产品，均应当按照规定监督销毁，有证据证明退货产品质量未受影响的除外。

每批产品均应当有发运记录。根据发运记录，应当能够追查每批产品的销售情况，必要时应当能够及时全部追回。发运记录应当至少保存至药品有效期后一年。

企业应当制定召回操作规程，确保召回工作的有效性。

（十三）自检

质量管理部门应当定期组织对企业进行自检，监控 GMP 的实施情况，评估企业是否符合 GMP 要求，并提出必要的纠正和预防措施。

自检应当有计划，对机构与人员、厂房与设施、设备、物料与产品、确认与验证、文件管理、生产管理、质量控制与质量保证、委托生产与委托检验、产品发运与召回等项目定期进行检查。应当由企业指定人员进行独立、系统、全面的自检，也可由外部人员或专家进行独立的质量审计。自检应当有记录。自检完成后应当有自检报告，内容至少包括自检过程中观察到的所有情况、评价的结论以及提出纠正和预防措施的建议。自检情况应当报告企业高层管理人员。

（十四）附则

强调 GMP 是药品生产管理的基本要求，对无菌药品、生物药品、血液制品等药品或者生产质量管理活动的特殊要求由国家药品监督管理部门以附录的形式另行制定。附则对 GMP 使用的术语进行了详细的阐述。

实训 8-1　药品生产企业参观及 GMP 操作体验

【实训目的】

1. 了解药品生产企业的总体布局、生产环境，理解 GMP 的原则和具体要求。

2. 掌握 GMP 的卫生要求，特别是人员卫生的具体规定。

3. 学习制药设备的清洁标准操作规程，并可以依据规程进行准确操作。

【实训环境】

1. 药品生产企业。

2. 电脑、手机、网络。

【实训内容】

一、参观调研当地药品生产企业

1. 在实训老师的指导下全班学生分组，分成 3-5 个小组，小组可进行内部分工、合作。

2. 各小组提前查阅熟悉药品生产企业基本情况及 GMP 的相关规定。

3. 参观厂区及厂房，掌握 GMP 厂房设施、设备要求，学习标准操作规程等 GMP 文件及要求，体验 GMP 人员卫生、设备等的规范与要求。

4. 严格遵守药品生产企业的相关制度及规定。

5. 准备好相关材料和记录本等，在企业允许的情况下，做好拍摄准备。

二、调研后完成以下实训任务

任务一：参观厂区，包括生产区、辅助区、行政区和生活区，并能判定出各区域间是否互相妨碍。

具体要求：画出厂区布局图，并判定各区域布局是否符合 GMP 要求。

任务二：体验 GMP 人员卫生要求，在企业允许的情况下，可以根据洁净区人员卫生要求进行更衣的实践操作。

具体要求：根据洁净区人员卫生要求编写相关的标准操作规程。

任务三：参观厂房和设备，认知 GMP 关于厂房与设施、设备的要求，在企业允许的情况下，现场查看各生产记录、设备使用记录等现场资料。

具体要求：通过对药品生产企业的参观和体验操作，结合所学知识，撰写实训报告。

项目小结

本项目通过两个任务的设定，以药品生产管理为主线，介绍了药品生产企业开办的条件、需提交的材料、申请与审批的程序、药品生产许可证的管理、药品委托生产管理、生产监督检查等内容，梳理《药品生产质量管理规范》的主要内容。学生通过本项目学习，应熟知国家现行 GMP 等法规要求，并能运用法律法规知识正确开展药品生产和质量管理工作。

目标检测

答案解析

一、名词解释

1. GMP

2. 批

3. 洁净区

4. 物料平衡

二、A 型题（最佳选择题）

1. GMP 要求不同洁净级别间的压差要大于
   A. 5 帕　　　　　　　B. 10 帕　　　　　　C. 15 帕
   D. 20 帕　　　　　　E. 25 帕

2. 批生产记录应按批号归档，保存至药品有效期后
   A. 1 年　　　　　　　B. 2 年　　　　　　C. 3 年
   D. 4 年　　　　　　E. 5 年

3. 可以从事直接接触药品生产的患者是
   A. 体表有伤口　　　　B. 患有传染病　　　C. 高血压
   D. 色盲　　　　　　E. 乙肝

4. 药品生产许可证的时效期是（　　）
   A. 1 年　　　　　　　B. 2 年　　　　　　C. 3 年
   D. 4 年　　　　　　E. 5 年

5. 每批产品经（　　）批准后方可放行。
   A. 企业负责人　　　　B. 质量受权人　　　C. 生产管理负责人
   D. 质量管理负责人　　E. 质量管理部门负责人

6. （　　）应当对受托生产或检验的全过程进行监督
   A. 委托方　　　　　　B. 受托方　　　　　C. 生产车间
   D. 检验人员　　　　　E. 以上都不是

三、B型题（配伍选择题）

[7-10]

    A. 生产工艺流程及所要求的空气洁净级别进行合理布局

    B. 不得相互妨碍

    C. 平整光滑、无颗粒物脱落

    D. 与其制剂生产严格分开

    E. 最大限度地减少差错和交叉污染

7. 洁净室的内表面应（   ）

8. 厂房应按（   ）

9. 中药材的生产操作必须（   ）

10. 同一厂房内以及相邻厂房之间的生产操作（   ）

[11-14]

    A. 生产记录

    B. 生产企业的质量管理部门

    C. 销售记录

    D. 应在质量管理部门监督下销毁

    E. 生产企业的生产管理部门

11. 负责药品生产全过程的质量管理和检验（   ）

12. 负责制定质量制度，实施质量审核（   ）

13. 能追查每批药品的售出情况，必要时能及时全部追回（   ）

14. 因质量原因退货和收回的药品制剂（   ）

四、X型题（多项选择题）

15. 药品生产管理部门和质量管理部门的负责人应（   ）

    A. 不得互相兼任

    B. 对GMP的实施和产品质量负责

    C. 有药品生产和质量管理的实践经验

    D. 有能力对药品生产和质量管理中的实际问题作出正确的判断和处理

    E. 具有医药或相关专业大专以上学历

16. 《药品生产质量管理规范》要求洁净室（   ）

    A. 不得存放非生产物品和个人杂物

    B. 仅限于该区域生产操作人员和经批准的人员进入

    C. 应定期消毒

    D. 操作人员不得化妆和佩戴装饰物

    E. 不得裸手操作

17. 产品质量管理文件主要有（   ）

    A. 药品的申请和审批文件

    B. 物料、中间产品和成品质量标准及检验操作规程

    C. 产品质量稳定性考察

    D. 批检验记录

    E. 批包装记录

五、思考题

《药品生产质量管理规范》对哪些内容进行了规定？

（邓　媚）

书网融合……

重点小结　　　　微课　　　　习题

项目九 药品经营管理

PPT

学习目标

知识目标:

1. 掌握药品经营企业开办的法律规定、现行 GSP 等法规对有关药品采购、验收、储存、养护、陈列、零售的法律基本知识和基本要求。

2. 熟悉网络销售药品企业第三方平台的管理要求。

3. 了解监管部门对网络销售药品的监督管理工作。

能力目标: 具备依法从事药品经营企业质量管理以及药品采购、验收、储存、养护、陈列、零售等岗位工作的能力。

素质目标: 通过本项目的学习,树立爱岗敬业精神及高度的岗位责任意识。

任务一 药品经营准入、监督管理

情境导入

情境: 小王和小李为大学同学,二人均在某药品经营企业从事药品相关工作多年。积攒了一些启动资金后,小王提出想开一家药店,而小李想开一家药品批发企业。通过上网,二人查到了不管是何企业均需要申办药品经营许可,但他们不知该准备哪些材料,向何部门申请,有哪些程序。

思考: 开办一家药品零售或批发企业需要具备哪些条件并如何办理呢?

学法用法

案例 9-1 未经许可经营药品案

2021 年,浙江省宁波市市场监督管理局高新区分局根据群众举报线索,对宁波高新区某健康信息咨询馆进行检查时发现,该机构在未取得《药品经营许可证》情况下,于 2019 年 9 月至 2020 年 12 月期间,通过微信群销售未取得药品批准证明文件的感冒经方丸剂等药品,涉案货值金额 4.2 万元。上述行为违反了《中华人民共和国药品管理法》第五十一条第一款和第九十八条第四款规定。2022 年 4 月,高新区分局依据《中华人民共和国药品管理法》第一百一十五条和第一百二十四条第一款及第二款规定,对该机构处以没收涉案药品、没收违法所得 6730 元、罚款 150 万元的行政处罚。

《中华人民共和国药品管理法》对药品以及药品的生产经营活动实行严格的市场准入制度,需取得行政许可后方可从业。本案中,当事人利用中老年群体认为中药无副作用的认知倾向,通过网络新媒体"微信群"分享所谓的"治愈案例",将未经批准的中成药宣传成治病"神药",轻者贻误病情,重者危害生命。同时,通过微信违法销售隐蔽性极强,不易被发现,给用药安全带来了严重隐患。

问题: 微信群可不可以售卖药品?为什么?

2019 年,新修订的《中华人民共和国药品管理法》(以下简称《药品管理法》)和《中华人民共和国疫苗管理法》明确全面实行药品上市许可持有人制度,强化药品研制、生产、流通、使用全过程监管，要求建立健全药品追溯制度，鼓励、引导药品零售连锁经营，对药品经营和使用活动及其监督管理提出新理念、新要求。同时，随着"放管服"改革不断深入，药品经营许可准入管理进一步优化调整。为适应药品全生命周期理念要求以及药品流通行业高质量发展的需要，国家市场监督管理总局全面修订了原《药品经营许可证管理办法》和原《药品流通监督管理办法》，于 2023 年 9 月 27 日以总局令第 84 号公布了《药品经营和使用质量监督管理办法》（以下称《办法》），自 2024 年 1 月 1 日起施行。

考点提示： 办法名称和实施时间

一、药品经营许可

为确保经营过程中药品的质量安全，我国对药品经营同样实行严格的行政许可准入控制。《药品经营许可证》是企业能否从事药品经营活动的法定前提。

（一）药品经营许可证的办理

《药品管理法》规定了药品经营许可证的审批部门。即开办药品批发企业，须经企业所在地省、自治区、直辖市人民政府药品监督管理部门批准并发给《药品经营许可证》；开办药品零售企业，须经企业所在地县级以上地方药品监督管理部门批准并发给《药品经营许可证》。无《药品经营许可证》的，不得经营药品。

考点提示： 药品经营许可的审批部门

《办法》第三条规定，从事药品批发或者零售活动的，应当经药品监督管理部门批准，依法取得药品经营许可证，严格遵守法律、法规、规章、标准和规范。

药品经营方式有批发和零售的不同，故根据经营方式，药品经营企业区分为药品批发企业和药品零售企业。药品批发企业是指将购进的药品销售给药品生产企业、药品经营企业、医疗机构的药品经营企业。药品零售企业是指将购进的药品直接销售给消费者的药品经营企业。即主要面向以转售为目的的药品零售企业和医疗机构销售药品的为药品批发企业。直接面向顾客销售药品的为药品零售企业，包括药品零售商店、药品零售连锁企业和仅能销售非处方药品的超市、宾馆的药品专柜等。

考点提示： 两种药品经营方式及定义

《办法》从规章层面对药品零售连锁企业进行定义，明确药品零售连锁企业由总部、配送中心和若干个门店构成，在总部的管理下，实施规模化、集团化管理经营。

（二）开办药品经营企业应具备的条件

《药品管理法》第五十二条规定了从事药品经营活动应当具备的条件，《办法》根据药品批发和零售不同的经营方式，细化了开办药品经营企业的具体条件。

1. 药品批发企业应具备的条件　从事药品批发活动的，应当有与其经营范围相适应的质量管理机构和人员；有依法经过资格认定的药师或者其他药学技术人员；有与其经营品种和规模相适应的自营仓库、营业场所和设施设备，仓库具备实现药品入库、传送、分拣、上架、出库等操作的现代物流设施设备；有保证药品质量的质量管理制度以及覆盖药品经营、质量控制和追溯全过程的信息管理系统，并符合药品经营质量管理规范要求。

考点提示： 批发企业应具备的条件

2. 药品零售企业应具备的条件　从事药品零售活动，应具备以下条件。

（1）经营处方药、甲类非处方药的，应当按规定配备与经营范围和品种相适应的依法经过资格认定的药师或者其他药学技术人员。只经营乙类非处方药的，可以配备经设区的市级药品监督管理部门组织考核合格的药品销售业务人员。

（2）有与所经营药品相适应的营业场所、设备、陈列、仓储设施以及卫生环境；同时经营其他商品（非药品）的，陈列、仓储设施应当与药品分开设置；在超市等其他场所从事药品零售活动的，应当具有独立的经营区域。

（3）有与所经营药品相适应的质量管理机构或者人员，企业法定代表人、主要负责人、质量负责人等符合规定的条件。

（4）有保证药品质量的质量管理制度、符合质量管理与追溯要求的信息管理系统，符合药品经营质量管理规范要求。

考点提示：药品零售企业应具备的条件

3. 药品零售连锁企业应具备的条件　从事药品零售连锁经营活动的，应当设立药品零售连锁总部，对零售门店进行统一管理。药品零售连锁总部应当具备药品批发企业规定的条件，并具备能够保证药品质量、与其经营品种和规模相适应的仓库、配送场所和设施设备。

（三）申办《药品经营许可证》需要提交的材料

《办法》第十一条规定，开办药品经营企业，应当在取得营业执照后，向所在地县级以上药品监督管理部门申请药品经营许可证，提交下列材料。

（1）药品经营许可证申请表；

（2）质量管理机构情况以及主要负责人、质量负责人、质量管理部门负责人学历、工作经历相关材料；

（3）药师或者其他药学技术人员资格证书以及任职文件；

（4）经营药品的方式和范围相关材料；

（5）药品质量管理规章制度以及陈列、仓储等关键设施设备清单；

（6）营业场所、设备、仓储设施及周边卫生环境等情况，营业场所、仓库平面布置图及房屋产权或者使用权相关材料；

（7）法律、法规规定的其他材料。

申请人应当对其申请材料全部内容的真实性负责。

申请人应当按照国家有关规定对申请材料中的商业秘密、未披露信息或者保密商务信息进行标注，并注明依据。

（四）《药品经营许可证》的申办流程

《药品经营许可证》的申办程序包括许可申请、受理审查、现场检查、作出许可决定、发证、许可公示等过程。药品经营许可证申办流程见图 9-1。

考点提示：药品经营许可证的申办流程

1. 许可申请　药品监督管理部门应当在网站和办公场所公示申请药品经营许可证的条件、程序、期限、需要提交的全部材料目录和申请表格式文本等。申请人根据药品监督管理部门公示的条件、材料目录、格式文本提交药品经营许可证申请表和需要提交的相关材料。

2. 受理审查　药品监督管理部门收到药品经营许可证申请后，申请材料齐全、符合形式审查要求，或者申请人按照要求提交全部补正材料的，应当受理药品经营许可证申请。

对于申请事项依法不需要取得药品经营许可的，应当即时告知申请人不受理；申请事项依法不属于本部门职权范围的，应当即时作出不予受理的决定，告知申请人向有关行政机关申请；申请材料存在可以当场更正的错误的，应当允许申请人当场更正；申请材料不齐全或者不符合形式审查要求的，应当当场或者在 5 日内发给申请人补正材料通知书，一次告知申请人需要补正的全部内容，逾期不告知的，自收到申请材料之日起即为受理。

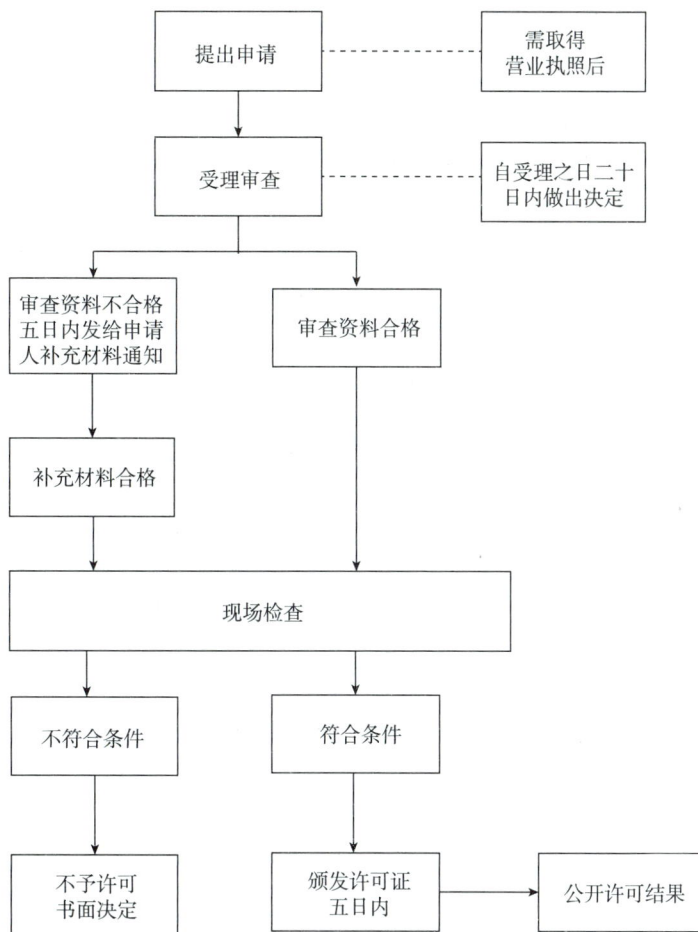

图 9 – 1　药品经营许可证申办流程

药品监督管理部门受理或者不予受理药品经营许可证申请的，应当出具加盖本部门专用印章和注明日期的受理通知书或者不予受理通知书。

3. 现场检查　药品监督管理部门按照药品经营质量管理规范及其现场检查指导原则、检查细则等有关规定，组织开展申报资料技术审查和现场检查。

4. 作出许可决定、颁发许可证　药品监督管理部门应当自受理申请之日起 20 日内作出决定。

经技术审查和现场检查，符合条件的，准予许可，并自许可决定作出之日起 5 日内颁发药品经营许可证；不符合条件的，作出不予许可的书面决定，并说明理由。

仅从事乙类非处方药零售活动的，申请人提交申请材料和承诺书后，符合条件的，准予许可，当日颁发药品经营许可证。自许可决定作出之日起 3 个月内药品监督管理部门组织开展技术审查和现场检查，发现承诺不实的，责令限期整改，整改后仍不符合条件的，撤销药品经营许可证。

考点提示： 仅从事乙类非处方药的许可

5. 结果公示　药品监督管理部门应当公开药品经营许可证申请的许可结果，并提供条件便利申请人查询审批进程。

未经申请人同意，药品监督管理部门、专业技术机构及其工作人员不得披露申请人提交的商业秘密、未披露信息或者保密商务信息，法律另有规定或者涉及国家安全、重大社会公共利益的除外。

药品监督管理部门认为药品经营许可涉及公共利益的，应当向社会公告，并举行听证。

药品经营许可直接涉及申请人与他人之间重大利益关系的，药品监督管理部门作出行政许可决定前，应当告知申请人、利害关系人享有要求听证的权利。

（四）《药品经营许可证》的管理

药品经营许可证有效期为 5 年，分为正本和副本，样式由国家药品监督管理局统一制定，药品经营许可证电子证书与纸质证书具有同等法律效力。

1.《药品经营许可证》内容 《药品经营许可证》应当载明许可证编号、企业名称、统一社会信用代码、经营地址、法定代表人、主要负责人、质量负责人、经营范围、经营方式、仓库地址、发证机关、发证日期、有效期等项目。企业名称、统一社会信用代码、法定代表人等项目应当与市场监督管理部门核发的营业执照中载明的相关内容一致。

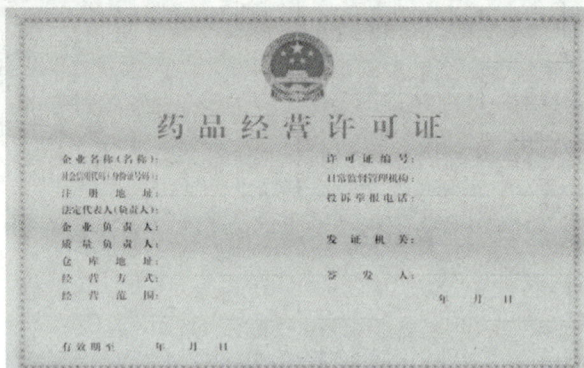

图 9 - 2 药品经营许可证样式

药品经营许可证编号格式为"省份简称＋两位分类代码＋四位地区代码＋五位顺序号"。其中两位分类代码为大写英文字母，第一位 A 表示批发企业，B 表示药品零售连锁总部，C 表示零售连锁门店，D 表示单体药品零售企业；第二位 A 表示法人企业，B 表示非法人企业。

四位地区代码为阿拉伯数字，对应企业所在地区（市、州）代码，按照国内电话区号编写，区号为四位的去掉第一个 0，区号为三位的全部保留，第四位为调整码。

2. 经营范围的规定

（1）批发企业经营范围 药品批发企业经营范围包括中药饮片、中成药、化学药、生物制品、体外诊断试剂（药品）、麻醉药品、第一类精神药品、第二类精神药品、药品类易制毒化学品、医疗用毒性药品、蛋白同化制剂、肽类激素等。其中麻醉药品、第一类精神药品等七类特殊管理药品经营范围的核定，按照国家有关规定执行。经营冷藏冷冻等有特殊管理要求的药品的，应当在经营范围中予以标注。

（2）零售企业经营范围 从事药品零售活动的，应当核定经营类别，并在经营范围中予以明确。经营类别分为处方药、甲类非处方药、乙类非处方药。

药品零售企业经营范围包括中药饮片、中成药、化学药、第二类精神药品、血液制品、细胞治疗类生物制品及其他生物制品等。其中第二类精神药品、血液制品、细胞治疗类生物制品经营范围的核定，按照国家有关规定执行。经营冷藏冷冻药品的，应当在经营范围中予以标注。药品零售连锁门店的经营范围不得超过药品零售连锁总部的经营范围。

3.《药品经营许可证》变更 药品经营许可证载明事项分为许可事项和登记事项。

许可事项是指经营地址、经营范围、经营方式、仓库地址。

登记事项是指企业名称、统一社会信用代码、法定代表人、主要负责人、质量负责人等。

（1）许可事项变更 变更药品经营许可证载明的许可事项的，应当向发证机关提出药品经营许可证变更申请。未经批准，不得擅自变更许可事项。发证机关应当自受理变更申请之日起 15 日内作出准予变更或者不予变更的决定。药品零售企业被其他药品零售连锁总部收购的，按照变更药品经营许可证程序办理。

（2）登记事项变更　药品经营许可证载明的登记事项发生变化的，应当在发生变化起 30 日内，向发证机关申请办理药品经营许可证变更登记。发证机关应当在 10 日内完成变更登记。

（3）变更后重新核发许可证　药品经营许可证载明事项发生变更的，由发证机关在副本上记录变更的内容和时间，并按照变更后的内容重新核发药品经营许可证正本。

4.《药品经营许可证》换发　药品经营许可证有效期届满需要继续经营药品的，药品经营企业应当在有效期届满前 6 个月至 2 个月期间，向发证机关提出重新审查发证申请。

发证机关按照本办法关于申请办理药品经营许可证的程序和要求进行审查，必要时开展现场检查。药品经营许可证有效期届满前，应当作出是否许可的决定。

经审查符合规定条件的，准予许可，药品经营许可证编号不变。不符合规定条件的，责令限期整改；整改后仍不符合规定条件的，不予许可，并书面说明理由。逾期未作出决定的，视为准予许可。

在有效期届满前 2 个月内提出重新审查发证申请的，药品经营许可证有效期届满后不得继续经营；药品监督管理部门准予许可后，方可继续经营。

5.《药品经营许可证》注销　药品经营企业有下列情形之一的，由发证机关依法办理药品经营许可证注销手续，并予以公告：①企业主动申请注销药品经营许可证的；②药品经营许可证有效期届满未申请重新审查发证的；③药品经营许可依法被撤销、撤回或者药品经营许可证依法被吊销的；④企业依法终止的；⑤法律、法规规定的应当注销行政许可的其他情形。

6.《药品经营许可证》补发　药品经营许可证遗失的，应当向原发证机关申请补发。原发证机关应当及时补发药品经营许可证，补发的药品经营许可证编号和有效期限与原许可证一致。

二、药品经营管理

药品经营管理是指对药品的采购、储存、销售、运输等环节进行全面质量管理和控制的经营活动。主要目的是为了确保药品质量安全，防止假药、劣药流入市场，保证人民群众的用药安全。

从事药品经营活动，应当遵守药品经营质量管理规范，按照药品经营许可证载明的经营方式和经营范围，在药品监督管理部门核准的地址销售、储存药品，保证药品经营全过程符合法定要求。药品经营企业应当建立覆盖药品经营全过程的质量管理体系。购销记录以及储存条件、运输过程、质量控制等记录应当完整准确，不得编造和篡改。

考点提示：药品经营的总体要求

（一）关键人员的质量责任

药品经营企业的法定代表人、主要负责人对药品经营活动全面负责。药品经营企业的主要负责人、质量负责人应当符合药品经营质量管理规范规定的条件。主要负责人全面负责企业日常管理，负责配备专门的质量负责人；质量负责人全面负责药品质量管理工作，保证药品质量。

考点提示：法人、主要负责人、质量负责人的质量责任

（二）上市许可持有人委托销售的规定

药品上市许可持有人将其持有的品种委托销售的，接受委托的药品经营企业应当具有相应的经营范围。受托方不得再次委托销售。药品上市许可持有人应当与受托方签订委托协议，明确约定药品质量责任等内容，对受托方销售行为进行监督。

考点提示：委托销售行为的规定

药品上市许可持有人委托销售的，应当向其所在地省、自治区、直辖市药品监督管理部门报告；

跨省、自治区、直辖市委托销售的，应当同时报告药品经营企业所在地省、自治区、直辖市药品监督管理部门。

考点提示：委托销售应向监管部门报告的规定

药品上市许可持有人应当建立质量管理体系，对药品经营过程中药品的安全性、有效性和质量可控性负责。药品存在质量问题或者其他安全隐患的，药品上市许可持有人应当立即停止销售，告知药品经营企业和医疗机构停止销售和使用，及时依法采取召回等风险控制措施。

考点提示：上市许可持有人对药品全过程负责

（三）药品经营企业不得经营的药品

药品经营企业不得经营疫苗、医疗机构制剂、中药配方颗粒等国家禁止药品经营企业经营的药品。

药品零售企业不得销售麻醉药品、第一类精神药品、放射性药品、药品类易制毒化学品、蛋白同化制剂、肽类激素（胰岛素除外）、终止妊娠药品等国家禁止零售的药品。

考点提示：不得经营的药品

（四）加强购销管理的规定

1. 加强购销人员管理 药品上市许可持有人、药品经营企业应当加强药品采购、销售人员的管理，对其进行法律、法规、规章、标准、规范和专业知识培训，并对其药品经营行为承担法律责任。

2. 批发企业销售药品时应提供的资质证明 药品上市许可持有人、药品批发企业销售药品时，应当向购药单位提供以下材料。

（1）药品生产许可证、药品经营许可证复印件；

（2）所销售药品批准证明文件和检验报告书复印件；

（3）企业派出销售人员授权书原件和身份证复印件；

（4）标明供货单位名称、药品通用名称、药品上市许可持有人（中药饮片标明生产企业、产地）、批准文号、产品批号、剂型、规格、有效期、销售数量、销售价格、销售日期等内容的凭证；

（5）销售进口药品的，按照国家有关规定提供相关证明文件；

（6）法律、法规要求的其他材料。

考点提示：资质证明、凭证

上述资料应当加盖企业印章。符合法律规定的可靠电子签名、电子印章与手写签名或者盖章具有同等法律效力。

3. 采购药品时应索取查验留存的证明材料 药品经营企业采购药品时，应当索取、查验、留存与销售相同的有关材料、凭证。

4. 资质证明等材料的保存 药品上市许可持有人、药品经营企业购销活动中的有关资质材料和购销凭证、记录保存不得少于 5 年，且不少于药品有效期满后 1 年。

考点提示：资质证明、凭证保存期限

5. 药品零售企业销售行为的规定 药品零售企业应当遵守国家处方药与非处方药分类管理制度，按规定凭处方销售处方药，处方保留不少于 5 年。

考点提示：处方保存期限

药品零售企业不得以买药品赠药品或者买商品赠药品等方式向公众赠送处方药、甲类非处方药。处方药不得开架销售。

药品零售企业销售药品时，应当开具标明药品通用名称、药品上市许可持有人（中药饮片标明生产企业、产地）、产品批号、剂型、规格、销售数量、销售价格、销售日期、销售企业名称等内容

的凭证。

考点提示： 凭证内容

药品零售企业配备依法经过资格认定的药师或者其他药学技术人员，负责药品质量管理、处方审核和调配、合理用药指导以及不良反应信息收集与报告等工作。

药品零售企业营业时间内，依法经过资格认定的药师或者其他药学技术人员不在岗时，应当挂牌告知。未经依法经过资格认定的药师或者其他药学技术人员审核，不得销售处方药。

考点提示： 药学技术人员不在岗不得销售处方药的规定

6. 药品零售连锁企业的经营管理　药品零售连锁总部应当建立健全质量管理体系，统一企业标识、规章制度、计算机系统、人员培训、采购配送、票据管理、药学服务标准规范等，对所属零售门店的经营活动履行管理责任。

药品零售连锁总部所属零售门店应当按照总部统一质量管理体系要求开展药品零售活动。

药品零售连锁总部应当加强对所属零售门店的管理，保证其持续符合药品经营质量管理规范和统一的质量管理体系要求。发现所属零售门店经营的药品存在质量问题或者其他安全隐患的，应当及时采取风险控制措施，并依法向药品监督管理部门报告。

考点提示： 连锁总部质量管理体系、七统一要求

（五）加强储存、运输管理的规定

药品储存、运输应当严格遵守药品经营质量管理规范的要求，根据药品包装、质量特性、温度控制等要求采取有效措施，保证储存、运输过程中的药品质量安全。冷藏冷冻药品储存、运输应当按要求配备冷藏冷冻设施设备，确保全过程处于规定的温度环境，按照规定做好监测记录。

考点提示： 总体储运要求

1. 委托储存、运输的规定

（1）对受托方能力评估、监督检查的规定　药品上市许可持有人、药品经营企业委托储存、运输药品的，应当对受托方质量保证能力和风险管理能力进行评估，与其签订委托协议，约定药品质量责任、操作规程等内容，对受托方进行监督，并开展定期检查。

考点提示： 对受托方能力评估、监督检查

（2）委托储存应报告或变更仓库地址的规定　药品上市许可持有人委托储存的，应当按规定向药品上市许可持有人、受托方所在地省、自治区、直辖市药品监督管理部门报告。药品经营企业委托储存药品的，按照变更仓库地址办理。

考点提示： 持有人委托的须报告、经营企业委托的须变更仓库地址

（3）受托储存单位应具备的条件　接受委托储存药品的单位应当符合药品经营质量管理规范有关要求，并具备以下条件：①有符合资质的人员，相应的药品质量管理体系文件，包括收货、验收、入库、储存、养护、出库、运输等操作规程；②有与委托单位实现数据对接的计算机系统，对药品入库、出库、储存、运输和药品质量信息进行记录并可追溯，为委托方药品召回等提供支持；③有符合省级以上药品监督管理部门规定的现代物流要求的药品储存场所和设施设备。

考点提示： 人员、计算机系统、场所与设施设备

（4）受托储运单位的义务　接受委托储存、运输药品的单位应当按照药品经营质量管理规范要求开展药品储存、运输活动，履行委托协议约定的义务，并承担相应的法律责任。受托方不得再次委托储存。

受托方再次委托运输的，应当征得委托方同意，并签订质量保证协议，确保药品运输过程符合药品经营质量管理规范要求。疫苗、麻醉药品、精神药品、医疗用毒性药品、放射性药品、药品类易制

毒化学品等特殊管理的药品不得再次委托运输。

考点提示：不得再次委托运输的药品种类

受托方发现药品存在重大质量问题的，应当立即向委托方所在地和受托方所在地药品监督管理部门报告，并主动采取风险控制措施。

2. 药品批发企业跨省设置仓库的规定

（1）按变更仓库地址办理　药品批发企业跨省、自治区、直辖市设置仓库的，药品批发企业所在地省、自治区、直辖市药品监督管理部门商仓库所在地省、自治区、直辖市药品监督管理部门后，符合要求的，按照变更仓库地址办理。

（2）统一管理　药品批发企业跨省、自治区、直辖市设置的仓库，应当符合本办法第八条有关药品批发企业仓库的条件。药品批发企业应当对异地仓库实施统一的质量管理。

（3）仓库管理责权划分　药品批发企业所在地省、自治区、直辖市药品监督管理部门负责对跨省、自治区、直辖市设置仓库的监督管理，仓库所在地省、自治区、直辖市药品监督管理部门负责协助日常监管。

考点提示：两省药监部门协商办理

任务二　GSP 认知

▶ 情境导入

情境：某药品经营企业对公司内部空缺岗位近期发布了招聘计划，所招岗位有采购岗、质量管理岗、验收岗、养护岗、销售岗等若干。其中应聘要求中有一条明确写明，应聘人员要熟悉 GSP 相关要求。若你是应聘人员，你将从哪些方面做相关准备。

思考：什么是 GSP，其内容包括哪些？药品经营企业从事经营活动为什么要遵从 GSP 相关要求？

一、GSP 概述

（一）GSP 定义

GSP 英文全称为 "Good Supplying Practice"，直译为"良好的药品供应规范"，在我国被称为"药品经营质量管理规范"，是为了保证药品在流通过程中始终符合质量标准而制定的针对药品采购、收货验收、储存、销售及运输等环节的管理制度，是对药品流通环节所有可能的风险因素加以控制的一整套管理程序。其实质是通过法定的标准化质量管理制度来约束企业的经营行为，对药品经营全过程进行质量控制，从而保持药品的安全、有效和质量稳定性，防止假劣药及其他不合格药品进入流通领域。

考点提示：GSP 含义

（二）我国 GSP 的发展历程

我国 GSP 于 2000 年 4 月 30 日由原国家药品监督管理局第 20 号局令发布，2001 年修订的《药品管理法》正式奠定了其法律地位，标志着我国药品监督实施 GSP 工作开始步入正轨。随着我国经济与社会的快速发展、质量管理水平的不断提高，2000 版 GSP 已逐渐不能适应药品流通发展和药品监督管理工作要求，为进一步加强药品经营质量管理，保障药品安全，2012 年 11 月 6 日由原卫生部部务会议通过公布了修订后的新版 GSP，于 2013 年 6 月 1 日起实施。之后，历经两次局部修正，最新修正版于 2016 年 7 月 20 日发布，自发布之日起施行。新修订 GSP 克服了旧规范管理范围仅局限于药品流通环节的问题，将 GSP 适用范围合理地覆盖到药品生产、流通环节中所有涉及药品的销售、储存以及运输的活动。强化了药品监管的两个重点环节，即药品购销渠道和仓储温湿度控制；三个难点，即票据管理、冷链管理和药品运输。

考点提示：现行版 GSP 的施行时间、修订重点、难点

知识链接

国际上的 GSP 发展

由于世界各国药品管理体制和管理模式的差异，流通领域中的 GSP 在国际上尚未形成如 GMP 那样较为系统和通行的方法，还没有得以在世界范围内广泛推广。但鉴于 GSP 在药品经营活动中的特殊意义，有关国际组织对此一直保持积极的看法。日本是实施 GSP 最早的国家，早在二十世纪七十年代制定了医药品的供给与质量管理规范（JGSP），经过多年实践，目前已经形成了一套比较成熟的做法。英国的药品供应管理规范（GDP）是由英国药品批发商协会公布的，是从事药品批发业务的企业在储存和销售药品过程中必须遵守的准则。美国联邦政府没有强制性的药品流通企业 GSP 但各州对药房的规范经营做了详细的规定。欧盟也制定了自己的 GSP，在其成员国范围内适用。它们的发展为我国提供了可以借鉴的先进的理念。

（三）现行版 GSP 目录结构

新版 GSP 共 4 章，共计 184 条，包括总则、药品批发的质量管理、药品零售的质量管理、附则。

第一章总则（1－4 条），主要说明了 GSP 制定的依据、主要内容及适用范围。

第二章（5－119 条）为药品批发的质量管理，共设十四节。内容如下。

表 9－1　GSP 第二章药品批发的质量管理

01	质量管理体系	08	采购
02	组织机构与质量职责	09	收货与验收
03	人员与培训	10	储存与养护
04	质量管理体系文件	11	销售
05	设施与设备	12	出库
06	校准与验证	13	运输与配送
07	计算机系统	14	售后管理

第三章（120－177 条）为药品零售的质量管理，共设八节。包括质量管理及职责、人员管理、文件、设施与设备、采购与验收、陈列与储存、销售管理、售后管理等方面的规定。

表 9－2　GSP 第三章药品零售的质量管理

01	质量管理及职责	05	采购与验收
02	人员管理	06	陈列与储存
03	文件	07	销售管理
04	设施与设备	08	售后管理

第四章（178－184 条）是附则。除了对部分术语做了说明之外，还明确了对企业信息化管理、

药品储运温湿度自动监测、药品验收管理、药品冷链物流管理、零售连锁管理等具体要求，将以附录的形式另行制定。

新版 GSP 共 5 个附录。

附录一：冷藏、冷冻药品的储存与运输管理

附录二：药品经营企业计算机系统

附录三：药品储存运输环境温湿度自动监测

附录四：药品收货与验收

附录五：验证管理

与 2000 年版 GSP 相比，新版 GSP 扩大了适用范围，从药品生产、流通环节中所有涉及到药品的销售、储存以及运输的活动都要遵守 GSP 规范要求。

新版 GSP 全面强化了质量管理体系的管理理念，要求企业实施 GSP 过程中，在组织机构、管理文件、人员配置、硬件建设、流程执行以及风险防范等方面建立系统的质量管理机制，实现质量管理的科学、严密、合理和有效。增加了校准与验证、计算机系统和售后管理等内容，使 GSP 管理工作更加科学化、数据化，避免了因没有量化指标造成管理数据的模糊，人为因素过多等问题。新版 GSP 对冷链药品的储运管理也提出了全面、科学、严谨、有效的管理规定和要求，实现了全过程、全链条的冷链质量管理目标。

（四）现行版 GSP 的指导思想

1. 实行全过程的质量管理 药品经营过程总体可分为售前，售中和售后三个过程。包括前期的市场调研、计划采购，中期的收货验收、储存养护，后期的出库配送、销售售后等。这些环节环环相扣，要想保证最终消费者拿到的是质量合格的药品，需要对每一个经营环节进行严格的质量控制。比如只有从合格的供货商采购药品才能确保药品来源的正规，从而保障药品在入库储存之前药品质量的合格，也只有按照要求储存养护药品才能确保出库销售的药品的质量过关。所以 GSP 的质量管理工作需要覆盖到经营的各个环节。

2. 实行全员配合的质量管理 质量管理工作的实施是由人来执行，如药品的采购需要由采购人员负责筛选合格的供货商，药品的收货验收需要由验收人员来判断药品是否可以入库，药品的在库储存需要由仓储人员负责进行养护，药品的出库销售需要由销售人员面对合格的购货商进行销售。每个环节的工作人员都需要具备相应的资历及工作经验按照一定的工作标准去执行，只有全体人员各司其职，相互配合才能保证经营环节不出错，把好药品质量关。

3. 实行全方位的质量管理 药品经营企业的质量职能分散在各个组织机构当中。比如采购工作由采购部门负责，验收工作由质量管理部门负责，养护工作由仓储部负责，销售工作由销售部门负责。每个部门之间有各自的职责但又相互紧密连接，相互配合协调一致。此外，从经营企业的层级来说，上层管理侧重于质量决策，中层负责对上层的决策进行具体执行和业务统筹，基层主要对自身工作职责按照具体的规范进行实际的操作。由此组成一个完整的质量管理体系，实行全方位的质量管理。

4. 实行阶段性、步骤性的质量管理 GSP 的实施是一项系统工程，涉及的范围广，实施的难度大，既有硬件设施设备的配备又有人员的管理与培训。所以 GSP 的实施不可能是轻而易举、一蹴而就的。必须有计划的分阶段分步骤的进行，需要依据 GSP 的总体规划，设置不同阶段的具体实施目标，为了完成相应的目标，需要哪些部门哪些人员以何标准和规程去执行才能够保证质量控制的链条不断链。完成一个阶段的目标后再开始下一个阶段的实施从而确保整个系统工程符合相应的质量控制标准。

二、药品批发的质量管理

（一）质量管理体系

1. 质量管理体系的概念　质量，是指固有特性满足要求的程度。一般包含两个层面的含义：一是符合规范可量化；二是满足客户的需求，服务满足客户的使用预期或消费预期。质量管理，是指"在质量方面指挥和控制组织的协调活动"，在质量方面的指挥和控制活动，通常包括制定质量方针和质量目标以及质量策划、质量控制、质量保证和质量改进。

质量管理体系是指"在质量方面指挥和控制组织的管理体系"，是建立质量方针和质量目标，并为实现这些目标的一组相互关联或相互作用的要素的集合。

2. 质量管理体系的构建　一般由确定质量方针、配置质量管理体系要素（组织机构、人员、设施设备、质量管理体系文件、相应的计算机系统等）、开展质量管理活动（质量策划、质量控制、质量保证、质量改进、质量风险管理等）构成。

考点提示：质量管理体系的构建

（1）确定质量方针　质量方针是由企业质量领导组织根据企业内外部条件、经营目标、企业各部门职责等信息提出，经过讨论与修改，由企业最高管理者（董事长、总经理等）制定并发布的。质量方针，体现了企业最高管理者的意愿，是企业的质量宗旨和方向，是实施和改进企业质量管理体系的推动力。

（2）配置质量管理体系要素　质量管理体系的关键要素一般包括组织机构、人员、设施设备、质量管理体系文件和相应的计算机管理系统等五个方面。也可以认为质量管理体系包括硬件、软件两大部分或者分解为人员、设施设备、文件体系三部分。

具体要求是：①设置组织机构：至少应包括采购部门、质量管理部门、储存部门、销售部门、运输部门、财务部门和信息管理部门等。②人员：配备相关人员，明确职责、权限及其协调关系。③设施设备：经营场所、仓库、仓储设备、运输设备等。④质量管理体系文件：质量管理制度、部门及岗位职责、操作规程、档案、报告、记录和凭证等。⑤相应的计算机系统等：配备服务器、终端机、ERP、网络等，并按要求进行设置。

（3）开展质量管理活动　主要包括质量策划、质量控制、质量保证、质量改进、质量风险管理等。质量策划是设定质量目标的前提，是开展质量控制、质量保证、质量改进的基础。

考点提示：质量活动的内容

质量控制就是管理和维持，防止意外的发生，是药品经营企业质量管理基本作业活动；质量保证是评价和维持，是确保所经营药品、经营过程或药学服务等有能力达到质量要求的有计划的系统活动；质量改进贯穿于全部与质量有关的活动，与质量控制、质量保证不同之处，质量改进在于致力于增强满足要求的能力。

质量风险管理是指在药品的整个生命周期中对产品质量进行风险评估、控制、沟通和审核的系统过程，是在将不确定因素产生的结果控制在与其可接受范围内，以确保产品质量符合要求。风险管理的基本过程包括启动风险管理、风险评估、风险控制、风险审核及贯穿始终的风险沟通。（图9－3）

3. 内部评审　现行版 GSP 规定企业应定期以及在质量体系关键要素发生重大变化时组织开展内审。企业应当对内审的情况进行分析，依据分析结论制定相应的质量管理体系改进措施，不断提高质量控制水平，保证质量管理体系持续有效运行。据此，企业应规范开展内部评审活动。

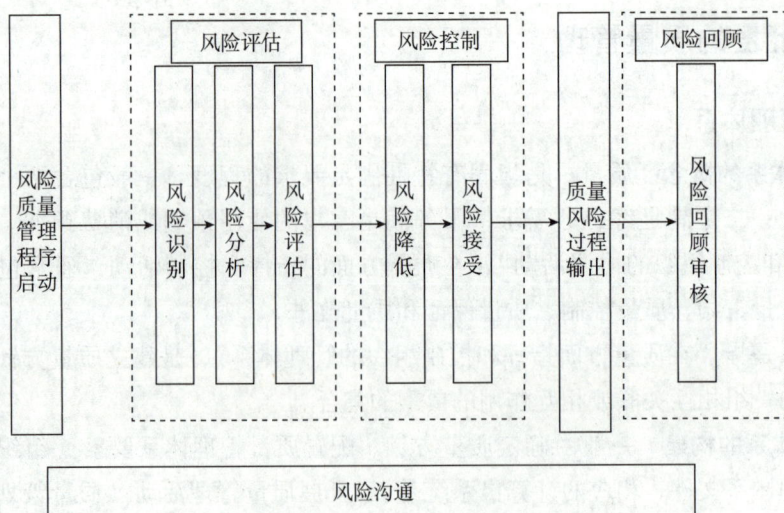

图9-3 质量风险管理流程

（1）评审的目的　GSP 内审是企业质量控制的内部动力，建立完善的 GSP 内审机制，是企业提升质量管理水平的有效途径也是实施 GSP 的根本目标。

（2）评审的类型　内审分为定期内审和专项内审。定期内审是企业定期组织 GSP 内审，一般每年至少进行一次。专项内审一般是当质量管理体系关键要素发生重大变化时，企业应及时进行专项 GSP 内审。比如企业的经营方式、经营范围发生变更或者企业的法定代表人、企业负责人发生变化等。

考点提示：内审的类型

（3）评审的内容　评审的内容包括质量管理组织机构及人员情况；各部门和岗位职责及企业的质量管理制度与工作程序的执行情况；药品购销存过程管理，包括药品的购进、收货和验收、储存与养护、出库、销售、运输与配送等情况；设施设备管理，包括营业场所、仓储设施及储运设备、计算机系统等情况。

（4）评审的结果　内部评审应对存在的缺陷提出纠正与预防措施。各部门根据评审结果落实改进与跟踪方案，质量管理部门负责对纠正与预防措施的具体实施情况进行跟踪检查。

（二）组织机构与质量管理职责

组织机构是组织的全体成员互相结合，制定职位，明确职责，分工协作为实现一定的目标而构成的结构体系。对于药品经营企业来说，应当设立与其经营活动和质量管理相适应的组织机构。配置相应部门，明确岗位职责、权限及相互关系（图9-4）。

1. 组织机构设置原则　企业组织机构的设置应当充分考虑企业的行业特征、企业性质、经营范围、经营模式、规模大小、管理特点等因素。部门、岗位、人员的设置应合理，与经营方式、经营范围和经营规模相适应，并及时更新。

2. 设立部门及岗位　药品经营企业的组织机构一般设置的部门包括质量管理、采购、销售、财务、储运、信息等部门。并应内设有质量管理、验收、收货、养护、运输、采购、财务、销售、信息管理等岗位。其中，GSP 明确规定，质量管理部门是药品经营企业必须设立的专有部门，主要是为了有效开展质量管理工作。

3. 质量管理部门职责　GSP 规定，质量管理部门的职责不得由其他部门及人员履行。质量管理部门应当履行以下职责。

（1）督促相关部门和岗位人员执行药品管理的法律法规及本规范；

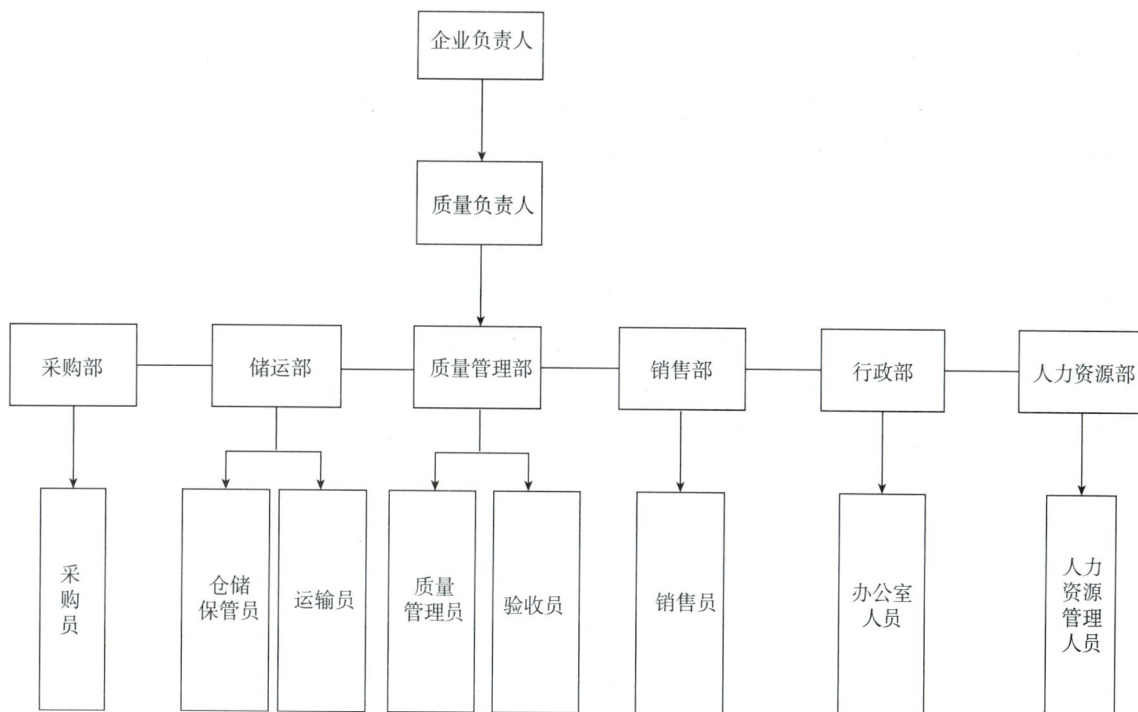

图9－4 药品经营企业组织机构管理图

（2）组织制订质量管理体系文件，并指导、监督文件的执行；

（3）负责对供货单位和购货单位的合法性、购进药品的合法性以及供货单位销售人员、购货单位采购人员的合法资格进行审核，并根据审核内容的变化进行动态管理；

（4）负责质量信息的收集和管理，并建立药品质量档案；

（5）负责药品的验收，指导并监督药品采购、储存、养护、销售、退货、运输等环节的质量管理工作；

（6）负责不合格药品的确认，对不合格药品的处理过程实施监督；

（7）负责药品质量投诉和质量事故的调查、处理及报告；

（8）负责假劣药品的报告；

（9）负责药品质量查询；

（10）负责指导设定计算机系统质量控制功能；

（11）负责计算机系统操作权限的审核和质量管理基础数据的建立及更新；

（12）组织验证、校准相关设施设备；

（13）负责药品召回的管理；

（14）负责药品不良反应的报告；

（15）组织质量管理体系的内审和风险评估；

（16）组织对药品供货单位及购货单位质量管理体系和服务质量的考察和评价；

（17）组织对被委托运输的承运方运输条件和质量保障能力的审查；

（18）协助开展质量管理教育和培训；

（19）其他应当由质量管理部门履行的职责。

上述对职责的表述大致分为"负责"和"组织"，其中"负责"的职责应当由质量管理部门独立完成；"组织"的职责应当由质量管理部门牵头，组织相关部门共同实施。

设立质量管理部门是有效开展质量管理工作的前提。只有质量部门有效地开展质量管理工作，才会控制质量风险，保证安全经营。质量部门工作是对经营环节各项工作的稽查和确认，所以质量管理部门的职责不得由其他部门及人员履行。这一规定还包含以下含义：质量管理部门对本企业经营药品的质量负有直接责任；质量管理部门应严格履行本规范中明确规定的各项职责；质量管理部门的职责应包括但不限于本规范规定出的十九项内容；企业应提供必要的保证和条件以确保质量管理部门有效履行职责；通过工作记录体现。

（三）人员与培训

质量管理的主体是人，人员的素质对质量管理体系的运行以及对 GSP 的实施有着至关重要的影响。各部门各岗位上的人员都承担着不同的质量职责，为了确保药品质量，企业从事药品经营和质量管理工作的人员应当符合有关法律法规及 GSP 规定的资格要求，不得有相关法律法规禁止从业的情形。此外，药品经营企业也有责任和义务通过相关培训不断提高员工素质，保障药品经营的质量管理。

1. 人员要求

（1）企业负责人　企业负责人是药品质量的主要责任人，全面负责企业日常管理，负责提供必要的条件，保证质量管理部门和质量管理人员有效履行职责，确保企业实现质量目标并按照本规范要求经营药品。

企业负责人应当具有大学专科以上学历或者中级以上专业技术职称，经过基本的药学专业知识培训，熟悉有关药品管理的法律法规及 GSP。

（2）企业质量负责人　企业质量负责人应当由高层管理人员担任，全面负责药品质量管理工作，独立履行职责，在企业内部对药品质量管理具有裁决权。质量管理裁决权是指对企业内部发生的涉及质量管理的事权的最终决定权，这一权力是本规范授予的法定权力。质量负责人岗位应当独立设置，保证独立履行职责，不受其他因素的影响，以起到监督制约业务经营活动、保证药品质量的作用。

考点提示： 质量负责人法定权力

企业质量负责人应当具有大学本科以上学历、执业药师资格和 3 年以上药品经营质量管理工作经历，在质量管理工作中具备正确判断和保障实施的能力。

考点提示： 质量负责人资质要求

（3）企业质量管理部门负责人　质量管理部门负责人协助企业质量负责人贯彻国家有关药品质量方面的方针政策，进行具体的质量管理工作。负责推行本企业的全面质量管理和组织建立，协调个部门在质量管理方面存在的问题并掌握本企业质量管理制度的贯彻执行情况。

考点提示： 质量部门负责人资质要求

企业质量管理部门负责人应当具有执业药师资格和 3 年以上药品经营质量管理工作经历，能独立解决经营过程中的质量问题。

（4）质量管理人员　企业从事质量管理的人员应当在职在岗，不得兼职其他业务工作。从事质量管理工作的，应当具有药学中专或者医学、生物、化学等相关专业大学专科以上学历或者具有药学初级以上专业技术职称。

考点提示： 质量管理员资质要求

（5）验收及养护人员　从事验收、养护工作的应当具有药学或者医学、生物、化学等相关专业中专以上学历或者具有药学初级以上专业技术职称。从事中药材、中药饮片验收工作的应当具有中药学专业中专以上学历或者具有中药学中级以上专业技术职称；从事中药材、中药饮片养护工作的，应当具有中药学专业中专以上学历或者具有中药学初级以上专业技术职称；直接收购地产中药材的，验收人员应当具有中药学中级以上专业技术职称。

考点提示：验收员资质要求、从事中药材验收、养护等人员资质要求

（6）疫苗配送人员 应当配备 2 名以上专业技术人员专门负责疫苗质量管理和验收工作，专业技术人员应当具有预防医学、药学、微生物学或者医学等专业本科以上学历及中级以上专业技术职称，并有 3 年以上从事疫苗管理或者技术工作经历。

考点提示：疫苗配送人员数量配备、资质要求

（7）其他从业人员 从事药品采购工作的人员应当具有药学或者医学、生物、化学等相关专业中专以上学历。从事销售、储存等工作的人员应当具有高中以上文化程度。从事特殊管理的药品和冷藏冷冻药品的储存、运输等工作的人员，应当接受相关法律法规和专业知识培训并经考核合格后方可上岗。

企业在岗位设置及人员配备时，应注意以下几点：①质量管理和验收应当分别设立岗位、配备人员，不得相互兼职。②质量管理人员包括企业质量负责人、质量管理部门负责人以及质量管理员等岗位。③企业负责人不得兼职质量负责人，保证相互监督和制约。④质量负责人不得兼职质量管理部门负责人，保证质量管理领导岗位层级的分布和职责的落实。⑤岗位人员数量与企业实际、范围和规模相适应。

考点提示：不得兼职的岗位和人员要求

2. 人员培训

（1）培训对象 企业各岗位人员均需接受培训。包括上至领导层的企业负责人、企业质量负责人、质量管理部门负责人等，下至各基层岗位中质量管理、采购、验收、仓管、养护、销售、运输等人员。

（2）培训方式 培训的方式主要包括岗前教育培训和继续教育培训。岗前培训主要针对新入职员工，在上岗前接受相关培训以保障能胜任即将上任的岗位工作，主要以企业的规章制度、GSP基本知识、岗位职责、企业文化作为培训内容。继续教育培训主要针对在岗人员为适应本职工作的进一步需要而制定的反复不断地进行 GSP 相关细则的培训，包括新的工作程序、新的操作技能等，GSP 是动态发展的，员工不光要熟悉我国 GSP 还应对国际 GSP 要求中的新进展和新规定有一定的理解。

（3）培训内容 应当包括相关法律法规、药品专业知识及技能、质量管理制度、职责及岗位操作规程等。企业应当按照培训管理制度制定年度培训计划并开展培训，使相关人员能正确理解并履行职责。培训工作应当做好记录并建立档案。从事特殊管理的药品和冷藏冷冻药品的储存、运输等两个高风险类别相关岗位工作的人员，应当接受相关法律法规和专业知识的专门培训并经考核合格后方可上岗。

3. 卫生要求 企业应当制定员工个人卫生管理制度，储存、运输等岗位人员的着装应当符合劳动保护和产品防护的要求。着装要求强调环境卫生、防污染、防脱落、防辐射等方面的作用。

4. 健康要求 从事质量管理、验收、养护、储存等直接接触药品岗位的人员应当进行岗前及年度健康检查，并建立健康档案。患有传染病或者其他可能污染药品的疾病的，不得从事直接接触药品的工作。身体条件不符合相应岗位特定要求的，不得从事相关工作。

考点提示：需健康检查的岗位

参照国家卫健部门相关规定，疾病的种类主要包括痢疾、伤寒、甲型病毒肝炎、戊型病毒性肝炎等消化道传染病以及活动性肺结核、化脓性皮肤病等。身体条件不符合相应岗位特定要求的，也包括不能有效控制和约束自身行为的人员。健康检查档案应包括检查时间、地点、应检人员、检查结果、不合格人员的处理情况、原始体检表等内容。体检医疗机构应具有相应资质。

（四）质量管理体系文件

指药品经营企业应制定质量管理体系文件。制定质量管理体系文件应当符合企业实际（表 9-3）。文件包括质量管理制度；部门及岗位职责；操作规程；档案、报告、记录和凭证等。

考点提示： 质量管理体系文件的类型

表 9-3　质量管理体系文件的类型

质量管理体系文件				
类型	质量方针	质量管理制度	质量管理职责	操作规程	文件记录
内容	企业总纲领	质量评判标准及依据	包括部门职责及岗位职责，明确责任	具体的操作程序及操作方法	包括档案、报告、记录及凭证

文件的起草、修订、审核、批准、分发、保管以及修改、撤销、替换、销毁等应当按照文件管理操作规程进行，并保存相关记录。文件应当标明题目、种类、目的以及文件编号和版本号。文字应当准确、清晰、易懂。文件应当分类存放，便于查阅。

企业应当定期审核、修订文件，使用的文件应当为现行有效的文本，已废止或者失效的文件除留档备查外，不得在工作现场出现。企业应当保证各岗位获得与其工作内容相对应的必要文件，并严格按照规定开展工作。

1. 质量管理制度　质量管理制度在企业管理中具有权威性和约束力，是 GSP 规范的首要支持性文件。由企业根据 GSP 要求和企业质量管理工作的实际需要而制定。

质量管理制度应当包括以下内容：①质量管理体系内审的规定；②质量否决权的规定；③质量管理文件的管理；④质量信息的管理；⑤供货单位、购货单位、供货单位销售人员及购货单位采购人员等资格审核的规定；⑥药品采购、收货、验收、储存、养护、销售、出库、运输的管理；⑦特殊管理的药品的规定；⑧药品有效期的管理；⑨不合格药品、药品销毁的管理；⑩药品退货的管理；⑪药品召回的管理；⑫质量查询的管理；⑬质量事故、质量投诉的管理；⑭药品不良反应报告的规定；⑮环境卫生、人员健康的规定；⑯质量方面的教育、培训及考核的规定；⑰设施设备保管和维护的管理；⑱设施设备验证和校准的管理；⑲记录和凭证的管理；⑳计算机系统的管理；㉑执行药品电子监管的规定；㉒其他应当规定的内容。

在实际工作中，质量管理制度内容应当包括但不仅限于上述规定内容。应包括上述内容但不一定要求每一项单独作为一个制度。由企业根据企业经营模式和规模自行决定。

2. 部门及岗位职责　部门及岗位职责应当包括：①质量管理、采购、储存、销售、运输、财务和信息管理等部门职责；②企业负责人、质量负责人及质量管理、采购、储存、销售、运输、财务和信息管理等部门负责人的岗位职责；③质量管理、采购、收货、验收、储存、养护、销售、出库复核、运输、财务、信息管理等岗位职责；④与药品经营相关的其他岗位职责。

3. 操作规程　操作规程是为进行某项质量活动或过程所规定的途径（或方法），是对各项质量活动采取方法的具体描述，操作规程也是 GSP 规范的支持性文件。企业应当制定药品采购、收货验收、储存养护、销售及售后、出库、运输等环节及计算机系统的操作规程。（图 9-5）

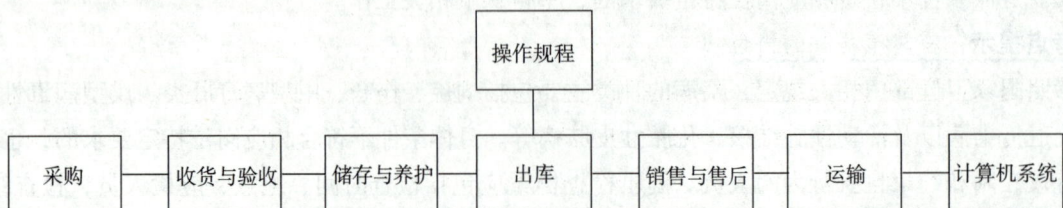

```
                    ┌────────┐
                    │ 操作规程 │
                    └────────┘
┌──────┐ ┌──────────┐ ┌──────────┐ ┌──────┐ ┌──────────┐ ┌──────┐ ┌──────────┐
│ 采购 │ │ 收货与验收 │ │ 储存与养护 │ │ 出库 │ │ 销售与售后 │ │ 运输 │ │ 计算机系统 │
└──────┘ └──────────┘ └──────────┘ └──────┘ └──────────┘ └──────┘ └──────────┘
```

图 9-5　操作规程

4. 相关记录

（1）记录种类及内容要求　企业应当建立药品采购、验收、养护、销售、出库复核、销后退回和购进退出、运输、储运温湿度监测、不合格药品处理等相关记录，做到真实、完整、准确、有效和可追溯。严禁伪造记录、擅自删除经营数据。

考点提示： 记录要求

（2）电子记录　电子记录即是通过计算机系统记录数据。通过计算机系统记录数据时，应对各环节或岗位操作人员设定密码及权限，通过授权密码登陆后方可进行信息的录入，录入过程中要确保电子信息录入的真实、准确；在电子信息出现错误或需要改动时，数据的更改必须由质量管理部门审核，并在其监督下进行，更改过程应当留有记录，确保相关电子信息对于企业质量活动的体现。若无法进行删除更改的，可以采用"冲红"的方式进行调整。电子记录应当按企业要求留档备份，确保质量体系活动可追溯。

考点提示： 电子记录的要求

可实现电子数据管理的环节有：采购记录、验收记录、销售记录、出库复核记录等；入库通知单、发货通知单、质量问题报告单等。

（3）书面记录及凭证　书面记录及凭证应填写及时，并做到字迹清晰，不得随意涂改，不得撕毁。更改记录的，应当注明理由、日期并签名，保持原有信息清晰可辨，有效体现质量管理过程的真实性。

记录及凭证应当至少保存5年。疫苗的记录及凭证应当保存至超过有效期5年备查。销售特殊管理的药品应当专门建立登记台账，及时记录并按规定将处方留存不少于5年，特殊药品专用账册的保存期限应当自药品有效期期满之日起不少于5年。

考点提示： 记录保存时限

（五）设施与设备

药品经营企业的设施设备是药品经营质量管理体系的硬件保障。在药品流通过程中，需要特定设施设备来维护药品的质量，药品经营企业应当依据经营品种及经营规模配备具有与其相适应的经营场所和库房。用于药品储存与养护的仓库，是药品经营企业必不可少的基础性设施，是保证药品在流通环节正常流转的必不可少的基本条件。保证必要的设施设备才能更好保障药品质量。

1. 库房分类　依据库房的建筑结构划分可分为：平面仓库、多层仓库、高架立体仓库。平面仓库一般为单层库。多层库一般为两层或多层，仓库的容量相对较大。高架立体仓库库内高度可达10m以上，充分利用了空间，存取药品时一般通过起重机、叉车等进行。

依据库房的建筑面积可划分为大型库、中型库和小型库。大型库建筑面积一般在1500m²以上，中型库建筑面积一般在1000m²以上，小型库建筑面积一般在500m²以上。

依据库房的温度条件可划分为常温库，阴凉库和冷库。常温库的温度一般在10～30℃，阴凉库为不超过20℃，冷库一般是2～10℃。

2. 库房选址与分区　库房的选址、设计、布局、建造、改造和维护应当符合药品储存的要求，防止药品的污染、交叉污染、混淆和差错。

库房的选址避免外环境污染，远离工业区及闹市，库区应与外界建立有效的隔离措施。库区建立的地势要相对平坦，地势相对较高以便于雨季可以迅速排水。各类库房建造、改造和维护应符合药品储存温湿度控制、安全管理的要求，便于堆垛、搬运、装卸等操作。仓库应建立在交通方便的地方，以便于药品的运输和消防安全。

考点提示： 库房选址要求

依据库房功能作用可分为药品储存作业区、辅助作业区、办公区和生活区。储存作业区包括库房、装卸作业场所、运输车辆停放场所、保管员工作室等；辅助作业区包括验收室、养护室、票据管理室等；办公生活区包括行政办公室、浴室、宿舍、车库、食堂、厕所等。办公区、生活区与储存作业区、辅助作业区的人员活动不得交叉，不应有共用出入通道、共用装卸场地的现象，防止办公及生活活动的人流、物流对药品储存安全管理和有序作业造成不利影响。

考点提示： 库房分区管理

依据药品的质量状态药品库房可分为合格品区、不合格品区、待验区、退货区、发货区五个库区，并实行相应的色标管理。

考点提示： 库房分类管理

3. 库房设施与设备 库房内部需要配备保障药品质量的设施设备，主要包括药品与地面之间有效隔离的设备；避光、通风、防潮、防虫、防鼠等设备；有效调控温湿度及室内外空气交换的设备；自动监测、记录库房温湿度的设备；符合储存作业要求的照明设备；用于零货拣选、拼箱发货操作及复核的作业区域和设备；包装物料的存放场所；验收、发货、退货的专用场所；不合格药品专用存放场所；经营特殊管理的药品有符合国家规定的储存设施。（表 9 - 4）

表 9 - 4　库房常规设施设备

设备功能和作用	设备名称
药品与地面之间有效隔离的设备	托盘、地垫、货架
避光、通风、防潮、防虫、防鼠等设备	窗帘、遮光膜、空调、换气扇、地垫、货架、门帘、风帘、电子猫、挡鼠板、灭蝇灯、捕鼠笼、粘鼠胶等
有效调控温湿度及室内外空气交换的设备	空调系统、加湿器、除湿机等
自动监测、记录库房温湿度的设备	温湿度自动监测系统：探头、显示屏、电脑、自动报警等
符合储存作业要求的照明设备	一要符合安全用电要求；二要符合作业要求
用于零货拣选、拼箱发货操作及复核的作业区域和设备	零货箱、周转箱、运输箱、封口胶、标签、条码采集器等设备
包装物料的存放场所；验收、发货、退货的专用场所；不合格药品专用存放场所	地垫、货架
特殊管理药品的储存设施	库中库、钢混结构、双人双锁、监控设备、自动报警设备，报警装置应 当与公安机关报警系统联网等
其他设施	消防安全设备，如灭火器、消防栓、消防管。用于货物的库内搬运设备，如手推车等。根据经营范围，备用的电冰箱或小冷藏库等。仓库类型及药品分类存放等用的标志牌等

4. 有特殊要求的药品库房和设备

（1）经营中药材、中药饮片专库和设备　经营中药材、中药饮片应当分别设置专用库房，应有专用的养护工作场所，养护场所可以共用。直接收购地产中药材的应当设置中药样品室（柜）。中药样品室（柜）收集的样品应当用于直接收购地产中药材时对照验收。中药样品应标明品名、产地、来源、鉴定人、收集时间，并与所收购中药材相匹配。库房及样品室（柜）也应配置调温调湿设施设备及防尘、防虫、防鼠的设施设备。

考点提示： 中药材、中药饮片专库要求

（2）冷藏、冷冻药品库房和设备　冷藏、冷冻药品是指需要在一定温度下冷藏保存的药品。其与普通药品相比，由于其温度的特殊性，需要按照严格的规定进行专门的存放。GSP 规定药品经营企

业经营冷藏、冷冻药品的需要配备以下设施设备：与其经营规模和品种相适应的冷库，经营疫苗的应当配备两个以上独立冷库；用于冷库温度自动监测、显示、记录、调控、报警的设备；冷库制冷设备的备用发电机组或者双回路供电系统；冷藏车及车载冷藏箱或者保温箱等设备。

考点提示： 中药材、中药饮片专库要求

冷藏车、冷藏箱、保温箱应配置温度自动监测系统，实时采集记录温度或湿度数据，远程及就地报警，计算机读取和存储数据。能够对运输温度进行监控、记录，且可追溯、查询在途温度。冷藏车具有自动调控温度、显示温度、存储和读取温度监测数据的功能；冷藏箱及保温箱具有外部显示和采集箱体内温度数据的功能。

知识链接

温湿度自动测点终端

温湿度监测系统是为了维护仓储药品的质量完好，创造适宜于药品储存的环境，当库内温湿度适宜药品储存时，就要设法防止库外气候对库内的不利影响；当监控到库内温湿度不适宜商品储存时，就要及时采取有效措施调节库内的温湿度。因此，建立实时的温湿度监控系统，保存完整的历史温度数据都已经进入了行业规范。

温湿度自动检测终端主要由温湿度传感器、微处理器、通讯模块等组成。传感器用于测量环境温、湿度值并通过微处理器进行数据处理，最终将数据通过通讯模块上传到云平台或其他相关设备中。通过云平台上的数据分析和处理，用户可以实时监测环境温湿度并进行数据分析。

在仓库中，温湿度自动检测终端不仅可以实时监测储存药品的温湿度，以便随时了解环境变化，预防不同温湿度环境对药品的危害。还可以实现节约成本，避免因温湿度不合适导致的物品损失和人力成本浪费。

（六）校准与验证

保证药品经营企业在经营药品的过程中所使用的温湿度监测设备、计量器具等始终处校准状态，运行良好，是质量管理的基本保障。依据 GSP 规定，企业应定期对相应设备进行校准及检定，并对冷库、冷藏车、冷藏箱等进行使用前的验证，以确保符合规定的标准和要求。

1. 校准与检定 校准是在规定条件下，为确定计量器具示值误差的一组操作。对属于国家非强制检定的计量器具应当定期进行校准。检定是为评定计量器具计量特性，确定其是否符合法定要求所进行的活动。按照国家计量法相关规定，对属于国家强制检定的计量器具应当依法强制检定。

二者的区别在于针对的对象、依据、目的、性质、内容、结论、承担风险不同。虽然两者有着本质差别，但都属于量值溯源的一种有效的方法与手段，目的都是实现量值的可追溯。

2. 验证 验证工作是全面质量管理标准化管理的理论基础。验证是指对质量控制的关键设施设备或系统的性能及使用方法进行系列试验、测试，证明能够达到预期结果的一系列活动，以确定其适宜的操作标准、条件和方法。

考点提示： 验证的内容

（1）验证的类型 包括前验证、回顾性验证、同步验证以及再验证。前验证主要是在新设备正式投入使用前，必须完成并达到设定要求的验证。回顾性验证是以既往数据中的统计为基础，确保正常使用的设施设备的适用性。同步验证是指在设施设备运行过程中进行的验证，确保设施设备达到预期的使用要求。再验证是指已经进行过验证的设施设备在使用一段时间后再次进行的重复验证。

（2）验证的范围 冷库、冷藏车、冷藏箱、保温箱、温湿度自动检测设备等。

（3）验证的文件 验证实施的过程中应建立验证控制文件，包括验证方案、验证报告、验证记

录等。

（4）验证的实施　验证实施前，需要确定验证相关仪器是已经被校准的。实施首先需要成立验证组织，确定人员数目，明确职责，组织人员负责起草、制定验证方案。验证方案的内容主要包括：验证适用范围、验证目的、验证标准、验证步骤、测试方法等。按照验证方案组织实施，收集所需要的数据、资料以及记录。

（5）验证结果的应用　企业应当根据验证确定的参数及条件，正确、合理使用相关设施设备。根据验证结果运用：①设定监控条件，制定相关操作使用规程；②确定药品摆放位置，确保设施、设备在经验证合格的条件下发挥效能，使药品质量在储存、转移和运输过程中得到保证；③冷库和冷藏车验证后获得的温度分布状况参数，应用于确认的冷、热波动点，用于指导日常温度监控和储存位置设置；④对出现的严重温度偏差应分析查找原因采取纠正与预防措施，确保药品质量的安全；⑤企业经验证合格的设施设备改变用途的应有相关验证支持。

3. 冷链的验证　冷链验证是指冷链系统中各单位指定的对药品贮藏、运输过程涉及的设施设备等方面的性能状态、效果进行的有文件证明的一系列活动。以冷藏车的验证为例，需要验证的项目至少应当涵盖以下内容：①冷藏车温度均匀分布测试与分析；②制冷设备运行参数及使用情况测试验证；③温控系统监测点参数与安装位置确认验证；④开关门车厢温度变化影响测试分析；⑤断电测试，停机后车厢保温时间测试分析；⑥5小时以上车厢内温度均匀分布稳定性测试验证；⑦本地区高、低温极端外部环境条件下车厢保温效果评估；⑧新投入或改造使用前空载验证及定期满载验证。

（七）计算机管理系统

企业应当建立能够符合经营全过程管理及质量控制要求的计算机系统，实现药品质量可追溯，并满足药品电子监管的实施条件。

1. 计算机系统的组成　有支持系统正常运行的服务器和终端机；有安全、稳定的网络环境，有固定接入互联网的方式和安全可靠的信息平台；有实现部门之间、岗位之间信息传输和数据共享的局域网；有应用软件、数据库及相关功能：有符合本规范要求及企业管理实际需要的应用软件和相关数据库。有药品经营业务票据生成、打印和管理功能。

2. 计算机系统软件要求　应用软件及数据库应具有以下功能：①数据安全性能。数据库系统的数据必须加密或设置强口令。②账户管理功能。账号应按照实际的岗位进行分组管理，按账户组进行权限设置。③操作查询功能。软件的任何有效数据更新操作都必须有自动的操作记录生成。④账号使用日志功能。软件应对每个账号的建立和登录、退出时间进行自动记录。⑤时间保护功能。软件的所有记录应当默认按照自然操作顺序排序。⑥备份功能。软件应当提供整体数据备份和恢复功能。

3. 计算机系统数据录入的规定　各类数据的录入、修改、保存等操作应当符合授权范围、操作规程和管理制度的要求，保证数据原始、真实、准确、安全和可追溯。

4. 计算机系统数据储存的规定　计算机系统运行中涉及企业经营和管理的数据应当采用安全、可靠的方式储存并按日备份，备份数据应当存放在安全场所，记录类数据的保存时限应当至少保存5年。疫苗、特殊管理的药品的记录及凭证按相关规定保存。

（八）药品采购

药品采购是药品经营活动的起点，是药品经营企业质量管理过程控制的第一关，也是确保企业经营行为合法性、规范性以及药品质量的关键步骤。药品经营企业采购药品时应把质量放在选择药品和供货单位的首位，制定能够确保购进的药品符合质量要求的进货程序，严格审核企业、销售人员合法资质，审核药品的合法性和质量的可靠性，尤其加强对首营企业和首营品种的审核，建立和保存真实、完整的供货方档案和购进记录。

企业的采购活动应当符合以下要求：确定供货单位的合法资格；确定所购入药品的合法性；核实供货单位销售人员的合法资格；与供货单位签订质量保证协议。

考点提示：GSP 对药品采购的要求

采购中涉及的首营企业、首营品种，采购部门应当填写相关申请表格，经过质量管理部门和企业质量负责人的审核批准。必要时应当组织实地考察，对供货单位质量管理体系进行评价。

考点提示：首营企业、首营品种的批准

1. 采购环节的合法性审核

（1）供货单位的合法资格审核　供货单位的审核目的是为了从合法合规的企业中购进药品保证药品的购进渠道合规，从而保证药品质量，尤其是针对于首营企业的审核工作要认真细致。首营企业是与本企业首次发生供需关系的药品生产或经营企业。

考点提示：首营企业的概念

对首营企业的审核，应当查验加盖企业公章原印章的以下资料，并确认真实、有效：①《药品生产许可证》或者《药品经营许可证》复印件；②《营业执照》及其年检证明复印件；③企业相关印章、随货同行单（票）样式；④开户户名、开户银行及账号。

考点提示：首营企业合法性审核的内容

按照 GSP 的要求，企业对首营企业应进行包括上述资格和质量保证能力的审核，填写首营企业审批表。审核由业务部门会同质量管理机构共同进行。经审核批准后，方可从首营企业进货。证照资料真实、有效的确认可以借助有关网站平台等方式。必要时可进行实地考察，需要实地考察的企业或情形主要有：①发生过药品质量问题的药品企业；②国家药监局质量公告上有被公告的药品的企业；③有信誉不良记录的企业；④有其他不良行为的；⑤发生大量业务往来的公司；⑥注册资金太少，人员少的企业。

（2）所购药品的合法性审核　审核确定所购入药品的合法性，合法药品应符合以下要求：合法企业所生产或经营的；有法定的质量标准；除国家未规定的以外，应有法定的批准文号和生产批号；进口药应有符合规定的、加盖了供货单位质量管理机构原印章的《药品注册证书》和《进口药品检验报告书》复印件；包装和标识符合有关规定和储运要求；中药材应标明产地。

若购进的药品为本企业首次采购的药品，则称为首营药品。

考点提示：首营药品概念

将从批发企业、生产企业首次采购的药品都列为首营药品。对于首营药品的审核，企业可以全面的收集首营药品相关资料，确保首营药品的合法性与质量可靠性。

其中国产药品主要审核的材料包括：①《药品注册证书》或者是《药品再注册批准通知书》（《药品补充申请批件》）；②药品质量标准复印件；③药品检验报告书；④药品包装、标签、说明书复印件。

进口药品主要审核的材料包括：①《药品注册证书》；②进口麻醉药品、精神药品除取得《药品注册证书》外，还应取得《进口准许证》；③进口中药材应取得《进口药材批件》④"进口药品通关单"或"进口药品检验报告书"。

考点提示：药品证明文件

（3）供货单位销售人员的合法资质审核　企业应当核实、留存供货单位销售人员以下资料：①加盖供货单位公章原印章的销售人员身份证复印件；②加盖供货单位公章原印章和法定代表人印章或者签名的授权书，授权书应当载明被授权人姓名、身份证号码，以及授权销售的品种、地域、期限。

对供货单位销售人员身份的真实性进行确认、核实，可防止假冒身份、挂靠经营、超委托权限从事违法销售活动的行为。法人委托授权书有效期不得超过 1 年。

（4）质量保证协议的签订　签订质量保证协议的目的是为了明确交易双方的质量责任，协议本身就是合同约定的形式之一，具有与合同相同的法律效力。协议的形式可以是单独签订，也可以将协议内容列入购销商务合同中。协议应当至少按年度来签订。

现行版 GSP 规定，企业与供货单位签订的质量保证协议至少包括以下内容：①明确双方质量责任；②供货单位应当提供符合规定的资料且对其真实性、有效性负责；③供货单位应当按照国家规定开具发票；④药品质量符合药品标准等有关要求；⑤药品包装、标签、说明书符合有关规定；⑥药品运输的质量保证及责任；⑦质量保证协议的有效期限。

2. 发票的管理　采购药品时，企业应当向供货单位索取发票。发票应当列明药品的通用名称、规格、单位、数量、单价、金额等；不能全部列明的，应当附《销售货物或者提供应税劳务清单》，并加盖供货单位发票专用章原印章、注明税票号码。

发票上的购、销单位名称及金额、品名应当与付款流向及金额、品名一致，并与财务账目内容相对应，做到"票、账、货、款"一致。发票的开具时间必须符合国家税法有关规定，发票内容应当结合药品电子监管码记录予以核实。已经开具的发票存根联和发票登记薄应当保存 5 年。保存期满经报税务机关查验后销毁。

3. 采购记录的建立　采购药品应当建立采购记录。采购记录应当有药品的通用名称、剂型、规格、生产厂商、供货单位、数量、价格、购货日期等内容，采购中药材、中药饮片的还应当标明产地。

4. 直调药品的采购　直调药品是指已采购的药品不入本企业仓库，直接从供货单位发送到购货单位的药品。

当发生灾情、疫情、突发事件或者临床紧急救治等特殊情况，以及其他符合国家有关规定的情形，企业可采用直调方式购销药品，将已采购的药品不入本企业仓库，直接从供货单位发送到购货单位，并建立专门的采购记录，保证有效的质量跟踪和追溯。

5. 特殊管理药品的采购　采购特殊管理的药品，应严格按照国家有关规定进行。供货方和企业自身的经营范围中要有特殊药品经营项目，采购时，要求对方在运输、邮寄等，应按照国家相关规定，并应在购销合同、质量保证协议中明确，且采购过程中禁止现金交易的行为。

6. 药品采购质量评审的管理要求　企业应当定期对药品采购的整体情况进行综合质量评审，建立药品质量评审和供货单位质量档案，并进行动态跟踪管理。保证供货渠道的质量可靠和供应保障。

企业应建立药品质量评审机制，建立评审组织，定期开展综合质量评审，做到质量评审有工作计划、评审记录、评审报告、建议和改进办法，并根据评审情况，对供货单位、品种等实行动态管理，及时调整。

（九）收货与验收

收货是指对货源和到货药品实物的查验过程，是药品经营企业对到货药品，通过票据的查验，对货源和实物进行检查和核对，并将符合要求的药品按照其特性放入相应待验区的过程。验收是对到货药品实物质量状况检查的过程，是验收人员依据国家药典标准、相关法律法规和有关规定以及企业验收标准对采购药品的质量状况进行检查的过程。药品的收货与验收是质量工作的重要环节，企业应当按照规定的程序和要求对到货药品逐批进行收货、验收，防止不合格药品入库。

考点提示：收货与验收内容的不同

1. 一般药品的收货

（1）收货的类型　根据据药品的来源，可分为采购到货的收货及销后退回的收货。对收货验收的原则性要求是对到货药品逐批进行收货、验收，防止不合格药品入库。逐批检查指按到货药品的批号逐一进行收货与验收，每个批号均应有完整的收货、验收记录。

（2）收货流程及内容　收货查验流程及内容如下。

①查验运输方式及状况：运输工具是否是封闭式货车、是否密闭，在途运输时间、委托运输情况，冷藏冷冻药品运输工具及温度控制情况等是否符合规定。

②查验随货同行单和采购记录：是否有随货同行单（票）、随货同行单（票）样式是否与企业备案样式一致，随货同行单内容与本企业系统中的采购记录是否相符。

③依据随货同行单（票）核实实物：随货同行单（票）内容与药品实物是否相符。随货同行单（票）应当包括供货单位、生产厂商、药品的通用名称、剂型、规格、批号、数量、收货单位、收货地址、发货日期等内容，并加盖供货单位药品出库专用章原印章。随货同行单（票）必须随货物同行，在途过程中必须保证票货相符。随货同行单（票）必须加盖供货单位药品出库专用章原印章。

④查验药品外包装状况。检查包装的完好性。

⑤填写验收记录，并将药品放入待验区，与验收员交接。

考点提示：收货查验内容

2. 冷链药品的收货　冷藏、冷冻药品到货时，应当对其运输方式及运输过程的温度记录、运输时间等质量控制状况进行重点检查并记录。不符合温度要求的应当拒收。重点查验运输方式、运输过程的温度记录、运输时间等质量控制状况，并留存运输过程和到货时温度记录。建立冷链药品收货专门记录，对其冷链运输有关内容有详细记录。当发生到货药品温度控制不符合规定要求时，收货人员应当予以记录，将药品放置于符合温度要求的场所，并明显标识，报质量管理部门进一步核查处理。收货人员对符合收货要求的药品，应当按品种特性要求放于相应待验区域，或者设置状态标志，通知验收。冷藏、冷冻药品应当在冷库内待验。

3. 药品收货的注意事项　有明确的待验场所，可以是专用的库区或相对稳定的库区，或规定动态待验区域；待验场所应符合药品贮藏条件，阴凉贮藏药品待验应在具有阴凉储存条件的区域，冷藏药品待验应在具有冷藏储存条件的区域；应明确在待验期间药品质量管理由收货员负责；明确待验标志，动态待验的也需要设置明显标志，其目的是防止未经验收的药品被当作合格品库存管理或销售；收货人员应通知验收员查验药品。

4. 一般药品的验收

（1）验收的类型　依据药品来源不同药品验收可分为采购到货验收及销后退回验收。依据药品购销方式不同还可分为普通购销验收和直调药品的验收。

（2）验收的流程及内容　药品验收流程及内容如下。

①凭证、货物核对查验：验收员向收货员取得请验凭证即《随货同行单》，进行一般项目核对，首先清点大件数量，并根据《随货同行单》逐一核对品名、规格、生产批号、有效期、生产企业、批准文号等。确定单据的真实性，规范性，和所到货物的一致性。

②查验药品有关证明文件：一般药品需要进行同批号检验报告书的审查。从药品生产企业购进的，应当有加盖质量检验用章原印章的检验报告书原件或复印件；药品从批发企业购进的，应当有加盖供货单位质量管理专用章原印章的检验报告书原件或复印件。

实施批签发管理的生物制品则需要查验同批号加盖供货单位质量管理专用章的《生物制品批签

发合格证》复印件。验收进口药品，应查验《药品注册证书》以及《进口药品检验报告》复印件。

考点提示： 药品检验报告书盖章的不同要求

③抽取样品：企业应当按照验收规定，对每次到货药品进行逐批抽样验收，抽取的样品应当具有代表性。（表9－5）

表9－5 抽样原则

整件数量（N）	抽样数量	备注
N≤2件	全抽	
2件＜N≤50件	3件	
N＞50件，每增加50件	3＋1	不足50件按50件计

同一批号的药品应当至少检查一个最小包装，但生产企业有特殊质量控制要求或者打开最小包装可能影响药品质量的，可不打开最小包装；破损、污染、渗液、封条损坏等包装异常以及零货、拼箱的，应当开箱检查至最小包装；外包装及封签完整的原料药、实施批签发管理的生物制品，可不开箱检查。

考点提示： 药品抽样原则

④开箱检查样品：对每整件包装中的合格证进行检查，并对抽样药品的包装、标签、说明书、外观质量等逐一进行检查、核对。药品包装应封口严密，不应有渗漏、泄漏、盖塞松动、脱落等现象包装外不应留有药物痕迹、粘贴剂或油墨等污迹。标签是否按照规定标示，说明书格式是否规范。药品的外观质量检查应再不破坏药品内包装的前提下检查药品的性状是否符合要求，比如片剂是否有碎片、霉变的现象。注射剂观察是否有沉淀浑浊现象，此外还必须做可见异物的检查。散剂是否有吸潮、结块、发霉、变质的现象。中药饮片外观质量应按照《中药饮片管理制度》中的规定检查。

⑤封箱还原并填写验收记录：验收结束后，药品验收人员将抽样检查后的完好样品放回原包装，用专用封箱带和封签进行封箱，并在抽验的整件包装上标明验收标志。验收记录应包括药品的通用名称、剂型、规格、批准文号、批号、生产日期、有效期、生产厂商、供货单位、到货数量、到货日期、验收合格数量、验收结果等内容。中药材验收记录应当包括品名、产地、供货单位、到货数量、验收合格数量等内容。中药饮片验收记录应当包括品名、规格、批号、产地、生产日期、生产厂商、供货单位、到货数量、验收合格数量等内容，实施批准文号管理的中药饮片还应当记录批准文号。验收记录内容要求真实、完整、准确、可追溯，记录保存不少于5年。

⑥入库登记：企业应当建立库存记录，验收合格的药品应当及时入库登记；填写"药品入库通知单"，与保管员办理交接手续。验收不合格的，不得入库，填写"药品拒收单"，并报质量管理部门处理。

考点提示： 药品验收程序

5. 直调药品的验收 企业按本规范规定进行药品直调的，可委托购货单位进行药品验收。购货单位应当严格按照要求验收药品和进行药品电子监管码的扫码与数据上传，并建立专门的直调药品验收记录。验收当日应当将验收记录相关信息传递给直调企业。

（十）药品储存与养护

储存与养护药品是药品经营企业在药品验收和入库之后的下一个环节，从停留时间这个角度看，这是药品在经营企业内部时间最长的一个环节。药品经营企业储存药品品种繁多、批量不一、性能各异，在储存过程中，保管人员只有对药品进行合理储存，才能保证药品质量，同时为药品养护的开展打好基础。

1. 药品储存的要求

（1）温湿度条件　按照包装标示的温度储存药品，没有标示的参考现行《中国药典》通则进行。一般常温认为是 10～30℃，阴凉为不超过 20℃，冷藏是 2～10℃。储存药品的相对湿度为 35%～75%。

考点提示：药品储存温湿度要求

（2）色标管理　人工库房储存药品，按质量状态实行色标管理，分别用醒目的红色、黄色、绿色表示。其中合格药品为绿色，不合格药品为红色，待确定药品为黄色。按照库管理的实际需要，库房管理区域色标划分的统一标准是：待验药品库（或区）、退货药品库（或区）为黄色；合格药品库（或区）、中药饮片零货称取库（或区）、待发药品库（或区）为绿色；不合格药品库（或区）为红色。三色标牌以底色为准，文字可以白色或黑色表示，防止出现色标混乱。

考点提示：色标管理

（3）堆垛间距　药品按批号堆码，不同品种或同品种不同批号药品不得混垛，防止发生错发混发事故。堆垛时，要做到"三不倒置"，即轻重不倒置，软硬不倒置，标志不倒置，要留足"五距"，垛间距不小于5cm，与库房内墙、顶、温度调控设备及管道等设施间距不小于30cm，与地面间距不小于10cm。

考点提示：堆垛间距要求

储存药品做到"五不靠"，即四周不靠墙、柱，顶不靠顶棚和灯；要保持"三条线"，即上下垂直，左右、前后成线，使货垛稳固、整齐、美观；尽量做到三个用足，即面积用足、高度用足、荷重定额用足，充分发挥仓库使用效能，尽量节约仓库容量。另外仓间主通道宽度应不少于200cm，辅通道宽度应不少于100cm。

（4）分类储存要求　药品与非药品、外用药与其他药品分开存放，中药材和中药饮片分库存放；零货药品应当集中存放。

考点提示：应分开、分库、集中存放的药品

（5）搬运堆码要求　应当严格按照外包装标示要求规范操作，堆码高度符合包装图示要求，避免损坏药品包装。怕压药品应控制堆放高度，防止造成包装箱挤压变形。（图9-6）

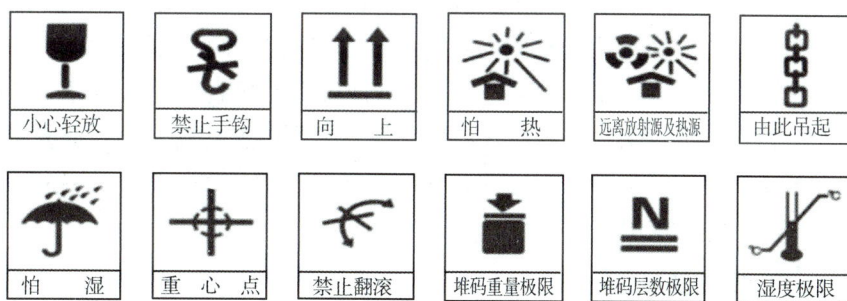

| 小心轻放 | 禁止手钩 | 向　上 | 怕　热 | 远离放射源及热源 | 由此吊起 |
| 怕　湿 | 重　心　点 | 禁止翻滚 | 堆码重量极限 | 堆码层数极限 | 湿度极限 |

图 9-6　常见搬运图示

（6）特殊管理药品　按照国家有关规定储存。麻醉药品和第一类精神药品要有专用仓库，无窗建筑，钢筋混凝土结构，钢制保险库门，双人双锁，配防火设施、监控设施和报警装置，报警装置与公安机关报警系统联网。

考点提示：麻醉药品及一类精神药品的库房要求

医疗用毒性药品、药品类易制毒化学品设专区。放射性药品有专库存放，防辐射措施，加强包装、标志、储存、监控及废弃物管理。第二类精神药品要有相对独立的储存区域，加强账、货管理。

（7）其他要求　储存药品应当按照要求采取避光、遮光、通风、防潮、防虫、防鼠等措施；未

经批准的人员不得进入储存作业区；储存作业区内的人员不得有影响药品质量和安全的行为；药品储存作业区内不得存放与储存管理无关的物品。

2. 药品养护的内容

（1）养护人员的工作职责　养护人员应当根据库房条件、外部环境、药品质量特性等对药品进行养护，养护工作应贯彻"预防为主"的原则，主要内容是：①对药品储存条件的监测和调控：温湿度、防护措施、仓储设施、设备、储存环境等；②针对药品性状进行质量检查、维护工作：药品包装、外观、性状、有效期等；③指导、督促合理储存药品；④定期汇总分析养护信息。常见的对储存环境的养护措施及方法如表9-6所示。

考点提示：药品养护的基本原则

表9-6　储存环境的养护措施及方法

措施	方法
避光措施	置于阴暗处；窗帘遮光
降温措施	通风降温；设备降温；放置阴凉库、冷库等
保温措施	采用统一供暖；空调
降湿措施	通风降湿；密封防潮；人工吸潮
升湿措施	地面洒水；喷雾设备喷水
抗氧化措施	密封、隔绝空气；生石灰干燥箱
防鼠措施	粘鼠板、捕鼠器
防火措施	灭火器；安全教育；器材使用培训；消防栓定期检查

（2）药品在库效期管理　企业应当采用计算机系统对库存药品的有效期进行自动跟踪和控制，采取近效期预警及超过有效期自动锁定等措施，防止过期药品销售。①将"近效期催销"改为"近效期预警及超效期停销"，要求企业从质量风险防范的角度，按照确保所销售出去的药品安全合理使用完毕的要求，建立风险评估及控制机制，目的是保证药品安全有效。②近效期预警的期限应当根据企业在供应链所处的位置、销售对象、药品正常使用完毕的合理期限来综合评估并确定。③要判断近效期销售的合理性和可预期的危害，防止近效期药品的不安全销售和使用。④企业要逐步建立"近效期停销制"。

（3）药品在库质量管理　药品质量检查的时间和方法应根据药品的性质结合季节气候，储存环境和时间长短等因素掌握，大致可分为三种：①"三三四"循环检查：一般针对于常规药品的检查，每个季度的第一个月检查30%，第二个月检查30%，第三个月检查40%，做到全覆盖。②定期检查：一般针对于重点养护品种的检查，上半年与下半年各进行一次的全面检查。③随机检查：一般在汛期、雨季、高温、严寒时临时组织全面检查。

考点提示："三三四"循环养护

（4）破损药品的控制　药品因破损而导致液体、气体、粉末泄漏时，应当迅速采取安全处理措施，防止对储存环境和其他药品造成污染。相关人员应当通过日常养护、检查等措施及时发现破损药品泄漏现象。当药品发生泄漏时，要及时将药品隔离，对破损泄漏药品及时采取处理措施，以防止破损泄漏药品对储存环境造成污染。被污染的药品不得再行销售。药品破损采取的措施包括稀释、清洗、通风、覆盖、吸附、除尘、灭活等。

（5）质量可疑药品的控制　发现药品质量可疑应当立即采取停售措施，并在计算机中锁定，同时报告质量管理部门确认。GSP规定应当对存在质量问题的药品采取的措施如下：①应当存放于标志明显的专用场所，并有效隔离，不得销售。②怀疑为假药的，及时报告药品监督管理部门。③属于特殊管的药品，按照国家有关规定处理。④不合格药品的处理过程应当有完整的手续和记录。⑤对不合格药品应当查明并分析原因，及时采取预防措施。

考点提示：可疑及问题药品的处理

　　质量可疑的药品是指在管理过程中发现可能存在质量问题但尚未经质量管理部门确认的药品。存在质量问题的药品是指不合格药品，包括假劣药及药品包装质量不合格（包括包装、标签和说明书破损、污染、模糊、脱落、渗液、封条损坏等）的药品。药品常见问题及控制方法见表9-7所示。

表9-7　常见储存问题及控制方法

问题	控制方法
计算机控制有效期	超过有效期的药品系统能自动停止销售
破损药品控制	①破损药品及时移除现场，并清理 ②微机程序中调整破损药品在库状态
可疑药品控制	①有疑问的药品立刻用黄色待处理色标标示，立即通知质量管理部门处理 ②质量管理部门立刻在微机程序中锁定有疑问药品，待查清问题之后，再做处理
不合格药品的处理	不合格药品由质量管理部门监督销毁或退货并做好记录，包括报损审批手续、销毁记录。采购退货应有厂退手续及出库记录。对假药和存在质量问题的特殊管理药品，应当及时报告药品监督管理部门并在其监督下进行处理。对不合格药品查明原因，总结分析，采取预防措施，防止再次发生
可疑药品的最终确认	均由质量管理部门负责，并有查询、确认手续

　　（6）药品盘点　企业应当对库存药品定期盘点，做到账、货相符。盘点是对全部库存药品的数量、品名、规格、生产厂商、药品批号、有效期等信息，核对账货是否相符。盘点范围应包括待验区、合格品区及不合格品区。盘点方法一般有动碰货盘点、对账式盘点、地毯式盘点等。

考点提示：药品盘点对象

（十一）销售

　　药品批发的销售主要是将药品销售给零售企业或医疗机构。按照现行版 GSP 的要求，药品批发企业必须保证销售行为的合法性：一是要保证销售对象的合法性，二是要保证销售行为的合法性。同时要提供合法票据，并做好销售记录。

考点提示：销售行为合法的界定

　　1. 销售对象的合法性　企业应当将药品销售给合法的购货单位，并对购货单位的证明文件、采购人员及提货人员的身份证明进行核实，保证药品销售流向真实、合法。

　　（1）购货单位的审核材料　依据购货单位的类型审核证明企业合法性的有关材料。具体审核材料见表9-8。

表9-8　购货单位审查材料

购货单位类型	药品生产企业	药品经营企业	医疗机构	社区服务、诊所
审查材料	药品生产许可证	药品经营许可证	医疗机构执业许可证	医疗机构执业许可证
	营业执照	营业执照	营利性需营业执照	营业执照

　　（2）采购人员或提货人员的审核材料　身份证明及法人授权委托书。身份证明需加盖企业公章，法人授权委托书需加盖企业公章及法人签章。

　　通过以上审核，以保证销售对象资质的合法性、药品销售渠道的合法性、药品实际销售的真实性。

　　2. 销售行为的合法性　企业应严格遵守国家有关法律、法规，依法规范经营，严格按照《药品经营许可证》及《营业执照》核准的经营方式和经营范围开展药品经营活动，不得超范围销售，计算机系统应当能实现自动关联和控制，避免发生超范围销售。企业不得参与非法药品市场或其他违法的药品推销或推介活动，不得冒用其他企业名义销售药品。

3. 特殊药品的销售管理 销售有特殊管理要求或专门管理要求的药品时，在满足本规范的同时，还必须符合其特殊管理的相关规定，以规范特殊管理药品的销售行为，保证特殊管理药品的合法、安全、合理使用，有效防止其流入非常渠道。特殊管理药品一般包含麻醉药品、精神药品、医疗用毒性药品以及放射性药品。专门管理要求的药品指药品类易制毒化药品、蛋白同化制剂、肽类激素、终止妊娠药品、部分含特殊药品复方制剂等。

4. 销售记录 企业应当做好药品销售记录。确保企业所销售药品的真实性、安全性和可追溯性，必要时能保证快速、准确地查找药品的销售流向。销售记录应记载药品的通用名称、规格、剂型、批号、有效期、生产厂商、购货单位、销售数量、单价、金额、销售日期等。中药材或中药饮片销售记录应包括品名、规格、产地、购货单位、销售数量、单价、金额、销售日期等内容。如果发生药品直调的，应建立专门的销售记录。销售记录应保存至药品有效期后1年，但不得少于5年。

5. 发票管理 发票是指企业增值税专用发票和增值税普通发票。企业销售药品应当如实按照相关规定开具发票，做到票、账、货、款一致。"票"指发票内容，"账"指账务账目，"货"指实际销售的药品，"款"指货款流向及金额。

（十二）出库

出库是药品流通环节的重要组成部分，药品经营企业需制定药品出库管理制度，进行出库检查与符合，明确相关人员的质量职责。

1. 出库原则 药品出库应遵循"先进先出""近期先出"和按批号发货的原则。先进先出和近期先出目的是能确保出库药品在有效期内，按批号发货可保证出库药品的可追踪性，便于质量控制。

2. 出库复核

（1）一般药品出库复核 出库时必须有复核人进行出库复核，复核人需依据销售记录对购货单位、药品通用名、剂型、规格、数量、批号、有效期、生产厂商、出库日期、质量状况进行复核。以确保出库药品信息准确、质量合格，杜绝货单不符的药品、不合格的药品出库。

（2）特殊管理药品出库复核 特殊管理药品应严格执行出库复核制度，进行双人复核，需认真核对实物与销售出库单是否相符。应确保药品送达购买方《药品经营许可证》所载明的仓库地址、药品零售企业注册地址，或者医疗机构的药库。

3. 出库复核记录 药品出库复核应当填写出库复核记录，确保发运无误且过程可追溯。出库记录应包含品名、剂型、规格、数量、有效期、生产厂商、批号、有效期、出库日期、购货单位、质量状况、复核人等内容。记录保存不少于5年。

4. 出库装箱 需要检查整件药品检查包装的完好性。拼箱药品逐品种、逐批号检查，药品拼箱应有醒目的拼箱标记，易于辨认。

5. 出库单据 药品出库时，应当附加盖企业药品出库专用章原印章的随货同行单（票）。随货同行单必须加盖药品出库专用章，此印章必须是原始印记，不能是印刷、影印、复印等复制后的印记。随货同行单（票）不一定要求专用票据，但必须要有随货同行字样。直调药品出库时，由供货单位开具两份随货同行单（票），分别发往直调企业和购货单位。

6. 药品不得出库的情况 发现以下情况不得出库，并报告质量管理部门处理：药品包装出现破损、污染、封口不牢、衬垫不实、封条损坏等问题；包装内有异常响动或者液体渗漏；标签脱落、字迹模糊不清或者标识内容与实物不符；药品已超过有效期；其他异常情况的药品。

考点提示：出库复核、不得出库的情形

7. 冷链药品出库装车要求 冷藏、冷冻药品的装箱、装车等项作业，应当由专人负责并符合以下要求：车载冷藏箱或者保温箱在使用前应当达到相应的温度要求；应当在冷藏环境下完成冷藏、冷冻药品的装箱、封箱工作；装车前应当检查冷藏车辆的启动、运行状态，达到规定温度后方可装车；启运时应当做好运输记录，内容包括运输工具和启运时间等。

冷藏箱、保温箱预冷是指在使用前，应当在冷藏库中对拟使用的冷藏箱或保温箱进行开盖预冷处理，使箱体内壁材料充分预冷，达到规定的控制温度范围后，再进行装箱作业的过程。

8. 药品出库电子监管 对实施电子监管的药品，应当在出库时进行扫码和数据上传。通过对出库药品进行电子监管码数据采集、上传，实现药品流向的可追溯性。

（十三）运输与配送

药品经营企业应该遵照国家有关运输和配送的相关规定，规范药品运输和配送行为，合理选择适宜的运输工具，确保药品运输和配送的质量安全。

1. 运输的基本要求 药品运输工作应根据"及时、准确、安全、经济"的原则，依据质量管理制度的要求，严格执行运输操作规程，采取有效措施保证运输过程中的药品质量与安全，即防止在途的药品发生盗抢、遗失、调换等事故的发生。

2. 运输工具的选择 运载工具应当保持密闭，是为了有效达到防尘、防雨、防遗失的目的。运输工具的选择应当根据药品的包装、质量特性以及针对车况、道路、天气等因素进行选择。并需要采取相应措施等来防止药品出现破损、污染等问题，如温度控制、装车方式、货物固定、防雨、防潮、防颠簸等措施。

考点提示： 运输车辆要求

3. 搬运和装卸 企业应当严格按照外包装标示的要求搬运、装卸药品，规范作业。选择衬垫、防震包装、防潮包装、密封包装、真空包装和防破损包装等对药品进行操作。（图9-7）

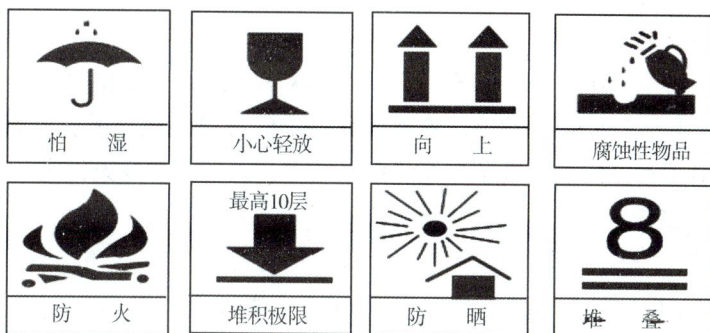

图9-7 药品装卸包装标示图

4. 运输方式 药品的运输方式主要有铁路运输、水路运输、公路运输和航空运输。不同运输方式的特点见表9-9。

表9-9 不同运输方式的特点

运输方式	特点
铁路运输	速度较快，运量较多，运期准确，价格相对便宜
水路运输	运载量大，运费低，但速度慢
公路运输	机动灵活，运输速度较快，可实现门对门运输
航空运输	运速快，价格昂贵，适合于抢险救灾等特殊情况下的运输

5. 冷藏、冷冻药品的运输

（1）运输过程中温度控制的具体要求 企业应当根据药品的温度控制要求，在运输过程中采取必要的保温或者冷藏、冷冻措施。保温是指根据气候条件及药品质量特性采取的必要防冻措施。运输过程中，药品不得直接接触冰袋、冰排等蓄冷剂，防止药品因接触低温物质而发生冻结的现象，影响药品质量。

（2）运输过程温度监测及记录的要求　在冷藏、冷冻药品运输途中，应当实时监测并记录冷藏车、冷藏箱或者保温箱内的温度数据。

实时监测指在运输冷藏、冷冻药品的过程中，运输工具应当能够实现实时采集、储存并通过卫星通讯技术实时上传所监测的数据，一旦发生温度超标的异常状况时，能够实时向相关人员发出短信报警信息，通知相关人员启动应急机制，采取有效措施，防止所运输药品发生质量问题。

（3）运输过程风险防范及应对的要求　企业应当制定冷藏、冷冻药品运输应急预案，对运输途中可能发生的车辆设备故障、异常天气影响、交通拥堵等突发事件，能够采取相应的应对措施。①应制订低温药品运输应急预案，以便采取相应的应对措施。②应急预案要求对可能发生的突发事件尽量预测周全。③及时修订、定期演练。④发生突发事件时及时采取相应措施，并有相关记录。

6. 危险药品的运输　危险药品的运输要遵照交通部《危险货物运输规则》，检查箱外有无危险货物包装标志装车（船），不能摔碰、拖拉、摩擦、翻滚搬运，轻拿轻放，严防包装破损。对碰撞、互相接触容易引起燃烧、爆炸或造成其他危险的化学危险物品，以及化学性质或防护、灭火方法相互抵触的化学危险物品，不得混合装运和违反配装限制。遇热、遇潮容易燃烧、爆炸或产生有毒气体的化学危险物品，在装运时应当采取隔热防潮措施。

7. 特殊药品的运输　运输特殊管理药品必须依照《麻醉药品和精神药品管理条例》《麻醉药品和精神药品运输管理办法》《医疗用毒性药品管理办法》《放射性药品管理办法》等规定进行，运输方式采用集装箱或快件，尽可能直达，以防被盗、丢失。若在运输途中丢失，立即报当地公安机关和药品监督管理部门。办理托运的麻醉药品、精神药品应在货物运单上写明具体名称，发货人在记事栏内加盖"麻醉药品或精神药品专用章"。

8. 委托运输　企业委托其他单位运输药品的，应当对承运方运输药品的质量保障能力进行审计，索取运输车辆的相关资料，符合运输设施设备条件和要求的方可委托。委托其他第三方运输药品时，应当按照本规范事先对承运方的运输设备、质量保障能力、人员资质及条件进行审核，索取车辆相关资料，符合要求的方可委托。

（1）委托运输审计　审计承运方运输药品的质量保证能力应从以下方面考查：①企业各种证照和相关资质（包括营业执照、道路运输经营许可证、法人代表身份证明）、信誉良好、车辆资源、运输能力、安全搬运装卸能力、质量管理体系；②具有健全的管理制度、管理台账和专门的运输安全管理人员；③承运商自有和租赁车辆具有行驶证、保险卡、营运资格证、车主身份证明及驾驶员驾驶证、从业资格证等。按规定的额度办理了车辆保险（交强险、车损险、第三者责任险）；④承运商订单跟踪、车辆定位、温度监控的能力和管理信息系统；⑤承运商运输应急管理机制和体系功能。

（2）签订运输协议　企业委托运输药品应当与承运方签订运输协议，明确药品质量责任、遵守运输操作规程和在途时限等内容。《药品运输服务协议》的关键内容包括：①运输工具；②运输时限；③提货送达地点；④操作人员等运输质量要求；⑤明确赔偿责任和赔偿金额。协议中必须规定合理的运输时限，防止长时间的运输对药品质量造成影响。

（3）委托运输记录　企业委托运输药品应当有记录，实现运输过程的质量追溯。记录至少包括发货时间、发货地址、收货单位、收货地址、货单号、药品件数、运输方式、委托经办人、承运单位，采用车辆运输的还应当载明车牌号，并留存驾驶人员的驾驶证复印件。记录应当至少保存5年。

考点提示： 委托运输记录和内容

（十四）售后管理

药品售后管理是药品经营的最后环节，是围绕销售后的药品质量所做的工作，是企业对已销售的药品进行质量信息收集和处理的过程，目的是最大限度防范药品质量问题从而保证药品的质量和安全。

1. 退货管理　企业应当加强对退货的管理，保证退货环节药品的质量和安全，防止混入假冒药品。对于确定药品质量问题应无条件退货，并详细登记退货记录。药品的退货包括销后退回及购进退出。

（1）销后退回管理　①首先要确认所退回药品是本企业销售的产品；②退回药品必须与销售记录内容相符，批号一致、数量不得大于该批号的总销售数量，不符合退回条件的拒绝退货；③在验收前应放置于符合药品储存条件的对应的待验区域，有特殊储存要求的药品应放置于对应的待验区，并悬挂明显标识；④验收时应逐批检查验收并开箱抽样，整件包装完好的要按照附录4的抽样原则加倍抽样，无完好外包装的每件应抽样至最小包装必要时送检。⑤冷藏冷冻药品，应当提供售出期间储存、运输质量控制情况说明，确认符合条件方可收货，否则拒收。

（2）购进退出的管理　首先应联系供货方并经对方同意方能办理退货手续，其次要按照药品的储存属性对药品进行打包，并选择合适的运输工具，对方确认收到货之后，方能进行财务上的处理，并要专门建立退货记录。

2. 质量投诉管理

（1）投诉管理的目的　通过处理客户投诉，发现并分析售出药品的质量问题，查找企业质量管理漏洞，完善质量管理体系。

（2）售后投诉管理规程　企业应当按照质量管理制度的要求，制定投诉管理操作规程，内容包括投诉渠道及方式、档案记录、调查与评估、处理措施、反馈和事后跟踪等。一旦接到用户的投诉，应由经过培训的专业人员负责售后投诉的管理。

（3）售后投诉管理的具体要求　企业应配备专职或者兼职人员负责售后投诉管理，对投诉的质量问题查明原因，采取有效措施及时处理和反馈，并做好记录，必要时应当通知供货单位及药品生产企业。

企业应明确专职或兼职负责人员，应建立并公布多种方便可及的投诉渠道，如：投诉电话、传真、信箱、电邮、联系人等。对投诉、质量查询、抽查和销售过程中发现的质量问题，均应及时进行调查、分析、评估、处理、反馈和事后跟踪，并做好记录，以便企业持续改进质量管理。应依据调查结果和原因分析，明确质量责任方和责任人，必要时应通知供货单位及药品生产企业。

考点提示：售后投诉管理的要求

（4）投诉档案的建立和使用　企业应当及时将投诉及处理结果等信息记入档案，建立药品质量投诉档案，以便查询和跟踪。档案内容应齐全，包括投诉资料和记录、调查资料和记录、处理措施和过程记录、处理结果反馈记录、事后跟踪记录等，能有效追溯药品质量投诉处理全过程。

3. 药品追回管理　企业应建立药品追回管理规程，发现已售出药品有严重质量问题，应当立即通知购货单位停售、追回并做好记录，同时向药品监督管理部门报告。应查明造成药品严重质量问题的原因，分清责任，杜绝问题的再发生。源于供货商的应当告知供货商问题药品的信息。企业应建立药品追回处理记录和档案，包括：严重质量问题的具体内容记录、处理方式和处理结果记录、质量管理部门向销售客户发出的质量追回通知书、向药监部门报告的文件、追回药品的销售流向记录、追回药品的入库清单、追回药品入库后的处理记录等。

药品质量问题的发现渠道：一是内部信息来源，是指企业通过养护、在库管理、出库复核、退货等环节获取质量信息。二是外部信息来源，主要指药品质量公告、监管部门公布的信息、客户投诉举报、客户通报信息。

4. 药品召回管理　药品召回是指药品生产企业（包括进口药品的境外制药厂商）按照规定的程序收回已上市销售的存在安全隐患的药品。企业应建立药品召回管理制度和规程，协助药品生产企业履行召回义务，按照召回计划的要求及时传达、反馈药品召回信息，控制和收回存在安全隐患的药品，并建立药品召回记录。

5. 药品不良反应监测　企业质量管理部门应当配备专职或者兼职人员，按照国家有关规定承担药品不良反应监测和报告工作。企业应建立药品不良反应监测和报告管理制度和工作规程，由质量管理部门的专职或者兼职人员负责药品不良反应监测和报告工作，应经过相关培训并能按规定要求做好工作。应实现网络在线填报《药品不良反应/事件报告表》，报告内容应当真实、完整、准确。

考点提示： 药品不良反应监测的要求

通过药品不良反应监测管理，加强药品的上市后监管，规范药品不良反应报告和监测，及时、有效控制药品风险，保障公众用药安全。

三、药品零售的质量管理

（一）质量管理与职责

1. 质量管理要求

（1）制定质量管理文件，开展质量管理活动　企业应当按照有关法律法规及本规范的要求制定质量管理文件，开展质量管理活动，确保药品质量。要求企业各项活动均应有制度化文件支持，均应有具体责任者、实施过程有记录。

（2）明确经营条件　企业应当具有与其经营范围和规模相适应的经营条件，包括组织机构、人员、设施设备、质量管理文件，并按照规定设置计算机系统。

2. 质量管理职责

（1）企业负责人职责　企业负责人是药品质量的主要责任人，负责企业日常管理，负责提供必要的条件，保证质量管理部门和质量管理人员有效履行职责，确保企业按照本规范要求经营药品。

（2）质量管理机构职责　企业设置的质量管理机构应与企业经营规模相适应，可以是质量管理部门也可以是质量管理人员。应履行以下职责：①督促相关部门和岗位人员执行药品管理的法律法规及本规范；②组织制订质量管理文件，并指导、监督文件的执行；③负责对供货单位及其销售人员资格证明的审核；④负责对所采购药品合法性的审核；⑤负责药品的验收，指导并监督药品采购、储存、陈列、销售等环节的质量管理工作；⑥负责药品质量查询及质量信息管理；⑦负责药品质量投诉和质量事故的调查、处理及报告；⑧负责对不合格药品的确认及处理；⑨负责假劣药品的报告；⑩负责药品不良反应的报告；⑪开展药品质量管理教育和培训；⑫负责计算机系统操作权限的审核、控制及质量管理基础数据的维护；⑬负责组织计量器具的校准及检定工作；⑭指导并监督药学服务工作；⑮其他应当由质量管理部门或者质量管理人员履行的职责。

（二）人员管理

1. 人员基本要求　企业从事药品经营和质量管理工作的人员，应当符合有关法律法规及本规范规定的资格要求，不得有相关法律法规禁止从业的情形。质量负责人、处方审核员、驻店药师、验收员、养护员是企业的质量管理人员，质量管理人员应当在职在岗，不得兼职其他业务工作。在营业场所内，企业工作人员应当穿着整洁、卫生的工作服。

企业负责人或企业法定代表人应当具备执业药师资格。企业应当按照国家有关规定配备执业药师，负责处方审核，指导合理用药。

考点提示：质量管理人员范围、企业负责人资质要求

2. 人员资质要求

（1）质量管理、验收、采购人员　应当具有药学或者医学、生物、化学等相关专业学历或者具有药学专业技术职称。相关专业是指依据教育部本（专）科有关医学、生物、化学等的专业目录。

（2）中药饮片质量管理、验收、采购人员　应当具有中药学中专以上学历或者具有中药学专业初级以上专业技术职称。

（3）营业员　应当具有高中以上文化程度或者符合省级药品监督管理部门规定的条件。中药饮片调剂人员应当具有中药学中专以上学历或者具备中药调剂员资格。

考点提示：相关岗位资质要求

3. 人员培训

（1）一般培训　企业各岗位人员应当接受相关法律法规及药品专业知识与技能的岗前培训和继续培训。企业应当按照培训管理制度制定年度培训计划并开展培训，使相关人员能正确理解并履行职责。培训工作应当做好记录并建立档案。

考点提示：零售药店人员培训类型

（2）特殊人员培训　企业应当为销售特殊管理的药品（第二类精神药品、毒性中药品种和罂粟壳）、国家有专门管理要求的药品、冷藏药品的人员接受相应培训提供条件，使其掌握相关法律法规和专业知识。

4. 人员健康检查　企业应当对直接接触药品岗位的人员进行岗前及年度健康检查，并建立健康档案。患有传染病或者其他可能污染药品的疾病的，应及时调离其工作岗位，不得从事直接接触药品的工作。污染药品的疾病检查应包括乙肝表面抗原、谷丙转氨酶、胸透、皮肤科检查等。

考点提示：健康检查要求

知识链接

GSP 对零售药店人员的具体配备要求

单体药店：①企业法定代表人或者企业负责人必须具备执业药师资格。②经营处方药的，应当至少配备一名执业药师、一名药师。③经营中药饮片配方的，所配备的执业药师、药师中至少有一名是中药专业。

连锁门店：①连锁总部企业法人或负责人是执业药师的，门店负责人可以不是执业药师。②门店经营处方药的，应当至少配备一名执业药师、一名药师。③经营中药饮片配方的，所配备的执业药师、药师中至少有一名是中药专业。④远程审方试点另行规定。

（三）文件

企业应当按照有关法律法规及本规范规定，制定符合企业实际的质量管理文件。文件包括质量管理制度、岗位职责、操作规程、档案、记录和凭证等，并对质量管理文件定期审核、及时修订。质量管理文件审核、修订的基本原则是合法性、有效性、关联性、可行性、执行性。

企业应采取措施确保各岗位人员正确理解质量管理文件的内容，保证质量管理文件有效执行。

1. 药品零售质量管理制度　药品零售质量管理制度应当包括以下内容：①药品采购、验收、陈列、销售等环节的管理，设置库房的还应当包括储存、养护的管理；②供货单位和采购品种的审核；③处方药销售的管理；④药品拆零的管理；⑤特殊管理的药品和国家有专门管理要求的药品的管理；⑥记录和凭证的管理；⑦收集和查询质量信息的管理；⑧质量事故、质量投诉的管理；⑨中药饮片处

方审核、调配、核对的管理；⑩药品有效期的管理；⑪不合格药品、药品销毁的管理；⑫环境卫生、人员健康的规定；⑬提供用药咨询、指导合理用药等药学服务的管理；⑭人员培训及考核的规定；⑮药品不良反应报告的规定；⑯计算机系统的管理；⑰执行药品电子监管的规定；⑱其他应当规定的内容。

企业质量管理制度应做到一事一文、一文一责。制度制定应注意系统性，避免生搬硬套，以及引起执行者的错误理解。

2. 相关岗位职责 企业应当明确企业负责人、质量管理、采购、验收、营业员以及处方审核、调配等岗位的职责，设置库房的还应当包括储存、养护等岗位职责。其中质量管理岗位、处方审核岗位的职责不得由其他岗位人员代为履行。

3. 药品零售操作规程 操作规程是企业实施过程管理的文件，应当符合企业的实际质量管理和业务经营活动，并与计算机系统管理相一致。药品零售操作规程的内容应包括：①药品采购、验收、销售；②处方审核、调配、核对；③中药饮片处方审核、调配、核对；④药品拆零销售；⑤特殊管理的药品和国家有专门管理要求的药品的销售；⑥营业场所药品陈列及检查；⑦营业场所冷藏药品的存放；⑧计算机系统的操作和管理；⑨设置库房的还应当包括储存和养护的操作规程。

4. 记录和凭证 企业应当建立药品采购、验收、销售、陈列检查、温湿度监测、不合格药品处理等相关记录，做到真实、完整、准确、有效和可追溯。可"无纸化"管理的环节，如采购记录、验收记录、销售记录等。记录及相关凭证应当至少保存 5 年。特殊管理的药品的记录及凭证按相关规定保存。

通过计算机系统记录数据时，相关岗位人员应当按照操作规程，通过授权及密码登录计算机系统，进行数据的录入，保证数据原始、真实、准确、安全和可追溯。电子记录数据应当以安全、可靠方式定期备份。需注意的是，应当用计算机记录的数据，不能用纸质记录；可以用计算机记录的数据，不使用纸质记录。

（四）设施与设备

1. 营业场所

（1）基本要求 企业的营业场所应当与其药品经营范围、经营规模相适应，并与药品储存、办公、生活辅助及其他区域分开。零售药店营业场所面积应符合各地行政许可验收标准。

营业场所应当具有相应设施或者采取其他有效措施，避免药品受室外环境的影响，并做到宽敞、明亮、整洁、卫生。宽敞是满足消防疏散通道的要求，明亮是满足消费者购买药品和企业提供药学服务的需要。

（2）营业场所设施设备要求 营业场所应当有以下营业设备：①货架和柜台，并配置药品防尘、防潮、防污染和防虫、防鼠、防霉变等设备（柜组、橱窗、灭蝇灯、灭鼠夹、簸箕）；②监测、调控温度的设备（空调、温湿度表）；③经营中药饮片的，有存放饮片和处方调配、临方炮制设备；④经营冷藏药品的，有专用冷藏设备；冷藏设备应当使用专用冷藏柜，不得使用家用冰箱。⑤经营第二类精神药品、毒性中药品种和罂粟壳的，有符合安全规定的专用存放设备；⑥药品拆零销售所需的调配工具、包装用品（带盖方盘、剪刀、拆零袋、酒精、棉签、手套、药匙、包装袋应清洁和卫生，出售时应在药袋上写明药品名称、规格、服法、用量、有效期等内容。

考点提示：零售企业主要营业设备

企业应当按照国家有关规定，对计量器具、温湿度监测设备等定期进行校准或者检定。计量器具主要是砝码、天平、秤（杆秤、戥秤、台秤、电子秤）；温湿度监测设备主要是温湿度计、温度指示调节仪、温度自动控制仪。

2. 计算机系统　企业应建立能够符合经营和质量管理要求的计算机系统，并满足药品电子监管的实施条件。计算机系统应符合本规范附录《药品经营企业计算机系统》规定。系统能确保记录的原始、真实、准确、安全和可追溯。

3. 库房

（1）库房基本要求　企业设置库房的，应当做到库房内墙、顶光洁，地面平整，门窗结构严密；有可靠的安全防护、防盗等措施。

（2）库房设施设备　仓库应当有以下设施设备：①药品与地面之间有效隔离的设备（地架）；②避光、通风、防潮、防虫、防鼠等设备（除湿机、纱窗、灭蝇灯、挡鼠板等）；③有效监测和调控温湿度的设备（温湿度计、空调）；④符合储存作业要求的照明设备（防爆灯）；⑤验收专用场所（待验区）；⑥不合格药品专用存放场所（红色区域）；⑦经营冷藏药品的，有与其经营品种及经营规模相适应的专用设备（冷库、冰箱、冰柜、冷链运输车等）。应符合本规范附录《药品储存运输环境温湿度自动监测》规定。⑧经营特殊理的药品应当有符合国家规定的储存设施。⑨储存中药饮片应当设立专用库房。单体药店需要储存中药饮片的，应当设立专用库房，面积应与经营规模相适应。

考点提示：库房主要设备

（五）采购与验收

1. 采购　零售企业采购药品，应当符合本规范中药品批发的采购的相关规定。确定供货单位合法性；确定所购入药品的合法性；核实供货单位销售人员的合法资格以及与供货单位签订质量保证协议。

2. 收货　药品到货时，收货人员应当按采购记录，对照供货单位的随货同行单（票）核实药品实物，做到票、账、货相符。冷藏冷冻药品到货时，应对其运输方式及运输过程的温度记录、运输时间等质量控制状况进行重点检查并记录。不符合温度要求的当场拒收。

3. 验收　企业应当按规定的程序和要求对到货药品逐批进行验收，查验药品检验报告书。并做好验收记录，验收员应当在验收记录上签署姓名和验收日期。验收抽取的样品应当具有代表性。若验收不合格应当注明不合格事项及处置措施。

4. 入库　验收合格的药品应当及时入库或者上架。对实施电子监管的药品，企业应当按规定进行药品电子监管码扫码，并及时将数据上传至中国药品电子监管网系统平台。验收不合格的，不得入库或者上架，并报告质量管理人员处理。

（六）陈列与储存

1. 药品储存条件

（1）温度条件　企业应当对营业场所温度进行监测和调控，以使营业场所的温度符合常温要求。温度调控标准应与药品包装标示贮藏温度要求一致。《中国药典》（2020 版）规定：常温（10～30℃）；阴凉处（不超过 20℃）、凉暗处（避光不超过 20℃）；冷处（2～10℃）。

（2）环境条件　企业应当定期进行卫生检查，保持环境整洁。存放、陈列药品的设备应当保持清洁卫生，不得放置与销售活动无关的物品，并采取防虫、防鼠等措施，防止污染药品。在药品储存、陈列等区域不得存放与经营活动无关的物品及私人用品，在工作区域内不得有影响药品质量和安全的行为。

2. 药品陈列　药品的陈列应当符合以下要求：①按剂型、用途以及储存要求分类陈列，并设置醒目标志，类别标签字迹清晰、放置准确；②药品放置于货架（柜），摆放整齐有序，避免阳光直射；③处方药、非处方药分区陈列，并有处方药、非处方药专用标识；④处方药不得采用开架自选的方式陈列和销售；⑤外用药与其他药品分开摆放；⑥拆零销售的药品集中存放于拆零专柜或者专区；

⑦第二类精神药品、毒性中药品种和罂粟壳不得陈列；⑧冷藏药品放置在冷藏设备中，按规定对温度进行监测和记录，并保证存放温度符合要求；⑨中药饮片柜斗谱的书写应当正名正字；装斗前应当复核，防止错斗、串斗；应当定期清斗，防止饮片生虫、发霉、变质；不同批号的饮片装斗前应当清斗并记录；⑩经营非药品应当设置专区，与药品区域明显隔离，并有醒目标志。

考点提示： 药品陈列要求

3. 定期检查 企业应定期对陈列、存放的药品进行检查，重点检查拆零药品和易变质、近效期、摆放时间较长的药品以及中药饮片。

考点提示： 重点检查药品范围

发现有质量疑问的药品应当及时撤柜，停止销售，由质量管理人员确认和处理，并保留相关记录。定期检查可根据季节、品种等确定检查频次；检查计划应由计算机自动生成。

4. 效期管理 企业应当对药品的有效期进行跟踪管理，防止近效期药品售出后可能发生的过期使用。计算机系统应有对近效期药品预警和到期药品锁定销售的功能。

（七）销售管理

药品销售是将药品和服务直接销售给最终消费者，从而实现药品价值和服务价值的过程。药品经营企业销售药品必须准确无误，并正确说明用法、用量和注意事项等。

1. 基本要求

（1）悬挂证照 零售企业应当在营业场所的显著位置悬挂《药品经营许可证》、营业执照、执业药师注册证等。

（2）挂牌执业 营业人员应当佩戴有照片、姓名、岗位等内容的工作牌，是执业药师和药学技术人员的，工作牌还应当标明执业资格或者药学专业技术职称。在岗执业的执业药师应当挂牌明示。

2. 一般药品的销售 销售药品应符合以下要求：①处方经执业药师审核后方可调配；对处方所列药品不得擅自更改或者代用，对有配伍禁忌或者超剂量的处方，应当拒绝调配，但经处方医师更正或者重新签字确认的，可以调配；调配处方后经过核对方可销售；②处方审核、调配、核对人员应当在处方上签字或者盖章，并按照有关规定保存处方或者其复印件；③销售近效期药品应当向顾客告知有效期；④销售中药饮片做到计量准确，并告知煎服方法及注意事项；提供中药饮片代煎服务，应当符合国家有关规定。⑤企业销售药品应当开具销售凭证，内容包括药品名称、生产厂商、数量、价格、批号、规格等，并做好销售记录。销售记录应由计算机系统自动生成。

3. 拆零药品的销售 药品拆零销售是指销售药品在销售中，将最小销售单元拆开以便于销售，而且拆开的包装已不能完整反映药品的名称、规格、用量、用法、有效期等全部内容。拆零销售应当符合以下要求：①负责拆零销售的人员经过专门培训；②拆零的工作台及工具保持清洁、卫生，防止交叉污染；③必须设立拆零药品销售专柜，破坏最小包装单元的拆零药品集中存放于拆零药品专柜，并由专人管理，并做好拆零记录。备好销售必备工具，如药匙、包装袋等，并保持清洁卫生。④拆零销售应当使用洁净、卫生的包装，包装上注明药品名称、规格、数量、用法、用量、批号、有效期以及药店名称等内容，并向顾客交代清楚注意事项。⑤提供药品说明书原件或者复印件；⑥拆零销售期间，保留原包装和说明书。

考点提示： 拆零销售要求

4. 特殊药品的销售 销售特殊管理的药品和国家有专门管理要求的药品销售特殊管理的药品和国家有专门管理要求的药品，应当严格执行国家有关规定。如含麻黄碱类复方制剂销售应查验并登记身份证号，每次不得超过2个最小包装；麻黄碱销售记录应注明销售日期、药品名称、规格、数量、生产企业、批号、姓名、身份证号、联系电话、销售人员签字、备注等事项。

考点提示： 麻黄碱销售规定

5. 禁售药品　麻醉药品、第一类精神药品、终止妊娠药品、蛋白同化制剂、肽类激素品种（除胰岛素外）、药品类易制毒化学品、放射性药品以及疫苗一般不得在零售企业出售。

6. 药品广告宣传　药品广告宣传应严格执行国家有关广告管理的规定。应取得药品监督部门批准证明文件；广告宣传内容与批准内容要一致；药品广告宣传批准证明文件应在有效时限范围之内（1年）。非本企业在职人员不得在营业场所内从事药品销售相关活动。

（八）售后管理

除药品质量原因外，药品一经售出，不得退换。质量问题主要包括政府部门明令禁售、质量公告不合格的，生产企业主动召回的、企业发现有质量问题主动追回的，以及顾客有证据证明有质量问题的等。企业应当在营业场所公布药品监督管理部门的监督电话，设置顾客意见簿，及时处理顾客对药品质量的投诉。

企业发现已售出药品有严重质量问题，应当及时采取措施追回药品并做好记录，同时向药品监督管理部门报告。并做好追回记录，内容包括药品名称、厂家、批号、规格、单位、数量、顾客姓名、联系方式、追回原因、经手人等。

企业应当协助药品生产企业履行召回义务，控制和收回存在安全隐患的药品，并建立药品召回记录。

考点提示： 药品退换规定

企业还应当按照国家有关药品不良反应报告制度的规定，收集、报告药品不良反应信息，并及时填写药品不良反应/事件报告表呈报相关监管部门。

任务三　药品网络销售监督管理

>>> 情境导入

情境： 零售药店老板李某为了扩大药品销售渠道，计划在第三方平台入驻进行网络销售，但不知可以对哪些药品进行销售，哪些是网络销售禁止的，又该如何向监管部门备案，李某一头雾水。

思考： 1. 在网络平台上销售药品，需要符合哪些条件？

2. 销售企业及第三方平台都应承担哪些责任与义务？

2022年8月3日国家市场监督管理总局令第58号公布了《药品网络销售监督管理办法》，自2022年12月1日起施行。

一、药品网络销售管理

（一）药品网络销售的主体

从事药品网络销售的，应当是具备保证网络销售药品安全能力的药品上市许可持有人或者药品经营企业。

考点提示： 网络销售的主体企业

中药饮片生产企业销售其生产的中药饮片，应当履行药品上市许可持有人相关义务。

（二）网络销售药品范围的限制

药品网络销售企业应当按照经过批准的经营方式和经营范围经营。药品网络销售企业为药品上市许可持有人的，仅能销售其取得药品注册证书的药品。未取得药品零售资质的，不得向个人销售药品。

疫苗、血液制品、麻醉药品、精神药品、医疗用毒性药品、放射性药品、药品类易制毒化学品等国家实行特殊管理的药品不得在网络上销售，具体目录由国家药品监督管理局组织制定。

药品网络零售企业不得违反规定以买药品赠药品、买商品赠药品等方式向个人赠送处方药、甲类非处方药。

考点提示： 网络销售药品范围的限制

（三）网络销售处方药管理规定

处方药的管理是网络销售药品的重中之重。对于处方药网络销售的管理规定意在强调"先方后药"和处方审核的管理要求。

1. 处方来源 通过网络向个人销售处方药的，应当确保处方来源真实、可靠，并实行实名制。

考点提示： 处方真实、可靠

2. 处方药网络销售规定 ①处方药与非处方药应当区分展示，并在相关网页上显著标示处方药、非处方药。②销售处方药时应当在每个药品展示页面下突出显示"处方药须凭处方在药师指导下购买和使用"等风险警示信息。③处方药销售主页面、首页面不得直接公开展示处方药包装、标签等信息。通过处方审核前，不得展示说明书等信息，不得提供处方药购买的相关服务。④处方药销售前应当向消费者充分告知相关风险警示信息并经消费者确认知情，切实防范用药安全风险。

考点提示： 网络销售处方药的要求

3. 电子处方 药品网络零售企业应当与电子处方提供单位签订协议，并严格按照有关规定进行处方审核调配，对已经使用的电子处方进行标记，避免处方重复使用。第三方平台承接电子处方的，应当对电子处方提供单位的情况进行核实，并签订协议。

药品网络零售企业接收的处方为纸质处方影印版本的，应当采取有效措施避免处方重复使用。

考点提示： 电子处方管理

4. 处方保存 销售处方药的药品网络零售企业还应当保存处方、在线药学服务等记录。相关记录保存期限不少于 5 年，且不少于药品有效期满后 1 年。

（四）质量安全管理和在线药学服务

药品网络销售企业应当建立并实施药品质量安全管理、风险控制、药品追溯、储存配送管理、不良反应报告、投诉举报处理等制度。

药品网络零售企业还应当建立在线药学服务制度，由依法经过资格认定的药师或者其他药学技术人员开展处方审核调配、指导合理用药等工作。依法经过资格认定的药师或者其他药学技术人员数量应当与经营规模相适应。

（五）信息报告和公示

1. 信息报告 药品网络销售企业应当向药品监督管理部门报告企业名称、网站名称、应用程序名称、IP 地址、域名、药品生产许可证或者药品经营许可证等信息。信息发生变化的，应当在 10 个工作日内报告。

药品网络销售企业为药品上市许可持有人或者药品批发企业的，应当向所在地省级药品监督管理部门报告。药品网络销售企业为药品零售企业的，应当向所在地市县级药品监督管理部门报告。

考点提示： 信息报告要求

2. 信息公示 药品网络销售企业应当在网站首页或者经营活动的主页面显著位置，持续公示其药品生产或者经营许可证信息。药品网络零售企业还应当展示依法配备的药师或者其他药学技术人员的资格认定等信息。上述信息发生变化的，应当在 10 个工作日内予以更新。

药品网络销售企业展示的药品相关信息应当真实、准确、合法。

药品网络销售企业对存在质量问题或者安全隐患的药品，应当依法采取相应的风险控制措施，并及时在网站首页或者经营活动主页面公开相应信息。

考点提示：信息公示要求

（六）配送与委托配送

药品网络零售企业应当对药品配送的质量与安全负责。配送药品，应当根据药品数量、运输距离、运输时间、温湿度要求等情况，选择适宜的运输工具和设施设备，配送的药品应当放置在独立空间并明显标识，确保符合要求、全程可追溯。

药品网络零售企业委托配送的，应当对受托企业的质量管理体系进行审核，与受托企业签订质量协议，约定药品质量责任、操作规程等内容，并对受托方进行监督。

（七）凭证出具、记录保存

向个人销售药品的，应当按照规定出具销售凭证。销售凭证可以以电子形式出具，药品最小销售单元的销售记录应当清晰留存，确保可追溯。

药品网络销售企业应当完整保存供货企业资质文件、电子交易等记录。相关记录保存期限不少于5 年，且不少于药品有效期满后 1 年。

考点提示：凭证出具、记录保存要求

二、平台管理

药品网络销售第三方平台，是指独立的法人或非法人组织，它们为买卖双方提供网络经营场所、交易撮合和信息发布等服务，使交易双方可以独立地进行交易活动。这些平台通常不直接参与药品的销售过程，而是提供一个中立的、专业化和数字化的交易环境。第三方平台的服务内容可能包括但不限于：提供药品及卖家信息的发布；药品在线采购及支付的系统支持；药品配送服务；信息跟踪等全流程服务。

为了保证交易的公正性和安全性，第三方平台需要获得国家药品监督管理部门颁发的相应牌照。随着我国药品网络销售的监管逐渐加强，第三方平台为消费者提供更加便利的购药服务的同时也需要遵循有关规定，接受相应的监督管理。药品网络交易零售模式图见图 9 - 8。

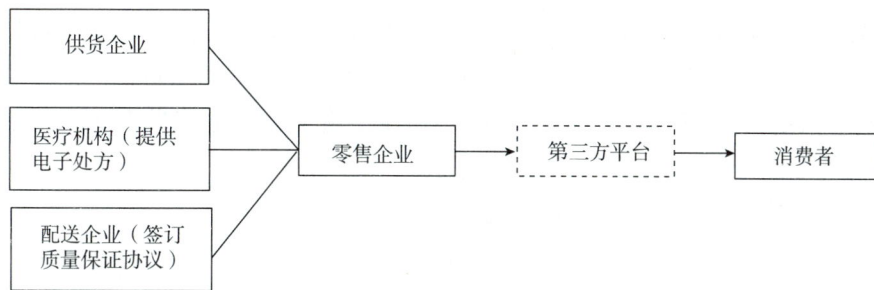

图 9 - 8　药品网络交易零售模式图

（一）平台设立要求

1. 备案事项　平台应当将企业名称、法定代表人、统一社会信用代码、网站名称以及域名等信息向平台所在地省级药品监督管理部门备案。

考点提示：备案要求

2. 许可事项 根据《互联网药品信息服务管理办法》，企业应当向省级药监局申请办理《互联网药品信息服务资格证书》，互联网药品信息服务分为经营性和非经营性，从事经营性互联网信息服务，应当向省、自治区、直辖市电信管理机构或者国务院信息产业主管部门申请办理《互联网信息服务增值电信业务经营许可证》。

考点提示：许可要求

3. 网页展示 平台应当将其营业执照、相关行政许可和备案、联系方式、投诉举报方式等信息或信息链接持续公示在其网站首页或者经营活动的主页面显著位置。

考点提示：公示要求

4. 制度建立 平台应当建立药品质量安全管理机构，配备药学技术人员承担药品质量安全管理工作，建立并实施药品质量安全、药品信息展示、处方审核、处方药实名购买、药品配送、交易记录保存、不良反应报告、投诉举报处理等管理制度。

（二）平台经营义务

1. 入驻商户的审核 第三方平台应当与药品网络销售企业签订协议，明确双方药品质量安全责任。对于申请入驻的药品网络销售企业，平台应对其资质、质量安全保证能力等进行审核，并建立登记档案，至少每 6 个月核验更新一次，确保入驻的药品网络销售企业符合法定要求。

考点提示：审核入驻商户资质和质量安全保证能力

2. 入驻商户的监管 第三方平台应当对药品网络销售活动建立检查监控制度，发现入驻的药品网络销售企业有违法行为的，应当及时制止并立即向所在地县级药品监督管理部门报告。

考点提示：制止违法行为并报告

3. 违法行为停止服务 第三方平台发现下列严重违法行为的，应当立即停止提供网络交易平台服务，停止展示药品相关信息：①不具备资质销售药品的；②违规销售国家实行特殊管理的药品的；③超过药品经营许可范围销售药品的；④因违法行为被药品监督管理部门责令停止销售、吊销药品批准证明文件或者吊销药品经营许可证的；⑤其他严重违法行为的。

考点提示：严重违法行为应停止服务

4. 药品信息保存 平台应当保存药品展示、交易记录与投诉举报等信息。保存期限不少于 5 年，且不少于药品有效期满后 1 年。第三方平台应当确保有关资料、信息和数据的真实、完整，并为入驻的药品网络销售企业自行保存数据提供便利。

考点提示：信息保存服务

5. 紧急事件处理及药品召回 出现突发公共卫生事件或者其他严重威胁公众健康的紧急事件时，第三方平台、药品网络销售企业应当遵守国家有关应急处置规定，依法采取相应的控制和处置措施。药品上市许可持有人依法召回药品的，第三方平台、药品网络销售企业应当积极予以配合。

6. 监督检查的配合 药品监管部门开展监督检查、案件查办、事件处置等工作时，第三方平台应当予以配合。药品监管部门发现药品网络销售企业存在违法行为，依法要求第三方平台采取措施制止的，第三方平台应当及时履行相关义务。药品监管部门依照法律、行政法规要求提供有关平台内销售者、销售记录、药学服务以及追溯等信息的，第三方平台应当及时予以提供。鼓励第三方平台与药品监管部门建立开放数据接口等形式的自动化信息报送机制。

三、监督检查

药品监督管理部门应当依照法律、法规、规章等规定，按照职责分工对药品网络销售企业和第三方平台实施监督检查。

（一）监查主体

省级药品监督管理部门负责对第三方平台、药品上市许可持有人、药品批发企业通过网络销售药品违法行为进行查处，若因药品网络销售活动引发药品安全事件或者有证据证明可能危害人体健康的，也可以由违法行为结果地的药品监督管理部门负责。

市县级药品监督管理部门负责对药品网络零售企业违法行为进行查处。

（二）检查措施

药品监督管理部门对药品网络销售企业和第三方平台进行检查时，可以依法采取下列措施：①进入药品网络销售和网络平台服务有关场所实施现场检查；②对网络销售的药品进行抽样检验；③询问有关人员，了解药品网络销售活动相关情况；④依法查阅、复制交易数据、合同、票据、账簿以及其他相关资料；⑤对有证据证明可能危害人体健康的药品及其有关材料，依法采取查封、扣押措施；⑥法律、法规规定可以采取的其他措施。

必要时，药品监督管理部门可以对为药品研制、生产、经营、使用提供产品或者服务的单位和个人进行延伸检查。

（三）监管职责

1. 监测工作　药品监督管理部门应当加强药品网络销售监测工作。省级药品监督管理部门建立的药品网络销售监测平台，应当与国家药品网络销售监测平台实现数据对接。对监测发现的违法行为，依法按照职责进行调查处置。对有证据证明可能存在安全隐患的，药品监督管理部门应当根据监督检查情况，对药品网络销售企业或者第三方平台等采取告诫、约谈、限期整改以及暂停生产、销售、使用、进口等措施，并及时公布检查处理结果。

2. 保密工作　药品监督管理部门应当对药品网络销售企业或者第三方平台提供的个人信息和商业秘密严格保密，不得泄露、出售或者非法向他人提供。

实训 9-1　互联网查询所在省份药品经营（批发、零售）头部企业

【实训目的】

1. 了解所在省份药品批发及零售企业的基本信息。
2. 熟悉有关药品经营企业的经营范围。
3. 具备能够通过互联网独立查找药品经营企业相关信息的能力。

【实训环境】

1.《药事管理与法规》教材。
2. 电脑、手机、网络。

【实训内容】

一、查询所在省份药品经营企业基本信息

1. 全班学生分组，每组 4~6 人。小组可进行内部分工、合作。
2. 小组同学自行在互联网中查找所在省份感兴趣的药品经营企业，作为信息搜集目标；或访问

国家药品监督管理局官方网站 https：//www.nmpa.gov.cn/ 在网站内选择药品栏，下面选择药品经营企业。

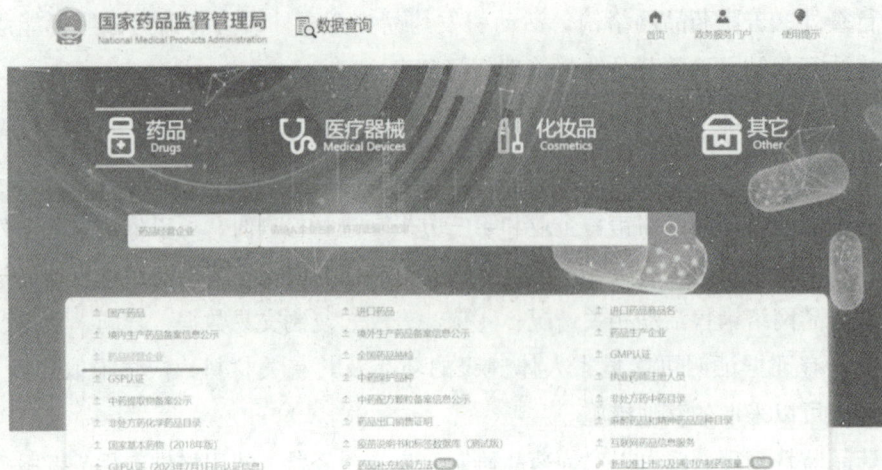

若是已有想要查询的企业，直接输入企业名称搜索；若是未确定想要搜索的经营企业，可在搜索栏输入许可证编号前两位。许可证编号一般统一由各省（区、市）的汉字简称加 2 位英文字母加 3 位设区市代号加 4 位流水证号组成。其中，第 1 位为各省（区、市）的汉字简称；第 2 位为英文字母，A 表示批发企业，B 表示零售连锁企业，C 表示零售连锁门店，D 表示单体零售企业。

以搜索吉林省批发企业为例，可输入许可证编号前两位进行搜索，吉林省简称为"吉"，批发为 A，则输入"吉 A"显示如下：

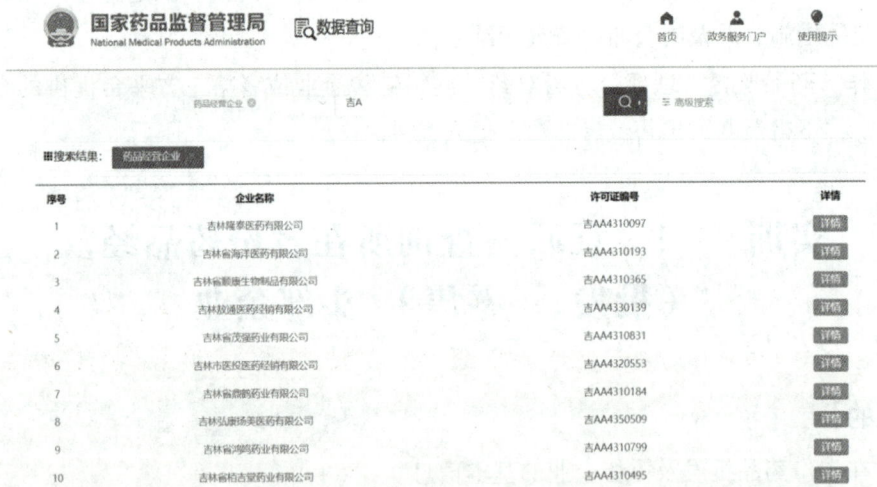

序号	企业名称	许可证编号	详情
1	吉林隆泰医药有限公司	吉AA4310097	详情
2	吉林省海洋医药有限公司	吉AA4310193	详情
3	吉林省颐康生物制品有限公司	吉AA4310365	详情
4	吉林敖通医药经销有限公司	吉AA4330139	详情
5	吉林省茂强药业有限公司	吉AA4310831	详情
6	吉林市医控医药经销有限公司	吉AA4320553	详情
7	吉林省鼎鼎药业有限公司	吉AA4310184	详情
8	吉林弘康扬美医药有限公司	吉AA4350509	详情
9	吉林省鸿鸽药业有限公司	吉AA4310799	详情
10	吉林省柏吉堂药业有限公司	吉AA4310495	详情

依据具体企业名称点击详情，查看该药品经营企业的相关信息。包括许可证编号、法人信息、经营方式、经营范围、注册地址、经营许可有效期等。

二、查询后，完成以下实训任务

任务一：知晓所在省份开办的药品经营企业以及经营方式。

具体要求：检索查阅列表中的企业名称。

任务二：熟悉药品经营企业的相关信息

具体要求：每小组任选自己感兴趣的 5 家药品经营企业（需涵盖零售及批发两种类型）完成下列表格的填写。

序号	项目名称	填写内容
1	企业名称	
2	许可证编号	
3	法定代表人	
4	企业负责人	
5	质量负责人	
6	经营方式	
7	注册时间	
8	注册地址	
9	仓库地址	
10	发证机关	
11	经营许可发证日期	
12	经营许可有效期至	
13	经营范围	

任务三：扩展了解药品经营企业相关信息。

具体要求：通过第三方企业查询平台查询企业相关其他信息，如登记事项变更情况、企业年报等。

实训 9-2　零售药店药品陈列操作体验

【实训目的】

1. 了解 GSP 对零售药店药品陈列的基本要求。

2. 熟悉药品陈列的方法及原则。

3. 具备依据 GSP 相关要求正确进行零售药店药品陈列的能力。

【实训环境】

1. 《药品经营质量管理规范》（GSP）电子版。

2. 学校模拟药房。

3. 药品分类标签。（药品、非药品、处方药、非处方药、外用药、常温区、阴凉区、冷藏区等）

【实训内容】

一、零售药店药品陈列实操

1. 全班学生分组，每组 4~6 人。小组可进行内部分工、合作。

2. 提前查阅新版 GSP 对零售药店药品陈列的要求。

3. 将多个不同类型、剂型、品名、储存条件的药品包装盒（包括处方药和非处方药）和非药品空包装，依据 GSP 对零售药店的陈列要求进行陈列，正确陈列的同时保证陈列的美观性。具体步骤如下：

（1）清洁货架、柜台；

（2）领取实训材料（标签及药品和非药品空包装）；

（3）各小组按照领取的材料探讨陈列方案进行实操陈列；

（4）陈列情况拍照与清场，归还实训材料。

二、操作完成后完成以下实训任务

任务一：小组间药品陈列结果互评

具体要求：各组同学进行组间药品陈列结果互评打分，指出存在的问题及改进意见。

任务二：药品陈列心得交流

具体要求：

1. 小组同学间交流陈列心得与体会及过程中遇到的问题及解决的办法。

2. 讨论：①冷藏药品及拆零销售的药品如何陈列？

②精神药品、毒性中药品种能否陈列？

③经营非药品如何陈列？如何判断是药品还是非药品？

任务三：书写实训报告

具体要求：

1. 写出药品陈列的要求及分类。

2. 药品陈列过程中遇到的问题及注意事项。

实训 9-3　小组讨论互联网销售药品的实施路径

【实训目的】

1. 了解互联网药品销售的特点及途径。

2. 能够依据网络药品销售的现状自主思考实施的路径及未来发展。

【实训环境】

1.《药事管理与法规》教材。

2. 电脑、手机、网络。

【实训内容】

一、查询目前互联网销售药品的现状

1. 全班学生分组，每组 4~6 人。小组可进行内部分工、合作。

2. 提前上网搜集并查阅相关材料。

3. 小组对下列内容进行研讨：

（1）互联网销售药品的渠道：如何打通药品到终端市场之间的配送链路，解决药品生产端到终端的配送问题。

（2）互联网销售药品的推广及运营：原有线下推广模式的弊端有哪些，如何通过互联网线上平台推送展示药品信息，让更多的终端市场知晓，并可通过哪些运营手段及活动使终端客户受益。

（3）互联网销售药品的现状分析（优势及劣势）：从价格层面，监管层面，质量管理层面、责任认定层面进行分析。

二、研讨后完成以下实训任务

任务一：小组间选出一名代表汇报组内的研讨结果。

具体要求：其他小组成员针对汇报内容提出问题及补充建议并进行点评。

任务二：知晓互联网销售药品的渠道、推广及运营手段，了解互联网销售药品的现状并进行深度分析。

具体要求：对互联网销售药品存在的问题，以及如何解决的方法，进行思考、分析、探讨，完成1000字的调研报告。

任务三：训练提升，课后任务

具体要求：思考如何更好的完善互联网销售处方药的制度体系？

项目小结

通过三个任务的设定，介绍了药品经营许可、药品经营管理、GSP、药品网络销售管理等内容。重点要求学生掌握药品经营企业开办的法律规定，现行 GSP 等法规对有关药品采购、验收、储存、养护、陈列、零售的法律基本知识和基本要求。熟悉药品网络销售特别是处方药网络销售的有关要求。使学生具备依法从事药品经营企业质量管理以及药品采购、验收、储存、养护、陈列、零售等岗位工作的能力。

目标检测

答案解析

一、A 型题（最佳选择题）

1. 药品经营许可证的有效期是
   - A. 1 年
   - B. 2 年
   - C. 3 年
   - D. 4 年
   - E. 5 年

2. 企业应当根据药品的质量特征对药品进行合理储存，储存药品相对湿度为
   - A. 35%～75%
   - B. 45%～75%
   - C. 30%～70%
   - D. 40%～70%
   - E. 30%～80%

3. 药品仓库待验区通常悬挂的标志是
   - A. 红色标志
   - B. 绿色标志
   - C. 黄色标志
   - D. 白色标志
   - E. 黑色标志

4. 药品垛堆中，与地面的距离是
   - A. 小于30cm
   - B. 小于20cm
   - C. 小于10cm
   - D. 不少于10cm
   - E. 大于5cm

5. 对特殊管理药品的出库复核应当
   - A. 一人复核
   - B. 两人复核
   - C. 双方验收
   - D. 一人验收，一人复核
   - E. 一人验收

二、B 型题（配伍选择题）

（6－8）
   - A. 5cm
   - B. 10cm
   - C. 20cm
   - D. 30cm
   - E. 50cm

根据《药品经营质量管理规范》

6. 药品与药品之间的堆码距离不小于

7. 药品与地面之间的堆码距离不小于

8. 药品与墙壁之间的堆码距离不小于

（9 – 11）

A. 红色   B. 绿色   C. 黄色

D. 白色   E. 蓝色

根据《药品经营质量管理规范》

9. 药品合格区实行的色标管理是

10. 药品退货区实行的色标管理是

11. 药品不合格区实行的色标管理是

（陶艺文   张琳琳）

书网融合……

重点小结	微课1	微课2	微课3	习题

项目十 医疗机构药事管理

PPT

学习目标

知识目标:

1. 掌握医疗机构药品的采购、储存及养护管理,处方、调剂、制剂的管理;
2. 熟悉临床药学的有关内容;
3. 了解医疗机构药事管理概况、医疗机构药事管理的主要内容、组织机构。

能力目标: 能够进行医疗机构药品的采购、储存及养护管理;能够进行处方、调剂、制剂的管理。

素质目标: 通过本项目的学习,培养学生树立药师职业的自豪感、自信心以及保证药品质量、促进合理用药的使命感、责任感。

任务一 医疗机构分类及药事管理规定

情境导入

情境: 佳明正准备参加求职招考应聘,到底是进医院还是进药企,始终下不了决心。医院的类别很多,怎样才能快速全面了解医院的类别、性质、地位、药学工作内容,给自己的职业定位提供依据,是很多药学生面对的问题。

思考: 1. 医院是什么性质的工作单位? 有哪些类别?

2. 医院药学工作有哪些内容? 与社会药店工作有什么不同?

学法用法

案例 10-1 药事服务费,千呼万唤始出来!

2021 年 10 月 13 日,国家卫生健康委发布《医疗机构药学门诊服务规范》等 5 项规范,这是国家层面首次专门制定医疗机构药学服务规范。2020 年国家健委连同教育部、财政部等 6 部门印发的《关于加强医疗机构药事管理促进合理用药的意见》,强调要在医疗服务价格中统筹考虑药学服务的成本和价值,同时为医保部门合理设定药学服务相关收费项目,体现药学人员劳动价值,奠定重要基础。随着一系列的文件和规范出台,药事服务费呼之欲出。千呼万唤,为何这么难? 主要影响因素有:一是医疗服务收费项目一直以来没有药事相关项目收费;二是收费标准如何确定;三是是否增加患者负担;四是当地医保能否承担;五是药师如何得到激励。

问题: 药事服务费合理吗? 说说你的理由。

一、医疗机构的概念

（一）医疗机构的定义

医疗机构是指依据《医疗机构管理条例》《医疗机构管理条例实施细则》的规定，经登记取得《医疗机构执业许可证》的从事疾病诊断、治疗活动的机构。它是由政府、企业及其他组织或个人开办的，以救死扶伤、防病治病，保护人们的健康为宗旨，从事疾病诊断、治疗活动的社会组织。

考点提示：医疗机构的定义

（二）医疗机构的类别

我国医疗机构的类别可见表 10 – 1 所示。

表 10 – 1　我国医疗机构的类别

类别	名称
1	综合医院、中医医院、中西医结合医院、民族医医院、专科医院、康复医院；
2	妇幼保健院、妇幼保健计划生育服务中心；
3	社区卫生服务中心、社区卫生服务站；
4	中心卫生院、乡（镇）卫生院、街道卫生院；
5	疗养院；
6	综合门诊部、专科门诊部、中医门诊部、中西医结合门诊部、民族医门诊部；
7	诊所、中医诊所、民族医诊所、卫生所、医务室、卫生保健所、卫生站；
8	村卫生室（所）；
9	急救中心、急救站；
10	临床检验中心；
11	专科疾病防治院、专科疾病防治所、专科疾病防治站；
12	护理院、护理站；
13	医学检验实验室、病理诊断中心、医学影像诊断中心、血液透析中心、安宁疗护中心；
14	其他诊疗机构

（三）医疗机构的开办

医疗机构的开办必须依照法定程序申请、登记和审批，领取《医疗机构执业许可证》。床位不满 100 张的医疗机构，其《医疗机构执业许可证》每年校验 1 次；床位在 100 张以上的医疗机构，其《医疗机构执业许可证》每 3 年校验 1 次。

医疗机构改变名称、场所、主要负责人、诊疗科目、床位，必须向原登记机关办理变更登记或者向原备案机关备案。任何单位和个人，未取得"医疗机构执业许可证"，不得开展诊疗活动，擅自执业的应承担相应的法律责任。

考点提示：医疗机构的许可与校验

二、医疗机构的分类管理

1. 分级　依据医院的功能、任务、设施条件和技术水平等的不同，划分为一级、二级和三级三个等级。

一级医院是直接为社区提供医疗、预防、康复、保健综合服务的初级卫生保健机构，其病床数在 100 张以内包括 100 张。其主要功能是直接对人群提供一级预防，在社区管理多发病、常见病、轻症病人并对疑难重症做好正确转诊，协助高层次医院搞好中间或院后服务，合理分流病人。

二级医院是向多个社区提供医疗卫生服务的地区性医院，是地区性医疗预防的技术中心，其病床数在 101～500 张之间。其主要功能是参与指导对高危人群的监测，接受一级转诊，对一级医院进行业务技术指导，并能进行一定程度的教学和科研。

三级医院是具有全面医疗、教学、科研能力的医疗预防技术中心，其病床数在 501 张以上。其主要功能是提供专科（包括特殊专科）的医疗服务，解决危重疑难病症，接受二级转诊，对下级医院进行业务技术指导和培训人才；完成培养各种高级医疗专业人才的教学和承担省以上科研项目的任务；参与和指导一、二级预防工作。

其中，各级医院经过评审，按照医院分级管理标准确定为甲、乙、丙三等，其中三级医院增设特等，因此医院共分三级十等。

考点提示： 医疗机构的分级

2. 分类 依据医疗机构的经营目的、服务任务，以及执行的财税、价格和财务会计制度的不同，划分为非营利性医疗机构和营利性医疗机构。

非营利性医疗机构是指为社会公众利益服务而设立和运营的医疗机构，不以营利为目的，其收入用于弥补医疗服务成本，实际运营中的收支结余只能用于自身的发展，如改善医疗条件、引进技术、开展新的医疗服务项目等。政府举办的非营利性医疗机构享受同级政府给予的财政补助，其他非营利性医疗机构不享受政府财政补助。非营利性医疗机构执行政府规定的医疗服务指导价格，享受相应的税收优惠政策。

营利性医疗机构是指医疗服务所得收益可用于投资者经济回报的医疗机构。政府不举办营利性医疗机构。营利性医疗机构依法自主经营，根据市场需求自主确定医疗服务项目自主制定服务项目价格，参照执行企业的财务、会计制度和有关政策进行核算，照章纳税。

三、医疗机构药事管理规定

目前，我国生产、经营的药品大部分都在医疗机构消费使用。因此，医疗机构药事管理是整个药事管理中的重要环节。医院药事，亦称医院药学，指的是在医院内开展的一系列为临床医疗和患者提供药学服务的药学实践活动。包括医院药学技术工作和管理工作两部分组成。卫生部、国家中医药管理局、总后勤部卫生部于 2011 年联合颁发的《医疗机构药事管理规定》明确指出："医疗机构药事管理，是指医疗机构以病人为中心，以临床药学为基础，对临床用药全过程进行有效的组织实施与管理，促进临床科学、合理用药的药学技术服务和相关的药品管理工作""医疗机构药事管理和药学工作是医疗工作的重要组成部分。医疗机构应当根据本规定设置药事管理组织和药学部门。"

考点提示： 医疗机构药事管理的依据

传统的医院药事管理主要为药品的采购、储存、分发管理，自配制剂的管理，药品的质量管理和经济管理等，即主要对物——药品的管理。随着现代医药卫生事业的发展，医院药学工作模式由单纯供应型逐渐向技术服务型转变，医院药事管理的重心，也由面向物，转而面向病人，即对以病人安全、有效、合理用药为中心的系统药事管理。

（一）药事管理与药物治疗学委员会

1. 设置 二级以上医院应设立药事管理与药物治疗学委员会；其他医疗机构应当成立药事管理与药物治疗学组。药事管理与药物治疗学委员会（组）应当建立健全相应工作制度，日常工作由药学部门负责。

考点提示： 药事委员会名称

2. 药事管理与药物治疗委员会（组）的职责 ①贯彻执行医疗卫生及药事管理等有关法律、法规、规章。审核制定本机构药事管理和药学工作规章制度，并监督实施；②制定本机构药品处方集和基本用药供应目录；③推动药物治疗相关临床诊疗指南和药物临床应用指导原则的制定与实施、监测、评估本机构药物使用情况，提出干预和改进措施，指导临床合理用药；④分析、评估用药风险和药品不良反应、药品损害事件，并提供咨询与指导；⑤建立药品遴选制度，审核本机构临床科室申请的新购入药品、调整药品品种或者供应企业和申报医院制剂等事宜；⑥监督、指导麻醉药品、精神药品、医疗用毒性药品及放射性药品的临床使用与规范化管理；⑦对医务人员进行有关药事管理法律法规、规章制度和合理用药知识教育培训；向公众宣传安全用药知识。

3. 组成人员 二级以上医院药事管理与药物治疗学委员会委员由具有高级技术职务任职资格的药学、临床医学、护理和医院感染管理、医疗行政管理等人员组成。成立医疗机构药事管理与药物治疗学组的医疗机构由药学、医务、护理、医院感染、临床科室等部门负责人和具有药师、医师以上专业技术职务任职资格人员组成。

医疗机构负责人任药事管理与药物治疗学委员会（组）主任委员，药学和医务部门负责人任药事管理与药物治疗学委员会（组）副主任委员。医疗机构医务部门应当指定专人，负责与医疗机构药物治疗相关的行政事务管理工作。

考点提示： 组成人员

（二）药学部门

1. 药学部门设置 医疗机构根据本机构功能、任务、规模设置相应的药学部门，配备和提供与药学部门工作任务相适应的专业技术人员、设备和设施。三级医院设置药学部，并可根据实际情况设置二级科室；二级医院设置药剂科；其他医疗机构设置药房。

考点提示： 药学部门设置

2. 药学部门的职责及内设机构 药学部门具体负责药品管理、药学专业技术服务和药事管理工作，开展以病人为中心，以合理用药为核心的临床药学工作，组织药师参与临床药物治疗，提供药学专业技术服务。药学部门应当建立健全相应的工作制度、操作规程和工作记录，并组织实施。我国综合性医院药学部门内设组织机构的情况见图 10 - 1 所示。

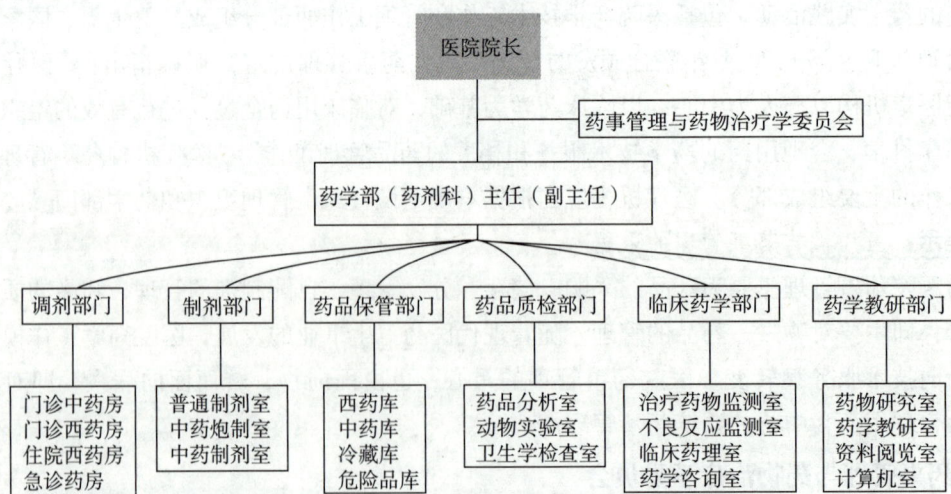

图 10 - 1 我国综合性医院的药学部门组织结构示意图

3. 药学部门负责人任职条件 二级以上医院药学部门负责人应当具有高等学校药学专业或者临床药学专业本科以上学历，及本专业高级技术职务任职资格；除诊所、卫生所、医务室、卫生保健所、卫生站以外的其他医疗机构药学部门负责人应当具有高等学校药学专业专科以上或者中等学校药学专业毕业学历，及药师以上专业技术职务任职资格。

考点提示：药学部门负责人任职资格

4. 药学专业技术人员 医疗机构药学专业技术人员按照有关规定取得相应的药学专业技术职务任职资格。医疗机构药学专业技术人员不得少于本机构卫生专业技术人员的 8%。建立静脉用药调配中心（室）的，医疗机构应当根据实际需要另行增加药学专业技术人员数量。

考点提示：药学技术人员比例

医疗机构应当根据本机构性质、任务、规模配备适当数量临床药师，三级医院临床药师不少于 5 名，二级医院临床药师不少于 3 名。临床药师应当具有高等学校临床药学专业或者药学专业本科毕业以上学历，并应当经过规范化培训。

考点提示：临床药师配备数量

医疗机构直接接触药品的药学人员，应当每年进行健康检查。患有传染病或者其他可能污染药品的疾病的，不得从事直接接触药品的工作。医疗机构应加强对药学专业技术人员的培养、考核和管理，制订培训计划，组织药学专业技术人员参加毕业后规范化培训和继续医学教育，将完成培训及取得继续医学教育学分情况，作为药学专业技术人员考核、晋升专业技术职务任职资格和专业岗位聘任的条件之一。

5. 医疗机构药师工作职责 ①负责药品采购供应、处方或者用药医嘱审核、药品调剂、静脉用药集中调配和医院制剂配制，指导病房（区）护士请领、使用与管理药品；②参与临床药物治疗，进行个体化药物治疗方案的设计与实施，开展药学查房，为患者提供药学专业技术服务；③参加查房、会诊、病例讨论和疑难、危重患者的医疗救治，协同医师做好药物使用遴选，对临床药物治疗提出意见或调整建议，与医师共同对药物治疗负责；④开展抗菌药物临床应用监测，实施处方点评与超常预警，促进药物合理使用；⑤开展药品质量监测，药品严重不良反应和药品损害的收集、整理、报告等工作；⑥掌握与临床用药相关的药物信息，提供用药信息与药学咨询服务，向公众宣传合理用药知识；⑦结合临床药物治疗实践，进行药学临床应用研究；开展药物利用评价和药物临床应用研究；参与新药临床试验和新药上市后安全性与有效性监测；⑧其他与医院药学相关的专业技术工作。

考点提示：医院药师职责

（三）医疗机构药物临床应用管理

药物临床应用管理是对医疗机构临床诊断、预防和治疗疾病用药全过程实施监督管理。医疗机构应当遵循安全、有效、经济、合理的用药原则，尊重患者对药品使用的知情权和隐私权。

考点提示：合理用药原则

1. 建立落实基本药物、抗菌药物制度 医疗机构应当依据国家基本药物制度，抗菌药物临床应用指导原则和中成药临床应用指导原则，制定本机构基本药物临床应用管理办法，建立并落实抗菌药物临床应用分级管理制度。

2. 开展临床合理用药 医疗机构应当建立由医师、临床药师和护士组成的临床治疗团队，开展临床合理用药工作。遵循有关药物临床应用指导原则、临床路径、临床诊疗指南和药品说明书等合理使用药物；对医师处方、用药医嘱的适宜性进行审核。

考点提示：临床合理用药工作

3. 开展临床药学工作 医疗机构应当结合临床和药物治疗，开展临床药学和药学研究工作，并提供必要的工作条件，制订相应管理制度，加强领导与管理。配备临床药师，全职参与临床药物治疗工作，对患者进行用药教育，指导患者安全用药。建立临床用药监测、评价和超常预警制度，对药物临床使用安全性、有效性和经济性进行监测、分析、评估，实施处方和用药医嘱点评与干预。

4. 开展药品不良反应报告和监测 医疗机构应当建立药品不良反应、用药错误和药品损害事件监测报告制度。临床科室发现药品不良反应、用药错误和药品损害事件后，应当积极救治患者，立即向药学部门报告，并做好观察与记录。按照国家有关规定向相关部门报告药品不良反应，用药错误和药品损害事件应当立即向所在地县级卫生行政部门报告。

（四）药剂管理

1. 药品采购计划编制与采购供应　医疗机构应根据《国家基本药物目录》《处方管理办法》《国家处方集》《药品采购供应质量管理规范》等制定本机构《药品处方集》和《基本用药供应目录》，编制药品采购计划，按规定购入药品。制定本机构药品采购工作流程；建立健全药品成本核算和账务管理制度；严格执行药品购入检查、验收制度；不得购入和使用不符合规定的药品。

医疗机构临床使用的药品应当由药学部门统一采购供应。经药事管理与药物治疗学委员会（组）审核同意，核医学科可以购用、调剂本专业所需的放射性药品。其他科室或者部门不得从事药品的采购、调剂活动，不得在临床使用非药学部门采购供应的药品。

考点提示：药学部门对药品实行统一采购供应

2. 药品保管　医疗机构应制定和执行药品保管制度，定期对库存药品进行养护与质量检查。药品库的仓储条件和管理应当符合药品采购供应质量管理规范的有关规定。化学药品、生物制品、中成药和中药饮片应当分别储存，分类定位存放。易燃、易爆、强腐蚀性等危险性药品应当另设仓库单独储存，并设置必要的安全设施，制订相关的工作制度和应急预案。

3. 特殊药品管理　麻醉药品、精神药品、医疗用毒性药品、放射性药品等特殊管理的药品，应当按照有关法律、法规、规章的相关规定进行管理和监督使用。

4. 处方调剂　药学专业技术人员应当严格按照《药品管理法》《处方管理办法》及药品调剂质量管理规范等法律、法规、规章制度和技术操作规程，认真审核处方或者用药医嘱，经适宜性审核后调剂配发药品。发出药品时应当告知患者用法用量和注意事项，指导患者合理用药。为保障患者用药安全，除药品质量原因外，药品一经发出，不得退换。

医疗机构门急诊药品调剂室应当实行大窗口或者柜台式发药。住院（病房）药品调剂室对注射剂按日剂量配发，对口服制剂药品实行单剂量调剂配发。肠外营养液、危害药品静脉用药应当实行集中调配供应。

考点提示：调剂发药规定

医疗机构根据临床需要建立静脉用药调配中心（室），实行集中调配供应。静脉用药调配中心（室）应当符合静脉用药集中调配质量管理规范，由所在地设区的市级以上卫生行政部门组织技术审核、验收，合格后方可集中调配静脉用药。在静脉用药调配中心（室）以外调配静脉用药，参照静脉用药集中调配质量管理规范执行。医疗机构建立的静脉用药调配中心（室）应当报省级卫生行政部门备案。

任务二　医疗机构调剂管理

>> **情境导入** //

情境一：药师发现医生的处方有超剂量的情况，没有给患者发药，而是打了内部电话联系医生。正好赶上医生去卫生间了。所以患者不高兴了，对药师说：大夫给我开的药，你给我就是了，难道你比大夫还会看病吗？这位药师仍等到医生在处方上签字确认后，才发了药。

情境二： 患儿，因口腔溃疡到医院就诊。医生在介绍了相关用法及可能的影响后，开具了含有乙醇成分的开喉剑。等家属取药时，药师看到处方中患者的年龄后，并没有把药发给家属，而是问了一个问题：医生告诉你怎么使用这个药了吗？当得知被明确告知后，药师才把药物交到了家属手中。

　　思考： 1. 你认为两位药师的做法对不对？药师能监督医生用药吗？

　　　　　　 2. 药师对保证患者安全用药能发挥什么作用？

💡学法用法

案例 10 - 2　一张病历 3 处错，到底是谁的责任？

2023 年 10 月，深圳市某医院儿科医生因开错抗生素剂量致 6 岁儿童昏迷引发网友热议。这位女童的妈妈称，一周来，6 岁 10 个月大的女儿遭了罪，"10 月 23 日高烧 39.6℃，第五天，也就是 10 月 27 日，高烧不退，再次前往医院，检查出支原体感染的肺炎。"在门诊部接受治疗后，"10 月 30 日紧急进入住院部，才被住院部的医生发现阿奇霉素剂量不对，我女儿在做各种检查的时候都处于昏迷状态，整整一周，孩子日渐消瘦，并且只能躺着，坐起来就会头晕，也不能下床走动。"女童妈妈表示。

门诊部接诊的医生开具的处方竟有 3 处错误。第一注射剂量错误；其次输液头孢抗生素后，还让孩子口服头孢，一天 2 次；阿奇霉素（干混悬剂）用量一天 3 次。随后，院方表示，在门诊医生开具处方后，该用药医嘱信息进入审方电脑系统，系统提示"红灯"，（阿奇霉素干混悬剂超过常规，用药频次及每日常用量，15 岁以下推荐每日 5mg/kg，不超过 500mg，该患者应为每日 95~500mg。）审方系统警示后，医生未将该问题处方提交药师端审核，核发药师亦未能核对出药品剂量错误，导致用药错误发生。

《医疗机构处方审核规范》规定药师是处方审核工作的第一责任人。药师应当对处方各项内容进行逐一审核。医疗机构可以通过相关信息系统辅助药师开展处方审核。对信息系统筛选出的不合理处方及信息系统不能审核的部分，应当由药师进行人工审核。

　　问题： 1. 医生开错药，为什么药师有责任？

　　　　　　 2. 医疗机构调配应当遵循怎样的流程？如何避免调配错误的问题？

一、处方管理

（一）处方概述

1. 处方的定义　处方（prescription）是指由注册的执业医师和执业助理医师在诊疗活动中为患者开具的，由取得药学专业技术职务任职资格的药学专业技术人员审核、调配、核对，并作为患者用药凭证的医疗文书。处方包括医疗机构病区用药医嘱单。

　　考点提示： 处方的定义

2. 处方的意义　处方作为医师给患者进行药物治疗的原始记录，直接关系到患者的治疗效果，它具有法律上、技术上和经济上的意义。法律上的意义反映了医、药、护各方在药物治疗活动中的法律权利与义务，并且可以作为追查医疗事故责任的证据；技术上的意义在于它把医师对患者用药物治疗的信息通过处方的方式传递给药师，药师按医师的意图为患者调配药品和指导用药；经济上的意义在于它是药品消耗、药品经济收入的结账凭据和原始依据，同时可以作为调剂部门统计特殊管理和贵重药品的消耗单据。

　　考点提示： 处方的意义

3. 处方的格式

（1）前记　包括医疗机构名称、费别、患者姓名、性别、年龄、门诊或住院病历号，科别或病区和床位号、临床诊断、开具日期等。可添列特殊要求的项目。麻醉药品和第一类精神药品处方还应当包括患者身份证明编号，代办人姓名、身份证明编号。

（2）正文　以 Rp 或 R（拉丁文 Recipe "请取" 的缩写）标示，分列药品名称、剂型、规格、数量、用法用量。

（3）后记　医师签名或者加盖专用签章，药品金额以及审核、调配，核对、发药药师签名或者加盖专用签章。

4. 处方的种类

（1）按处方的性质划分　中药处方、西药处方。

（2）按部门或药物划分　普通处方（医保处方、自费处方）、急诊处方、儿科处方、麻醉药品处方、一类精神药品处方、二类精神药品处方，按规定用不同颜色的纸张印刷，并在处方右上角以文字注明。

（二）处方管理规定

1. 处方权限的规定

（1）经注册的执业医师在执业地点取得相应的处方权。

（2）经注册的执业助理医师开具的处方须经所在执业地点执业医师签字或加盖专用签章后方有效。经注册的执业助理医师在乡、民族乡、镇的医疗、预防、保健机构执业，在注册的执业地点取得相应的处方权。

（3）试用期的医师开具处方，须经所在医疗、预防、保健机构有处方权的执业医师审核、并签名或加盖专用签章后方有效。

（4）医师须在注册的医疗机构签名留样及专用签章备案后方可开具处方。

（5）医师被责令暂停执业、被责令离岗培训期间或被注销、吊销执业证书后，其处方权即被取消。

考点提示：处方权限的规定

课堂互动

执业医师和执业助理医师是否都可以开具处方？

2. 处方书写的规则

（1）患者一般情况、临床诊断应填写清晰、完整，并与病历记载相一致。

（2）每张处方限于一名患者的用药。

（3）字迹清楚，不得涂改；如需修改，应当在修改处签名并注明修改日期。

（4）药品名称应当使用规范的中文名称书写，没有中文名称的可以使用规范的英文名称书写；医疗机构或者医师、药师不得自行编制药品缩写名称或者使用代号，而应当使用经药品监督管理部门批准并公布的药品通用名称、新活性化合物的专利药品名称和复方制剂药品名称。医师开具院内制剂处方时，应当使用经省级卫生行政部门审核、药品监督管理部门批准的名称。医师可以使用由原卫生部公布的药品习惯名称开具处方。

书写药品名称、剂量、规格、用法、用量要准确规范。药品剂量与数量用阿拉伯数字书写。剂量应当使用法定剂量单位：重量以克（g）、毫克（mg）、微克（μg）、纳克（ng）为单位；容量以升

（L）、毫升（ml）为单位；国际单位（IU）、单位（U）；中药饮片以克（g）为单位。片剂、丸剂、胶囊剂、颗粒剂分别以片、丸、粒、袋为单位；溶液剂以支、瓶为单位；软膏及乳膏剂以支、盒为单位；注射剂以支、瓶为单位，应当注明含量。药品用法可用规范的中文、英文、拉丁文或者缩写体书写，但不得使用"遵医嘱""自用"等含糊不清的字句。

（5）患者年龄应当填写实足年龄，新生儿、婴幼儿写日、月龄，必要时应注明体重。

（6）西药和中成药可以分别开具处方，也可以开具一张处方，中药饮片应当单独开具处方。

（7）开具西药、中成药处方，每一种药品应当另起一行，每张处方不得超过5种药品。

（8）中药饮片处方的书写，一般应当按照"君、臣、佐、使"的顺序排列；调剂、煎煮的特殊要求注明在药品右上方，并加括号，如布包、先煎、后下等；对饮片的产地、炮制有特殊要求的，应当在药品名称之前写明。

（9）药品用法、用量应当按照药品说明书规定的常规用法、用量使用，特殊情况需要超剂量使用时，应当注明原因并再次签名。

（10）除特殊情况外，应当注明临床诊断。

（11）开具处方后于空白处画一斜线以示处方完毕。

（12）处方医师的签名式样和专用签章应当与院内药学部门留样备查的式样相一致，不得任意改动，否则应当重新登记留样备案。

考点提示： 处方书写的规则

3. 处方限量规定

（1）处方一般不得超过7日用量；急诊处方一般不得超过3日用量；对于某些慢性疾病、老年疾病或特殊情况，处方用量可适当延长，但医师应注明理由。医疗用毒性药品、放射性药品的处方用量应当严格按照国家有关规定执行。

（2）为门（急）诊患者开具的麻醉药品注射剂，每张处方为一次常用量；控缓释制剂，每张处方不得超过7日常用量；其他剂型，每张处方不得超过3日常用量。

第一类精神药品注射剂，每张处方为一次常用量；控缓释制剂，每张处方不得超过7日常用量；其他剂型，每张处方不得超过3日常用量。哌甲酯用于治疗儿童多动症时，每张处方不得超过15日常用量。

第二类精神药品一般每张处方不得超过7日常用量；对于慢性疾病或某些特殊情况的患者，处方用量可以适当延长，医师应当注明理由。

（3）为门（急）诊癌症疼痛患者和中、重度慢性疼痛患者开具的麻醉药品、第一类精神药品注射剂，每张处方不得超过3日常用量；控缓释制剂，每张处方不得超过15日常用量；其他剂型，每张处方不得超过7日常用量。

（4）为住院患者开具的麻醉药品和第一类精神药品处方应当逐日开具，每张处方为1日常用量。

考点提示： 处方限量的规定

4. 处方保管规定

（1）每日处方应按普通药及控制药品分类装订成册，妥善保存，便于查阅。

（2）处方由调剂处方药品的医疗机构妥善保存。普通处方、急诊处方、儿科处方保存期限为1年。医疗用毒性药品、第二类精神药品处方保存期限为2年，麻醉药品和第一类精神药品处方保存期限3年。

（3）处方保存期满后，经医疗机构主要负责人批准、登记备案，方可销毁。

考点提示： 处方保存期限、销毁批准

二、处方点评

（一）处方点评的概念

处方点评是根据相关法规、技术规范，对处方书写的规范性及药物临床使用的适宜性（用药适应证、药物选择、给药途径、用法用量、药物相互作用、配伍禁忌等）进行评价，发现存在或潜在的问题，制定并实施干预和改进措施，促进临床药物合理应用的过程。

考点提示： 处方点评的定义

（二）处方点评的组织

医院处方点评工作在医院药事管理与药物治疗学委员会和医疗质量管理委员会领导下，由医院医疗管理部门和药学部门共同组织实施。其中，医院药学部门应当成立处方点评工作小组，负责处方点评的具体工作。处方点评工作小组成员应当具备以下条件：一是具有较丰富的临床用药经验和合理用药知识；二是具备相应的专业技术任职资格。二级及以上医院处方点评工作小组成员应当具有中级以上药学专业技术职务任职资格，其他医院处方点评工作小组成员应当具有药师以上药学专业技术职务任职资格。

（三）处方点评的实施

1. 建立健全专项处方点评制度 三级以上医院应当逐步建立健全专项处方点评制度。专项处方点评是医院根据药事管理和药物临床应用管理的现状和存在的问题，确定点评的范围和内容，对特定的药物或特定疾病的药物（如国家基本药物、血液制品、中药注射剂、肠外营养制剂、抗菌药物、辅助治疗药物、激素等临床使用及超说明书用药、肿瘤患者和围手术期用药等）使用情况进行的处方点评。

考点提示： 专项处方点评的范围

2. 确定抽样方法和抽样率 医院药学部门应当会同医疗管理部门，根据医院诊疗科目、科室设置、技术水平、诊疗量等实际情况，确定具体抽样方法和抽样率，其中门急诊处方的抽样率不应少于总处方量的 1‰，且每月点评处方绝对数不应少于 100 张；病房（区）医嘱单的抽样率（按出院病历数计）不应少于 1%，且每月点评出院病历绝对数不应少于 30 份。

考点提示： 处方点评的抽样量

3. 抽取处方和点评 医院处方点评小组应当按照确定的处方抽样方法和抽样率随机抽取处方，并按照《处方点评工作表》对门急诊处方进行点评；病房（区）用药医嘱的点评应当以患者住院病历为依据，实施综合点评，点评表格由医院根据其实际情况自行制定。

4. 处方点评反馈 处方点评工作应坚持科学、公正、务实的原则，有完整、准确的书面记录，并通报临床科室和当事人。其中，处方点评小组在处方点评工作过程中发现不合理处方，应当及时通知医疗管理部门和药学部门。

（四）处方点评的结果

处方点评结果分为合理处方和不合理处方。其中，不合理处方包括不规范处方、用药不适宜处方及超常处方。

1. 有下列情况之一的，应当判定为不规范处方 不规范处方的情形。

（1）处方的前记、正文、后记内容缺项，书写不规范或者字迹难以辨认的。

（2）医师签名、签章不规范或者与签名、签章的留样不一致的。

（3）药师未对处方进行适宜性审核的（处方后记的审核、调配、核对、发药栏目无审核调配药师及核对发药药师签名，或者单人值班调剂未执行双签名规定）。

（4）新生儿、婴幼儿处方未写明日、月龄的。

（5）西药、中成药与中药饮片未分别开具处方的。

（6）未使用药品规范名称开具处方的。

（7）药品的剂量、规格、数量、单位等书写不规范或不清楚的。

（8）用法、用量使用"遵医嘱""自用"等含糊不清字句的。

（9）处方修改未签名并注明修改日期，或药品超剂量使用未注明原因和再次签名的。

（10）开具处方未写临床诊断或临床诊断书写不全的。

（11）单张门急诊处方超过五种药品的。

（12）无特殊情况下，门诊处方超过 7 日用量，急诊处方超过 3 日用量，慢性病、老年病或特殊情况下需要适当延长处方用量未注明理由的。

（13）开具麻醉药品、精神药品、医疗用毒性药品、放射性药品等特殊管理药品处方未执行国家有关规定的。

（14）医师未按照抗菌药物临床应用管理规定开具抗菌药物处方的。

（15）中药饮片处方药物未按照"君、臣、佐、使"的顺序排列，或未按要求标注药物调剂、煎煮等特殊要求的。

2. 有下列情况之一的，应当判定为用药不适宜处方　不适宜处方的情形。

（1）适应证不适宜的。

（2）遴选的药品不适宜的。

（3）药品剂型或给药途径不适宜的。

（4）无正当理由不首选国家基本药物的。

（5）用法、用量不适宜的。

（6）联合用药不适宜的。

（7）重复给药的。

（8）有配伍禁忌或者不良相互作用的。

（9）其他用药不适宜情况的。

3. 有下列情况之一的，应当判定为超常处方

（1）无适应证用药。

（2）无正当理由开具高价药的。

（3）无正当理由超说明书用药的。

（4）无正当理由为同一患者同时开具 2 种以上药理作用相同药物的。

（五）处方点评结果的应用与持续改进

医院药学部门应当会同医疗管理部门对处方点评小组提交的点评结果进行审核，定期公布处方点评结果，通报不合理处方；并且根据处方点评结果，对医院在药事管理、处方管理和临床用药方面存在的问题，进行汇总和综合分析评价，提出质量改进建议，并向医院药事管理与药物治疗学委员会和医疗质量管理委员会报告；发现可能造成患者损害的，应当及时采取措施，防止损害发生。

医院药事管理与药物治疗学委员会和医疗质量管理委员会应当根据药学部门会同医疗管理部门提交的质量改进建议，研究制定有针对性的临床用药质量管理和药事管理改进措施，并责成相关部门和科室落实质量改进措施，提高合理用药水平，保证患者用药安全。

三、调剂业务管理

（一）调剂的概念

调剂是指配药、配方、发药，又称调配处方。调剂是专业性、技术性、管理性、法律性、事务性、经济性综合一体的活动过程；也是药师、医生、护士、患者或家属、会计协同活动，共同完成工作的过程。

（二）调剂的流程与步骤

调剂是一个过程，其活动流程以门诊调剂为例，如图 10 - 2 所示。

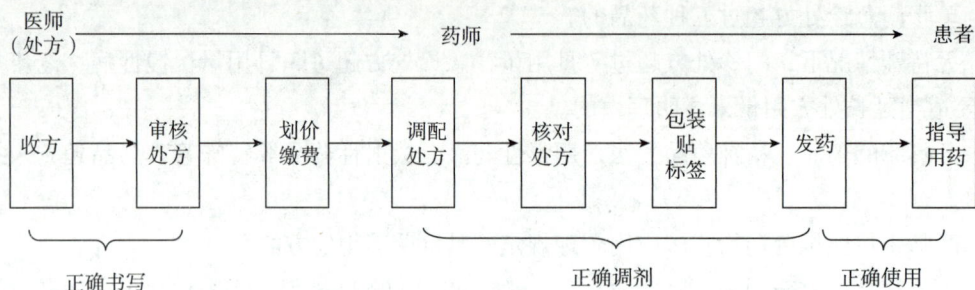

图 10 - 2　调剂流程示意图

调剂活动分为六个步骤：收方、审核处方、调配处方、包装贴标签、核对处方、发药。调剂的步骤具体要求如下。

1. 收方　调剂人员应逐一从患者或病房护理人员处接受处方或请领单。

2. 审核处方

（1）检查处方的完整性及合法性　药学专业技术人员收到处方后，应当认真逐项检查处方前记、正文和后记书写是否清晰、完整，并确认处方的合法性。

（2）审核处方用药的适宜性　处方管理办法第三十五条规定，药师应当对处方用药适宜性进行审核，审核内容包括下列内容：①对规定必须做皮试的药物，处方医师是否注明过敏试验及结果的判定；②处方用药与临床诊断的相符性；③剂量、用法的正确性；④选用剂型与给药途径的合理性；⑤是否有重复给药现象；⑥是否有潜在临床意义的药物相互作用和配伍禁忌；⑦其他用药不适宜情况。

> **考点提示：**处方适宜性审核的内容

（3）对问题处方的处理原则　①药学专业技术人员对于不规范处方或不能判定其合法性的处方，不得调剂；②认为存在用药安全问题时，应告知处方医师，请其确认或重新开具处方，并记录在处方调剂问题专用记录表上，经办药学专业技术人员应当签名，同时注明时间；③发现药品滥用和用药失误，应拒绝调剂，并及时告知处方医师，但不得擅自更改或者配发代用药品；④对于发生严重药品滥用和用药失误的处方，药学专业技术人员应当按有关规定报告。

3. 调配处方　药学专业技术人员调剂处方时必须做到"四查十对"。①查处方，对科别、姓名、年龄；②查药品，对药名、剂型、规格、数量；③查配伍禁忌，对药品性状、用法用量；④查用药合理性，对临床诊断。配方人完成处方调配后，应在处方上签名。

> **考点提示：**"四查十对"

4. 包装与贴标签　配方人应做到：①在包装袋或药瓶标签上标示病人姓名、药品名称、用法、用量等；②依据患者情况加贴个体化用药方法或特殊提示的标签：如"置 2 ~ 10℃保存""睡前服 2 片"等；③标签上的用法宜通俗明了，如"每日 3 次，每次 2 片"。

5. 核对处方 负责核对的人员应对调配好的每一患者的所有药品和包装按照"四查十对"进行严格查对。核对无误签名后发出。

6. 发药及指导用药 发出药品时应按药品说明书或处方医嘱，向患者或其家属进行相应的用药交待与指导，主要内容和注意事项包括：①呼叫患者姓名，并询问患者就诊的科室以帮助确认患者身份；②详细交待每种药品的用法、用量及注意事项，如"不得内服""用时摇匀""孕妇禁服"等；③发药时应注意尊重患者的隐私；④对患者的询问要耐心解答，做好门诊用药咨询工作。

（三）医疗机构调剂工作模式

我国医疗机构的调剂模式主要分为门诊调剂工作模式和住院调剂工作模式。

1. 门诊调剂工作模式 门诊药房调剂工作按调剂区域分为西药调剂室、中药调剂室、传染科调剂室、急诊调剂室。医疗机构根据调剂人员多少、调剂工作量大小的不同，调剂工作可采用不同的调剂模式，以提高配方的效率，减少差错事故的发生。一般窗口发药常采用以下三种方式。

（1）独立配方法 从收方到发药由调剂人员一人完成。这种方法比较节省人力，但由于审方、核对、发药均由一人进行，所以容易出现差错。适用于小药房、急诊药房等。

（2）流水配方法 将整个配方过程进行具体分工，共同完成。一般由1人收方及审查处方，1~2人配方，1人核对及发药。这种方法分工具体，责任明确，工作有序，效率较高。药品经第二人核对发出，可减少差错，但需要较多人力，适用于大医院药房。

（3）独立配方与分工协作相结合法 1人负责收方、审查处方以及配方后的核对、发药，另1人负责配方。这种方法吸取了独立配方和流水配方各自的优点，普遍适用于各医院药房，既能节省人力，又能减少差错，是广泛采用的一种方法。目前国内已有一些医院采用计算机发药的方式。药剂人员将处方输入计算机后，经审查核对，由与计算机连接的发药机，将药品经传送带输送到发药窗口，然后发出药品，同时计算机将处方中的药品的单价和总金额打印出来。

2. 住院部调剂工作模式 住院调剂工作不同于门诊调剂，需要将住院病人所需的药剂定期发至病区。目前我国医疗机构主要采用以下三种方式。

（1）凭方发药 医生给住院病人开出处方，护士凭处方到住院调剂室取药。由调剂室药剂人员按方发药。此种发药方式的优点是药师能直接了解病人的用药情况，便于及时纠正临床不合理用药的现象，保证病人用药安全、有效。缺点是工作量较大，故仅适用于麻醉药品、精神药品、毒性药品、贵重药品以及出院病人带药、少数的临时用药和紧急用药等情况。

（2）病区小药柜制 为方便患者用药，根据各病区的专业特点和床位数，在病区储备一定数量的常用药品及少量急救药品、止痛药、麻醉药、镇静催眠药等。储备药清单一式两份，分别在药房和病区护士站各留存一份。每日医师查房后，由护士按医嘱取药发给病人使用。一段时间后填写药品请领单向住院调剂室领取补充消耗的药品，药师按请领单将药配齐，经核对后送到病区或由护士核对后领回。这种发药方式便于病人及时用药，减轻了护士和药剂人员的工作量。其缺点：一是药师不易及时了解病人的用药情况，不能及时纠正用药过程中出现的差错；二是对各病区储存的药品由于没有专业人员的管理，且领药人不固定，领药计划不周，又缺少监督管理，这样不仅容易导致药品变质或过期失效，而且容易造成药品积压、浪费，甚至药品流失。

（3）中心摆药制 在病区的适中位置设立病区中心摆药室，其人员由药师和护士组成。药品的请领、保管和账目由药师负责。护士负责摆药及摆药的准备工作。病区护士将治疗单或医嘱送至中心摆药室，由药师或摆药护士将病区每一个病人口服药品的一天服药量，分次摆入药盘的投药杯中，经病区治疗护士核对发给病人服用；由药师将每一病区所有病人一天用量的注射用药品集中发给病区治疗护士，双方核对无误后签字，再由治疗护士将领回的药品在治疗室按病人分床位摆放备用。此种方式便于药品管理，避免药品变质、过期失效、积压、浪费；有利于保证调剂质量和用药监督，可减少差错，提高药疗水平。但摆好的药置于投药杯中，运送中容易污染。

在住院调剂工作方面，近年来利用微机网络技术构建的中央物流传输系统，把医疗机构内部药品的领用和退换由物流传输系统完成，成为医疗机构现代化管理的前沿。它需要建立独立的药品运输梯，医生在工作站开具医嘱，护士接受医嘱，生成领药单后，可以直接将电子医嘱信息传送到各住院药房，住院药房根据电子医嘱调配处方，通过药品运送梯送往各个病区，并通过监视器监视送药过程，护士在病区完成药品的核对。这种高效快捷的药品运送梯，使医护人员不离岗位完成取药，解放了护士的劳动力，有助于提高护理质量。

（四）调剂质量管理

1. 调剂人员的素质要求　《药品管理法》规定，取得药学专业技术资格人员方可从事处方调剂、调配工作。非药学专业技术人员不得从事处方调剂、调配工作。具有药师以上药学专业技术职务任职资格的人员负责处方审核、评估、核对、发药以及安全用药指导。药士从事处方调配工作；确因工作需要，经培训考核合格后，也可以承担相应的药品调剂工作。药学专业技术人员签名式样应在本机构药学部门或药品零售企业留样备查。药学专业技术人员停止在医疗、预防、保健机构或药品零售企业执业时，其处方调剂权即被取消。

2. 调剂工作的质量要求　①药学专业技术人员应按操作规程调剂处方药品。认真审核处方，准确调配药品，正确书写药袋或粘贴标签，包装；向患者交付处方药品时，应当对患者进行用药交待与指导。②药学专业技术人员须凭医师处方调剂处方药品，非经医师处方不得调剂。③对处方所列药品，不得擅自更改或者代用。对有配伍禁忌、超剂量的处方，药学专业技术人员应拒绝调配。必要时，经处方医师更正或者重新签字，方可调配。④为保证患者用药安全，药品一经发出，除医方责任外，不得退换。

3. 调剂差错的预防　差错发生率的高低，直接影响调剂的质量，一旦发生差错，轻者贻误治疗，重者给病人带来不应有的痛苦甚至死亡。因此，对差错找出原因，采取有效措施加以防止，是调剂质量管理的重要内容。

（1）差错类型　①处方医师的错误。在收方、审方、调配、发药时未能发现医师处方中出现的错误，依照错误处方调配，发给病人；②调配错误。调配时发生药品名称、规格、数量或用量用法方面的错误，未能及时发现而发给病人；③标示错误。配方人员在药袋、药瓶的标签上错标了患者姓名、药品名称、规格或用法用量；④药品管理失控。配发了过期、变质的药品；⑤特殊管理药品未能按国家有关规定执行；⑥其他。如擅自脱离岗位，延误急重病人的抢救时机等行为。

（2）差错原因　①责任心不强。大部分差错的发生是由于工作人员态度不认真，责任心不强，在配方过程中不按操作规定进行造成的；②专业技术水平不高。未经过系统的药学专业教育和训练，上岗前培训工作未达到要求或人员轮转过于频繁等；③缺乏科学管理。如有的药房药品放置无序，组织管理不力，致使分工不明确，工作抢时间、赶任务，忙中出现差错。

（3）差错的预防　①药剂人员要树立"预防为主""安全第一"的思想，增强责任心，增强职业道德的观念，把病人的健康和安全放在首位，全心全意地为人民服务。②严格遵守《药品管理法》的规定，认真执行有关调剂操作规程和规章制度。在处方调配中应严格执行"四查十对"。③实行岗位责任制，对调配人员应按职称及担任职务的不同，提出相应的要求。④加强专业训练，提高业务水平，并要重视药学技术人员的继续教育，使知识不断得到更新，适应工作需要。

（五）调剂业务新发展

1. 静脉药物配制 静脉药物配制（pharmacy intravenous admixture, PIVA）是指医疗机构药学部门根据临床医师处方，经药师审核其配方的合理性后，经过培训的操作人员按照无菌操作要求，在洁净环境下对静脉用药物进行加药混合调配，使其成为可供临床直接静脉输注使用的成品输液操作过程。PIVA 的适应范围主要包括全静脉营养液、细胞毒性药物、心肌保护液和抗生素等，尤其适宜儿科用药、全静脉营养用药、肿瘤科用药。

考点提示： PIVA 适应范围

传统的给静脉输液中加药的工作，是在各病区由护士在各自的治疗室完成的。配制环境是一个相对洁净的非封闭环境，人员流动性大，各种操作均暴露于非净化空气中，配制过程中，药液受污染的可能性大。同时在配制细胞毒性药品时，对人体和周边环境也会带来一定的危害。为了解决传统临床用药的弊端，美国于 1963 年建立了世界上第一个静脉药物配制中心。由于 PIVA 是在 10000 级背景下局部 100 级的洁净层流台上进行的静脉输入药物混合的集中配制，可有效防止细菌污染，控制微粒，提高输液的质量，降低输液反应的发生，确保患者安全用药；同时层流净化装置的防护作用，可降低细胞毒性药物对医务人员的职业伤害，避免药物对环境的污染；可有效实施药师监控，有利于临床合理用药。因此，建立 PIVA 中心已经被越来越多的医疗机构所接受，成为现代医院药学工作的重要内容。

静配中心工作主要包括医嘱审核→打印标签→贴签、摆药、核对→混合调配→成品输液核对、包装与发放几个环节。"通过贴签、摆药、混合调配、入仓扫描、出仓扫描 5 个环节加强核对，最大限度地减少因各种因素导致的用药错误，确保配药过程中不出错。

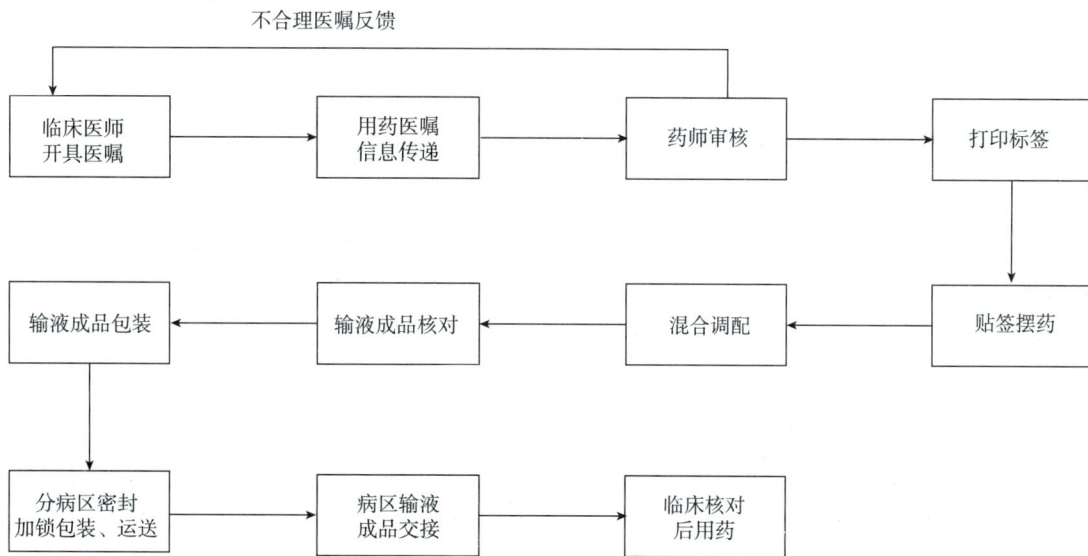

图 10 - 3 静脉用药调配中心工作流程

2. 单位剂量调剂 单位剂量调剂（unit dose distribution , UDD），也称单元调剂，即发给住院病人服用的固体药品均以单位剂量（如每 1 片、每 1 粒）用铝箔或塑箔进行包装，上面标有药名、剂量等，调剂时药师以单位剂量的小包装发给护士，再由护士发给病人按时服用。这种调剂方法，护士易于核对，也便于病人自己识别，可防止药物服错的现象发生，克服了过去发给病人的散片、裸胶囊的缺点，为病人用药的安全、有效提供了保障。

任务三 医疗机构制剂管理

> **情境导入**

情境：小李所在医院生产的院内制剂很受患者欢迎。但这些院内制剂却禁止院外销售，以致很多患者为了买到该药不得不找熟人、托关系。

思考：什么是医院制剂？医院制剂为什么不能到市场销售？

我国医疗机构制剂的合法身份是从 1984 年我国《药品管理法》的颁布而拥有的。2001 年《医疗机构制剂配制质量管理规范》（GPP）（试行）公布实施，2002 年《药品管理法实施条例》的颁布实施，2005 年相继施行的《医疗机构制剂注册管理办法》（试行）和《医疗机构制剂配制监督管理办法》（试行）等相关法规和规章对医疗机构制剂的管理进一步作了明确规定，标志着我国医疗机构制剂的管理步入法制化轨道。2015 年 1 月，原国家食品药品监督管理局公布了《医疗机构制剂注册管理办法（征求意见条文）》，是时隔 10 年后医疗机构制剂注册的一次新变化。

一、医疗机构制剂准入管理

医疗机构制剂，是指医疗机构根据本单位临床需要经批准而配制、自用的固定处方制剂。医疗机构配制的制剂，应当是市场上没有供应的品种。医疗机构准入管理包括医疗机构制剂室许可和医疗机构制剂品种注册许可。

考点提示：医疗机构制剂的定义和准入管理

（一）医疗机构设立制剂室许可

1. 许可程序

（1）申请 医疗机构设立制剂室，应当向所在地省级药品监督管理部门提交有关材料：如《医疗机构制剂许可证申请表》、实施 GPP 自查报告、医疗机构的基本情况及《医疗机构执业许可证》副本复印件等 9 项内容。申请人应当对其申请材料的真实性负责。

（2）审查 省级药品监督管理部门收到申请后，应当根据不同情况分别出具加盖本部门受理专用印章并注明日期的《受理通知书》或者《不予受理通知书》。

（3）组织验收 省级药品监督管理部门应当自收到申请之日起 30 个工作日内，按照国家食品药品监督管理部门制定的《医疗机构制剂许可证验收标准》组织验收。

（4）发证 验收合格的，予以批准，并自批准决定作出之日起 10 个工作日内向申请人核发《医疗机构制剂许可证》；验收不合格的，作出不予批准的决定，书面通知申请人并说明理由，同时告知申请人享有依法申请行政复议或者提起行政诉讼的权利。

（5）备案 省级药品监督管理部门验收合格后，应当自颁发《医疗机构制剂许可证》之日起 20 个工作日内，将有关情况报国家食品药品监督管理部门备案。

（6）社会监督 省级药品监督管理部门应当在办公场所公示申请《医疗机构制剂许可证》所需的事项、依据、条件、期限、需要提交的全部材料的目录和申请书示范文本等。颁发《医疗机构制剂许可证》的有关决定、审批过程和审批结果，应当予以公开，公众有权查阅。涉及公共利益的重大许可事项，应当向社会公告并举行听证。

2. 《医疗机构制剂许可证》的管理

（1）核发 《医疗机构制剂许可证》是医疗机构配制制剂的法定凭证，分正本和副本。正、副本具有同等法律效力，有效期为5年。

（2）变更 《医疗机构制剂许可证》变更分为许可事项变更和登记事项变更。许可事项变更是指制剂室负责人、配制地址、配制范围的变更。登记事项变更是指医疗机构名称、医疗机构类别、法定代表人、注册地址等事项的变更。

（3）换发 《医疗机构制剂许可证》有效期届满需要继续配制制剂的，医疗机构应当在有效期届满前6个月，向原发证机关申请换发《医疗机构制剂许可证》。

（4）缴销 医疗机构终止配制制剂或者关闭的，由原发证机关缴销《医疗机构制剂许可证》，同时报国家食品药品监督管理部门备案。

（5）补办 遗失《医疗机构制剂许可证》的，持证单位应当在原发证机关指定的媒体上登载遗失声明并同时向原发证机关申请补发。遗失声明登载满1个月后原发证机关在10个工作日内补发《医疗机构制剂许可证》。任何单位和个人不得伪造、变造、买卖、出租、出借《医疗机构制剂许可证》。

3. 医疗机构中药制剂委托配制的管理

（1）委托配制的条件 具有《医疗机构制剂许可证》且取得制剂批准文号，并属于"医院"类别的医疗机构的中药制剂，可以委托本省、自治区、直辖市内取得《医疗机构制剂许可证》的医疗机构或者取得GMP认证证书的药品生产企业配制制剂。未取得《医疗机构制剂许可证》的"医院"类别的医疗机构，在申请中药制剂批准文号时申请委托配制的，应当按照《医疗机构制剂注册管理办法》的相关规定办理。

考点提示： 委托配制制剂的条件

（2）委托配制的审批 委托方向所在地省级药品监督管理部门提交中药制剂委托配制的申请材料；省药品监督管理部门参照GPP有关规定进行受理，并应当自申请受理之日起20个工作日内，按照有关规定的条件对申请进行审查，并作出决定。经审查符合规定的，予以批准，发放《医疗机构中药制剂委托配制批件》。

（3）委托配制的有效期 《医疗机构中药制剂委托配制批件》有效期不得超过该制剂批准证明文件载明的有效期限。在有效期内，委托方不得再行委托其他单位配制该制剂。有效期届满，需要继续委托配制的，委托方应当在有效期届满30日前办理委托配制的续展手续。委托配制合同终止的，《医疗机构中药制剂委托配制批件》自动废止。

（4）委托配制的质量要求 委托配制制剂的质量标准应当执行原批准的质量标准，其处方、工艺、包装规格、标签及使用说明书等应当与原批准的内容相同。在委托配制的制剂包装、标签和说明书上，应当标明委托单位和受托单位名称、受托单位生产地址。委托单位取得《医疗机构中药制剂委托配制批件》后，应当向所在地设区的市级以上药品检验所报送委托配制的前三批制剂，经检验合格后方可投入使用。委托方对委托配制制剂的质量负责；受托方应当具备与配制该制剂相适应的配制与质量保证条件，按GMP或者GPP进行配制，向委托方出具批检验报告书，并按规定保存所有受托配制的文件和记录。

（二）医疗机构制剂许可

医疗机构制剂的申请人，应当是持有《医疗机构执业许可证》并取得《医疗机构制剂许可证》的医疗机构。未取得《医疗机构制剂许可证》或者《医疗机构制剂许可证》无相应制剂剂型的"医院"类别的医疗机构可以申请医疗机构中药制剂，但是必须同时提出委托配制制剂的申请。接受委托配制的单位应当是取得《医疗机构制剂许可证》的医疗机构或者取得《药品生产质量管理规范》认证证书的药品生产企业。委托配制的制剂剂型应当与受托方持有的《医疗机构制剂许可证》或者《药品生产质量管理规范》认证证书所载明的范围一致。

考点提示：医疗机构制剂许可申请的条件

1. 医疗机构制剂申报

（1）申请医疗机构制剂，应当进行相应的临床前研究，包括处方筛选、配制工艺、质量指标、药理、毒理学研究等。

（2）填写《医疗机构制剂注册申请表》，所报送的资料应当真实、完整、规范。

（3）申请制剂所用的化学原料药及实施批准文号管理的中药材、中药饮片必须具有药品批准文号，并符合法定的药品标准。

（4）制剂的名称，应当按照药品命名原则命名，不得使用商品名称。

（5）配制制剂使用的辅料和直接接触制剂的包装材料、容器等，应当符合国家有关辅料、直接接触药品的包装材料和容器的管理规定。

（6）制剂的说明书和包装标签应当按照国家有关药品说明书和包装标签的管理规定印制，其文字、图案不得超出核准的内容，并需标注"本制剂仅限本医疗机构使用"字样。

（7）有下列情形之一的，不得作为医疗机构制剂申报：①市场上已有供应的品种；②含有未经国家药品监督管理局批准的活性成分的品种；③除变态反应原外的生物制品；④中药注射剂；⑤中药、化学药组成的复方制剂；⑥麻醉药品、精神药品、医疗用毒性药品、放射性药品；⑦其他不符合国家有关规定的制剂。

2. 医疗机构制剂审批

（1）药品监督管理部门收到申请后，对申报资料进行形式审查，符合要求的予以受理；对符合规定的，发给《医疗机构制剂临床研究批件》。

（2）完成临床研究后，申请人向所在地省级药品监督管理部门或者其委托的药品监督管理机构报送临床研究总结资料。省级药品监督管理部门组织完成技术审评，符合规定的，向申请人核发《医疗机构制剂注册批件》及制剂批准文号，同时报国家药品监督管理局备案。

（3）医疗机构制剂批准文号的格式为：X药制字H（Z）+4位年号+4位流水号。其中，X省、自治区、直辖市简称，H化学制剂，Z中药制剂。

考点提示：医疗机构制剂批准文号的格式

3. 医疗机构制剂的补充申请与再注册 医疗机构配制制剂，应当严格执行经批准的质量标准，并不得擅自变更工艺、处方、配制地点和委托配制单位。需要变更的，申请人应当提出补充申请，报送相关资料，经批准后方可执行。

医疗机构制剂批准文号的有效期为3年。有效期届满需要继续配制的，申请人应当在有效期届满前3个月按照原申请配制程序提出再注册申请，报送有关资料。

有下列情形之一的，省级药品监督管理部门不予批准再注册，并注销制剂批准文号。

①市场上已有供应的品种；②按照《医疗机构制剂注册管理办法》（试行）应予撤销批准文号的；③未在规定时间内提出再注册申请的；④其他不符合规定的。

课堂互动

医院制剂是药品吗？为什么？

二、医疗机构制剂的调剂、注册及质量管理

（一）医疗机构制剂调剂使用

医疗机构配制的制剂应当按照规定进行质量检验，合格的，凭医师处方在本单位使用。

经国务院药品监督管理部门或者省、自治区、直辖市人民政府药品监督管理部门批准，医疗机构配制的制剂可以在指定的医疗机构之间调剂使用。医疗机构制剂的调剂使用，不得超出规定的期限、数量和范围。

考点提示：医疗机构制剂质检、调剂的规定

（二）医疗机构制剂注册的监督管理

配制和使用制剂的医疗机构应当注意观察制剂不良反应，并按照国家药品监督管理局的有关规定报告和处理。省级药品监督管理部门对质量不稳定、疗效不确切、不良反应大或者其他原因危害人体健康的医疗机构制剂，应当责令医疗机构停止配制，并撤销其批准文号。已被撤销批准文号的医疗机构制剂，不得配制和使用；已经配制的，由当地药品监督管理部门监督销毁或者处理。

（三）医疗机构制剂质量管理

根据《医疗机构制剂配制质量管理规范》，医疗机构制剂配制质量管理包括机构与人员、房屋与设施、设备、物料、卫生、文件、配制管理、质量管理与自检、使用管理等9个方面。

（1）组织机构与人员　医疗机构制剂配制应在药剂部门设制剂室、药检室和质量管理组织。机构与岗位人员的职责应明确，并配备具有相应素质及相应数量的专业技术人员。医疗机构负责人对制剂质量负责。制剂室和药检室的负责人不得互相兼任。从事制剂配制操作及药检人员，应经专业技术培训，具有基础理论知识和实际操作技能。

（2）房屋与设施　为保证制剂质量，制剂室要远离各种污染源。制剂室应有防止污染、昆虫和其他动物进入的有效设施。制剂室的房屋和面积必须与所配制的制剂剂型和规模相适应。各工作间应按制剂工序和空气洁净度级别要求合理布局，即一般区和洁净区分开；配制、分装与贴签、包装分开；内服制剂与外用制剂分开；无菌制剂与其他制剂分开。制剂室应具有与所配制剂相适应的物料、成品等库房，并有通风、防潮等设施。洁净室的内表面应平整光滑，无裂缝、接口严密，无颗粒物脱落并能耐受清洗和消毒。墙壁与地面等交界处宜成弧形或采取其他措施，以减少积尘和便于清洁。

（3）设备　设备的选型、安装应符合制剂配制要求，易于清洗、消毒或灭菌，便于操作、维修和保养，并能防止差错和减少污染。纯化水、注射用水的制备、储存和分配应能防止微生物的滋生和污染。储罐和输送管道所用材料应无毒、耐腐蚀，管道的设计和安装应避免死角、盲管。

（4）物料　制剂配制所用物料的购入、储存、发放与使用等应制定管理制度。制剂配制所用的物料应符合药用要求，不得对制剂质量产生不良影响。各种物料要严格管理：合格物料、待验物料及不合格物料应分别存放，并有易于识别的明显标志；不合格的物料，应及时处理；对温度、湿度等有特殊要求的物料，应按规定条件储存；挥发性物料的存放，应注意避免污染其他物料。

（5）卫生　制剂室应有防止污染的卫生措施和卫生管理制度，并由专人负责。进入洁净室（区）的人员不得化妆和佩戴饰物，不得裸手直接接触药品。配制人员应有健康档案，并每年至少体检一次。传染病、皮肤病患者和体表有伤口者不得从事制剂配制工作。洁净室工作服的质地应光滑、不产生静电、不脱落纤维和颗粒性物质。无菌工作服必须包盖全部头发、胡须及脚部，并能阻留人体脱落物并不得混穿。不同洁净度级别房间使用的工作服应分别定期清洗、整理，必要时应消毒或灭菌。洗涤时不应带入附加的颗粒物质。

（6）文件　文件总体上可以分为记录、制度和各种操作规程。制定文件应符合《药品管理法》和相关法律、法规、规章的要求；应建立文件的管理制度。使用的文件应为批准的现行文本，已撤销和过时的文件除留档备查外，不得在工作现场出现；文件的制定、审查和批准的责任应明确，并有责任人签名；有关配制记录和质量检验记录应完整归档，至少保存 2 年备查。

医疗机构制剂室应有配制管理、质量管理的各项制度和记录。包括：①制剂室操作间、设施和设备的使用、维护、保养等制度和记录；②物料的验收、配制操作、检验、发放、成品分发和使用部门及患者的反馈、投诉等制度和记录；③配制返工、不合格品管理、物料退库、报损、特殊情况处理等制度和记录；④留样观察制度和记录；⑤制剂室内外环境、设备、人员等卫生管理制度和记录；⑥本规范和专业技术培训的制度和记录。

（7）配制管理　为防止制剂被污染和混淆，配制操作应采取下述措施：①每次配制后应清场，并填写清场记录。每次配制前应确认无上次遗留物。②不同制剂的配制操作不得在同一操作间同时进行。如确实无法避免时，必须在不同的操作台配制，并应采取防止污染和混淆的措施。③在配制过程中应防止称量、过筛、粉碎等可能造成粉末飞散而引起的交叉污染。④在配制过程中使用的容器须有标明物料名称、批号、状态及数量等的标志。

根据制剂配制规程选用工艺用水。工艺用水应符合质量标准并定期检验。新制剂的配制工艺及主要设备应按验证方案进行验证。当影响制剂质量的主要因素，如配制工艺或质量控制方法、主要原辅料、主要配制设备等发生改变时，以及配制一定周期后，应进行再验证。所有验证记录应归档保存。

（8）质量管理与自检　质量管理组织负责制剂配制全过程的质量管理。其主要职责包括：制定质量管理组织任务、职责；决定物料和中间品能否使用；研究处理制剂重大质量问题；制剂经检验合格后，由质量管理组织负责人审查配制全过程记录并决定是否发放使用；审核不合格品的处理程序及监督实施。

医疗机构制剂质量管理组织应定期组织自检。自检应按预定的程序，按规定内容进行检查，以证实与本规范的一致性。自检应有记录并写出自检报告，包括评价及改进措施等。

（9）使用管理　医疗机构制剂应按药品监督管理部门制定的原则并结合剂型特点、原料药的稳定性和制剂稳定性试验结果规定使用期限。制剂配发必须有完整的记录或凭据。制剂在使用过程中出现质量问题时，制剂质量管理组织应及时进行处理，出现质量问题的制剂应立即收回，并填写收回记录。

任务四　医疗机构药品供应管理

情境导入

情境：丁某刚入职某制药企业业务员，准备联系某医疗机构开展业务，据说医疗机构的药品都要招标采购，想要销售，必须先保证自己的药进入当地招采目录。

思考：1. 什么是招标采购？
　　　2. 医疗机构关于药品采购的规定是怎样的？

学法用法

案例 10 - 3　福清市某医院从无《药品经营许可证》的企业购进药品案

福清市某医院于 2016 年 6 月 30 日，从无《药品经营许可证》的福州某生物制品有限公司购进了梅毒甲苯胺红不加热血清试验诊断试剂 1 盒，购进金额为 60 元；人类免疫缺陷病毒（HIV）抗体诊断试剂 1 盒，购进金额为 210 元；于 2016 年 7 月 20 日，又从该公司购进了梅毒甲苯胺红不加热血清试验诊断试剂 10 盒，购进金额为 600 元。

问题：该案件中医院的采购行为是否合法？医疗机构怎样进行药品的采购？

一、药品采购管理

药品采购管理是指对医疗机构药品的供应渠道、采购程序、采购方式、采购计划和采购文件的管理。由于药品是特殊商品，只能让药品等病人，而不能让病人等药品。因此，依法、规范、按需、适时地购进质量优良、价格合理的药品，保证药品的供应，是医疗机构药品采购应遵循的基本原则。医疗机构药品的采购类别：包括一般药品、特殊管理药品、中药材（饮片）、自配制剂的原料、科研用药品等。

（一）药品采购计划的管理

定期、及时的制定好药品采购计划是做好药品供应工作的基础，是药品采购必需的文件依据。药品采购计划可分为定期性采购计划和临时性采购计划。定期性采购计划又分为年度计划、季度计划、月计划；临时性采购计划又分为一般临时性采购计划和紧急临时性采购计划。

1. 药品采购计划的制定　药品采购计划的制定应遵照以下原则和要求。

（1）量入为出、精打细算　①以《国家基本药物目录》《国家基本医疗保险药品目录》为基础。②以医疗机构各科室上报的申购计划为依据。③以医疗机构近年度药品消耗的实际品种、数量等情况为补充。④以保持合理的药品库存为原则，正常情况下药品的库存量为 1～3 个月，特殊情况可适当增减。

（2）统筹兼顾、保证重点　充分考虑各类药品在计划中的比例，按照基本药物优先的原则，保证常用药物和急救药品的供应，限制贵重药品的供应，合理安排新药的供应。

（3）分期编制、未雨绸缪　①采取分批、分阶段的采购策略，根据季节变化调整药品计划。②充分考虑应对突发事件和临床特殊需要的因素，做到"未雨绸缪"。③注意收集与分析药品市场的各种信息，充分利用信息资源做好药品计划制定工作。

2. 药品采购计划的审批　采购计划的审批应结合医疗机构自身的管理模式，根据计划类型、采购金额以及品种管理要求等因素综合考虑决定。

（1）年度计划　上年度 12 月中旬编制，经药事管理与药物治疗学委员会审核，经主管院长批准执行。

（2）季度计划　是年度计划的具体执行程序，由药库管理人员编制后，经药学部门负责人批准。

（3）月计划　是季度计划的补充，由药学部门负责人批准执行。

（4）临时性采购计划　一般临时性采购计划由药学部门负责人批准执行；紧急临时性采购计划，采购小组应及时、果断地组织采购，同时，向药学部门直至主管院长报告，并补办规定的程序性文件与手续。

（二）药品采购渠道的管理

医疗机构购进药品时，应当按照《药品经营质量管理规范》有关规定，索取、查验、保存供货企业有关证件、资料、票据。

1. 对供货企业有关证件、资料的查验

（1）查验供货企业的合法性　即供货企业应当提供加盖本企业原印章的《药品生产许可证》或《药品经营许可证》和营业执照的复印件。

（2）查验供货品种的合法性　即供货企业应当提供加盖本企业原印章的所销售药品的批准证明文件复印件。

（3）进口药品合法性的查验　即医疗机构在采购进口药品时，供货企业应按照国家有关规定提供加盖本企业原印章的《药品注册证书》和《进口药品检验报告书》等相关证明文件复印件。

（4）销售人员资质的查验　对药品生产企业、药品批发企业派出销售人员销售药品的，还应当提供加盖本企业原印章的授权书复印件。授权书原件应当载明授权销售的品种、地域、期限，注明销售人员的身份证号码，并加盖本企业原印章和企业法定代表人印章（或者签名）。销售人员应当出示授权书原件及本人身份证原件，供药品采购方核实。

2. 索取供货企业的票据　从药品生产企业、药品批发企业采购药品时，供货企业开具的票据应标明供货单位名称、药品名称、生产厂商、批号、数量、价格等内容的销售凭证。

3. 供货企业留存资料和销售凭证的保存时间　按规定对留存的药品生产、经营企业的资料和销售凭证，应当保存至超过药品有效期1年，但不得少于3年。

（三）药品采购方式

传统的药品采购是由医院采购领导小组通过集体谈判的形式，采取定品牌、定渠道、议价、协议的方式进行药品采购。这对保证医院药品质量起到重要作用。随着市场经济的深入发展，药品供应市场的竞争日益加剧，为了体现市场经济的公平竞争，在保证药品质量的前提下，获得高质价廉的药品，降低医疗费用，减轻患者负担，国家推行药品集中采购制度。《国家组织药品集中采购和使用试点方案》（国办发〔2019〕2号）指出，药品集中采购根据每种药品入围的生产企业数量分别采取相应的方式：入围生产企业在3家及以上的，采取招标采购的方式；入围生产企业为2家的，采取议价采购的方式；入围生产企业只有1家的，采取谈判采购的方式。目前通常采用集中招标采购和集中议价采购两种方式采购药品。

1. 药品集中招标采购　药品集中招标采购是指数家医疗机构联合组织的药品招标采购和共同委托招标代理机构组织的药品招标采购。为了规范这项工作，卫生部等五部委制定了《医疗机构药品集中招标采购试点工作若干规定》和《医疗机构药品集中招标采购管理工作规范（试行）》。

（1）原则　坚持质量优先、价格合理、遵循公开、公平、公正和诚实信用原则。

（2）采购方式与适用范围　①集中公开招标是指招标人以招标公告的方式邀请不特定的药品供应商投标的采购方式，主要适用范围是城镇职工基本医疗保险药品目录中的药品、医疗机构临床使用量比较大的药品，原则上实行集中招标采购。②集中邀请招标是指招标人以邀请书的方式邀请三个以上特定的药品供应商投标的采购方式，它只适用于采购标的（品种、批量或金额等）较少、潜在投标人较少或需要在短时间内完成的采购任务。

考点提示：集中招标采购的方式

（3）程序　①各医疗机构制定、提交拟集中招标的药品品种规格和数量。②认真汇总各医疗机构药品采购计划。③依法组织专家委员会审核各医疗机构提出的采购品种、规格，确认集中采购的药品品种、规格、数量，并反馈给医疗机构。④确定采购方式，编制和发送招标采购工作文件。⑤审核药品供应企业（投标人）的合法性及其信誉和能力，确认供应企业（投标人）资格。⑥审核投标药品的批准文件和近期质检合格证明文件。⑦组织开标、评价或谈判，确定中标企业和药品品种品牌、规格、数量、价格、供应（配送）方式以及其他约定。⑧决标或洽谈商定后，组织医疗机构直接与中标企业按招标（洽谈）结果签订购销合同。购销合同应符合国家有关法规规定，明确购销双方的权利和义务。⑨监督中标企业（或经购销双方同意由中标企业依法委托的代理机构）和有关医疗机构依据招标文件规定和双方购销合同做好药品配送工作。

2. 药品集中议价采购 药品集中议价采购方式有四种：即询价采购、竞争性谈判采购、单一来源采购和备案采购。目前，我国主要应用竞争性谈判采购，即指医疗机构以议价采购公告方式邀请不特定的药品供应商做出报价，并进行公开的价格谈判，通过比较评价来确定成交品种的一种采购方式。它适用于所有通过集中公开招标采购不能成交的品种。此采购程序有一个多次议价谈判的过程，这种价格的谈判是公开的，是动态的和多次进行的，这就与集中招标采购方式形成了鲜明的区别。由于集中议价采购只是针对集中招标采购中未能成交的药品品种进行，不能单独使用，只能作为补充，故两者的程序、组织与文件准备及要求都基本相同，只是报价的要求不同，评价品种的范围不同，评价的方法不同。

（四）药品带量采购与两票制

为深化医药卫生体制改革，改革完善流通体制，降低药品虚高价格，完善药品价格形成机制，国家在药品流通环节进行了有益的积极改革与实践。

1. 药品带量采购 《国家组织药品集中采购和使用试点方案》（国办发〔2019〕2号）中提出，选择北京、天津、上海、重庆和沈阳、大连、厦门、广州、深圳、成都、西安11个城市组织开展药品集中采购和使用试点。在试点地区公立医疗机构报送的采购量基础上，按照试点地区所有公立医疗机构年度药品总用量的60%～70%估算采购总量，进行带量采购，量价挂钩、以量换价，形成药品集中采购价格，试点城市公立医疗机构或其代表根据上述采购价格与生产企业签订带量购销合同。剩余用量，各公立医疗机构仍可采购省级药品集中采购的其他价格适宜的挂网品种。

2. 两票制 "两票制"是指药品从生产商卖到一级经销商开一次发票，经销商卖到医院再开一次发票。《国务院办公厅关于进一步改革完善药品生产流通使用政策的若干意见》（国办发〔2017〕13号）中提出，推行药品购销"两票制"。综合医改试点省（区、市）和公立医院改革试点城市要率先推行"两票制"，鼓励其他地区实行"两票制"，争取到2018年在全国推开。药品流通企业、医疗机构购销药品要建立信息完备的购销记录，做到票据、账目、货物、货款相一致，随货同行单与药品同行。企业销售药品应按规定开具发票和销售凭证。积极推行药品购销票据管理规范化、电子化。实行"两票制"，能有效减少药品从生产厂家到医院的流通环节，不仅提高了效率，也保证了用药安全，更利于政府对药品的监管工作。

（五）基药招标采购

《建立和规范政府办基层医疗卫生机构基本药物采购机制的指导意见》经国务院办公厅印发，于2010年11月19日发布实行。

考点提示： 基药招采规定

1. 招采范围 对实施基本药物制度的政府办基层医疗卫生机构使用的基本药物（包括各省区市增补品种）实行以省（区、市）为单位集中采购、统一配送；坚持政府主导与市场机制相结合，发挥集中批量采购优势，招标和采购结合，签订购销合同，一次完成采购全过程，最大限度地降低采购成本，促进基本药物生产和供应。通过建立和规范基本药物采购机制，实现基本药物安全有效、品质良好、价格合理、供应及时，逐步建立起比较完善的基层用基本药物供应保障体系，使群众真正得到实惠。

2. 主管部门 省级卫生行政部门是本省（区、市）基本药物集中采购的主管部门，负责搭建省级集中采购平台，确定具备独立法人及采购资格的采购机构开展基本药物采购工作，并对基本药物集中采购过程进行管理和监督。采购机构在提供服务过程中不得向企业和基层医疗卫生机构收取费用，采购机构必要的工作经费列入政府预算。

3. 合理编制基本药物采购计划 采购机构定期汇总基层医疗卫生机构基本药物需求，编制基本药物集中采购计划，按照临床必需和基层实际确定基本药物采购的具体剂型、规格、质量要求，明确采购数量。

4. 单一货源承诺 暂无法确定采购数量的省（区、市）可以通过单一货源承诺方式进行采购，即对每种基本药物（具体到剂型和规格）只选择一家企业采购，使该企业获得供货区域内该药品全部市场份额，该供货区域内的所有政府办基层医疗卫生机构使用的基本药物（具体到剂型和规格）只由这一家企业供应。

5. 零差率销售 市场实际购销价格应作为基本药物采购的重要依据，原则上集中采购价格不得高于市场实际购销价格。采购机构通过集中采购确定的采购价格（包括配送费用）即为基层医疗卫生机构实际销售价格。

6. 明确基本药物供货主体 原则上用量大的基本药物直接向生产企业采购，由生产企业自行委托经营企业进行配送或直接配送；用量小的基本药物可以集中打包向药品批发企业采购（含配送）。也可以向代理生产企业销售药品的批发企业采购。无论采取哪种方式，供货主体都要对药品的质量和供应一并负责。

7. 区别情况分类采购 分类采购主要针对药品供应采取招标采购、谈判采购、医院直接采购、定点生产、特殊药品采购等不同方式。区分基本药物的不同情况，采取不同的采购方式。

（1）对独家生产的基本药物，采取与生产或批发企业进行单独议价的方式进行采购。

（2）对基层必需但用量小的特殊用药、急救用药，采用邀请招标、询价采购或定点生产的方式采购。

（3）对临床常用且价格低廉（建议为日平均使用费用在 3 元以下的基本药物，具体标准由各省区市自行确定），或者经多次采购价格已基本稳定的基本药物，采取邀请招标或询价采购的方式采购。

（4）对基本药物中的麻醉药品、精神药品、免费治疗的传染病和寄生虫病用药、免疫规划用疫苗、计划生育药品及中药饮片，仍按国家现有规定采购。

（5）其他基本药物均应进行公开招标采购。招标中如出现企业投标价格均高于市场实际购销价格，采购机构应与投标企业依次进行单独议价，均不能达成一致的，即宣布废标。

（6）对通过以上方式均未能采购到的基本药物，经省级卫生行政部门同意，采购机构可以寻找替代剂型、规格重新采购，或者委托有资质的企业定点生产，并及时上报国务院医改办公室备案。鼓励各地探索省际联合采购等多种方式，进一步降低基本药物价格、保障供应。

8. 坚持质量优先、价格合理 基本药物采购要遵循质量优先、价格合理的原则。鼓励各地采用"双信封"的招标制度，即在编制标书时分别编制经济技术标书和商务标书，企业同时投两份标书。经济技术标书主要对企业生产规模、配送能力、销售额、行业排名、市场信誉，以及 GMP（GSP）资质认证、药品质量抽验抽查历史情况、电子监管能力等指标进行评审，保证基本药物质量。只有经济技术标书评审合格的企业才能进入商务标书评审，商务标书评审由价格最低者中标。各地也可以通过设立资质条件的方式，对投标企业进行筛选；还可以根据基本药物质量和价格等要素设计评分指标体系，对投标企业进行综合评分。由省级卫生行政部门会同采购机构根据供货主体和实际情况，合理设计本省（区、市）的具体招标办法。

9. 签订基本药物购销合同 采购机构代表基层医疗卫生机构与供货企业签订购销合同，明确品种、剂型、规格、数量、价格、供货时间和地点、付款时间、履约方式、违约责任等，并负责合同的执行。如合同约定的采购数量不能满足临床用药需要，基层医疗卫生机构可以提出申请，由采购机构与供货企业签订追加合同，各供货企业原则上不得拒绝。

10. 严格基本药物采购付款制度 各地要建立完善的基本药物采购付款制度，并在购销合同中明确付款程序和时间。供货企业按照合同要求将药品配送到基层医疗卫生机构后，基层医疗卫生机构进行交货验收并出具签收单，采购机构根据签收单付款，原则上从交货验收合格到付款不得超过 30 日（具体天数要在合同中约定）。未能按时付款的，采购机构要向企业支付违约金。采购机构要设立专用账户，制定具体付款流程和办法，对各基层医疗卫生机构基本药物货款进行统一支付。各地可以设立一定的基本药物采购周转资金，确保基本药物货款及时足额支付。

11. 规范基本药物质量标准和包装规格　国家药品监督管理局要逐步提高基本药物质量标准。卫健委要逐步规范基层医疗卫生机构使用的基本药物剂型和规格，根据基层用药的实际需求，确定基本药物的标准剂型、标准规格和标准包装。在国家未出台规范的基本药物剂型和规格之前，各省（区、市）每种基本药物采购的剂型原则上不超过 3 种，每种剂型对应的规格原则上不超过 2 种。

12. 建立基本药物指导价格动态调整机制　价格主管部门要加强对基本药物成本调查和市场购销价格监测，进一步完善基本药物定价方式，动态调整基本药物指导价格水平，指导各地合理确定集中采购价格。对独家品种以及经多次集中采购价格已基本稳定且供应充足的基本药物，要探索实行国家统一定价。

▶ 知识链接

中国药品招标采购模式

我国药品集中招标采购模式大体地归为以下九大类。

1. 集中采购模式　传统的集中采购模式为基础，以市场为主导，2006 年前全国各地均采用该模式。

2. 挂网模式　以网上限价为主的采购模式。

3. 竞价模式　宣威模式率先提出"竞价采购、统一配送"的改革方案，竞价作为可以降低药品价格的有益尝试，陆续被各地接受。

4. 药房托管模式　南京商业公司进行医院药房的托管，开创了此模式的先河，相继出现了商业集团、商业公司托管区域，或系统几家医院药房或一家商业公司托管一家医院药房的形式。

5. 询价模式　宁波率先将询价采购模式在药品采购中应用，最低投标价作为中标取向，采用网上统一结算。

6. 打包模式　打包模式改变原有的单一产品投标的现状，取而代之为打包投标，并通过双标、收支两条线、零差价、统一配送、定点生产等手段加以完善。

7. 三统一模式　以政府为主导的采购模式，通过药品集中采购实现统一招标、统一价格、统一配送、统一使用、统一结算等。

8. 统筹模式　将系统或区域的药品需求进行统筹，集中需求，统一采购、统一配送、现款现货、网上结算和交易，以总后模式的统筹采购为代表。

9. 医药分开模式　伴随医药分开的医改试点，相继出现与之配套的药品采购方式的探索，如芜湖模式、武汉模式等。

（六）药品的验收入库

医疗机构购进药品，必须建立并执行进货检查验收制度，并建有真实完整的药品购进记录。药品购进记录必须注明药品的通用名称、生产厂商（中药材标明产地）、剂型、规格、批号、生产日期、有效期、批准文号、供货单位、数量、价格、购进日期。

购进药品的检查验收，应由药库管理人员、采购人员共同进行，验收合格应及时填写验收入库记录，采购、保管人员双签字后，方可入库。

药品购进记录必须保存至超过药品有效期 1 年，但不得少于 3 年。

二、药品储存管理

由于药品有其不同的理化性质，在储存过程中，受内在因素和外在因素的影响，可能会发生质量变化。因此，创造适宜的储存条件，采取有效措施，做好药品的储存与养护工作，是医疗机构药品管理的最基本的任务，是医疗机构保证药品质量的重要环节。

（一）药品储存

1. 分类储存管理 按药品的自然属性分类，按区、排、号进行科学储存。做到以下几点。①"六分开"。处方药与非处方药分开；基本医疗保险药品目录的药品与其他药品分开；内用药与外用药分开；性能相互影响、容易串味的品种与其他药品分开；新药、贵重药品与其他药品分开；配制的制剂与外购药品分开。②麻醉药品、第一类精神药品、医疗用毒性药品、放射性药品专库或专柜存放。③危险性药品、易燃、易爆物专库存放。④准备退货药品，过期、霉变等不合格药品单独存放。

2. 色标管理 色标管理指用不同颜色的设施来分隔不同性质的库区或货位的管理方式。一般情况下，合格库区、发货库区、零货称取库区为绿色；待验库区、退货库区为黄色；不合格库区为红色。

3. 堆放管理 药品在库的堆放要求一般有以下几点：①按批号集中堆放；②按效期远近堆放；③按外包装图示指引或文字的要求堆放；④保持合适的堆垛间隔距离，药品的每一堆垛与地面、墙面、顶面及堆垛之间应保持合适的距离。通常的情况下，与墙面、顶面的距离应大于30cm，与地面的距离应大于10cm，与库房内固定的养护设施及其他装置的距离应大于30cm，堆垛之间的距离应有利于药品搬运（拿取）、识别及安全。

（二）药品养护管理

药品养护管理是指对储存的药品提供必要的合适条件，并在储存期内进行质量检查，以保持药品在储存期内的质量要求。

1. 养护管理的硬件要求

（1）按规定提供合适的温、湿度条件 医疗机构应设立与贮藏要求相适应的冷库，温度控制在2～10℃；阴凉库，温度<20℃；常温库，温度为10～30℃。各库的相对湿度应保持在35%～75%之间。

（2）配置避光设施 可设计成不采自然光的库房或为库房的门、窗悬挂深色布帘等避光措施，以便存放易受光线影响而引起质量下降的药品。

（3）配置防虫、防鼠、防霉、防火、防爆及通风设施库 房应保持其结构与外环境的严密性，通风口处应装有严密的金属滤网。

2. 养护管理的软件要求

（1）制定岗位工作制度 在库药品养护管理制度；养护设备、装置维护保养制度；库房（区）清洁卫生制度。

（2）制定监督检查制度 规定人员，规定时间，对在库药品的存放位置与状态、包装标识与状态等内容进行检查；对养护设备、装置的运行状态进行检查，排除故障，消除隐患，保持完好性。

（3）建立检查及异常处理记录 ①对在库药品进行质量检查记录；②建立养护设备、装置的运行检查与维护保养记录；③建立药品库房的温度、湿度记录。

（三）药品有效期管理

药品有效期是指在一定贮藏条件下，能够保证药品质量合格的期限。《药品管理法》规定，超过有效期的药品按照劣药论处。

（1）我国药品有效期的表示方法　2006年，国家食品药品监督管理局发布的《药品说明书和标签管理规定》中规定了药品有效期应当按年月日的顺序标注，年份用四位数字表示，月、日用两位数字表示。其具体标注格式为"有效期至××××年××月"，或者"有效期至××××年××月××日"；也可以用数字和其他符号表示为"有效期至××××.××."或者"××××/××/××"等。有效期若标注到日，应当为起算日期对应年月日的前一天；若标注到月，应当为起算月份对应年月的前一月。

（2）世界各国对年、月、日的表示方法

1）欧洲国家大部分是按"日月年"排列。如"10/09/2000"或"10th Sept. 2000"，即2000年9月10日。

2）美国产品大多是按"月日年"排列。如上例则表示为"09/10/2000"，或"Sept. 10th 2000"。

3）日本产品按"年月日"排列。如上例表示为"20000910"。

（3）有效期药品的管理　购进药品验收时应注意该药品入库要按批号堆放或上架，出库必须贯彻"先产先出、近期先出，按批号发货"的原则。若库存药品或病区小药柜药品过期，必须按制度单独存放、销毁，绝不能发给患者使用。

三、药品经济管理

药品经济管理是按照经济规律的客观要求，运用经济手段，对医院药品的供应、库存、销售等基本过程进行全面的有效的监督和控制的核算方法。加强医疗机构药品经济管理工作，对于保证医疗需要、合理指导药品储存、减少资金占用、防止药品积压、降低药品损耗、加速药品周转、不断提高资金利用率有十分重要的意义。

（一）药品经济管理制度

医院对药品材料，实行"金额管理，重点统计，实耗实销"的管理办法。即医院对药品的经济管理不是数量管理，而是以金额管理为主、重点统计消耗数量为辅的实耗实销的管理办法。其中，"金额管理"是指用金额来控制和核算药品在医院流转中的各个环节。即药库、药房和各科室药品的入库、出库、领用、消耗和结存要按照数量、单价、金额记账。不同的是采用的单价有区别，药库以批发价（或购进价）为准，而药房及各科室则以零售价为准。"重点统计"是保证金额管理的辅助环节，即对本单位的麻醉药品、精神药品、医疗用毒性药品、贵重药品及自费药品等，在入库、出库、领用、消耗、出售、结存的每一环节都要实行数量统计，以防止流弊或流失。"实耗实销"是医院药品经济管理中核算的需要，对药房和有关科室实际消耗的药品，按照实际金额向财务部门报账核算。

（二）药品分级管理办法

根据药品的性质、需求数量和库存价值，将医疗机构的药品分成三级，采取不同的管理措施实行区别管理。

1. 一级管理

（1）范围　麻醉药品、第一类精神药品、终止妊娠的药品和医疗用毒性药品等的药品和原料药。如吗啡缓释片、吗啡注射液、硫酸阿托品粉等。

（2）管理办法　处方要求单独存放，每日清点，必须做到账物相符，如发现药品短少，要及时追查原因，并上报领导。

2. 二级管理

（1）范围　第二类精神药品、贵重药品、高警示药品。

（2）管理办法　专柜存放，专账登记。贵重药品要每日清点，精神药品定期清点，高警示药品分类管理。

3. 三级管理

（1）范围　普通药品。

（2）管理办法　账物管理，季度盘点，以存定销，要求账物相符。

（三）药品经济管理的质量指标

相对于现代经济管理而言，药品金额管理是一种较为原始而粗放的管理模式，因管理人员素质高低的差异，会出现截然不同的结果。管理规范者，账物相符，损耗符合规定。管理混乱者，账物不符，甚至出现虚报等现象。所以，加强对药品金额管理的考核和控制是十分必要的，其评价指标有以下几方面。

1. 药品加成率　国家目前规定的药品加成率是：中药饮片为20%～30%。

2. 账物相符率　对于贵重药品、特殊管理药品及其他规定逐日统计的药品，应达100%；库存药品亦应账物相符，损耗率不得超过0.5%。

3. 药品盘点误差率　西药、中成药不超过0.3%；中药饮片不超过0.5%。长期以来，由于医院用药品种多、数量大、价格变化频繁，故医院药品经济管理一直采用金额管理。实践证明，这种管理模式弊端多，漏洞大，很容易造成药品流失。

随着计算机网络化技术的发展，在经济全球化、社会信息化的进程中，我国医院已进入了数字化和信息化时代，大型的数字化医疗设备在医院中使用，各种医院管理信息系统和医疗临床信息系统也已普及。2007年卫生部统计信息中心对全国3765所医院（其中：三级以上663家；三级以下3102家）进行信息化现状调查，结果显示：门急诊划价收费系统、门急诊药房管理系统、住院病人费用管理系统、药库管理使用等以收费为中心的HIS已在大部分医院广泛使用，超过80%。信息化管理条件下医院药品管理已由过去的金额管理转向数量和金额双重管理的新模式。由于《医院管理系统》加强了对药品、耗材的全面数据管理，使得药品、耗材从采购、库存、划价发药等实现了全过程监控，从而堵塞了传统手工管理可能出现的漏洞，规范了医院内部的管理流程，使得医院的人、财、物处于全面的受控状态，从而极大地提高了医院人员的管理素质与医院的经济效益。

任务五　医疗机构临床药学管理

> **情境导入**

情境：许多药学学生毕业后在医院从事临床药师的工作。

思考：什么是临床药师，临床药学的工作内容主要包括什么？

一、临床药学的概念

（一）临床药学的定义

临床药学（clinical pharmacy）是一门以患者为对象，以生物药剂学和药物动力学为理论基础，研究药物与机体相互作用的反应，实现安全、有效、合理地使用药品，提高医疗质量，促进患者健康的科学。

考点提示：临床药学的定义

（二）临床药学的主要内容

1. 药学情报资料的收集和咨询服务　建立药学情报资料室，配备有关专业书籍、期刊及药品说明书，收集药品供应、使用、评价以及新药的研究、开发等方面的信息。以各种形式定期向医务人员介绍新药、老药新用及药物不良反应等；指导患者正确用药，做好用药咨询服务。

2. 开展治疗药物血浓度监测工作及参与个体给药方案的制定　有些治疗指数低、个体差异大的药物，如苯妥英钠、氨茶碱、庆大霉素等，按照常用给药方案，常不能取得良好的效果，有的患者可能达不到治疗效果，有的患者却出现中毒现象。因此，这些药物使用后需要监测患者的血药水平，根据患者个体或群体的药物动力学参数及体内药物浓度，设计或调整个体化给药方案，保证患者用药安全、有效。另外，通过血药浓度的测定，还可以研究制剂的生物利用度。

3. 参与临床治疗实践　深入病房，随同医师一起查房，掌握患者的病情，参与用药治疗，协助医师制定给药方案，为合理用药当好参谋。另外参加危重、急诊、中毒患者的抢救和疑难患者的会诊、药疗处理。

4. 参与新药评价及上市后药物不良反应的监测工作　新药的安全性和有效性要通过临床研究才能确定，即使对于已经上市的药品，随着临床使用实践的增加，也可能会产生不良反应。国家实行药物不良反应报告制度，临床药师应协助医师做好这项工作，为安全用药提供保证。

5. 进行药物配合和相互作用的研究　临床联合用药日趋复杂，产生的药物配伍变化中有体外的物理、化学方面的变化，如临床普遍遇到的静脉输液添加药物的混合问题，就是个复杂的药学问题。美国从 20 世纪 70 年代以后，改变了由医师、护士进行混合注射的做法，而由临床药师承担此项工作，而且在洁净室或层流洁净工作台上进行操作。此外，药物相互作用的研究已从体外进入到生物体内，药物在体内不仅有药物之间，还可能有药物与食物、药物与机体之间的相互作用，更增添了临床用药的复杂性。

6. 建立药历，进行处方、药历分析，了解本院用药情况　药历是患者用药史的记录，与病历有密切的关系和同等重要性。通过药历、处方分析，不但使临床药师熟悉药物的临床应用，了解影响药物治疗的相关因素以及所用药物之间的相互作用，将这些回顾性分析结果反馈给临床，指导临床合理用药。此外，可以发现一些不合理用药处方，使临床用药引以为戒。

（三）临床药学的发展

近年来，随着药物研究的深入和新药品种的不断增加，与药物有关的信息量迅速膨胀，临床医生越来越面临药物知识更新的困难，不合理用药和药物不良反应事件时有发生，并呈不断增加的趋势。为此，国外早在 20 世纪 60 年代开始即注重开展了临床药学的实践和培养专业化的临床药师，例如，美国 20 世纪 90 年代在医院工作的临床药师已达药师总数的 25%。在一些大的医学中心里，均设有临床药学服务中心，其中有些药师还根据医院专业科室的设置进一步分工，有专长地服务于不同科室。他们大都具有处方权，还直接参与临床治疗活动。通常每天早晨，和医生、护士、营养师所组成的治疗小组一起查房，已成为医师选药和用药的重要参谋，在诀择治疗方案和药物治疗中发挥了重要作用，药师的地位也获得了前所未有的提高。

发达国家在 20 世纪 50 年代开始就已经实行临床药师制，现已走过 3 个阶段。现在的临床药师已开始直接面向病人、面向所有的医疗机构、面向整个社会，他们不仅为到医院就诊的病人，而且为社区居民提供药学服务，关心全体用药者的身心健康和后果，开始了全面的、全方位的药学服务，推进整个社会的合理用药，提高医疗质量和人民的生活健康水平，降低卫生资源的消耗。

国内多数大型医院已初步开展了临床药学工作，但工作重点多偏重于药学研究、实验室监测、一般药品不良反应监测以及合理用药咨询等，药师深入临床参与个体化合理用药决策则很少。治疗药物监测工作大多也局限于实验室，与临床治疗联系不紧密，致使其效能不能充分发挥，这与国外情况有很大的差别。目前国内临床药师的医学基础知识比较薄弱，缺乏临床实践经验，虽然部分药师历经多年努力，在临床药师工作岗位上做出了一定的成绩，但就全国范围而言人数还很少。国内需要一支能很好适应深入临床直接面向病人服务的高素质临床药师队伍。

二、医疗机构临床合理用药

合理用药是人类社会对药物治疗的理想与追求。临床合理用药涉及到医疗卫生大环境的综合治理，依赖于国家相关方针政策的制定和调整，受到与用药有关各方面人员的道德情操、行为动机、心理因素等影响。临床合理用药已经成为临床药学研究讨论的重要课题。

（一）合理用药的概念

合理用药是指以当代的、系统的医学与药物知识和理论为指导，在了解疾病和药物的基础上，安全、有效、经济地使用药品。

其中，安全、有效、经济三大要素是合理用药的最终目的。安全性是前提，涵盖了让用药者承受最小的治疗风险而获得最大的治疗效果；有效性是目标，蕴藏着以适当的药品、以适当的剂量、在适当的时间、经适当的途径、给适当的患者、使用适当疗程最终达到预期的治疗、诊断或预防的作用；经济性是要求，即以尽可能少的药费支出取得尽可能大的治疗收益。

考点提示：合理用药的目的

（二）影响合理用药的因素

WHO 认为全球有 1/3 患者死于用药不当，全球有 1/7 病死者的死因不是自然固有的疾病，而是不合理用药。不合理用药的主要表现有：无明确指征用药、不恰当选药、超适应证用药、多药并用、剂量过大或不足、疗程过长或过短、剂量不适当等。不合理用药可导致患者痛苦增加、细菌耐药性增长、药源性疾病日渐增多、医疗效率降低及医药资源浪费等后果。因此，认真分析造成不合理用药现状的各种原因，有针对性寻求解决办法，对于促进合理用药有着积极地作用。

1. 人类对药物认识的局限因素　虽然人类已经初步掌握了大多数药物的基本药理作用和应用特点，但是人类对药物作用的认识是相对的，事实上是处于永久的探究状态，尤其在药物相互作用、时辰药理学、遗传药理学和药物基因组学以及疾病对药物的影响等领域，对药物作用规律的认识还处于初级阶段，而这些又是与合理用药密切相关的问题。认识的局限性必然导致用药的盲目性。

2. 医务人员因素　医务人员因素包括医师、药师、护士等专业技术人员对药物不熟悉，对药物治疗学知识不足，专业信息更新不及时，固有用药习惯的限制，缺乏安全用药交待与指导，以及服务意识淡薄、责任心不强、医德医风不正等都可能造成不合理用药。医师是造成不合理用药的主要原因；药师在不合理用药中也负有不可推卸的责任，如调配处方时审方不严，对病人的安全用药指导不力或用药交待不细致等；护理人员负责给药操作，也会造成不合理用药，如未正确执行医嘱，使用了失效的药品，临床观察、监测、报告不力，给药过程操作不规范等。

3. 患者自身因素　患者自身的知识结构、文化素质和所处的生活环境等，在一定程度上影响患者对药物的选择和用药依从性。常见的不合理用药行为有：自我诊断疾病，非针对性选购药品、盲目听信广告宣传用药、随意滥用抗菌药物、对输液过度依赖、不合理使用药物剂型、反复对比不同医院或医师用药方案、不及时用药、不执行医嘱、自行减药减量等。病人产生不依从的原因主要有：对药物疗效期望过高；理解、记忆偏差；不能耐受药物不良反应；经济承受能力不足等。

4. 政策缺陷因素　由于国家药物政策的制定分布在政府多个部门，各部门从各自职能出发制定的法规和指南就可能出现不协调现象，如导致目前制药企业盲目发展和药品生产的无计划状态、药品生产和经营企业无序竞争、药品低水平重复生产、药品商品名称多而混乱等，这些都成为滋生临床不合理用药的土壤。

5. 社会因素　社会因素造成不合理用药的情况比较复杂，涉及到心理学、行为科学、社会伦理学等诸多方面，可表现在：①医疗机构对用药缺乏有效的管理；②药品生产和经营企业的不正当竞争手段；③社会零售药店销售处方药失控；④饲料生产和畜牧水产养殖部门不当使用抗菌药物等现象。

（三）临床合理用药的管理

1. 国家宏观政策　我国卫生部、国家中医药管理局及总后卫生部等为加强医师处方和药师调剂行为，相继颁布了《医疗机构药事管理暂行规定》《处方管理办法》（试行）和《抗菌药物临床应用指导原则》等，对促进我国药物合理应用具有十分重要的意义。

原国家药品监督管理局颁布的《处方药与非处方药分类管理办法》（试行）；国家食品药品监督管理局印发的《关于做好处方药与非处方药分类管理实施工作的通知》，对药品分类管理提出了具体要求，为进一步规范非处方药管理，促进药品的合理使用提供了保障。

为规范抗菌药物临床应用行为，促进临床合理应用抗菌药物，控制细菌耐药，我国卫生部制定的《抗菌药物临床应用管理办法》（以下简称《办法》）已于 2012 年 8 月 1 日起施行。《办法》规定抗菌药物临床应用实行分级管理。根据安全性、疗效、细菌耐药性、价格等因素，将抗菌药物分为三级：非限制使用级、限制使用级与特殊使用级。具体划分标准如下：①非限制使用级抗菌药物是指经长期临床应用证明安全、有效，对细菌耐药性影响较小，价格相对较低的抗菌药物；②限制使用级抗菌药物是指经长期临床应用证明安全、有效，对细菌耐药性影响较大，或者价格相对较高的抗菌药物；③特殊使用级抗菌药物是指具有以下情形之一的抗菌药物：Ⅰ具有明显或者严重不良反应，不宜随意使用的抗菌药物；Ⅱ需要严格控制使用，避免细菌过快产生耐药的抗菌药物；Ⅲ疗效、安全性方面的临床资料较少的抗菌药物；Ⅳ价格昂贵的抗菌药物。

考点提示：抗菌药物的分级

医疗机构应当严格控制本机构抗菌药物供应目录的品种数量。同一通用名称抗菌药物品种，注射剂型和口服剂型各不得超过 2 种。基层医疗卫生机构只能选用基本药物（包括各省区市增补品种）中的抗菌药物品种。医疗机构和医务人员应当严格掌握使用抗菌药物预防感染的指证。预防感染、治疗轻度或者局部感染应当首选非限制使用级抗菌药物；严重感染、免疫功能低下、合并感染或者病原菌只对限制使用级抗菌药物敏感时，方可选用限制使用级抗菌药物。特殊使用级抗菌药物不得在门诊使用。

考点提示：抗菌药物的使用

具有高级专业技术职务任职资格的医师，可授予特殊使用级抗菌药物处方权；具有中级以上专业技术职务任职资格的医师，可授予限制使用级抗菌药物处方权；具有初级专业技术职务任职资格的医师，在乡、民族乡、镇、村的医疗机构独立从事一般执业活动的执业助理医师以及乡村医生，可授予非限制使用级抗菌药物处方权。药师经培训并考核合格后，方可获得抗菌药物调剂资格。

二级以上医院应当定期对医师和药师进行抗菌药物临床应用知识和规范化管理的培训。医师经本机构培训并考核合格后，方可获得相应的处方权。其他医疗机构依法享有处方权的医师、乡村医生和从事处方调剂工作的药师，由县级以上地方卫生行政部门组织相关培训、考核。经考核合格的，授予相应的抗菌药物处方权或者抗菌药物调剂资格。

考点提示：抗菌药物的处方权、调剂资格

2. 临床合理用药的措施　通过药物利用研究，不断开发临床合理用药的实用性方法，逐步制定适合我国国情的合理用药指标体系，按照循证医学的原则和思路，促进临床合理用药。

（1）发挥药事管理委员会的职能，领导全院开展合理用药工作。如逐步组织开展临床用药研究、医院处方集制定、药物治疗学培训、医院药品费用控制等工作。

（2）建立医院各临床科室与有关合理用药小组的合作和信息交流平台，使全体医务工作者都明确合理用药的目的和意义，不断促进合理用药。

（3）制定合理用药的具体标准，为处方、调配、给药方式和监测用药结果提供依据。

（4）制定《医院基本用药目录》，控制药物引进与淘汰，保证药物品种符合国家规定，确保供应药物的合理性。

（5）推行国家基本医疗保险药品目录，以利合理配置药品资源，保证满足人民用药的基本要求。

（6）编写《临床治疗指南》，规范药物治疗行为。医生制定治疗方案把握的基本环节是：①明确诊断；②制订详细的用药方案；③密切观察病人用药后反应，适时调整用药方案；④实现个体化用药；⑤关注药物相互作用；⑥提高病人的依从性。

（7）开展处方和病历用药调查，掌握临床合理用药的规律和发展趋势，发现医生的不良处方行为，针对问题制定和采取有力措施，不断提高合理用药水平。

（8）推行使用国际非专利药名。药品名称以《中华人民共和国药典》收载或药典委员会公布的《中国药品通用名称》或经国家批准的专利药品名为准。

（9）构建和应用临床合理用药计算机网络系统。利用数字化手段开展临床药学工作，为医院实施合理用药奠定基础。

（10）合理控制药品费用比例。针对临床各科室情况制定合理的药品收入占业务收入的比例，并通过严格的监控措施，遏制某些品种的过度使用，通过综合治理保障合理用药。

（11）编印"医院合理用药简讯"，报道医院合理用药动态。

（12）加强合理用药的教育与培训。合理用药的关键在于提高医师合理用药意识和药物治疗学术水平，养成良好的处方行为。对在职医师、护士、药师以及其他人员进行有关合理用药知识培训，加强医师对药物知识的全面了解，促进医护人员的药物知识更新。同时，还应大力推行面向大众的合理用药教育计划，提高全民的自我保健和合理用药意识。

三、药学服务

（一）药学服务的概念

药学服务（pharmaceutical care，PC），又称药学保健或药学监护。是为了在提高病人的生命质量方面取得明确的效果而提供的与药学有关的直接地负责地监护。医院药学的全部活动建立在以病人监护为中心的基础上，以最大限度地改善病人身心健康为目标，这就意味着药师、医生、护士等所有医护人员要共同承担起监督、执行、保护病人用药安全和有效的社会责任。

（二）药学服务的内容

药学服务的内容包括：①建立药师与患者之间的联系，与患者接触并进行承诺；②收集、整理、解释有关信息，包括与患者的疾病及其使用的药物有关资料，并向病人讲解；③列出患者与药物相关的问题，包括目前的及潜在的问题；④针对每一药物的相关问题，制定期望的药物治疗目标，对每一问题须有解决的办法或预防措施，与患者一起确定量化的可测的目标；⑤确定适宜的可选择的药物治疗方案；⑥选择最佳药物治疗方案，并将其方案个体化与病人一起决定最适宜的药物、剂量、剂型、服用方法及日程安排等；⑦设计治疗药物监护计划，确定计划是否能达到期望的治疗目的，计划包括副作用的监测；⑧实施个体化方案和监护计划；⑨进行长期随访以保证监护的成功。在此强调，每个患者必须按九步骤进行治疗，否则不能算高质量的药学监护。

药学服务与传统医院药学的本质区别在于药师承担的责任不同。传统的医院药学，药师对病人承担的责任有两方面：一是对药品的质量负责，二是对医师处方药品调配的准确性负责。但对病人的药物治疗过程和结果，药师不承担直接责任，因为药师在这一过程中扮演的是被动性的专业服务者。药学服务则不同，强调药师直接对病人负责，对病人实施的药物治疗过程和结果负责。因为在药学服务中，临床药师是主动地直接地为病人提供专业服务，药师与病人之间属于直接责任关系，病人将自己的安全与健康托付给药师，所以药师要为病人的安全和利益承担责任。

药学服务把"以人为本"的思想充分体现于医院药学技术服务之中，这是医院药学发展史上具有重要的意义的变革。药师要与医师一起共同承担药物治疗结果，尽力让病人在用药治疗中获得最大的利益，避免最小的风险，这将对人类的健康水平和生活质量带来福音。

·知识链接

药房药学服务六步走

药房经营者必须从简单的人员服务过渡到专业的药学服务。构建药学服务体系，需要六个步骤。①明确药师角色与功能。药师要集中在销售与提供处方药、慢性病患指导与追踪、用药指导与健康咨询、医药知识培训和小区药学服务，而一般的非处方药品及非药品的销售工作留给普通店员去做。②培养药学服务人才。药师提供用药指导，不仅需要具备良好的沟通技巧，还要跟病患建立信任关系、具备简报与演讲的技巧和领导技巧。③构建药学服务环境。首先改变药店处方区的柜台布置，把处方区隔出一个咨询区和医药/健康信息区，让顾客容易找到药师咨询。另外，药师也要配戴胸牌（区分于一般营业员）。④拟定药学服务制度与工具。包括每年的药房执业质量评鉴（GPP）、顾客满意度调查、制订药学专业知识培训要求、提供医药咨询软件、书籍等。⑤规划与实施药学服务方案。专业药学服务应该更多关注治疗用药评估、慢性病专业健康照顾案、专业拆零销售等。⑥提供药学服务激励机制。企业可以设立"治疗用药评估"实施奖金、"慢性病专业健康照顾案"实施奖金、"药房执业质量评鉴"优等奖、"顾客满意度"优等奖。

实训 10 - 1　处方点评

【实训目的】

1. 熟悉《医院处方点评管理规范（试行）》的相关规定。
2. 模拟练习填写处方点评表。
3. 熟悉不合理处方的三种表现形式及具体规定。

【实训环境】

1. 《药事管理与法规》教材。
2. 互联网等电子媒介。

【实训内容】

一、不合理处方实例

（一）不规范处方

1. 超剂量使用未注明理由

例1：患者，女，58岁，临床诊断：高血压，处方：非洛地平缓释片5mg×30片，口服，每日一次，一次1片。此处方超过7日用量，医师可批注"慢性病需长期用药"。

2. 剂型、剂量、规格、单位不规范

例2：患者，女，24岁，临床诊断：腹痛待诊，处方：654-2（应书写为消旋山莨菪碱）10mg×10，未写明剂型是片剂或注射液，无单位。

例3：患者，女，38岁，临床诊断：急性尿路感染，处方：尿感灵颗粒5.0g×2盒，应为5g×12袋。

例4：患者，男，28 岁，临床诊断：上呼吸道感染，处方：头孢克肟分散片 0.1 × 6S，应写为"0.1×6 片"，单位不能用 "#" 或 "S" 代替。

3. 单张处方超过 5 种药品应注意每种药品不仅指处方内的各种口服剂和注射剂，也包括大输液。如 0.9% 氯化钠注射液和 5% 葡萄糖注射液应算作 2 种药品。

（二）处方用药不适宜

1. 临床诊断与用药不符

例5：患者，男，40 岁，临床诊断：高血压。处方：吗丁啉（多潘立酮）10mg×30 片，口服，每次 10mg，3 次/日；甲氧氯普胺（胃复安）5mg×10 片，口服，每次 10mg，3 次/日。吗丁啉是胃动力药，胃复安止呕，明显不具有降低血压的作用。

2. 遴选药物不适宜

例6：患者，男，60 岁，临床诊断：颈椎病。处方：碳酸钙咀嚼片 0.5g×30 片，口服，每次 1g，2 次/日；谷维素片 10mg×50 片，口服，每次 40mg，3 次/日；维生素 B$_1$ 片 10mg ×40 片，口服，每次 20mg，3 次/日；复方氨基酸胶囊 0.35g×12 粒，口服，每次 1 粒，3 次/日；硫糖铝片 0.25g×100 片，口服，每次 0.75g，3 次/日。根据《中国国家处方集》，颈椎病药物治疗可服用复方丹参片和硫酸软骨素等。

3. 药品剂型或给药途径不适宜

例7：患者，女，55 岁，临床诊断：阴道炎。处方：奥硝唑氯化钠注射液 100ml：0.5g，2 次/日，静脉滴注；葡萄糖氯化钠注射液 250ml + 注射用头孢曲松钠 2g，1 次/日，静脉滴注；甲硝唑片 0.4g，1 次/日，外用。将普通片剂作阴道栓使用，药物崩解所需的条件不足，药物释放出需要较长时间而不能迅速在局部形成有效药物浓度，且片剂有一定的硬度和棱角，会损伤黏膜，增加刺激性。建议选用相应栓剂更为理想。

4. 联合用药不适宜

例8：患者，男，46 岁，临床诊断：急性中耳炎。处方：螺旋霉素片 150 万 U，3 次/日；维生素 C 片 0.1g，3 次/日；奥硝唑胶囊 0.5g，2 次/日，均连用 4 天；氧氟沙星滴耳液 5ml：15mg×1 支，用法：0.1ml，3 次/日，滴右耳，连用 3 天。抗菌药物 3 联不符合《抗菌药物临床应用指导原则》规定。此外，大环内酯类的共同特点为，均为无色有机碱性化合物，难溶于水，易被酸破坏，在碱性中抗菌活性较强。建议需要联用时嘱病人分开服用。

5. 有配伍禁忌或者不良相互作用

例9：患者，女，59 岁，临床诊断：慢性支气管炎。处方：左氧氟沙星胶囊 0.2g，3 次/日；氨茶碱片 0.1g，3 次/日；沙丁胺醇片 4.8mg，3 次/日；铝碳酸镁片 1g，3 次/日。慢性支气管炎非急性加重期不建议常规使用抗菌药物。左氧氟沙星对茶碱的代谢影响较小，但说明书仍要求合用时应测定茶碱类血药浓度和调整剂量。配伍使用建议慎重。含铝、镁的制酸药、铁剂均可减少左氧氟沙星的口服吸收，不宜合用。

（三）超常处方分析

1. 超说明书用药　超说明书用药主要表现在药物静脉滴注时未按规定配制溶媒

例10：患者，女，57 岁，临床诊断：冠心病，处方：0.9% 氯化钠注射液 250ml + 舒血宁 20ml，ivgtt，qd。舒血宁注射液为银杏叶经提取制成的灭菌水溶液，属于中药注射液，其物理变化主要是由酸碱度的改变所致。当变化后的 pH 值超出一定范围，有效成分就会变质或溶解度降低而沉淀，甚至产生不良反应。在静脉滴注稀释时需按说明书"每日 20ml，用 5% 葡萄糖注射液稀释 250ml 或 500ml 后使用"进行配制。

2. 同时开具 2 种相同药理作用药物，主要以感冒类和抗菌药物类药物常见

例11：患者，男，26 岁，临床诊断：上呼吸道感染，处方：0.9% 氯化钠注射液 250ml + 青霉素

640万 U，ivgtt，qd；对乙酰氨基酚（双扑）口服液6支，口服每次10ml，一日3次；快克（复方氨酚烷胺）胶囊24粒，口服每次1粒，一日2次。双扑口服液和快克胶囊主要成分均含有乙酰氨基酚、氯苯那敏，用于缓解普通感冒及流行性感冒引起的发热、头痛、四肢酸痛、打喷嚏、流鼻涕、鼻塞、咽痛等症状，二者作用相似，只用一种即可。

3. 无适应证用药

例12：患者，女，30岁，临床诊断：头痛待诊，处方：0.9% 氯化钠注射液250ml + 盐酸克林霉素磷酸酯0.9，ivgtt，qd；0.9%氯化钠注射液250ml + 头孢曲松钠3g，ivgtt，qd。

此处方用药目的不明确，缺乏循证医学证据，且无临床二联应用抗菌药物指征，不符合《抗菌药物临床应用指导原则》相关规定。

二、学习处方点评

学习教材中处方点评的有关规定，根据提供的处方实例完成以下实训任务。

1. 任务：按表10 - 2要求填写处方点评表

具体要求：小组成员间互相批改交流，学会正确填写。

表 10 - 2　处方点评表

医疗机构名称													
点评人：			填表日期：										
序号	处方日期（年 月 日）	年龄（岁）	诊断	药品品种	抗菌药（0/1）	注射剂（0/1）	国家基本药物品种数	药品通用名数	处方金额	处方医师	审核、调配药师	核对发药药师	是否合理（0/1）	存在问题（代码）
1														
2														
3														
4														
5														
6														
7														
8														
总计				A =	C =	E =	G =	I =	K =				O =	
平均				B =					L =				P =	
%					D =	F =	H =	J =						

注：有 = 1 无 = 0；结果保留小数点后一位。

A：用药品种总数；

B：平均每张处方用药品种数 = A/处方总数；

C：使用抗菌药的处方数；

D：抗菌药使用百分率 = C/处方总数；

E：使用注射剂的处方数；

F：注射剂使用百分率 = E/处方总数；

G：处方中基本药物品种总数；

H：国家基本药物占处方用药的百分率 = G/A；

I：处方中使用药品通用名总数；

J：药品通用名占处方用药的百分率 = I/A；

K：处方总金额；

L：平均每张处方金额 = K/处方总数。

O：合理处方总数

P：合理处方百分率：O/处方总数

2. 存在问题代码

（1）不规范处方

①处方的前记、正文、后记内容缺项，书写不规范或者字迹难以辨认的；

②医师签名、签章不规范或者与签名、签章的留样不一致的；

③药师未对处方进行适宜性审核的（处方后记的审核、调配、核对、发药栏目无审核调配药师及核对发药药师签名，或者单人值班调剂未执行双签名规定）；

④新生儿、婴幼儿处方未写明日、月龄的；

⑤西药、中成药与中药饮片未分别开具处方的；

⑥未使用药品规范名称开具处方的；

⑦药品的剂量、规格、数量、单位等书写不规范或不清楚的；

⑧用法、用量使用"遵医嘱""自用"等含糊不清字句的；

⑨处方修改未签名并注明修改日期，或药品超剂量使用未注明原因和再次签名的；

⑩开具处方未写临床诊断或临床诊断书写不全的；

⑪单张门急诊处方超过 5 种药品的；

⑫无特殊情况下，门诊处方超过 7 日用量，急诊处方超过 3 日用量，慢性病、老年病或特殊情况下需要适当延长处方用量未注明理由的；

⑬开具麻醉药品、精神药品、医疗用毒性药品、放射性药品等特殊管理药品处方未执行国家有关规定的；

⑭医师未按照抗菌药物临床应用管理规定开具抗菌药物处方的；

⑮中药饮片处方药物未按照"君、臣、佐、使"的顺序排列，或未按要求标注药物调剂、煎煮等特殊要求的。

（2）用药不适宜处方

①适应证不适宜的；

②遴选的药品不适宜的；

③药品剂型或给药途径不适宜的；

④无正当理由不首选国家基本药物的；

⑤用法、用量不适宜的；

⑥联合用药不适宜的；

⑦重复给药的；

⑧有配伍禁忌或者不良相互作用的；

⑨其他用药不适宜情况的。

（3）出现下列情况之一的处方应当判定为超常处方

①无适应证用药；

②无正当理由开具高价药的；

③无正当理由超说明书用药的；

④无正当理由为同一患者同时开具 2 种以上药理作用相同药物的。

实训 10 – 2　医疗机构制剂现状调查

【实训目的】

1. 了解医疗机构制剂的生产、使用的法规。

2. 了解医疗机构制剂的生产、使用现状。

3. 锻炼学生社会调查、口头交流、书面表达、团队合作等方面的综合能力。

【实训环境】

1. 各级医疗机构 。
2. 互联网等电子媒介。

【实训内容】

一、调研当地医疗机构的制剂生产、使用情况

1. 全班学生分组，每组 4 ~6 人。小组可进行内部分工、合作。

2. 小组通过网络查阅阅读有关医疗机构制剂生产、使用的法律法规、报道、调研文章，储备相关调研知识。

3. 各小组拟定调研提纲、设计调查问卷。

4. 通过老师或自行联系当地医疗机构，调研数量在 3 ~5 家。

5. 准备好身份证明、介绍信、笔记本、调查问卷等。在医疗机构允许的情况下，必要时可准备录音、照相设备。

二、调研后完成以下实训任务

任务 1 完成医疗机构制剂生产、使用情况统计

具体要求：列出所调研医疗机构制剂生产数量、名称以及使用范围、数量。

任务 2：完成调研报告

具体要求：

1. 各组完成调研报告，就所调研医药机构制剂的生产、使用以及存在的问题进行说明。

2. 汇总各小组调研报告，完成区域医疗机构制剂的现状调研报告。

调查表格样表见表 10 –3 所示。

表 10 –3　调查表

性质	□公立（包括国有和集体所有） □非公立
类别	□西医院（包括综合医院 、专科医院 、护理院） □中医院（包括中医综合 、中医专科 、中西医结合） □民族医医院（包括民族医综合 、民族医专科）
等级	□三级特等医院 □三级甲等医院 □三级乙等医院 □三级丙等医院 □二级甲等医院 □二级乙等医院 □二级丙等医院 □一级甲等医院 □一级乙等医院 □一级丙等医院 □未定级医院 □门诊部 □诊所

1. 请选择贵医疗机构的性质、类别、等级。

2. 若拥有，则贵医疗机构制剂注册品种现有_____个，并将制剂品种的具体情况填入表 10 –4。

表 10 –4　制剂的品种

品种数 类别	口服剂型 品种数（个）	外用剂型 品种数（个）	注射剂型 品种数（个）	其他剂型 品种数（个）
化药				
中药				
其他				

3. 请填写近三年贵医疗机构批准注册新制剂的数量（表10-5）。

表10-5　新制剂数量表

年份 数量	202 年	202 年	202 年
批准注册新制剂数（个）			

4. 贵医疗机构开发并提出注册申请的新制剂处方来源于

□本医疗机构协定处方

□本医疗机构名老中医贡献秘方或经验方

□来源于其他医疗机构

□来源于医疗机构制剂规程

□其他来源

□无自行开发并提出注册申请的新制剂处方

5. 请将贵医疗机构制剂配制情况填入表10-6。

表10-6　本机构配制制剂

本医疗机构 制剂品种 总数（个）	近5年产量 较稳定的品 种数（个）	占本医疗机 构所有注册 品种的比例（%）	近5年配制量较 大的品种数（个）	占本医疗机 构所有注册 品种的比例（%）	近5年很少配制或 已暂停配制 的品种数（个）	占本医疗机构的 所有注册 品种的比例（%）

6. 贵医疗机构所拥有的制剂品种不生产的原因

□按批准的处方工艺无法生产

□所生产的品种质量不能保证

□所生产的品种无临床需求

□成本与价格倒挂

□其他原因

□无不生产情况

7. 请将近三年贵医疗机构制剂的平均年产值填入表10-7。

表10-7　近三年制剂的平均年产值

年份 产值	202 年	202 年	202 年
医疗机构制剂的平均 年产值（万元）			

•••• 项目小结

　　本项目以医疗机构药事管理为主线，以医疗机构分类、医疗机构的药事管理组织及药学部门的设置与职责为基础，就医疗机构的药品调剂、制剂、供应、临床药学进行任务设计和内容教学。学生通过学习，应建立起对医疗机构及其药事管理的基本认知，熟悉医疗机构主要的药学岗位和药事管理要求，为胜任医疗机构药学工作奠定基础。

····· 目标检测

答案解析

一、A 型题（最佳选择题）

1. 药师进行规范化药学服务的具体体现是
   - A. 书写药历
   - B. 书写病历
   - C. 沟通
   - D. 聆听患者心声
   - E. 关注患者的反应

2. 药学服务的效果体现不包括
   - A. 改善病情或症状
   - B. 减少和降低发病率
   - C. 消除并发症
   - D. 缩短住院时间
   - E. 指导药品的正确使用方法

3. 实施药学服务成功与否的关键是
   - A. 医生
   - B. 护士
   - C. 医师
   - D. 药师
   - E. 药品质量

二、B 型题（配伍选择题）

[4~8]
   - A. 人类疾病谱的变化以及人们对提高生命质量的期望
   - B. 社会公众对药学服务的迫切需求
   - C. 药学学科的发展
   - D. 药品分类管理制度的建立
   - E. 药师素质的提高与队伍的壮大

4. 为实施药学服务提供了重要的技术保障属于

5. 实施药学服务的基础是

6. 为药学服务奠定了重要的理论基础是

7. 为实施药学服务奠定了重要的制度保障是

8. 实施药学服务的前提是

[9~11]
   - A. 处方调剂
   - B. 参与临床药物治疗
   - C. 治疗药物监测
   - D. 药学信息服务
   - E. 药物利用研究和评价

9. 药学服务要求药师在药物治疗全过程中为患者争取最好的结果，为患者提供全程化的药学服务，这就要求

10. 药师参与临床药物治疗，提供医药服务的重要方式和途径是指

11. 对全社会的药品市场供给、处方及其使用进行研究是指

（李祖仪）

书网融合……

| 重点小结 | 微课1 | 微课2 | 微课3 | 习题 |

主要参考文献

[1] 杨世民. 药事管理学 [M]. 5 版. 北京：人民卫生出版社，2014.

[2] 徐景和. 药事管理与法规 [M]. 7 版. 北京：中国医药科技出版社，2015.

[3] 杨世民. 药事管理与法规 [M]. 北京：中国医药科技出版社，2014.

[4] 杨世民. 药事管理与法规 [M]. 5 版. 北京：中国医药科技出版社，2013.

[5] 杨世民，丁勇. 药事管理与法规 [M]. 2 版. 北京：人民卫生出版社，2013.

[6] 万仁甫，游述华. 药事管理与法规 [M]. 2 版. 北京：中国医药科技出版社，2013.

[7] 宿凌. 药事管理与法规 [M]. 8 版. 北京：中国医药科技出版社，2014.

[8] 方宇，丁锦希. 药事管理与法规 [M]. 西安：西安交通大学出版社，2012.

[9] 马凤余，侯飞燕. 药事管理学 [M]. 北京：化学工业出版社，2013，

[10] 周铁文，潘年松. 药事管理与法规 [M]. 北京：人民卫生出版社，2014.

[11] 崔嵘，张石革. 医院药事管理问答 [M]. 北京：化学工业出版社，2010.

[12] 梁毅. 新版 GMP 教程 [M]. 北京：中国医药科技出版社，2011.

[13] 党丽娟. 药事管理学 [M]. 2 版. 北京：中国医药科技出版社，2012.